PSIQUIATRIA CLÍNICA

UM GUIA PARA MÉDICOS E PROFISSIONAIS DE SAÚDE MENTAL

PSIQUIATRIA CLÍNICA

UM GUIA PARA MÉDICOS E PROFISSIONAIS DE SAÚDE MENTAL

ORGANIZADORES

Amaury Cantilino

Graduação em Medicina pela UFPE
Residência Médica em Psiquiatria pelo HC-UFPE
Título de Especialista em Psiquiatria pela AMB/ABP
Mestrado e Doutorado em Neuropsiquiatria e Ciências do Comportamento pela UFPE
Professor Adjunto do Departamento de Psiquiatria da UFPE
Preceptor do Programa de Residência Médica em Psiquiatria do HC-UFPE
Coordenador do Programa de Saúde Mental da Mulher da UFPE

Dennison Carreiro Monteiro

Graduação em Medicina pela UFPB
Residência Médica em Psiquiatria pelo HC-UFPE
Mestrado em Neuropsiquiatria e Ciências do Comportamento pela UFPE
Preceptor do Programa de Residência Médica em Psiquiatria do HC-UFPE
Preceptor do Programa de Residência Médica em Psiquiatria da Prefeitura do Recife
Coordenador do Serviço de Eletroconvulsoterapia do HC-UFPE

Medbook

PSIQUIATRIA CLÍNICA – Um guia para médicos e profissionais de saúde mental
Direitos exclusivos para a língua portuguesa
Copyright © 2017 by
MEDBOOK – Editora Científica Ltda.

Nota da editora: Os autores desta obra verificaram cuidadosamente os nomes genéricos e comerciais dos medicamentos mencionados; também conferiram os dados referentes à posologia, objetivando fornecer informações acuradas e de acordo com os padrões atualmente aceitos. Entretanto, em virtude do dinamismo da área da saúde, os leitores devem prestar atenção às informações fornecidas pelos fabricantes, para que possam se certificar de que as doses preconizadas ou as contraindicações não sofreram modificações, principalmente em relação a substâncias novas ou prescritas com pouca frequência. Os autores e a editora não podem ser responsabilizados pelo uso impróprio nem pela aplicação incorreta de produto apresentado nesta obra.

Apesar de terem envidado esforço máximo para localizar os detentores dos direitos autorais de qualquer material utilizado, os autores e a editora estão dispostos a acertos posteriores caso, inadvertidamente, a identificação de algum deles tenha sido omitida.

Editoração Eletrônica e Capa: Adielson Anselme

Crédito da imagem da capa: <a href='https://br.123rf.com/profile_lightwise'>lightwise/123RF Imagens</a>

CIP-BRASIL. CATALOGAÇÃO NA PUBLICAÇÃO
SINDICATO NACIONAL DOS EDITORES DE LIVROS, RJ

P969

Psiquiatria clínica: um guia para médicos e profissionais de saúde mental/organização Amaury Cantilino, Dennison Carreiro Monteiro. - 1. ed. - Rio de Janeiro : MedBook, 2017.

496 p. : il.; 24 cm.

ISBN 978-85-8369-016-0

1. Saúde mental. 2. Psicologia clínica. 3. Psiquiatria. I. Cantilino, Amaury. II.Monteiro, Dennison Carreiro.

17-42859	CDD: 616.89	
	CDU: 616.89	

27/06/2017   29/06/2017

Reservados todos os direitos. É proibida a duplicação ou reprodução deste volume, no todo ou em parte, sob quaisquer formas ou por quaisquer meios (eletrônico, mecânico, gravação, fotocópia, distribuição na Web ou outros), sem permissão expressa da Editora.

Medbook

MEDBOOK – Editora Científica Ltda.
Avenida Treze de Maio 41/salas 803 e 804 – Cep 20.031-007 – Rio de Janeiro – RJ
Telefones: (21) 2502-4438 e 2569-2524 – **www.medbookeditora.com.br**
contato@medbookeditora.com.br – vendasrj@medbookeditora.com.br

Colaboradores

Ana Carolina Leal Bezerra de Lima
Graduação em Medicina pela UNIVASF. Residência Médica em Pediatria pelo HC-UFPE. Professora de Pediatria da UNINASSAU-PE.

Andréa Endriss Carneiro Campello
Graduação em Medicina pela UFPE. Pós-Graduação em Medicina do Trabalho pela Universidade Estácio de Sá. Pós-Graduação em Psiquiatria pela FCM-MG. Médica Psiquiatra do CEPESAM.

Antônio Peregrino
Graduação em Medicina pela UFPE. Residência Médica em Psiquiatria pelo HC-UFPE. Mestrado em Neuropsiquiatria e Ciências do Comportamento pela UFPE. Doutorado em Medicina Tropical (Imunologia) pela UFPE. Professor Adjunto de Psiquiatria da FCM-UPE. Coordenador do Ambulatório de Psiquiatria do HUOC. Preceptor do Programa de Residência Médica em Psiquiatria do HUOC-UPE/HUP.

Carla Novaes Carvalho
Graduação em Medicina pela UFPE. Residência Médica em Psiquiatria pelo HC-UFPE. Mestrado em Neuropsiquiatria e Ciências do Comportamento pela UFPE. Preceptora do Programa de Residência Médica em Psiquiatria da Prefeitura do Recife.

Catarina de Moraes Braga
Graduação em Medicina pela UFPE.

Charles Jean Lucena de Oliveira
Graduação em Medicina pela UFPB. Residência Médica em Psiquiatria pelo HSVP/SES-DF. Especialização em Dependência Química pela UNIAD/UNIFESP. Preceptor do Programa de Residência Médica em Psiquiatria do Hospital Universitário Lauro Warderley (HULW) – UFPB. Professor de Psiquiatria da FCM-PB.

Cleberson Galdino
Graduação em Medicina pela UFAL. Residência Médica em Psiquiatria pela UFPE. Formação em Terapia Cognitivo-Comportamental pelo IPq-HC-FMUSP. Formação em Mindfulness pelo Centro de Mindfulness do Rio de Janeiro.

Dennys Lapenda Fagundes
Graduação em Medicina pela UFPE. Residência Médica em Psiquiatria pelo HULW-UFPB. Residência Médica em Medicina do Sono pelo HOF. Especialização em Terapia Cognitivo-Comportamental pela FAFIRE. Preceptor do Programa de Residência Médica em Psiquiatria do IMIP.

Dennysson Teles Correia
Graduação em Medicina pela UFPB. Residência Médica em Psiquiatria pelo HC-UFPE. Residência Médica em Psiquiatria da Infância e Adolescência pelo HSMM.

Douglas Dogol Sucar
Graduação em Medicina pela UFPE. Residência Médica em Psiquiatria pelo HC-UFPE. Mestrado e Doutorado em Neuropsiquiatria e Ciências do Comportamento pela UFPE. Preceptor do Programa de Residência Médica em Psiquiatria do HUOL-UFRN. Coordenador do Fórum Permanente de Estudos Avançados em Neuropsiquiatria e Dependência Química do HUOL-UFRN.

Edésio Lira
Graduação em Medicina pela UFPE. Residência Médica em Psiquiatria pelo HC-UFPE. Médico Psiquiatra do Hospital Correia Picanço.

Estácio Amaro da Silva Junior
Graduação em Medicina pela UFPB. Residência Médica em Psiquiatria pelo Hospital Dr. João Machado. Residência Médica em Psiquiatria da Infância e da Adolescência pelo HC-UFRGS. Título de Especialista em Psiquiatria pela AMB/ABP. Título de Especialista em Psiquiatria da Infância e da Adolescência pela AMB/ABP. Mestrado em Psiquiatria pela UFRGS.

Everton Botelho Sougey
Graduação em Medicina pela UFPE. Residência Médica em Psiquiatria pelo HC-UFPE. Mestrado em Psiquiatria pela Université de Paris V. Doutorado em Saúde Mental pela UNICAMP. Pós-Doutorado pela Universidade Livre de Bruxelas. Título de Especialista em Psiquiatria pela AMB/ABP. Professor Titular de Psiquiatria da UFPE. Preceptor do Programa de Residência Médica em Psiquiatria do HC-UFPE.

Ezron Maia Emídio
Graduação em Medicina pela UFPE. Residência Médica em Psiquiatria pelo HC-UFRGS. Preceptor do Programa de Residência Médica em Psiquiatria do HC-UFPE.

Henrique Faria de Sousa
Graduação em Medicina pela UPE. Residência Médica em Psiquiatria pelo HUOL-UFRN. Especialização em Saúde Mental pelo IBPEX. Especialização em Terapia Cognitivo-Comportamental pela FAFIRE. Mestrado em Neuropsiquiatria e Ciências do Comportamento pela UFPE. Preceptor do Programa de Residência Médica em Psiquiatria do IMIP.

Heydrich Lopes Virgulino de Medeiros
Graduação em Medicina pela UFPB. Residência Médica em Psiquiatria pela UFBA. Mestrado e Doutorado em Neuropsiquiatria e Ciências do Comportamento pela UFPE. Professor Assistente de Psiquiatria da UFPB. Preceptor do Programa de Residência Médica em Psiquiatria do HULW-UFPB.

Jadiel Luis da Silva
Graduação em Medicina pela UFPE. Residência Médica em Psiquiatria pelo HC-UFPE. Especialização em Saúde da Família pelo UNA-SUS.

João Ricardo Mendes de Oliveira
Graduação em Medicina pela UFPE. Título de Especialista em Psiquiatria pela AMB/ABP. Doutorado em Ciências Biológicas pela UFPE. Pós-Doutorado em Farmacogenômica e Neurogenética pela UCLA. Fellow da Fundação Memorial John Simon Guggenheim. Pesquisador do LIKA-UFPE. Professor Adjunto de Psiquiatria da UFPE.

Josany de Souza Alves
Graduação em Medicina pela UPE. Especialização em Saúde Mental da Infância e Adolescência – UNIFESP. Título de Especialista em Psiquiatria pela AMB/ABP. Representante do Departamento de Saúde Mental da Sociedade Pernambucana de Pediatria. Médica Psiquiatra do Centro de Oncologia Pediátrica do HUOC-UPE.

José Brasileiro Dourado
Graduação em Medicina pela FAMENE. Residência Médica em Psiquiatria pelo HULW-UFPB. Residência Médica em Psiquiatria Forense pela UFCSPA. Título de Especialista em Psiquiatria pela AMB/ABP. Preceptor do Programa de Residência Médica em Psiquiatria do HC-UFPE. Preceptor do Programa de Residência Médica em Psiquiatria do HULW-UFPB. Coordenador do Serviço de Psiquiatria Forense do HC-UFPE. Coordenador do Ambulatório de Transtornos de Personalidade do HC-UFPE. Psiquiatra Forense da Penitenciária de Psiquiatria Forense da Paraíba.

José Marques Costa Filho
Graduação em Medicina pela UFPE. Graduação em Direito pela UNIVERSO. Preceptor do Programa de Residência Médica em Psiquiatria do HC-UFPE. Coordenador Geral do Serviço de Saúde Mental do HC-UFPE. Coordenador Técnico do Centro de Justiça Terapêutica do TJPE.

Juliano Victor Luna
Graduação em Medicina pela UFPE. Residência Médica em Psiquiatria pelo IPUB-UFRJ. Título de Especialista em Psiquiatria pela AMB/ABP. Mestrado em Neuropsiquiatria e Ciências do Comportamento pela UFPE. Preceptor do Programa de Residência Médica em Psiquiatria do HUOC--UPE/HUP. Preceptor do Programa de Residência Médica em Psiquiatria da Prefeitura do Recife. Psiquiatra do HBL e do Serviço de Psicologia Aplicada da UFPE. Member of the American Psychiatric Association. Member of the European Association of Psychosomatic Medicine.

Kátia Petribú
Graduação em Medicina pela UFPE. Residência Médica em Psiquiatria pelo HC-UFPE. Mestrado em Neuropsiquiatria e Ciências do Comportamento pela UFPE. Doutorado em Medicina pela UFBA. Professora Adjunta de Psiquiatria da FCM-UPE. Professor do Programa de Pós--Graduação em Ciências da Saúde da UPE. Coordenadora do CTOC-PE. Preceptora do Programa de Residência Médica em Psiquiatria do HUOC-UPE/HUP. Médica Psiquiatra do Grupo de Obesidade Mórbida do HUOC-UPE.

Kleber Varela dos Santos
Graduação em Medicina pela UFPE. Residência Médica em Psiquiatria pelo HC-UFPE.

Leonardo Machado
Graduação em Medicina pela UPE. Residência Médica em Psiquiatria pelo HUOC-UPE/HUP. Mestrado e Doutorado em Neuropsiquiatria e Ciências do Comportamento pela UFPE. Professor Assistente de Psiquiatria e Psicologia Médica da UFPE. Preceptor do Programa de Residência Médica em Psiquiatria do HC-UFPE.

Lorena Lins Interaminense
Graduação em Medicina pela UPE. Residência Médica em Psiquiatria pelo HC-UFPE.

Luiz Evandro de Lima Filho
Graduação em Medicina pela UPE. Residência Médica em Psiquiatria pela PCR. Mestrado em Ciências da Saúde pela FCM-UPE. Professor de Psiquiatria na Faculdade de Ciências Humanas ESUDA.

Mayara de Barros Alves
Graduação em Medicina pela UPE. Residência Médica em Psiquiatria pelo HC-UFPE.

Murilo Duarte da Costa Lima
Graduação em Medicina pela UFPE. Graduação em Filosofia pela Universidade Católica de Pernambuco. Residência Médica em Psiquiatria pelo HC-UFPE. Mestrado e Doutorado em Psiquiatria pela Universitat de Barcelona. Professor Associado de Psiquiatria da UFPE. Coordenador e Preceptor do Programa de Residência Médica em Psiquiatria da UFPE. Coordenador do Núcleo de Estudos em Dependências Químicas do HC-UFPE.

Paula Roberta Monteiro Machado
Graduação em Medicina pela UFPB. Residência Médica em Pediatria pelo HC-UFPE. Residência Médica em Neurologia Pediátrica pelo HUOC--UPE. Especialização em Neurologia pela Universidade Estácio. Mestrado em Neuropsiquiatria e Ciências do Comportamento pela UFPE. Professora Substituta de Pediatria da UFPE.

Reuel Tertuliano Ferreira
Graduação em Medicina pela UPE. Graduação em Direito pela UFPE. Residência Médica em Psiquiatria pelo HUP/HUOC. Professor Auxiliar de Psiquiatria da UPE.

Rodrigo Cavalcanti Machado da Silva
Graduação em Medicina pela UFPE. Residência Médica em Clínica Médica pelo HC-UFPE. Residência Médica em Psiquiatria pelo HC-UFPE. Coordenador do Ambulatório de Psicogeriatria do HC-UFPE. Preceptor do Programa de Residência Médica em Psiquiatria do HC-UFPE.

Rodrigo Coelho Marques
Graduação em Medicina pela FPS. Residência Médica em Psiquiatria pelo HC-UFPE.

Rosana Christine Cavalcanti Ximenes
Graduação em Odontologia pela UFPE. Especialização em Odontopediatria pela UFPE. Mestrado em Odontopediatria pela UPE. Doutorado em Neuropsiquiatria e Ciências do Comportamento pela UFPE. Pós-Doutorado em Hebiatria pela UPE. Professora Adjunta de Anatomia da UFPE. Professora do Programa de Pós-Graduação em Neuropsiquiatria e Ciências do Comportamento da UFPE.

Sillas Duarte de Melo
Graduação em Medicina pela UFPB. Residência Médica em Psiquiatria pelo HUOC-UPE/HUP.

Tiago Durães Araújo
Graduação em Medicina pela UFPE. Residência Médica em Psiquiatria pelo HC-UFPE. Preceptor do Programa de Residência Médica em Psiquiatria do HC-UFPE.

Tiago Queiroz Cardoso
Graduação em Medicina pela UPE. Residência Médica em Psiquiatria pelo HUOC-UPE/HUP. Mestrado e Doutorado em Neuropsiquiatria e Ciências do Comportamento pela UFPE. Especialista em Dependência Química pelo UNIAD/UNIFESP. Professor Substituto de Psiquiatria da UFPE. Preceptor do Programa de Residência Médica em Psiquiatria do HC-UFPE.

Vinícius Batista Vieira
Graduação em Medicina pela UNICISAL. Residência Médica em Psiquiatria pelo HC-UFPE. Mestrado em Atenção Psicossocial pelo IPUB/UFRJ. Preceptor do Programa de Residência Médica em Psiquiatria da Prefeitura do Recife.

Prefácio

A boa prática clínica, seja na medicina, seja na psicologia, exige conhecimento, sensatez e humildade. O conhecimento nos dá a propriedade do saber sobre o estado da arte de um determinado assunto. A sensatez nos permite, diante do conhecimento disponível em determinado tempo, reconhecer e selecionar aquilo que tem o maior potencial de ajudar a quem nos procura. Mas só a humildade possibilita a sensatez e a busca do conhecimento.

O conhecimento em psiquiatria não está concluído. Está em construção, assim como em qualquer outra especialidade médica. A descoberta de novos fatos tende a provocar remodelações da *práxis*. Embora gere desconfianças, há nisso uma vantagem. A psiquiatria tem procurado paulatinamente se desvencilhar dos dogmas e preconceitos do passado. Manteve-se durante vários anos quieta nas suas "certezas". E esse passado não a conduzia, ao contrário, pesava em suas costas e tornava lenta a sua marcha. Ou, como dizia Kant, impedia o voo.

Na *Crítica da Razão Pura*, Kant lembrava que "a pomba leve, abrindo caminho no ar em seu voo livre, e sentindo sua resistência, poderia imaginar que seu voo seria mais fácil no espaço livre. Foi assim que Platão deixou o mundo dos sentidos, ao colocar limites muito estreitos ao conhecimento, e se aventurou além dele sobre as asas das ideias, no espaço vazio do entendimento puro. Ele não observou que, com todos os seus esforços, ele não progrediu, não encontrando nenhuma resistência que pudesse, por assim dizer, servir de suporte sobre o qual ele pudesse se apoiar".

Nunca tivemos uma prática clínica tão humildemente baseada nas nossas pesquisas quanto neste momento. A experiência tem sido o ar que ampara e ao mesmo tempo impulsiona o nosso voo. Os psiquiatras têm pesquisado bastante, e isso tem proporcionado aos pacientes melhor qualidade de vida do que no passado. Além disso, estamos repensando e remodelando a nossa forma de assistência.

Este livro é uma contribuição sintética da psiquiatria de Pernambuco e estados afins. A psiquiatria pernambucana tem uma espécie de "personalidade". Identidade que envolve o reconhecimento do fenômeno psíquico e do seu adoecimento numa perspectiva multidimensional, em oposição aos reducionismos, sejam eles sociais, psicológicos ou biológicos. É o perfil pernambucano de fazer psiquiatria.

Nesse sentido, a presente obra procura abarcar os mais diversos assuntos de interesse para o entendimento do que é esta especialidade médica. É um livro direcionado primordialmente a médicos generalistas, médicos de outras especialidades com interesse em psiquiatria, médicos residentes, psicólogos, terapeutas ocupacionais, psicopedagogos, fonoaudiólogos, enfermeiros, fisioterapeutas, educadores físicos, farmacêuticos, assim como estudantes de graduação dessas áreas.

Seu conteúdo está subdividido em quatro partes: a primeira, "Semiologia Psiquiátrica", aborda as técnicas mais úteis de entrevista e os principais conceitos em psicopatologia, conhecimentos que são fundamentais para o entendimento dos demais capítulos. Na segunda parte, "Transtornos Mentais", as mais prevalentes entidades nosológicas são descritas de maneira objetiva e didática, discorrendo-se sobre suas características etiopatogênicas, psicopatológicas e terapêuticas, segundo os critérios diagnósticos da CID-10 e do DSM-5. A terceira parte é dedicada aos mais importantes tratamentos em psiquiatria, incluindo psicofarmacologia, psicoterapias e neuromodulação. E a última traz alguns temas "especiais", que estão constantemente presentes no nosso exercício prático, além de um capítulo inteiramente dedicado à discussão da atual Rede de Assistência em Saúde Mental do Brasil.

O amplo entendimento das mais diversas formas de adoecimento pode parecer, de início, uma tarefa complexa e confusa, particularmente para estudantes de graduação e profissionais menos experientes. Entretanto, esta obra tem como missão capital levar este conhecimento de maneira mais acessível e agradável, demonstrando como adentrar na interface mente-cérebro pode se tornar uma jornada empolgante e envolvente. Com isso, esperamos que o arraigado preconceito e o estigma que ainda pairam sobre a doença e o doente mental tenham suas bases abaladas com a formação de indivíduos mais bem informados, agindo como difusores de um pensamento mais compreensivo e empático.

Esta é nossa colaboração para o permanente trabalho de edificação da nossa especialidade. Que a leitura deste livro seja útil para a promoção do bem-estar das pessoas que nos procuram. Que ele auxilie o nosso discernimento.

Amaury Cantilino
Dennison Carreiro Monteiro
(Organizadores)

Sumário

PARTE I: SEMIOLOGIA PSIQUIÁTRICA, 1

1 Entrevista Psiquiátrica, 3
Dennison Carreiro Monteiro

2 Principais Conceitos em Psicopatologia, 17
Rodrigo Coelho Marques
Lorena Lins Interaminense
Catarina de Moraes Braga

PARTE II: TRANSTORNOS MENTAIS, 65

3 Transtornos Neurocognitivos: Síndromes Demenciais, 67
Rodrigo Cavalcanti Machado da Silva

4 *Delirium*, 97
Rodrigo Cavalcanti Machado da Silva

5 Transtornos Relacionados com o Uso de Substâncias, 107
Tiago Queiroz Cardoso
Murilo Duarte da Costa Lima

6 Esquizofrenia e Outros Transtornos Psicóticos, 121
Antônio Peregrino
Dennison Carreiro Monteiro
Luiz Evandro de Lima Filho

7 Transtornos do Humor, 137
Dennysson Teles Correia
Everton Botelho Sougey

8 Transtornos de Ansiedade, Transtorno Obsessivo-Compulsivo e Transtornos Relacionados com Traumas e Estressores, 157
Katia Petribú
Sillas Duarte de Melo

9 Transtornos Somatoformes, Conversivos e Dissociativos, 173
Carla Novaes Carvalho

10 Transtornos Alimentares, 187
Rosana Christine Cavalcanti Ximenes
Everton Botelho Sougey

11 Transtornos da Sexualidade, 201
Dennys Lapenda Fagundes
Henrique Faria de Sousa

12 Transtornos Mentais na Gravidez e no Puerpério, 217
Amaury Cantilino

13 Transtornos de Personalidade, 225
Juliano Victor Luna

14 Deficiência Intelectual, 239
Lorena Lins Interaminense
Mayara de Barros Alves

15 Transtornos do Controle dos Impulsos, 251
Dennysson Teles Correia

16 Transtornos do Espectro Autista, 267
Paula Roberta Monteiro Machado
Ana Carolina Leal Bezerra de Lima

17 Transtorno do Déficit de Atenção e Hiperatividade, 273
Josany de Souza Alves

18 Transtorno de Oposição Desafiante e Transtorno de Conduta, 285
Estácio Amaro da Silva Junior

19 Transtornos do Sono/Vigília, 295
Andrea Endriss Carneiro Campello
Dennys Lapenda Fagundes

PARTE III: TRATAMENTOS EM PSIQUIATRIA, 309

20 Antidepressivos, 311
Jadiel Luis da Silva
Cleberson Galdino

21 Ansiolíticos e Hipnóticos, 327
Reuel Tertuliano Ferreira

22 Antipsicóticos, 339
Dennison Carreiro Monteiro

23 Estabilizadores do Humor, 349
Heydrich Lopes Virgulino de Medeiros
Charlles Jean Lucena de Oliveira

24 Outros Fármacos Usados em Psiquiatria, 357
Kleber Varela dos Santos

25 Interações Medicamentosas dos Psicofármacos, 371
Douglas Dogol Sucar

26 Terapia Cognitivo-Comportamental, 377
Luiz Evandro de Lima Filho
Amaury Cantilino

27 Terapia Psicanalítica, 387
Tiago Durães Araújo

28 Eletroconvulsoterapia, 395
Dennison Carreiro Monteiro
Edésio Lira
José Marques Costa Filho

29 Estimulação Magnética Transcraniana, 405
Rodrigo Coelho Marques

PARTE IV: OUTROS TEMAS RELEVANTES EM PSIQUIATRIA, 419

30 Emergências Psiquiátricas, 421
Ezron Maia Emídio

31 Interconsultas Psiquiátricas, 431
José Brasileiro Dourado Junior
Leonardo Machado

32 Psiquiatria Forense, 441
José Brasileiro Dourado Junior

33 Genética em Psiquiatria, 451
João Ricardo Mendes de Oliveira

34 A Rede de Assistência em Saúde Mental no Brasil, 457
Vinícius Batista Vieira
Carla Novaes Carvalho

Índice Remissivo, 467

PSIQUIATRIA CLÍNICA

UM GUIA PARA MÉDICOS E PROFISSIONAIS DE SAÚDE MENTAL

Parte I

Semiologia Psiquiátrica

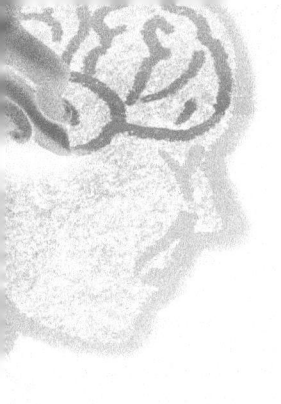

1
Entrevista Psiquiátrica

Dennison Carreiro Monteiro

INTRODUÇÃO
O que é um transtorno mental?

Não é fácil conceituar transtorno mental, existindo inúmeras divergências quanto ao entendimento do limite entre o comportamento normal e o patológico. De maneira resumida, pode-se dizer que um transtorno mental é um estado de anormalidade psíquica que causa sofrimento ou prejuízos significativos ao indivíduo ou à sociedade. Atualmente, há uma tendência maior ao uso do termo "transtorno" em vez de "doença", pois admitem-se por "doenças" condições patológicas com etiologia bem definida, o que não é o caso da maioria das afecções mentais, ao menos por enquanto.

Os transtornos mentais se fazem presentes em grande parte da população geral, e os indivíduos acometidos apresentam maiores índices de incapacitação e mortalidade. Segundo a Organização Mundial da Saúde, a depressão, isoladamente, é responsável por cerca de 11% de todos os anos vividos com incapacidade no mundo. Além disso, indivíduos com depressão e esquizofrenia têm de 40% a 60% mais chance de morrer prematuramente do que a população geral, seja por doenças clínicas, seja por suicídio. A despeito desse panorama, profissionais e serviços de saúde mental, quando disponíveis, nem sempre estão devidamente preparados para atender adequadamente essa demanda. Estima-se que até 85% dos portadores de transtornos mentais graves, em todo o mundo, não tenham acesso ao tratamento adequado.

Semiologia psiquiátrica

A semiologia diz respeito ao estudo dos sinais e sintomas das doenças, não sendo diferente no que se refere à psiquiatria. Para se chegar a um diagnóstico faz-se necessário obter uma história completa do processo de adoecimento do indivíduo, além de um acurado exame de seu estado mental atual. Contudo, o exame psiquiátrico não é apenas uma estratégia diagnóstica, mas, também, um encontro terapêutico. Não se assemelha a um interrogatório policial, uma entrevista jornalística, tampouco a uma conversa informal entre amigos.

Não deve ser puramente objetivo e muito menos apenas subjetivo. É, em sua essência, uma imersão na relação entre médico e paciente, pois, como diz Sullivan, "o psiquiatra é antes de qualquer coisa um especialista em relações interpessoais".

Em psiquiatria ainda não existem exames laboratoriais ou de imagem suficientes para o diagnóstico. Apesar disso, muitas vezes o médico lança mão de exames complementares para elucidar sua hipótese ou mesmo para excluir outras possíveis causas clínicas para os sintomas que se apresentam. Por isso, uma entrevista psiquiátrica eficaz é, sem dúvida, indispensável para todo profissional que lida com saúde mental.

A ENTREVISTA INICIAL

A entrevista psiquiátrica pode ser dividida em duas partes: a história clínica e o exame mental. Ressalte-se aqui que essa cisão tem finalidade puramente didática, pois, na prática, enquanto o médico coleta os dados da história do indivíduo, já está verificando seu estado mental a partir do que lhe é dito e da percepção de como o paciente se comporta ao longo da entrevista.

Desde o primeiro contato entre o médico (entrevistador) e o paciente (entrevistado) está iniciada a avaliação. A atenta observação do paciente na sala de espera, por exemplo, pode suscitar muitos dados sobre seu comportamento espontâneo, ou seja, enquanto ele não se dá conta de que está sendo avaliado.

Com o médico e o paciente já no local onde será realizada a entrevista, é necessário que o primeiro se apresente. Mesmo quando o paciente aparentemente não interage, o profissional deve dizer seu nome e sua função naquele momento. Há uma certa tendência de o entrevistador ser menos diretivo no início, deixando o entrevistado falar livremente sobre o que o perturba, o que pode ajudar na formação do vínculo e reduzir a ansiedade constantemente presente de ambas as partes. Ao longo do encontro, pode-se assumir um papel mais ativo com questionamentos mais específicos, esclarecendo pontos importantes para as primeiras formulações diagnósticas.

É sempre o médico quem deve tentar se adaptar às particularidades do paciente, e não o contrário. Por isso, é importante o conhecimento de diferentes técnicas aplicáveis aos mais variados contextos clínicos. Existe a crença de que uma boa entrevista depende muito mais do "talento pessoal" do que da técnica. Isto é, sem dúvida, um grande mito. A habilidade de entrevistar pessoas que sofrem de um transtorno mental se desenvolve a partir do estudo teórico e de muito treino, sendo as habilidades mais refinadas adquiridas com a experiência clínica.

O PAPEL DO VÍNCULO

A formação do vínculo é essencial para uma entrevista eficaz, e diversas técnicas aplicáveis em diferentes contextos e momentos no decorrer da entrevista facilitam esse processo. Os principais tipos de vínculo são:

- **Vínculo de autenticidade:** a construção do vínculo de autenticidade se dá quando o entrevistador se mostra como um ser humano semelhante a seu paciente, o que tende a aproximá-los. A mensagem passada é: "eu sou como você." Pode-se estabelecer esse vínculo no início da entrevista, discorrendo sobre um tema qualquer, sem aparente re-

lação com o objetivo principal da consulta (por exemplo, "Bom dia, Sr. José! Deve ter sido difícil chegar aqui hoje com essa chuva. As ruas devem estar alagadas").
- **Vínculo de empatia**: empatia é "sentir a dor do outro". Quando se demonstra estar realmente interessado no relato do paciente e que seu sofrimento é compreensível, a relação se estreita ainda mais. A mensagem passada é: "eu compreendo o que você sente." O vínculo de empatia pode ser desenvolvido mediante a expressão corporal do entrevistador (mímica, gestual) ou pelo uso de **afirmações empáticas,** como: "eu imagino que essa situação tenha sido muito difícil para você."
- **Vínculo de conhecimento:** com esse tipo de vínculo, o profissional mostra ter conhecimento técnico sobre o problema apresentado pelo paciente. Isso pode ser demonstrado por meio de questionamentos pertinentes ou das explicações sobre sua percepção clínica. A mensagem é: "eu conheço seu problema." Assume-se uma postura mais didática, sempre tentando adaptar o discurso ao grau de instrução do indivíduo: "pelo que percebo, você tem apresentado o que chamamos de crise de pânico, ou seja, uma crise em que surge uma grande ansiedade, acompanhada de aceleramento do coração, falta de ar, tremores, formigamentos e até a sensação de morte."
- **Aliança terapêutica:** pode ser definida como o sentimento de confiança e empatia criado ao longo da entrevista. Depende em parte da personalidade do entrevistador, mas certos elementos podem ser considerados essenciais para o estabelecimento de uma boa aliança terapêutica: ser afetuoso, cortês e emocionalmente sensível. A formação de uma aliança terapêutica sólida pode aumentar muito a chance de envolvimento mais profundo do paciente em seu próprio processo terapêutico.

AS FASES DA ENTREVISTA

A entrevista psiquiátrica, apesar de muitas vezes não aparentar, deve ser previamente planejada e ter uma certa estruturação. Essa estratégia pode ajudar o entrevistador a seguir uma espécie de "roteiro mental", evitando que "se perca" ao longo da entrevista e não consiga atingir seus objetivos iniciais. Podemos dividir a entrevista em três fases:
- **Fase de abertura:** tem duração média de 5 a 10 minutos e começa com o entrevistador se apresentando formalmente. Logo em seguida o paciente é convidado a falar sobre o motivo principal da consulta, deixando-o discorrer livremente, sem interrupções. Deve-se dar total atenção ao relato e, se possível, levantar as primeiras impressões diagnósticas, que serão exploradas mais detalhadamente na fase seguinte. Nesse momento, o paciente costuma avaliar o grau de confiabilidade de seu médico e o quanto estará disposto a se revelar.
- **Corpo da entrevista:** a duração dessa fase é muito variável, 30 a 40 minutos em média. O médico irá coletar dados da história clínica e testar as hipóteses aventadas na fase de abertura. São feitas algumas intervenções no relato do entrevistado, direcionando-o para as questões de maior interesse. Por isso, é importante o conhecimento de técnicas que poderão facilitar a entrevista e auxiliar a obtenção de informações mais confiáveis.
- **Fase de fechamento:** na parte final da entrevista, é muito importante reservar em torno de 5 a 10 minutos para oferecer um *feedback* ao paciente a respeito das impres-

sões diagnósticas e das possibilidades terapêuticas. Adota-se uma postura mais didática, adaptando a linguagem ao grau de instrução do entrevistado. Caso seja prescrita alguma medicação, é indispensável orientar o paciente quanto aos possíveis efeitos colaterais, assim como o que esperar de seu efeito terapêutico, o que aumenta consideravelmente as chances de adesão.

TÉCNICAS DE ENTREVISTA

Algumas técnicas podem ser usadas para facilitar a entrevista psiquiátrica e, com treino, poderão tornar o profissional mais habilidoso e eficaz em seu ofício.

Técnicas para aprimorar a atitude do entrevistador

Para profissionais iniciantes, estar diante de um paciente psiquiátrico e compreender seu sofrimento pode parecer um desafio intransponível. O entrevistador deve manter uma atitude afável, flexível e atenta, sempre disposto a ouvir, mesmo quando o discurso do outro parecer incoerente ou ilógico. É essencial se despir de qualquer forma de preconceito ou rigidez, deixando de lado os dogmatismos teóricos porventura existentes. O diagnóstico não precisa ser ostensivamente buscado logo no início, sendo mais importante, nesse momento, tentar entender como o indivíduo que sofre se relaciona com o mundo e com as pessoas.

Técnicas para as perguntas

Diferentes técnicas podem ser usadas para a formulação de perguntas durante uma entrevista psiquiátrica, e cada uma delas pode se adequar ao momento oportuno. **Perguntas abertas** são recomendadas para estimular o indivíduo a falar e são pouco tendenciosas. Não podem ser respondidas com um simples "sim" ou "não" (por exemplo, "Como o senhor tem se sentido ultimamente?"). Esse tipo de questionamento também pode ser feito de maneira **focada,** quando se deseja abordar um tema específico (por exemplo, "Me fale como tem estado seu apetite nesses últimos dias"). Em certas ocasiões, entretanto, serão necessárias perguntas mais diretas. Quando o indivíduo é excessivamente prolixo ou quando o objetivo da entrevista é a revisão dos sintomas para fechar ou excluir diagnósticos, lança-se mão de **perguntas fechadas** (por exemplo, "A senhora tem percebido alguma mudança no seu desejo sexual desde que está mais triste?"). Em outros tipos de perguntas fechadas são fornecidas algumas opções de resposta, como em **múltipla escolha** (por exemplo, "Qual a principal dificuldade no seu sono: para iniciá-lo, para se manter dormindo ao longo da noite, ou você acorda muito cedo e não consegue voltar a dormir?").

Técnicas para as transições

Para a mudança de tópicos durante a entrevista são usados basicamente dois tipos de transições: as suaves e as acentuadas. Nas **transições suaves** o entrevistador "aproveita" o que seu paciente acabou de dizer ou faz menção a uma fala anterior (por exemplo, "Você estava me dizendo o quanto sua separação conjugal a deixou triste. Como este sentimento afetou seu trabalho?"; "Você havia mencionado que no início do ano seu rendimento escolar caiu bastante. Como você estava se sentindo naquela época?"). Nas **transições acentuadas** as mudanças são mais abruptas (por exemplo, para um tema diferente do que vinha sendo tratado: "Você estava me falando a respeito das suas preocupações, mas agora gostaria de saber como tem estado seu sono ultimamente").

Técnicas para a abordagem de temas potencialmente constrangedores

Alguns assuntos podem parecer difíceis de abordar durante a entrevista, pois alguns pacientes se sentem constrangidos em falar sobre atos ou sentimentos que acreditam ser reprováveis pelo médico. Com a **normalização** o entrevistador tenta passar a ideia de que o comportamento investigado pode ser considerado "normal" ou, ao menos, compreensível diante da situação apresentada (por exemplo, "É frequente que pessoas pensem em se ferir quando estão muito tristes. Isso tem ocorrido com você?").

Com a **expectativa de sintomas**, de modo similar, pressupõe-se que o indivíduo manifeste esse comportamento (por exemplo, "Quais outras drogas você costuma usar quando bebe?"). Essa técnica deve ser usada com muita cautela, apenas nos casos em que é realmente muito grande a probabilidade de existência do sintoma. Na tentativa de quantificação da gravidade de um sintoma específico, é possível o uso de **exagero de sintomas**, quando se amplia demasiadamente um comportamento já esperado (por exemplo, médico: "Quantos litros de cachaça o senhor tem bebido por dia? Três, quatro?"; paciente: "Não doutor, só bebo um litro por dia").

A **redução da culpa** pode ser aplicada quando se investiga algum sintoma muito reprovável socialmente, como atos violentos (por exemplo, "Quando as outras crianças o perturbam muito, você fica com vontade de bater nelas?"). Em entrevistas com usuários de drogas é importante se expressar com uma **linguagem familiar** (por exemplo, "Você já pegou um baseado?", "Já cheirou pó?", "Fuma pedra?").

Técnica para os pacientes chorosos

Quando o paciente começa a chorar durante a consulta, o médico pode ter muitas dúvidas de como deve agir. Não há regras, mas uma atitude empática permite que o indivíduo expresse sua dor sem se sentir repreendido (por exemplo, "Percebo que falar sobre sua mãe lhe traz muita emoção"). Se estiverem disponíveis, podem ser oferecidos lenços de papel. Essas reações costumam ser vistas como uma grande oportunidade de alcançar pontos mais sensíveis da história do sujeito e estreitar a aliança terapêutica.

Técnica para os pacientes psicóticos

Diante de um indivíduo com julgamento da realidade comprometido é prudente se mostrar interessado em ajudá-lo e tentar compreendê-lo, sem, entretanto, entrar no mérito da veracidade ou não de suas crenças delirantes. Uma afirmação empática pode ter grande valor nessas circunstâncias (por exemplo, "Deve estar sendo difícil para você conviver com todo este medo"). Muitas vezes, o médico é a única pessoa realmente disposta a ouvir sem julgamento, e essa atitude costuma ser prontamente percebida.

HISTÓRIA CLÍNICA

A história clínica psiquiátrica, ou anamnese, segue um roteiro semelhante ao da semiologia geral, mas com algumas particularidades. Os dados devem ser preferencialmente obtidos do próprio paciente, evitando-se conversas com familiares em sua ausência. Quando extremamente necessário, é recomendável que o paciente seja avisado, à exceção dos indivíduos demenciados, psicóticos ou com grave deficiência intelectual.

Identificação

Serão destacados os dados pessoais que poderão ajudar na elaboração diagnóstica e terapêutica: nome, idade, grupo étnico, estado civil, profissão, escolaridade, religião, de onde foi encaminhado, naturalidade e procedência, o endereço em que reside e um número de telefone para contato ou *e-mail*. Um homem de 70 anos de idade, casado, aposentado e encaminhado por um neurologista direciona o raciocínio clínico de maneira diferente de uma mulher de 20 anos, solteira, estudante universitária, encaminhada por sua psicóloga.

Queixa principal

É importante descrever o motivo da consulta como referido pelo paciente ou familiar, entre aspas ou acompanhado do termo latino *sic* entre parênteses. Em psiquiatria, a queixa principal costuma ser vaga e pouco específica, como: "ele está muito agressivo nas últimas semanas", "eu não consigo dormir bem há muitos anos" ou "ela não quer mais sair de casa sozinha". Apesar disso, é o ponto de partida para a exploração da história clínica e nem sempre reflete o problema principal: um indivíduo que traz como queixa principal a falta de apetite pode, ao longo da entrevista, revelar um grave quadro depressivo ou, na verdade, estar se recusando a comer por acreditar que seu alimento está sendo envenenado por outros que desejam matá-lo.

História da doença atual (HDA)

Nessa etapa é descrita a história do adoecimento do indivíduo. O registro de dados é possível basicamente de duas maneiras: um relato com a evolução dos sintomas desde o início até o momento atual ou apenas a descrição do que vem ocorrendo com o paciente nas últimas semanas e o levou à presente consulta. Este último formato de HDA se torna bastante útil quando a história da doença é excessivamente longa e quando se dispõe de pouco tempo para a entrevista, como em um serviço de emergência. Algumas informações são de extrema relevância para a construção da HDA:

- **Início dos sintomas:** muitas vezes é de difícil definição, uma vez que nem sempre o paciente ou seus familiares lembram quando os sintomas efetivamente se iniciaram. O médico pode sugerir alguns "pontos de referência" para estimular a memória do entrevistado (por exemplo, "No início da faculdade você já se sentia ansioso ao falar em público?"). É importante relatar também se os sintomas surgiram de modo súbito ou insidioso, o que influirá consideravelmente na avaliação prognóstica.
- **Evolução dos sintomas:** os transtornos mentais podem evoluir de maneira **aguda,** em dias a semanas, ou **crônica,** de meses a anos, sendo fundamental a diferenciação. Por

exemplo, alterações da cognição que surgem de maneira aguda são mais provavelmente decorrentes de um quadro de *delirium*. Em contrapartida, se evoluem cronicamente, a primeira hipótese passa a ser uma síndrome demencial. Algumas condições podem evoluir com significativa **perda funcional** e persistência dos prejuízos após a remissão do surto, como a esquizofrenia, ou com **períodos livres** de sintomas entre as agudizações, como no transtorno bipolar. Deve-se investigar se os sintomas são recorrentes ou se apresentam pela primeira vez, se variam ao longo do dia e se têm alguma relação com o ciclo menstrual. Cabe descrever também a frequência, a intensidade e a duração de cada queixa.
- **Fatores predisponentes, precipitantes e mantenedores do adoecimento:** fatores predisponentes englobam uma ampla gama de condições de risco maior para o desenvolvimento de determinado transtorno mental, como história familiar (genética) e características sociodemográficas (etnia, gênero, idade, escolaridade, ocupação). Fatores precipitantes são situações que atuam como "estopim" para a deflagração do adoecimento em indivíduos já predispostos, como falecimento de um ente querido, separação conjugal, perda do emprego ou uso excessivo de drogas. Fatores mantenedores são estressores crônicos que dificultam a melhora, como violência doméstica, maus-tratos e violência sexual, conflitos parentais e conjugais ou privações socioeconômicas e afetivas.
- **Impacto dos sintomas na vida do indivíduo:** o quanto o transtorno limita e causa sofrimento? É importante identificar as atividades deixadas para trás após o adoecimento (trabalhar, estudar, ir à igreja, sair com os amigos), o quanto as relações foram prejudicadas e quais estratégias de enfrentamento o indivíduo tem desenvolvido.

História patológica pregressa

Grande parte dos pacientes psiquiátricos tem longa história de adoecimento, mas algumas questões não podem ser esquecidas, como, por exemplo:

- "Os sintomas são recorrentes?"
- "Houve algum tratamento prévio e como foi a adesão?"
- "Quais os psicofármacos usados, em que dose e por quanto tempo?"
- "O quanto respondeu a essas medicações e quais foram os efeitos colaterais?"
- "Já fez psicoterapia? Por quanto tempo, com que frequência e de qual orientação (psicanalítica, cognitivo-comportamental)?"
- "Em algum momento necessitou de internação? Como estava naquela época e por quanto tempo permaneceu hospitalizado?"
- "Já se submeteu à eletroconvulsoterapia? Em caso afirmativo, qual foi a indicação e quantas sessões fez?"
- "Apresenta alguma comorbidade psiquiátrica? Faz, ou já fez, uso de drogas (álcool, maconha, cocaína/*crack*, solventes)?"

Levanta-se também a história pregressa de comorbidades clínicas, como cirurgias, traumatismo cranioencefálico, epilepsia, *diabetes mellitus*, hipertensão arterial sistêmica, disfunções tireoidianas e doenças infectoparasitárias (HIV, hepatites virais, sífilis, tuberculose), assim como o uso de outras classes de medicamentos, como corticoides, anti-hipertensivos, antibióticos, hipoglicemiantes ou imunossupressores.

História patológica familiar

Como as condições psiquiátricas estão entre as morbidades mais frequentemente herdadas, é indispensável questionar a existência de outro membro da família com transtorno mental. Não é raro o achado de um vasto histórico familiar nos casos de indivíduos bipolares ou esquizofrênicos, sendo essa informação muito útil para a tomada de decisões clínicas. Por exemplo, diante de um adolescente com quadro depressivo atípico com genitora diagnosticada com transtorno bipolar, a preferência recairia sobre o uso de antidepressivos com menos risco de desencadear ciclagem para mania/hipomania ou mesmo um estabilizador de humor. Outro dado relevante diz respeito ao histórico de resposta ao tratamento dos familiares, uma vez que o paciente tende a responder melhor aos mesmos psicofármacos usados por seus parentes mais próximos em virtude das similaridades genéticas.

Curva de vida e personalidade pré-mórbida

A **curva de vida** consiste no relato detalhado do desenvolvimento do indivíduo desde sua concepção até o momento atual. Tenta-se construir um "resumo da vida" do sujeito e como suas vivências se correlacionam com o adoecimento. São pontos de maior interesse:

- **História pré-natal e nascimento:** coletar informações sobre a **gestação** (se planejada e desejada; se realizado pré-natal; se de alto risco; se houve intercorrências relevantes), **condições de nascimento** (se nasceu a termo, por parto normal ou cesáreo; se necessitou de fórceps; peso e escore de Apgar ao nascer; se necessitou de manobras de reanimação) e **doenças neonatais** (infecções congênitas, distúrbios metabólicos).
- **Infância e desenvolvimento:** investigar condições de saúde quando criança, calendário de imunizações, marcos do desenvolvimento neuropsicomotor (aquisição da fala, deambulação, controle esfincteriano), relações sociais, temperamento e dificuldades de aprendizagem (histórico escolar).
- **Adolescência:** interesses, interação com amigos e familiares, progressão acadêmica e profissionalização. Como se deram o desenvolvimento psicossexual e os relacionamentos afetivos. Averiguar também o histórico de uso de álcool e outras drogas, assim como o envolvimento em atividades ilícitas.
- **Idade adulta:** destacar como o indivíduo lida com seu trabalho e, se não trabalha, qual o motivo. Sua estrutura familiar: se tem irmãos, quantos são e qual a sua posição entre eles; a idade dos pais; caso tenham falecido, qual foi a causa do óbito e há quanto tempo. Se é casado ou se tem filhos, como se relaciona com eles. Atividades de lazer e como ocupa sua rotina. Caracterizar sua condição socioeconômica e os planos futuros.

A **personalidade pré-mórbida** diz respeito ao funcionamento do paciente antes do surgimento do transtorno mental e o quanto o transtorno mental alterou sua trajetória de vida ("Teve que abandonar os estudos ou o trabalho?"; "Passou a ser uma pessoa com poucos relacionamentos sociais?"; "Mudou seu comportamento substancialmente?"; "Passou a ser dependente de outros para gerir sua própria vida?").

EXAME DO ESTADO MENTAL

O exame do estado mental, ou exame psíquico, representa o "corte transversal" do processo mórbido do indivíduo, ou seja, como sua psicopatologia se apresenta no momento da entrevista. Trata-se de um complemento fundamental da história clínica. Para o exame psíquico é necessário o conhecimento dos conceitos psicopatológicos, os quais serão estudados mais detalhadamente no Capítulo 2 deste manual.

Apesar de por motivos didáticos estar posicionado após a história clínica, na verdade o exame do estado mental é realizado durante toda a entrevista. Inicialmente, recomenda-se narrar, sem o uso de termos técnicos, o que se observa no examinado. Em seguida, pode-se fazer uma súmula de suas alterações mentais com conceitos psicopatológicos (súmula psicopatológica) e características mais técnicas.

Procede-se a uma divisão didática das funções psíquicas elementares com suas anormalidades mais frequentes:

1. **Apresentação geral:** a maneira como o paciente se apresenta pode evocar informações importantíssimas para o diagnóstico. Deve-se observar, pelo menos:
   - **Aparência física:** inicia-se o exame do estado mental com uma breve descrição da aparência do paciente, destacando suas características físicas mais marcantes, como expressão facial, cabelos, estatura, biotipo corporal, postura, se tem alguma deformidade, cor da pele, estado de nutrição e lesões visíveis (por exemplo, cortes em antebraços).
   - **Condições de higiene:** muitos transtornos mentais podem comprometer gravemente a capacidade de cuidar da própria higiene. Observa-se se o paciente parece não tomar banho há dias, se exala algum odor desagradável ou se a barba está por fazer.
   - **Vestes:** verifica-se a adequação das roupas do entrevistado, se são excessivamente extravagantes, se estão sujas ou rasgadas e se usa adornos. Observam-se também seus calçados e demais itens que chamem a atenção.
   - **Atitude em relação ao entrevistador:** a maneira como o sujeito atua na entrevista fornece dados relevantes: se está colaborativo, hostil ou irritado, ou se está desconfiado, excessivamente desinibido ou apático.
   - **Sentimentos despertados no entrevistador:** é muito importante que o entrevistador perceba os sentimentos que o paciente desperta nele, como medo, compaixão, raiva ou repulsa.
2. **Consciência:** a consciência pode ser sumariamente definida como o conhecimento de si próprio e do ambiente externo, ou seja, é o grau de clareza do sensório. A avaliação do estado de consciência pode ser feita mediante a percepção do grau de alerta: se vigil, sonolento, torporoso ou mesmo comatoso (**nível de consciência**), ou ainda por meio da percepção do ambiente: se parece perceber apenas parte dos objetos que o cercam ou o meio externo em sua totalidade (**campo da consciência**). Quando a consciência está alterada, todas as demais funções mentais também se encontram perturbadas: a atenção não se foca, o discurso pode parecer incoerente, surgem alterações sensoperceptivas e as memórias são dificilmente fixadas.
3. **Orientação:** a orientação consiste na capacidade do indivíduo de reconhecer quem é (**orientação autopsíquica**) e como se localiza no tempo e no espaço (**orientação**

alopsíquica). A avaliação da orientação muitas vezes é apreendida pelo modo como o paciente se comporta na entrevista. Um indivíduo que se dirige à consulta sozinho e chega no horário marcado, informando corretamente seus dados pessoais e discorrendo coerentemente sobre sua história, obviamente está orientado. Em caso de dúvida, podem ser perguntados: nome completo, idade, estado civil e profissão, para o teste da orientação autopsíquica; o ano corrente, o mês, a data, o dia da semana e a hora aproximada, para verificação da orientação temporal; e a respeito do local em que está – bairro, cidade, estado e país – para exploração da orientação espacial.

4. **Atenção:** a atenção consiste na capacidade de concentrar a atividade psíquica em determinado setor da consciência. Quando se está examinando um sujeito e se percebe que ele não consegue focar sua atenção em determinado assunto, diz-se que ele apresenta prejuízo na atenção voluntária (**hipotenacidade**). Caso não se mostre capaz de direcionar sua atenção a outros estímulos do ambiente, diz-se que o prejuízo está na atenção espontânea (**hipovigilância**). Em alguns casos, o indivíduo pode voltar sua atenção excessivamente para algum ponto em particular, como para pensamentos obsessivos (**hipertenacidade**). Em outros, pode distrair-se facilmente com estímulos pouco relevantes do ambiente, como em um episódio maníaco e no transtorno de déficit de atenção e hiperatividade (TDAH) (**hipervigilância**).

5. **Memória:** a memória é a capacidade de recordar, ou seja, de trazer novamente à consciência informações anteriormente adquiridas. Durante a entrevista, nem sempre os prejuízos da memória se tornam imediatamente evidentes, necessitando testagem direta. Podem ser ditas três palavras ao paciente, como "casa, azul e maçã", e solicitar que as repita logo em seguida (**capacidade de fixação**). Após cerca de 10 minutos, pede-se ao paciente para relembrar as mesmas palavras (**capacidade de evocação**). A perda da memória costuma se dar em uma sequência que vai das lembranças adquiridas mais recentemente às mais remotas, não sendo comuns prejuízos nas lembranças mais antigas, a não ser em quadros demenciais mais graves. Alterações na memória podem ser decorrentes de diversas causas, como depressão, transtornos dissociativos, ansiedade ou doenças neurodegenerativas.

6. **Afetividade:** a afetividade engloba o humor e o afeto, que são conceitos comumente confundidos ou, às vezes, usados como sinônimos por alguns autores. O **humor** é o estado emocional basal do indivíduo, ou seja, como ele se encontra na maior parte do tempo. São muitas as possibilidades de alteração do humor, sendo as mais comuns: humor depressivo, ansioso, irritável, disfórico, eufórico ou em elação. Em geral, é o que o paciente relata sentir: "estou triste"; "ansioso"; "muito alegre". O **afeto**, por sua vez, pode ser definido pelas reações emocionais a determinado estímulo, podendo estar incongruente (não se relaciona com o que é relatado), embotado (não há a expressão de nenhuma vivência afetiva), lábil (mudanças súbitas do estado afetivo), ambivalente (afetos opostos simultâneos) ou pueril (afeto infantil). As reações afetivas são percebidas pelo entrevistador e podem ser um ponto-chave para o diagnóstico, como na esquizofrenia.

7. **Pensamento:** as alterações no pensamento podem se dar em seu curso, forma ou conteúdo. O curso pode estar **acelerado**, com as ideias se sucedendo rapidamente, uma após a outra, ou **lentificado**, com grande dilatação no tempo em que as ideias

se sucedem. Uma experiência particularmente presente em pacientes psicóticos é o **bloqueio do pensamento**, que se caracteriza pela quebra repentina no desenrolar das ideias, podendo se associar à sensação de os pensamentos terem sido extraídos da própria mente (**roubo do pensamento**). A forma diz respeito à maneira como as ideias se concatenam, podendo se apresentar **afrouxadas** (redução dos nexos associativos) ou mesmo **desagregadas** (perda completa dos nexos associativos, tornando o pensamento incoerente). O sujeito poder dar "voltas" até chegar ao ponto essencial do pensamento (**circunstancialidade**) ou mesmo nem chegar a ele (**tangencialidade**). A capacidade de abstração pode estar parcial ou totalmente abolida, tornando o **pensamento concreto**. As **obsessões** são pensamentos intrusivos, recorrentes e, na maior parte das vezes, percebidos como indesejáveis. O conteúdo é o tema que preenche o pensamento, variando conforme a cultura e as experiências de cada pessoa.

8. **Juízo da realidade:** o juízo da realidade torna o indivíduo capaz de diferenciar o que é real do que não é. As principais alterações são os **delírios,** incluídos por alguns autores nas alterações do conteúdo do pensamento. Delírios são crenças **irrefutáveis** (convicção extraordinária), **irremovíveis** (não modificáveis pela argumentação lógica), **psicologicamente incompreensíveis** (incapacidade de compreender sua origem psicológica), de **conteúdo impossível** (na maioria dos casos) e **não compartilhado socialmente**. Os conteúdos delirantes são variados: persecutórios, místico-religiosos, autorreferentes, de grandeza e ruína. Quando se entrevista um delirante, não se deve empreender esforço para dissuadi-lo de sua ideia, muito menos reforçá-la. O mais apropriado é tentar compreender como seu sintoma se estrutura e como é vivenciado. Outro tipo de alteração no juízo de realidade frequente é representado pelas **ideias sobrevaloradas**, que consistem em pensamentos que dominam a vida mental do paciente, mas sem apresentar características delirantes (por exemplo, acreditar ter alguma doença grave, com este pensamento ganhando grande relevância dentre os demais, apesar de não chegar a ser uma ideia irrefutável ou irremovível).

9. **Linguagem:** a linguagem é a forma pela qual se exteriorizam as vivências internas, verbalmente ou não. Essencial no processo de comunicação, é por meio dela que se avaliam as alterações do pensar. O aumento da produção da fala se denomina **logorreia**, enquanto a inibição completa é denominada **mutismo**. Psicóticos às vezes "criam" palavras idiossincráticas (**neologismos**) ou falam "sozinhos" (**solilóquios**). **Mussitação** caracteriza a fala em baixo tom de voz, quase inaudível, como se "falasse para si próprio". Autistas e catatônicos podem repetir suas próprias frases ou palavras (**palilalia**) ou as de outros (**ecolalia**). Esquizofrênicos gravemente comprometidos podem ter um discurso completamente incompreensível, juntando palavras sem qualquer construção lógica (**salada de palavras** ou **jargonofasia**).

10. **Sensopercepção:** a sensopercepção caracteriza a capacidade de apreensão de um estímulo sensorial e de dar a este um significado. As alterações mais encontradas são as ilusões e as alucinações. **Ilusões** são percepções deformadas de um objeto real, podendo ser patológicas ou não. Pacientes em *delirium* podem visualizar sondas e tubos como serpentes ou membros da equipe médica como demônios. **Alucinações** são percepções não advindas de um objeto real, vivenciadas com grande nitidez e

projetadas no espaço externo. Têm as mesmas características de uma percepção real não patológica. Manifestam-se em quaisquer modalidades sensoriais (auditivas, visuais, táteis, gustativas ou olfativas), sendo as auditivas as mais comuns em quadros psicóticos primários. Caso um indivíduo vivencie qualquer outra modalidade alucinatória, condições clínicas subjacentes devem ser obrigatoriamente excluídas. Na amamnese podem ser identificados indícios de alterações da sensopercepção quando o sujeito diz ouvir pessoas difamando-o, afirmando que querem matá-lo ou planejando algo contra ele. Alguns comportamentos durante a entrevista também chamam a atenção para possível vivência alucinatória: olhar subitamente para outra direção, parecer dialogar com outra pessoa ou mussitar repetidamente. Em algumas situações, interroga-se mais diretamente: "Você tem escutado alguma voz que as outras pessoas não são capazes de perceber?" Esse questionamento, entretanto, pode levar à indução de respostas, reduzindo consideravelmente a confiabilidade da informação. Queixas como "estou ouvindo uma voz que chama meu nome" ou "vejo vultos à noite quando estou com medo" não costumam caracterizar fenômenos alucinatórios verdadeiros, e sim pseudoalucinações, frequentemente presentes em quadros ansiosos ou dissociativos.

11. **Psicomotricidade:** a psicomotricidade é a expressão motora da vida psíquica. Os deprimidos podem apresentar movimentos lentificados ou até mesmo completamente inibidos (**estupor**). Por outro lado, os maníacos ou psicóticos podem mostrar-se inquietos ou extremamente agitados (**furor**). Na catatonia surgem **movimentos repetitivos** e **estereotipados**, assim como a manutenção de posturas aparentemente desconfortáveis por longos períodos (**flexibilidade cérea**).

12. **Volição:** a volição é toda atividade voltada para objetivos. O relato de desmotivação para atividades diárias ou para o trabalho caracteriza o estado **hipobúlico** ou **abúlico**. Entretanto, quando o indivíduo se encontra em um estado impulsivo e realizando atos motivados pela busca do prazer, ele está **hiperbúlico**. Se ele faz oposição aos estímulos demandados pelo ambiente, apresenta-se com **negativismo ativo**: quando abordado pelo entrevistador, vira o rosto na direção contrária, fecha os olhos e cerra os lábios para não se comunicar. Caso apenas não corresponda aos estímulos do ambiente, sem fazer oposição voluntária, há um **negativismo passivo**: não se alimenta sozinho, permanece em mutismo e fica no leito o tempo todo.

13. **Inteligência:** a inteligência pode ser descrita, de modo simples, como a capacidade de adaptar o pensamento às necessidades momentâneas ou, ainda, a capacidade de adquirir novos conhecimentos. Não depende exclusivamente do conhecimento formal, mas seu desenvolvimento pode ser significativamente afetado em caso de ausência dos estímulos necessários. Na anamnese, a inteligência pode ser avaliada a partir do histórico escolar, da capacidade de realização do autocuidado (tomar banho, fazer o asseio, vestir-se, alimentar-se) e da utilização de recursos adaptativos (uso dos recursos sociais, capacidade laborativa, execução dos direitos da vida civil). Durante o exame mental pode-se testar a capacidade de realizar cálculos simples (fazer compras, passar troco) e de abstração (interpretar um provérbio popular, lidar com conceitos mais abstratos). Pacientes com algum grau de **deficiência intelectual**, em geral, têm alterações psicopatológicas menos elaboradas e pouco estruturadas, como delírios frouxos e de conteúdo empobrecido.

14. Capacidade de *insight*: a capacidade ou grau de *insight* implica o quanto o sujeito tem de crítica sobre seu estado mórbido. Tem estreita relação com o julgamento da realidade e costuma estar completamente ausente em psicóticos. Em algumas condições patológicas, como no transtorno de ansiedade generalizada e na depressão não psicótica, a capacidade de *insight* encontra-se preservada.

CONSIDERAÇÕES FINAIS

A entrevista psiquiátrica é o alicerce da investigação diagnóstica e do planejamento terapêutico para os indivíduos com transtornos mentais. O desenvolvimento das habilidades necessárias para uma entrevista eficaz exige estudo e sobretudo muita vivência prática. Pode parecer uma tarefa difícil para o profissional pouco experiente, que percebe o paciente como uma pessoa quase inacessível. Entretanto, o tempo e a dedicação tornam o processo mais natural e autêntico, inclusive com a incorporação das características particulares do entrevistador às técnicas da entrevista, e é então que uma consulta médica se torna realmente semelhante a uma "conversa banal" e afasta-se de um interrogatório clássico, maçante e totalmente previsível.

Bibliografia consultada

Abreu CN, Salzano FT, Vasques F et al. Síndromes psiquiátricas: diagnóstico e entrevista para profissionais de saúde mental. 1. ed. Porto Alegre: Artmed, 2006.

Bastos CL. Manual do exame psíquico. 3. ed. Rio de Janeiro: Revinter, 2011.

Carlat DJ. Entrevista psiquiátrica. 2. ed. Porto Alegre: Artmed, 2007.

Dalgalarrondo P. Psicopatologia e semiologia dos transtornos mentais. 2. ed. Porto Alegre: Artmed, 2008.

Ey H, Bernard P, Brisset C. Manual de psiquiatria. 2. ed. São Paulo: Masson, 1985.

Del Sant R, Marchetti RL. Anamnese psiquiátrica no adulto. In: Miguel EC, Gentil V, Gattaz WF (eds.) Clínica psiquiátrica: a visão do Departamento e do Instituto de Psiquiatria do HCFMUSP. 1. ed. São Paulo: Manole, 2011.

Jaspers K. Psicopatologia geral: psicologia compreensiva, explicativa e fenomenologia. 8. ed. São Paulo: Atheneu, 2006.

Neto MRL, Elkis H. Psiquiatria básica. 2. ed. Porto Alegre: Artmed, 2007.

Porto CC. Semiologia médica. 5. ed. Rio de Janeiro: Guanabara Koogan, 2005.

Sadock BJ, Sadock VA. Compêndio de psiquiatria: ciência do comportamento e psiquiatria clínica. 9. ed. Porto Alegre: Artmed, 2007.

Sullivan HS. A entrevista psiquiátrica. 1. ed. Rio de Janeiro: Interciência, 1983.

Zuardi AW, Loureiro SR. Semiologia psiquiátrica. Medicina, Ribeirão Preto, 1996; 29:44-53.

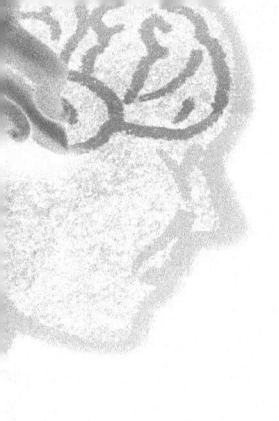

2
Principais Conceitos em Psicopatologia

Rodrigo Coelho Marques
Lorena Lins Interaminense
Catarina de Moraes Braga

INTRODUÇÃO

A psicopatologia nasceu no século XIX com contribuições vindas da França e da Alemanha. Em 1913, Karl Jaspers, psiquiatra e filósofo alemão, cria um marco histórico ao publicar sua *Psicopatologia Geral* (*Allgemeine Psychopathologie*), considerada a obra maior da disciplina.

A psicopatologia geral pode ser de difícil compreensão para o iniciante, principalmente em razão de seu teor filosófico. Outra dificuldade que atrapalha o aprendizado é a falta de definições plenamente consensuais entre os autores, abrindo margem para confusões. O próprio assunto por vezes é delimitado de maneiras diferentes, visto que alguns conceitos ora são enfatizados, ora completamente ignorados a depender do autor.

No entanto, a natureza da psicopatologia vai muito além de questões semânticas ou conceituais. É preciso entender seus fundamentos teóricos e compreender como seus métodos tentam abarcar a complexidade do objeto de estudo – a mente humana adoecida. Este capítulo objetiva servir como uma introdução útil para o aprendizado da psicopatologia.

Definição e delimitação do assunto

Dentre a totalidade das vivências psíquicas, algumas são consideradas normais, enquanto outras não. Muitas vezes essas ditas anormalidades demonstram ter relação com fenômenos normais, como é o caso da tristeza dos pacientes deprimidos. Em outras ocasiões parecem ser de natureza qualitativamente nova, contendo uma dimensão própria, genuinamente anormal. É assim que se observam alguns sintomas psicóticos tão distantes da experiência comum que se tornam incompreensíveis.

A investigação desses fenômenos psíquicos anormais, configurados no que é reconhecido como doença mental, é o propósito da psicopatologia. Embora tenha implicações práticas, trata-se de uma ciência eminentemente teórica, com métodos e terminologias próprios, os quais evoluíram conceitualmente para nos possibilitar o estudo sistemático e elucidativo dos sintomas mentais.

Mesmo declarando formalmente ter apenas o patológico como objeto, a psicopatologia existe de maneira interdependente com a **psicologia**, tornando necessário, portanto, o apropriado conhecimento do funcionamento normal do aparelho psíquico.

Como área do conhecimento, a psicopatologia se aproxima muito da **psiquiatria**, inclusive por compartilharem origens históricas. A psiquiatria, entretanto, é uma especialidade clínica dentro da medicina, servindo-se de vários outros métodos descritivos e investigativos, além de maneiras diversas de raciocínios diagnóstico e terapêutico.

Outras comunicações ocorrem principalmente com a medicina em geral, a filosofia e as neurociências. A antropologia, a sociologia, o direito e a linguística também podem ser mencionados como saberes que mantêm interfaces significativas com a psicopatologia.

Principais vertentes da psicopatologia

Em virtude da heterogênea convergência de conhecimentos provindos tanto das Ciências Naturais quanto das Ciências Humanas, a psicopatologia se encontra em uma situação peculiar. Essa peculiaridade parte da necessidade de se estudar um objeto híbrido – os sintomas mentais – que surgem como produtos da atividade neural, mas findam por se expressar como representações psíquicas inseridas simbolicamente em um contexto social e cultural. Desse modo, ocorre uma cisão da psicopatologia em vários subtipos, cada um com suas próprias orientações (psicanalítica, sociocultural, biológica etc.). *Grosso modo*, esses subtipos podem ser alinhados em quatro vertentes com qualidades e objetivos diferentes (Quadro 2.1). Entretanto, não há obrigatoriamente exclusão mútua desses conhecimentos, e os livros de psicopatologia geralmente expõem conceitos de várias abordagens, mesmo que contenham algum referencial teórico predominante.

Psicopatologia descritiva e fenomenologia

Na base da psicopatologia descritiva contemporânea está a **fenomenologia**, conceito oriundo da filosofia a partir do pensamento de Edmund Husserl. Tradicionalmente, acredita-se que Karl Jaspers tenha sido o principal introdutor do método fenomenológico na psicopatologia.

A fenomenologia é essencialmente um método de investigação, não se configurando em uma escola filosófica propriamente dita. Seus principais seguidores divergem quanto à real natureza desse método, o que dificulta a existência de apenas uma resposta para a pergunta: o que é fenomenologia?

De maneira geral, entende-se a fenomenologia como uma maneira de filosofar que visa mudar a perspectiva habitual de se verem as coisas. Para isso, o método fenomenológico exige uma exploração essencialmente descritiva, evitando a formulação de hipóteses ou teorias. A atitude natural que normalmente se adota deve ser disciplinadamente posta em suspenso, colocada "entre parênteses", deixando de lado nossas crenças e conhecimentos prévios para que possamos voltar a atenção para as coisas em si: os **fenômenos**. Assim, resulta em tornar "explícito o que estava implícito", expondo à reflexão fenômenos que antes encarávamos com uma atitude não reflexiva.

Quadro 2.1 Principais vertentes da psicopatologia
Clínica
• "Os conceitos psicopatológicos constituem marcos através dos quais a viagem clínica pode orientar-se... a realidade clínica constitui seu ponto de partida, sua meta e sentido" – Kurt Schneider • Auxilia o **diagnóstico** com a elaboração de critérios para os transtornos psiquiátricos específicos (**entidades nosológicas**) • Padronização diagnóstica, como nos sistemas classificatórios **CID** e **DSM**, firmando **objetos bem definidos** para **pesquisa clínica** e outras necessidades **operacionais**
Interpretativa
• Também chamada de psicopatologia **hermenêutica** (a arte de interpretar) • Estuda a **comunicação** (escrita, verbal ou não verbal), relação próxima com a **linguagem** e a **cultura** • Tenta **tornar explicável um fenômeno psicologicamente incompreensível** mediante sua interpretação a partir de determinados pressupostos teóricos • A **psicanálise** representa o desenvolvimento mais precoce e significativo da psicopatologia interpretativa, junto com a *Daseinanalyse* e outras correntes **analítico-existenciais**
Explicativa
• Estuda a **causalidade**, enfatizando achados experimentais quantitativos (Ciências Naturais) • Relação com a **neurociência** e a **neurologia**, valorizando vários de seus métodos (correlação anatomoclínica da lesão, neuroimagem, eletrofisiologia, neuropsicologia) • **Research Domain Criteria (RDoC)**: projeto que concentra esforços científicos para definir a doença mental com base em etiologia e fisiopatologia, independentemente dos sistemas classificatórios atuais
Descritiva
• Organiza os sintomas mentais por meio de uma **terminologia** precisa e livre de preconceitos • Influenciada pela **fenomenologia**, tem como principais objetivos **descrever**, **definir** e **classificar** os fenômenos anormais mediante a observação do comportamento e a compreensão empática do paciente (também chamada psicopatologia **compreensiva**)

No caso da psicopatologia, **as vivências psíquicas conscientes** dos pacientes serão os fenômenos estudados, geralmente se enfatizando a imparcialidade e a precisão de sua descrição fenomenológica. Para isso há o contínuo desenvolvimento de uma linguagem psicopatológica apropriada, a qual deve dar conta não somente da descrição do fenômeno, mas também de sua correta comunicação na forma de definições e conceitos.

Delgado, em 1953, descreveu: "A **mentalidade alheia** se apresenta sempre como uma **totalidade** mais ou menos **inteira** e **fechada**." Logo, ao tentar investigá-la, vê-se a necessidade prática de dividir o funcionamento mental total em várias funções psíquicas elementares. Também é preciso admitir que a mente é de fato "fechada" – ela nunca se torna um objeto diretamente disponível para inquérito. A vida psíquica é passível de estudo apenas através daquilo que a faz perceptível para o observador.

Portanto, é extremamente importante levar em conta a **observação direta** do indivíduo, verificando os fenômenos psíquicos que são externalizados, como ocorrências fisiológicas (rubor facial, tremor), gestos, comportamentos, sons etc. Para realmente acessar o psiquismo alheio não basta uma constatação simples e superficial. É necessário um exercício genuíno de envolvimento, de **empatia**, onde as experiências pregressas do observador devem estar sempre em contato com o presente para possibilitar uma comparação com os fenômenos mentais vivenciados pelo observado. A prática desse método está no cerne da psicopatologia descritiva e se denomina **compreensão empática**, segundo Othon Bastos, uma "compreensão como se", ou seja, como se o examinador estivesse vivenciando a realidade do ponto de vista do paciente.

Principais objetivos da psicopatologia

Podemos afirmar resumidamente que os objetivos da psicopatologia são: (1) conhecer os fenômenos relacionados com o adoecimento mental de maneira científica, livre de juízos de valor e crenças dogmáticas; (2) possibilitar a comunicação acurada desse conhecimento; (3) investigar as diferentes relações entre os fenômenos estudados; (4) permitir a abordagem clínica desses fenômenos por meio, sobretudo, da elaboração diagnóstica.

CONCEITOS BÁSICOS
O normal, o anormal e o patológico

Mesmo não havendo uma definição ideal para o que é de fato normal, são necessários critérios para se distinguir onde acaba a normalidade, pois essa é uma questão que implica a própria definição do que é doença ou saúde mental. O problema da normalidade tem importância prática para a psiquiatria forense e transcultural, no planejamento de políticas em saúde mental e para a psiquiatria clínica em geral, tanto em termos de assistência como de pesquisa:

- **Normal:** a palavra normal vem do latim *norma* (medida, linha de orientação, regra, prescrição). Estão na essência de uma sociedade a identificação e a compreensão das normas pelo indivíduo. Mesmo assim, dificilmente existiria uma norma válida para pessoas de todas as culturas, em todos os contextos, que ao mesmo tempo seja prática e útil para algum tipo de avaliação. Portanto, surgem muitos conceitos de normalidade, às vezes com propostas divergentes. Alguns dos mais utilizados em psicopatologia são:
  - **Normalidade como ausência de doença:** "a saúde é a vida no silêncio dos órgãos" (René Leriche).
  - **Normalidade estatística:** normal é aquilo quantitativamente mais frequente.
  - **Normalidade como bem-estar:** definição de saúde pela Organização Mundial da Saúde.
  - **Normalidade funcional:** foge do normal tudo o que prejudica a função do indivíduo, causando sofrimento.
- **Anormal**: é aquilo que se desvia do critério proposto de normalidade. Existem anormalidades de caráter dito **positivo**, como é o caso de um gênio ou um superdotado, ou **negativo**, como nas doenças mentais.
- **Patológico**: significa dizer que algo está doente ou que participa de um processo de adoecimento. Apesar da utilidade técnica dessa terminologia, devemos levar em conta que a experiência humana referente ao adoecer passou, ao longo da história, por diversos modelos conceituais para se definir uma "doença" ou algo "doente". O modelo médico se apropriou desse papel, aproximando os conceitos de patologia e anormalidade. Entretanto, como comenta Canguilhem, "a medicina existe porque há homens que se sentem doentes, e não porque existem médicos que os informam de suas doenças". Logo, é preciso refletir sobre os vários aspectos do adoecer, nem sempre contemplados dentro do saber médico, para podermos compreender as vivências de nossos pacientes.

Forma e conteúdo

A **forma** dos sintomas é a estrutura básica de sua apresentação, o caráter que se repete nos vários indivíduos de maneira constante, possibilitando a definição dos tipos de sintomas (alucinações, delírios, obsessões etc.).

Já o **conteúdo** é o preenchimento da estrutura, o qual tem características que remetem às particularidades do indivíduo. Por exemplo, um delírio pode ter conteúdo de ciúme ou de perseguição. Uma alucinação auditiva pode ter conteúdos maldefinidos, como estalos ou batidas, mas também pode se apresentar bastante elaborada, como nos casos das vozes que comentam a ação ou expressam observações (frequentemente depreciativas) sobre o paciente. Em geral, os conteúdos se referem a temas centrais da vida humana (sexo, alimentação, dinheiro, poder, morte, miséria, doença), mas podem ser completamente peculiares ao indivíduo (idiossincráticos).

Para fins diagnósticos, a forma do sintoma assume papel de maior relevância. Contudo, é o conteúdo que de fato tem impacto direto para o paciente, pois através dele se vivencia de maneira sintomática o sofrimento.

Desenvolvimento, processo e reação

Para Karl Jaspers, o **desenvolvimento** é um aspecto progressivo da vida humana, de natureza constitucional, o qual evolui de maneira mais ou menos estável, estabelecendo certas predisposições do indivíduo. O desenvolvimento pode se dar de maneira patológica, como, por exemplo, nos transtornos da personalidade.

Denomina-se **processo** a ocorrência de um elemento completamente novo que surge de modo relativamente abrupto e que contrasta com o desenvolvimento prévio do indivíduo. Percebe-se uma quebra na curva de vida. Um exemplo de processo seria a instalação do primeiro surto esquizofrênico.

O conceito de **reação** é caracterizado por uma resposta aguda a um evento estressor, seja ele psíquico ou somático, demonstrando uma incapacidade do organismo de lidar com essas agressões ou frustrações. Essa resposta é de cunho predominantemente afetivo, tendendo a ceder na medida em que o evento desencadeante desaparece. Verifica-se uma relação compreensível entre o conteúdo da reação e sua causa. "Estou triste com", "arrependido de", "com medo de", "com ódio de" seriam algumas colocações reveladoras de uma reação vivencial. A intensidade da vivência afetiva pode levar a reações anormais ou mórbidas, como as reações depressivas, ansiosas, dissociativas e delirantes.

AS FUNÇÕES PSÍQUICAS E SUAS PRINCIPAIS ALTERAÇÕES

As **funções psíquicas elementares** são fenômenos individuais que, para que sejam investigados, precisam ser removidos daquilo que em verdade é um todo: a complexa unidade de nossa vivência psíquica atual. Desse modo, a divisão das funções psíquicas é **didática** e **artificial**, apesar de ser uma abordagem não só útil como necessária. O princípio a ser lembrado sempre é que **não são as funções psíquicas que adoecem, mas a pessoa em sua totalidade.**

As seções a seguir tentam resumir as principais alterações psíquicas presentes nos transtornos mentais. Não se trata de uma abordagem exaustiva, tendo como objetivo a exposição apenas de conceitos básicos. Para textos mais aprofundados, sugestões bibliográficas encontram-se listadas no fim do capítulo.

Consciência

A **consciência** é o estado psíquico que nos permite entrar em contato com o mundo exterior (realidade) e interior (*self*), tomando propriedade das interações entre os dois. Ela reúne a totalidade das vivências subjetivas em dado instante, sendo percebida, segundo Karl Jaspers, como o "todo psíquico momentâneo" do indivíduo.

Não se pode perceber a consciência como um objeto em si, mas apenas se dar conta daquilo que no momento a preenche: o **conteúdo da consciência**. Esses conteúdos se apresentam em um espaço interno subjetivo (**campo da consciência**) que limita a quantidade de eventos mentais percebidos em dado instante.

A **vigilância** é um aspecto **quantitativo** da atividade consciente, também chamado **nível de consciência** ou **de alerta.** Representa um espectro de ativação da consciência que ocorre ente dois polos opostos: um plenamente desperto e funcional, denominado **estado lúcido**, e outro de marcada inibição psíquica, como nos estados de **sono** e **coma**.

O *self*, também chamado **consciência do Eu**, é outro aspecto central do conceito de consciência e será abordado mais adiante como um assunto à parte.

Alterações fisiológicas da consciência

Trata-se principalmente do estado de consciência chamado de **sono**. Fisiologicamente, é possível diferenciá-lo em quatro etapas de progressiva diminuição da atividade cerebral, sendo a última o estágio de sono profundo. Em seguida, verifica-se um estágio peculiar em que se retorna a uma atividade cerebral semelhante à da vigilância, mas com atonia muscular completa (exceto das musculaturas oculomotora e respiratória). Os movimentos dos olhos que ocorrem nessa fase renderam-lhe o nome de **sono REM** (*rapid eye movement*) em oposição às quatro fases do **sono não REM**.

A **sonolência** é uma tendência à redução de nosso nível de vigilância que aumenta com o passar do tempo, desde o momento em que acordamos até quando voltamos a dormir. Vários fatores podem influenciar esse processo, como a luz, a temperatura, ocorrências no ambiente e estados emocionais.

Já o **sonho** pode ser definido como um estado de consciência próprio do sono, rico em vivências visuais e com relaxamento do processo lógico-formal do raciocínio. Pessoas despertadas durante qualquer fase do sono frequentemente referem que estavam sonhando. Contudo, o sonho é mais comum no sono REM, sendo relatado em até 95% dos indivíduos que são acordados durante essa fase. Boa parte da população experimenta em algum momento da vida o **sonho lúcido**, no qual há consciência de que se está sonhando, com conservação do pensamento racional, o que torna possível um controle voluntário do conteúdo do sonho pelo indivíduo. Também são frequentes os **pesadelos**, os quais contêm carga afetiva negativa e ocorrem predominantemente no sono REM. Portanto, podem ser influenciados por substâncias ou condições clínicas que afetem a arquitetura do sono.

Principais alterações quantitativas da consciência

- **Rebaixamento do nível da consciência (RNC):** o RNC está frequentemente relacionado com os quadros neurológicos, ocorrendo nas lesões corticais extensas (bilaterais ou unilaterais com desvio de linha média), alterações do tronco cerebral (onde se localiza o sistema reticular ativador ascendente, estrutura essencial para a manutenção do nível de consciência) e nos insultos tóxicos, metabólicos ou endócrinos. Consiste em **sinal de gravidade**, demandando atenção médica em caráter emergencial.

  No quadro de RNC ocorre a **obnubilação** ou **turvação** da consciência, com perda gradual de sua clareza, havendo falha na integração das funções psíquicas, aumento no limiar para percepção dos objetos externos e dificuldade na introspecção. Percebem-se sonolência, desorientação no tempo e espaço, redução global da atenção e alterações psicomotoras. Quando há sintomas psicóticos, como falsas percepções e ideias deliroides, pode-se classificar o quadro como **obnubilação oniroide**. Com o progredir do RNC, toda a vida psíquica é afetada, havendo uma redução generalizada de sua atividade. Recomenda-se o uso de um método quantitativo para descrição objetiva do quadro, pois esse é um dado clínico extremamente valioso, especialmente na oportunidade de reavaliar o paciente. O instrumento mais usado é a **Escala de Coma de Glasgow** (Quadro 2.2).

- *Delirium:* o *delirium* engloba quadros clínicos que se apresentam como síndromes confusionais agudas. Essas cursam com RNC leve a moderado, alteração flutuante da atenção e de outras funções psíquicas (comumente orientação, linguagem, memória e sensopercepção) na presença de evidências para etiologia orgânica. Pode haver sintomas psicóticos, como alterações sensoperceptivas visuais e ideias deliroides (geralmente persecutórias). As alterações psicomotoras observadas possibilitam a classificação do *delirium* em hiperativo, hipoativo ou misto.

Quadro 2.2 Escala de coma de Glasgow

Variáveis		Escore
Abertura ocular	Espontânea	4
	À voz	3
	À dor	2
	Nenhuma	1
Resposta verbal	Orientada	5
	Confusa	4
	Palavras inapropriadas	3
	Palavras ininteligíveis	2
	Nenhuma	1
Resposta motora	Obedece a comandos	6
	Localiza dor	5
	Movimento de retirada	4
	Flexão anormal	3
	Extensão anormal	2
	Nenhuma	1

O *delirium* pode ser secundário tanto ao uso como à abstinência de substâncias (álcool, opioides, anticolinérgicos, benzodiazepínicos), além de inúmeras outras etiologias orgânicas (neurológicas, endócrinas, metabólicas ou infecciosas). Com frequência é de causa multifatorial. O fator predisponente mais importante é a **idade avançada**.

- **Coma e estados semelhantes:** o **coma** é a expressão sindrômica da falência das funções encefálicas com completa ausência de nível e conteúdo da consciência por pelo menos 1 hora. Pacientes em coma não abrem os olhos, não falam ou se movem espontaneamente, nem obedecem a ordens. O coma pode ser persistente, mas muitas vezes evolui como um estado neurológico transitório, às vezes havendo recuperação plena da consciência. O estado de **consciência mínima** e o **estado vegetativo** tentam classificar diferentes etapas de reabilitação do coma em direção à consciência plena (Figura 2.1). A **morte encefálica** (ME) representa a perda irreversível das funções do cérebro, sendo caracterizada pelo quadro clínico de coma aperceptivo e arresponsivo (Glasgow = 3), ausência de atividade motora supraespinal (reflexos do tronco encefálico) e apneia diante de um desafio de hipercarbia. Existe um protocolo definido pela Resolução 1.480/97 do Conselho Federal de Medicina para a caracterização de ME no Brasil.
- **Diagnóstico diferencial com síndromes psiquiátricas:** a intensa inibição psicomotora vista em algumas **síndromes psiquiátricas**, como a **estuporosa** e a **catatônica**, pode ocasionar um estado de ausência de resposta ao exame de modo a dificultar a avaliação do nível de consciência, ocasionando dúvidas sobre a presença de RNC ou coma. Alguns achados podem facilitar essa diferenciação (Quadro 2.3).

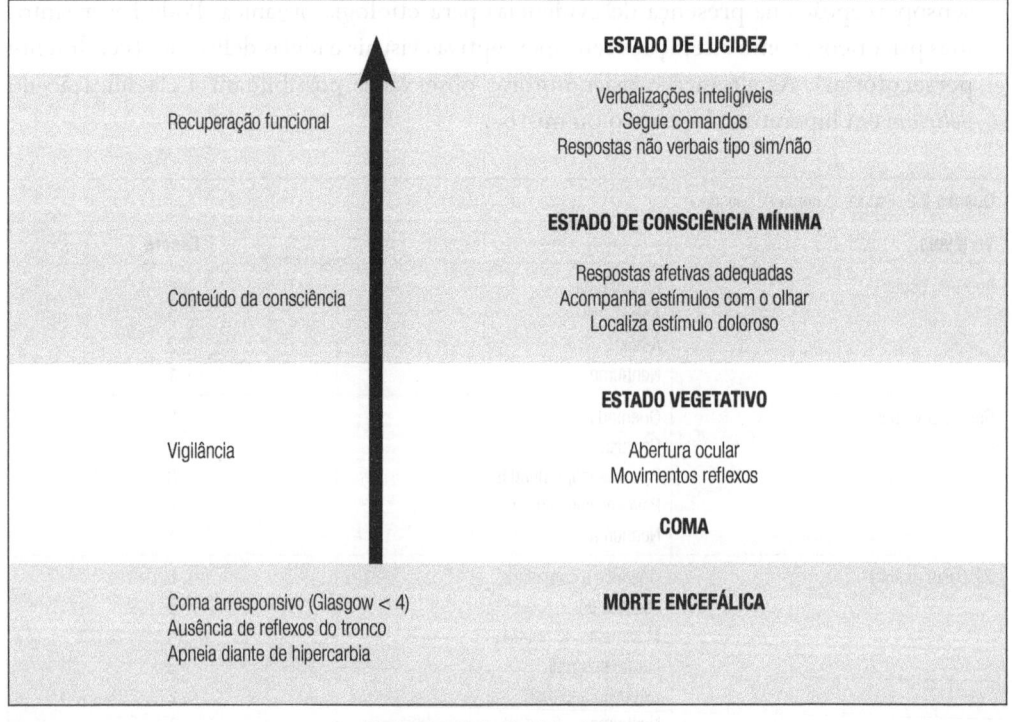

	ESTADO DE LUCIDEZ
Recuperação funcional	Verbalizações inteligíveis Segue comandos Respostas não verbais tipo sim/não
	ESTADO DE CONSCIÊNCIA MÍNIMA
Conteúdo da consciência	Respostas afetivas adequadas Acompanha estímulos com o olhar Localiza estímulo doloroso
	ESTADO VEGETATIVO
Vigilância	Abertura ocular Movimentos reflexos
	COMA
Coma arresponsivo (Glasgow < 4) Ausência de reflexos do tronco Apneia diante de hipercarbia	**MORTE ENCEFÁLICA**

Figura 2.1 Avaliação clínica do coma.

Quadro 2.3 Diagnóstico diferencial do coma com síndromes psiquiátricas

	Coma	Síndromes psiquiátricas
Abertura da pálpebra	Abertura completamente passiva	Resistência ou fasciculação
Fechamento da pálpebra	Lento e gradual	Normal ou rápido
Piscamento	Diminuído	Normal ou aumentado
Pupila à abertura ocular	Pupilas contraídas → se dilatam	Pupilas dilatadas → se contraem
Movimentos oculares errantes	Presentes	Ausentes
Nistagmo à prova calórica	Ausentes	Presentes
Parâmetros vitais	Alterados	Normais

Alterações qualitativas da consciência

Trata-se de alterações parciais do campo da consciência. Quase sempre cursam com algum grau de RNC, mesmo que mínimo, e com alterações da consciência do Eu, como a orientação autopsíquica:

- **Dissociação da consciência:** designa a fragmentação do campo da consciência com perda da comunicação entre as funções psíquicas elementares, comprometendo a unidade normal da mente humana. Ocorre com frequência nos quadros histéricos. Costuma ser evidenciada relação temporal com algum estressor significativo. Duas apresentações dos estados dissociativos são o transe e a pseudocrise epiléptica:
  - **Estado de transe:** é considerado normal quando acontece de maneira culturalmente contextualizada, na forma do **transe religioso**. No entanto, o **transe histérico** ou **dissociativo** é um estado patológico. Assemelha-se a um "sonhar acordado". Notam-se também dificuldade em reconhecer o ambiente, comportamentos bizarros e aparatosos, discurso por vezes incompreensível e descargas emocionais intensas. Vivências como o **estado de possessão** podem ocorrer durante o estado de transe.
  - **Pseudocrise epiléptica:** fenômeno também denominado **crise psicogênica não epiléptica**, apresenta-se como episódios de alterações motoras, sensoperceptivas e da consciência muito semelhantes aos observados em crises epilépticas. Pode haver contrações e abalos musculares, quedas e alterações do comportamento. Contudo, esses episódios não estão associados à atividade cerebral epileptiforme e têm origem em fatores psicológicos. Atualmente, as pseudocrises são compreendidas como respostas involuntárias a estressores afetivos, físicos ou sociais dentro do conceito dos transtornos dissociativos e conversivos.
- **Estreitamento da consciência:** redução da amplitude do campo da consciência, restringindo o número de fenômenos presentes em seu conteúdo. Há dificuldade no acesso consciente de parte das vivências do indivíduo. Dois exemplos são:
  - **Estado hipnótico:** estado não patológico de consciência reduzida e estreitada com aumento da atenção concentrada induzido intencionalmente por meio de um método refinado de sugestão chamado **hipnose**.

– **Estados crepusculares:** vivências patológicas transitórias que cursam com discreto RNC e preservação da atividade motora coordenada. Há estreitamento significativo da consciência com duração de poucos minutos a dias. Em virtude da conservação da atividade psicomotora, surgem os **atos automáticos**, geralmente de natureza explosiva e violenta, com perceptível descontrole emocional. Geralmente ocorre amnésia para o episódio. Na maioria das vezes estão associados a quadros orgânicos, como na **epilepsia parcial complexa do lobo temporal** e na **intoxicação patológica pelo álcool** (*mania a potu*). Contudo, podem ter causas psicogênicas, como na **reação aguda ao estresse** e nos **estados dissociativos**.

Consciência do Eu

O *self*, **ego** ou **consciência do Eu** é um aspecto essencial da consciência que faz referência ao fato de pertencer a um indivíduo em oposição ao ambiente e às outras pessoas. É "a certeza própria do sujeito vígil, com a consciência clara: Eu sou eu mesmo", segundo Scharfetter.

As vivências psíquicas normais estão inerentemente vinculadas ao Eu (fenômeno de **personalização**): nossos atos e pensamentos carregam a clara impressão de nos pertencerem e de que são possíveis apenas mediante nossa influência. Compreende-se a consciência do Eu como sendo dotada de cinco dimensões: **existência**, **atividade**, **unidade**, **identidade** e **delimitação**.

As dimensões do Eu e suas principais alterações

Duas alterações básicas demonstram como os quadros que afetam a consciência do Eu na verdade atingem várias de suas dimensões, mas são classificados levando em conta a dimensão mais prejudicada. A **despersonalização** refere-se à perda do vínculo básico e inerente da consciência do Eu com os fenômenos psíquicos, dando lugar a um sentimento de afastamento de si, de estranheza e não familiaridade quanto ao mundo interno do Eu. O paciente percebe a evolução de sua personalidade no tempo de modo distante e desconectado. Alguns podem referir medo de enlouquecer ou de perder o controle. A **desrealização** é um fenômeno semelhante, mas se apresenta como a perda da relação de familiaridade com o mundo externo. Ambas podem ocorrer como fenômenos dissociativos ou em quadros graves de ansiedade.

Existência do Eu

A consciência de **existência** ou de **vitalidade do Eu** consiste na sensação de se estar vivo, de existir plenamente, de estar fisicamente presente na realidade (Quadro 2.4).

Atividade do Eu

A consciência de **atividade**, **autonomia** ou **execução do Eu** é a crença de ser o indivíduo atuante de suas próprias vivências.

Nos **fenômenos de passividade**, o indivíduo vivencia passivamente as atividades de sua mente e de seu corpo, as quais lhe parecem ter sido realizadas por imposição de algo externo ao Eu (Quadro 2.5). Esses quadros costumam estar associados à esquizofrenia. Cursam com certa perda da delimitação do Eu.

Quadro 2.4 Alterações quantitativas da existência do Eu

Diminuída	Abolida	Aumentada
Redução na intensidade dos fenômenos psíquicos, sejam eles sensoriais, afetivos, cognitivos, volitivos etc.	O paciente afirma que não existe mais ou que nunca existiu, que não está vivo: "O homem existindo já não pode sentir sua existência"	Há uma elevação no sentimento de vitalidade
Presente na tristeza vital, que ocorre na depressão	Está presente no delírio de negação, encontrado na síndrome de Cotard	Ocorre nos quadros maniatiformes como, por exemplo, nos delírios de grandeza

Quadro 2.5 Fenômenos de passividade

Imposição ou inserção do pensamento	Pensamentos feitos ou fabricados são colocados na mente do paciente contra sua vontade
Roubo do pensamento	O paciente acredita que os pensamentos foram retirados, subtraídos de sua mente
Interceptação cinética	O movimento para no meio ou nem se inicia
Interceptação da atenção (frustração do objetivo)	Incapacidade de dirigir a atenção voluntária para determinado objeto
Possessão	O Eu normal cede seu lugar para um invasor, que assume o controle da atividade do Eu

Unidade do Eu

A vivência consciente é um agregado coerente, consistente, inteiro e indivisível. Há nela uma certeza implícita de ser uma única pessoa, integrada em seus pensamentos e comportamentos. A essa certeza se dá o nome de **unidade do Eu.**

O **desdobramento do Eu**, de acordo com Jaspers, representa o fenômeno de profunda divisão da personalidade em duas ou mais partes, as quais existem de maneira simultânea, às vezes conflituosa. Consiste na alteração básica da unidade do Eu.

Em caso de **delírio do duplo ou de duplicação (*doppelganger*)**, o paciente tem uma consciência interna e, ao mesmo tempo, outra, a qual se encontra fora de seu corpo (fenômeno subjetivo de duplicação). Trata-se de uma experiência principalmente ideativa, mas pode haver um componente perceptivo, a ponto de o paciente observar a si próprio no meio externo (**alucinação autoscópica**), acreditando que este seja um duplo. O duplo (*doppelganger*) geralmente é de má índole e age de modo a constranger ou agredir o paciente.

Identidade do Eu

Tem-se a consciência de ser a mesma pessoa durante toda a vida, apesar das constantes mudanças impostas pelo desenvolvimento e pelos acontecimentos externos. Essa continuidade temporal carrega uma certeza das identidades pessoal, fisionômica, sexual e biográfica. Quando alterada (por exemplo, na esquizofrenia), o paciente refere não ser mais o mesmo, mas outra pessoa, ou mesmo outro ser, como um "mutante" ou uma entidade espiritual.

A **desorientação autopsíquica** consiste na incapacidade de identificar a si próprio. O déficit é variável a depender da etiologia do quadro. Na **desorientação autopsíquica total**, o indivíduo nada lembra sobre si, com prejuízo da memória por causa psicogênica. Delirantes podem assumir uma **dupla orientação**, havendo uma orientação verdadeira ao lado da falsa.

O termo **egodistonia** descreve impulsos, pensamentos ou atos que se impõem ao indivíduo e que são alheios à sua vontade. São fenômenos indesejados, de teor desagradável, muitas vezes contrários à ética pessoal, de modo que não encontram correspondência na personalidade do indivíduo. Por exemplo, uma paciente cristã pode ter pensamentos obsessivos de conteúdo sexual em relação a Jesus, gerando vivências afetivas extremamente negativas.

Delimitação do Eu

O indivíduo demonstra uma clara sensação de que existe em oposição ao mundo externo, percebendo a realidade como uma distinção entre o que pode ser considerado "Eu" e "não Eu". Nas alterações da delimitação do Eu, o indivíduo não consegue diferenciar os objetos externos de seu mundo subjetivo (Quadro 2.6).

Orientação alopsíquica

A orientação é um processo psíquico integrativo que envolve vários fenômenos, como a percepção, a atenção, o afeto, a memória, o pensamento e as vivências temporoespaciais. Sua função é situar o indivíduo em relação a si próprio e ao ambiente: a partir de certos dados consegue-se compreender o contexto da situação, posicionando-se o acontecimento dentro de uma concepção pessoal de espaço e de tempo.

Divide-se a orientação em **autopsíquica**, encarada como parte da consciência do Eu, e **alopsíquica**, referindo-se ao mundo externo. A orientação alopsíquica consiste na **orientação no espaço**, **no tempo** e em **relação à situação**:

- **Orientação no espaço:** consiste na habilidade de se localizar em relação ao lugar onde a pessoa se encontra. Frequentemente é alterada por distúrbios neurológicos, sendo um sintoma tardio em relação à desorientação temporal. É importante avaliar se o paciente sabe o **tipo** (por exemplo, hospital) e o **nome do lugar** (por exemplo, Hospital das Clínicas) e **onde se situa esse lugar** (cidade, bairro etc.).
- **Orientação no tempo:** mais frágil e sofisticada do que a orientação espacial, seus pontos de referência são fluidos e exigem constante adaptação. Sua aquisição é mais tardia no processo de desenvolvimento, o que reflete uma maior diferenciação cognitiva e, portanto, maior suscetibilidade a alterações. Pergunta-se ao paciente questões das mais fáceis para as mais difíceis: "Em que ano estamos?"; "Que mês?"; "Que dia da semana?"; "Que dia do mês?". O paciente também pode demonstrar dificuldade em captar a **duração** e a **continuidade temporal** dos eventos.

Quadro 2.6	Alterações da delimitação do Eu
Êxtase	Transformação da consciência do Eu, com elevação do estado de ânimo, havendo perda das fronteiras da personalidade individual, a qual se dissolve no mundo externo sem que haja distinção entre uma coisa e outra
Apropriação	O paciente sente o que é feito em objetos inanimados como se fosse nele mesmo (p. ex., quando cortam o galho de uma árvore, o paciente sente dor)
Transitivismo	Atribuição de vivências pessoais a outras pessoas (p. ex., pode acreditar que as vozes que ouve também são ouvidas por outra pessoa ou acha que, se lê algo, foi outra pessoa quem leu)
Difusão do pensamento	Os pensamentos extravasam de sua mente, estando acessível a todos. Também chamada divulgação ou publicação do pensamento

- **Orientação situacional:** consiste em saber a razão pela qual se está em determinado lugar e que tipo de relação é mantida com as pessoas ali presentes. Pode estar alterada em situações normais, como na transição sono-vigília, mas um déficit permanente reflete grave distúrbio, geralmente orgânico.

Principais alterações da orientação

As alterações da orientação podem ser classificadas de acordo com sua causa em:

- **Desorientação confusional:** forma mais comum de desorientação, resulta do rebaixamento do nível da consciência com turvação e confusão mental. É frequente em quadros orgânicos.
- **Desorientação apática:** decorre de um profundo desinteresse pelo mundo com prejuízo do afeto e da volição (**desorientação abúlica**). Ocorre nas depressões graves e na esquizofrenia (sintomas negativos).
- **Desorientação delirante:** o paciente imerso em suas vivências delirantes, muitas vezes alucinando, acredita que se encontra em outro lugar ou tempo, de acordo com o conteúdo do delírio. Pode acontecer a **dupla orientação**, quando o paciente refere corretamente onde se encontra no momento, mas ainda guardando a crença delirante de estar em outra localidade, de maneira paralela. A convicção mais forte permanece sendo a do mundo delirante.
- **Desorientação dissociativa:** presente nos quadros histéricos graves, cursando com alterações da consciência de identidade do Eu e com estreitamento do campo da consciência.
- **Desorientação por déficit intelectual:** ocorre em indivíduos com retardo mental de moderado a grave, em virtude da incapacidade de compreender o ambiente e de reconhecer e interpretar as convenções sociais (horários, calendário etc.).
- **Desorientação amnéstica:** o indivíduo não consegue fixar novas informações, de modo que perde a noção do fluxo dos acontecimentos, ficando deslocado temporoespacialmente. O paciente pode preencher as lacunas da memória com **confabulações**, a ponto de referir uma realidade completamente diferente da sua, nesse caso ocorrendo, além da desorientação, uma **falsa orientação paramnéstica**. É típica dos quadros de síndrome de Korsakoff. Quando ao quadro amnéstico se somam outros prejuízos cognitivos (agnosias), pode-se falar em **desorientação demencial**.

Atenção

A **atenção** é uma função psíquica composta por diferentes processos que têm em comum a capacidade de concentrar a atividade mental sobre um objeto em particular. Segundo Rey, a atenção "é uma acomodação da nossa vida interna à percepção de um de seus momentos que lhe interessa mais particularmente... é uma fixação no estado assim determinado graças a uma exclusão dos demais". Por meio desse fenômeno, a atenção nos permite selecionar, filtrar e organizar informações.

A **tenacidade** é a propriedade de manter a atenção orientada em determinado sentido. Já a **vigilância** (ou **mobilidade**) possibilita que a atenção se desloque de um objeto para outro. Outras características psicológicas da atenção estão resumidas no Quadro 2.7.

Quadro 2.7 Características psicológicas da atenção					
Amplitude		Direção		Natureza	
Focal	Dispersa	Interna	Externa	Voluntária	Espontânea
Limita o campo de ação para alguns poucos objetos bem definidos	Difusa e menos aprofundada, abrange um número maior de objetos	Introspectiva, volta-se para os processos subjetivos da mente	Voltada para o mundo objetivo, influenciada pelos sentidos	Concentração ativa e intencional sobre um objeto	Responde passivamente ao surgimento de objetos

Principais alterações da atenção

As alterações da atenção não são específicas, pois constam como critérios diagnósticos para várias condições, como no transtorno do déficit de atenção, *delirium*, transtornos de ansiedade e mania/hipomania. A atenção está frequentemente alterada em situações normais, como expressão de conflito, dor, preocupação, fadiga, aborrecimento ou medo:

- **Distração:** às vezes denominada **rigidez da atenção**, refere-se a um estado não necessariamente patológico em que ocorre uma superconcentração ativa sobre determinados objetos. Há, portanto, hipertenacidade e hipovigilância. É o caso do cientista que, por ter seu interesse fixado intensamente em um problema, não percebe que colocou meias de cores diferentes.
- **Distraibilidade:** também chamada de **labilidade da atenção**, é o contrário da distração: trata-se de um estado patológico em que há dificuldade em manter a concentração, havendo grande mobilidade da atenção em direção a estímulos sem importância. Em outras palavras, verificam-se hipotenacidade e hipervigilância. Encontrada nos estados de elevação do humor.
- **Hipoprosexia:** redução global dos recursos da atenção, havendo diminuição de sua atividade com rápida fatigabilidade associada ao esforço para se concentrar. Existe aumento no limiar para a percepção dos estímulos ambientais, além de crescente dificuldade para atividades psíquicas complexas, como a evocação de memórias e o raciocínio.
- **Aprosexia:** abolição total da capacidade de atenção. Não há resposta mesmo a estímulos muito intensos.
- **Hiperprosexia:** estado de atenção exacerbada com forte tendência a deter-se indefinidamente, de maneira obstinada, sobre certos objetos com surpreendente redução da fatigabilidade. É característica das vivências obsessivas e das intoxicações por psicoestimulantes.
- **Síndrome de heminegligência:** lesões neurológicas, mais frequentemente dos córtex parietal ou frontal direitos, podem ocasionar uma condição na qual o paciente age como se um dos lados de seu corpo e/ou do ambiente não existisse. Também é comum que ele não esteja ciente do déficit (anosognosia).

Sensopercepção

A **sensopercepção** compreende as capacidades de sentir e conhecer as características dos meios interno e externo, configurando ferramenta indispensável para a conservação do organismo e para a elaboração daquilo que se considera ser a realidade.

Isso é possível através de um sistema de comunicação neural altamente adaptado para transmitir determinados tipos de estímulos dos órgãos receptores periféricos para o sistema nervoso central. As informações são integradas e processadas no sentido de se produzir algum tipo de resposta adequada àquele estímulo, possibilitando interações complexas e organizadas com o ambiente, seguindo o princípio básico de sensopercepção → processamento → resposta motora.

Sensação e percepção

A etapa passiva da transmissão do estímulo do órgão receptor até uma região específica do cérebro chama-se **sensação**. Toda sensação é integrada a informações provindas de outras vias sensitivas e de conhecimentos prévios do indivíduo, surgindo no campo da consciência na forma de uma imagem perceptiva ativamente construída. Passa-se a conhecer de maneira contextualizada o objeto externo que se encontra mentalmente representado, em um fenômeno cognitivo denominado **percepção**. Apesar da divisão conceitual entre sensação e percepção, o ato sensoperceptivo é vivenciado como único e indivisível, a não ser na presença de alguma alteração patológica, como, por exemplo, uma agnosia (percepção alterada com a sensação preservada).

Representação

Imagens representativas ou **representações** são impressões sensoperceptivas extraídas da memória que tomam corpo no campo da consciência, reapresentando um conteúdo do passado que é visualizado novamente, mas dessa vez "com o olho da mente". As representações realmente se aproximam das vivências sensoperceptivas, inclusive ativando as mesmas regiões cerebrais responsáveis pelo processamento sensorial, apesar de fenomenologicamente diferirem em pontos essenciais das imagens perceptivas verdadeiras (Quadro 2.8).

Outros fenômenos sensoperceptivos

- **Sinestesia:** fenômeno raro que consiste em perceber simultaneamente um objeto apresentado a uma modalidade sensorial (como a audição) em uma outra modalidade (visão, por exemplo). Pode ocorrer em quaisquer dos sentidos, geralmente provocando

Quadro 2.8 Comparação entre percepção e representação		
Características	**Imagem perceptiva**	**Representação**
Nitidez	Muito nítida, com contornos precisos	Pouco nítida e com margens borradas
Corporeidade	A imagem é viva, ocupa espaço, tem luz, cor e brilho	Vivacidade menos intensa e pouco marcante
Estabilidade	Pouco mutável no tempo	Aparece e desaparece com facilidade
Representação no espaço	Percebida no espaço externo	Percebida no espaço interno
Influência voluntária	Não é passível de influência	Pode sofrer alterações a depender da vontade do indivíduo
Completitude	Imagem detalhada e completa	Elementos insuficientes, imagem incompleta e com poucos detalhes

experiências perceptivas no espaço externo próximo ao corpo. As percepções são pouco elaboradas, como ver formas simples ou cores elementares, sentir um toque suave, gostos, cheiros etc.
- **Imagem eidética:** imagem visual representada mentalmente com grande precisão e detalhes, mesmo que a percepção inicial tenha sido muito breve. É passível de influência consciente e pode adquirir corporeidade, sendo projetada no ambiente externo e percebida com nitidez, especialmente sobre superfícies lisas e brancas. Não é um fenômeno patológico.
- **Imagem consecutiva:** pode ocorrer em situações em que se é exposto a estímulos intensos e duradouros, os quais persistem, gerando uma percepção mesmo após a interrupção do estímulo. Isso pode se dar imediatamente depois do estímulo ou mais tarde, especialmente quando se fecham os olhos ou se repousa a vista sobre uma superfície contrastante.
- **Pareidolia:** criação de formas imaginárias a partir de elementos reais, como alguém que vê rostos ou animais nos formatos das nuvens.

Principais alterações da sensopercepção

- **Intensidade das sensações:** pode estar aumentada (**hiperestesia**) ou diminuída (**hipoestesia**), seja em vias sensitivas específicas (por exemplo, hipoestesia do tato), seja em termos da vivência sensitiva como um todo, como a redução na intensidade das sensações vivenciada na depressão (mundo menos colorido, pálido, sem brilho). A perda completa da sensibilidade geral se chama **anestesia**. A **hiperalgesia** se refere ao aumento da sensação dolorosa em particular, enquanto a **analgesia** significa a ausência da sensação dolorosa.
- **Qualidade das sensações:** são anormalidades que geralmente se manifestam em regiões específicas da pela. Na **disestesia** ocorre uma sensação desconfortável ou dolorosa diante de um estímulo não doloroso. Uma forma especial de disestesia é a **alodinia**, observada nas enxaquecas, onde a estimulação não dolorosa de uma área acometida provoca uma resposta álgica ou exacerba uma sensação dolorosa já existente. Já na **parestesia** surge espontaneamente uma sensação muitas vezes desconfortável (queimação, prurido, dormência), mas que não chega a ser dolorosa. A **hiperpatia** é um quadro encontrado nas síndromes talâmicas e descreve uma dor espontânea que sofre intensificações insuportáveis decorrentes de estímulos os mais diversos (tato, temperatura, movimentação, sons, luzes, emoções).
- **Agnosia:** a agnosia é definida como impossibilidade de reconhecer objetos apesar da integridade das vias sensitivas e da familiaridade prévia do indivíduo com o objeto em questão. Esse déficit pode ser específico para uma modalidade sensorial (por exemplo, a **agnosia visual** e a **astereognosia**, que afeta o tato). Pode ainda afetar particularmente certas categorias, como rostos (**prosopoagnosia**) ou objetos simultâneos (**simultaneognosia**). Nos quadros de agnosia o paciente sabe que o objeto se encontra presente e pode descrever algumas de suas características, mas não consegue identificá-lo corretamente. Às vezes, pode achar que se trata de um objeto completamente diferente, como descreve o neurologista Oliver Sacks em seu livro *O Homem que Confundiu sua Mulher com um Chapéu*. No entanto, a depender do tipo de agnosia, quando o objeto é

apresentado em outra modalidade sensorial, o indivíduo consegue reconhecê-lo adequadamente (um sujeito com agnosia visual pode reconhecer um objeto ao tocá-lo ou ouvir o som que ele produz).
- **Divisão da percepção:** sensações que geralmente estão associadas não são compreendidas como tendo relação umas com as outras (por exemplo, não conseguir atribuir uma mesma origem para o áudio e o vídeo ao assistir TV).

Falsas percepções: ilusão, pseudoalucinação, alucinose
- **Ilusão:** trata-se de uma percepção deformada, alterada, de um objeto real e presente. Para o interesse clínico ocorre principalmente em três situações: (1) rebaixamento do nível de consciência; (2) fadiga ou inatenção; (3) alguns estados afetivos intensos, como episódios de ansiedade ou de alterações do humor (**ilusões catatímicas**). No entanto, pode ser decorrente de peculiaridades do sistema óptico (aberrações cromáticas, ilusões de óptica), erros de julgamento (sugestionabilidade) ou mesmo de agnosias.
- **Pseudoalucinação:** fenômeno que se contrapõe às alucinações por ser vivenciado no espaço subjetivo interno com características que remetem mais às imagens representativas do que às sensopercepções propriamente ditas. Apesar de ser vivenciada como uma imagem, faltam à pseudoalucinação a nitidez, a corporeidade, a estabilidade e a completitude das alucinações verdadeiras. Também são sujeitas a influências, podendo haver modificação do conteúdo em razão de estados afetivos ou sugestionabilidade. Por vezes surgem de representações ou pensamentos muito marcantes, os quais, de tão fortes e presentes, parecem se tornar uma experiência sensitiva.
- **Alucinose:** vivência alucinatória com todas as características de uma imagem sensoperceptiva, mas reconhecida pelo paciente como um fenômeno anormal. Sua ocorrência está relacionada com quadros orgânicos, a ponto de serem chamadas por alguns autores de **alucinações neurológicas**. Podem ser secundárias a intoxicações por substâncias psicoativas, dependência crônica do álcool e lesões estruturais do sistema nervoso central, particularmente tumores na região dos pedúnculos cerebrais (**alucinose peduncular de Lhermitte**).

Falsas percepções: alucinação

A **alucinação** é uma falsa percepção de um objeto sem que este esteja presente, ou seja, sem um estímulo sensorial respectivo. Tem todas as características da imagem perceptiva real (nitidez, corporeidade, estabilidade, ininfluenciabilidade, extrojeção e completitude). As alucinações podem ser desencadeadas por estados especiais de consciência, como a privação sensorial (por **deaferentação**), o despertar (**hipnopômpicas**) e o adormecer (**hipnagógicas**).

Intrinsecamente, as alucinações constituem também uma alteração do juízo da realidade, pois existe a crença por parte do indivíduo acometido de que o fenômeno sensoperceptivo anormal é completamente real. O principal indício de alucinações verdadeiras é o comportamento do paciente, que muitas vezes interage com o objeto alucinado: pode tentar se desviar ou se esconder, perseguir com o olhar, tapar os ouvidos, conversar ou tentar arrancar algo que sente sob a pele.

Alucinações nas diferentes modalidades sensoriais
- **Visuais:** podem ser **simples** (chamadas de **fotopsias** ou **fosfenos**), quando se veem cores, bolas, clarões, chamas, sombras ou pontos brilhantes; **parcialmente organizadas**, a ponto de formarem figuras e padrões geométricos, ou até mesmo **complexas**, quando se veem pessoas, animais (**zoopsias**), objetos e até cenários inteiros (**alucinações cênicas**). Pode haver distorção no tamanho proporcional dos objetos alucinados – alguns pacientes têm alucinações com seres minúsculos que interagem com os objetos em tamanho real do ambiente (**alucinações liliputianas**). Apesar de acontecer com certa frequência nas psicoses, especialmente em associações às alucinações auditivas, o valor diagnóstico das alucinações visuais está mais relacionado com quadros orgânicos, como no *delirium*, na hipoacuidade visual, nas intoxicações por alucinógenos e na demência por corpos de Lewy.
- **Auditivas:** as alucinações **simples** ou **acusmas** se dão na forma de estampidos, barulhos, gritos ou murmúrios. As **alucinações musicais** já são bem mais organizadas e detalhadas. O principal exemplo de alucinações auditivas **complexas** são as **audioverbais**, formadas por vozes que podem, por exemplo, conversar entre si, comentar as ações ou se dirigir ao próprio paciente com os mais diversos conteúdos. Podem ser avaliadas também quanto ao impacto que exercem: uma **alucinação imperativa** comanda o paciente a executar determinados atos que podem ter repercussões sérias, como agressões ou tentativas de suicídio. Em certos casos, o paciente acredita que as pessoas conseguem ouvir seus pensamentos (**sonorização do pensamento**) e ele próprio pode ouvi-los um pouco depois de serem pensados (**eco do pensamento**). Esses fenômenos, assim como as alucinações audioverbais que comentam ou comandam, são considerados por Kurt Schneider sintomas de primeira ordem para o diagnóstico da esquizofrenia. Nos transtornos afetivos, as alucinações geralmente (mas não sempre) são congruentes com o humor: na depressão têm conteúdos negativos, como de ruína ou culpa, e na mania apresentam temática de grandeza ou místico-religiosa.
- **Táteis:** são fenômenos da sensibilidade superficial. Podem ser **ativas** (o paciente sente que toca em objetos que não existem) ou **passivas** (ele é tocado pelos objetos), que podem ser espetadas, choques, distermias e sopros. **Formicação** é um termo que se refere à sensação de picadas de insetos ou de pequenos animais sobre/sob a pele, um quadro que pode ocorrer em casos de intoxicação por psicoestimulantes. Na **síndrome de Ekbom** vê-se a formicação na vigência de um delírio de infestação. Alucinações táteis podem tomar parte em vivências de influência em pacientes esquizofrênicos, frequentemente envolvendo os genitais (**alucinações sexuais**).
- **Cenestéticas:** são consideradas alterações da **sensibilidade profunda**, mas podem contar como alteração de qualquer outra modalidade tátil que não a superficial. Em geral, envolvem órgãos internos (**alucinações viscerais**), musculatura ou articulações, havendo, por exemplo, a sensação de mudança no tamanho, na posição, no peso ou no formato do órgão. Pode haver a sensação de movimentação do próprio órgão ou de que algo se mexe dentro dele, como uma infestação de animais/parasitas (**parasitose alucinatória**). Há ainda relatos da sensação de estar sendo atingido por radiação ou vítima de descargas elétricas.

- **Cinestéticas ou motoras:** sensações alteradas de **movimento** do corpo (corpo afundando, um braço se elevando), especialmente no que se refere às funções relativas ao sistema vestibular (**alucinações vestibulares**).
- **Sinestésicas ou combinadas:** alucinações em que ocorre o fenômeno de sinestesia.
- **Gustativas e olfativas:** são relativamente raras e costumam ocorrer juntas. Podem representar sintomas complexos de vivências psicóticas, como no paciente delirante que sente um sabor estranho em sua comida e passa a crer que ela está envenenada (**sitiofobia**). Alucinações simples são geralmente relacionadas com crises epilépticas.

Tipos especiais de alucinação

- **Funcional:** ocorre uma alucinação simultânea a um estímulo verdadeiro em uma mesma modalidade sensorial (por exemplo, alucinações audioverbais enquanto se ouve o som da água da torneira correndo, cessando a alucinação quando se encerra o estímulo).
- **Extracampina:** o paciente percebe objetos que estão fora do campo visual (refere ver uma câmera que o está seguindo pelas costas ou uma pessoa que se encontra em outra cidade).
- **Por deaferentação:** a diminuição ou ausência dos estímulos sensoriais pode desencadear alucinações geralmente musicais ou visuais. O surgimento de fenômenos alucinatórios nesse contexto é interpretado como uma produção da atividade basal do cérebro na falta de referências sensoriais da realidade externa. Um quadro clínico decorrente da privação sensorial é a **síndrome de Charles Bonnet**. Essa condição está presente em indivíduos com perda da acuidade visual, geralmente bilateral, mas havendo registro de sua ocorrência em pacientes com déficits unilaterais ou flutuantes. Sua principal característica são alucinações visuais complexas, reconhecidas como fenômenos irreais, mas que mesmo assim podem ser extremamente angustiantes.

Memória

A **memória** é uma função cognitiva caracterizada por representações mentais duradouras adquiridas por meio do aprendizado, as quais exercem influência posterior sobre pensamentos, vivências e comportamentos do indivíduo. Nos seres humanos essa atividade é bastante sofisticada, possibilitando a construção biográfica da individualidade e tomando parte em processos essenciais à espécie, como a autorreflexão e o planejamento. Em nível coletivo, a memória pode ser apontada como uma das grandes responsáveis pelo desenvolvimento cultural, fruto do acúmulo histórico de eventos e personagens significativos, assim como de costumes, folclores, tradições, tecnologias e ideologias.

Características psicológicas da memória

O processo mnêmico pode ser resumido em três etapas:

1. **Fixação ou registro:** captação dos estímulos que irão se tornar um traço de memória. Depende de várias funções psíquicas, como a sensopercepção, o nível de consciência e a atenção, além de sofrer influência do estado afetivo e da relação emocional do indivíduo com o que está sendo registrado.

2. **Conservação:** refere-se à retenção dos elementos fixados, sendo mais efetiva quando há repetição de seu conteúdo e maior associação das informações conservadas a outros elementos já existentes na memória.
3. **Evocação:** também denominada recuperação, nessa etapa ocorre a recordação de determinado conteúdo, o qual vem à consciência na forma de uma lembrança. Algumas memórias não têm expressões cognitivas e seu conteúdo é acessado de maneira implícita ou inconsciente.

A memória como múltiplos sistemas

Do ponto de vista clínico, é frequente a diferenciação da memória de acordo com seu tempo de vida, dividindo-se em **recente (de curto prazo)** e **tardia (de longo prazo)**. A memória **recente** representa um momento em que os traços mnêmicos ainda não estão consolidados e, portanto, estão sujeitos a alterações em sua formação, podendo até mesmo não chegar a ser conservados. Contudo, a memória propriamente dita é constituída apenas por aqueles traços que se estabeleceram a ponto de serem mantidos no cérebro **a longo prazo**. Portanto, apesar de útil, a classificação da memória de acordo com o critério temporal não reflete com precisão os mecanismos do processo mnêmico. Outra proposta de classificação leva em conta achados neuropsicológicos e neurobiológicos para conceituar a memória como sendo produto da interação de vários sistemas. Cada um deles, segundo Schacter e Tulving, (1) depende de regiões diferentes do cérebro; (2) é responsável por tipos específicos de informação, cada qual assumindo uma função cognitiva e comportamental distinta; (3) tem origens filogenéticas e ontogenéticas próprias; (4) representa as informações em formatos diferentes (Figura 2.2).

Memórias de longo prazo

As memórias de longo prazo formam dois grupos: um que enquadra as memórias **não declarativas**, geralmente associadas ao aprendizado motor e menos relacionadas com a capacidade de processamento consciente de informações, e o outro que engloba as **declarativas**, as quais têm implicações diretas nas habilidades cognitivas caracteristicamente humanas. São dois os tipos de memória declarativa:

1. **Episódica:** corresponde a um sistema mnêmico recentemente evoluído que provavelmente é exclusivo da espécie humana. Quando comparada aos outros sistemas, seu desenvolvimento é tardio, enquanto sua deterioração é precoce. Lida com informações

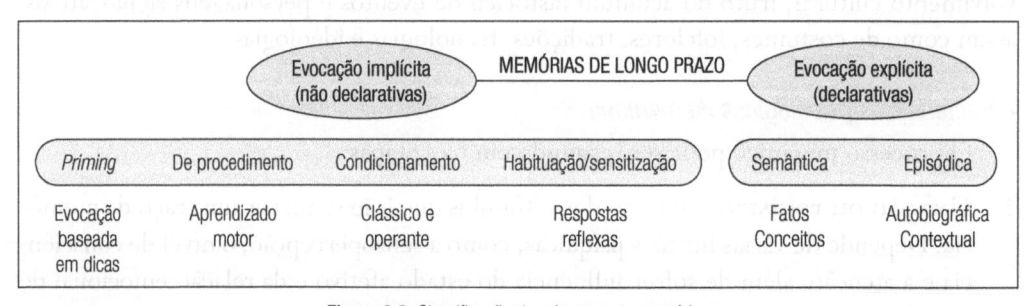

Evocação implícita (não declarativas)			MEMÓRIAS DE LONGO PRAZO		Evocação explícita (declarativas)	
Priming	De procedimento	Condicionamento		Habituação/sensitização	Semântica	Episódica
Evocação baseada em dicas	Aprendizado motor	Clássico e operante		Respostas reflexas	Fatos Conceitos	Autobiográfica Contextual

Figura 2.2 Classificação dos sistemas de memória.

sofisticadas e apresenta maior fragilidade diante de insultos neurológicos. Esse sistema nos permite "viajar no tempo", do presente para o passado, revivendo experiências prévias de maneira consciente (autorreflexiva). Em parte, depende do sistema semântico, com o qual mantém estreita relação.
2. **Semântica:** é representada pelo conhecimento geral do mundo, incluindo fatos, conceitos, informações sobre objetos, assim como palavras e seus significados. Difere do sistema episódico por geralmente não guardar associação com o contexto no qual a informação foi adquirida.

Uma região particularmente importante para as memórias declarativas é a porção medial do córtex temporal, onde se localizam o hipocampo e estruturas relacionadas, as quais são necessárias para que novas memórias sejam formadas. Uma lesão bilateral dessa região produz um quadro em que a pessoa não forma novas memórias episódicas ou semânticas, de certa maneira "parando no tempo", como descrito no clássico caso do paciente canadense Henry Molaison (HM). Contudo, déficits menos radicais da memória declarativa podem ser observados em vários quadros neurológicos, sendo frequentemente encontrados em síndromes neurocognitivas.

Memória de trabalho

Uma função psíquica chamada **memória de trabalho** muitas vezes é definida como um tipo de memória muito recente ou imediata. Na verdade, seu papel é o de gerenciar informações em tempo real, guardando elementos pertinentes para a execução de tarefas por um período de alguns segundos ou minutos. Logo, não forma traços mnêmicos duradouros.

Alterações quantitativas da memória

- **Hipermnésia:** alteração da memória "para mais", no sentido de se lembrar de uma memória com mais facilidade, vividez e riqueza de detalhes. Em geral, se deve ao aumento da capacidade de evocação.
- **Amnésia/hipomnésia:** a memória pode estar alterada "para menos", encontrando-se debilitada (**hipomnésia**) ou abolida (**amnésia**). Esse prejuízo pode ser mais marcante na etapa de **fixação** da memória, impedindo que novas informações sejam armazenadas e sendo, portanto, considerado **anterógrado** em relação ao início da morbidade. O exemplo mais marcante é a **síndrome de Korsakoff**, caracterizada pela incapacidade de reter acontecimentos recentes, frequentemente associada à desorientação temporoespacial e às confabulações. Contudo, pode haver alteração mais significativa da **evocação**, tornando difícil trazer à consciência eventos do passado, o que se traduz clinicamente como um prejuízo **retrógrado**. Muitas vezes decorrem de quadros orgânicos, quando a perda da memória se dá conforme a Lei de Ribot (Quadro 2.9). Pode também ocorrer em quadros dissociativos, como na fuga e na amnésia dissociativas. É característica de etiologia psicogênica uma amnésia seletiva para certos momentos ou conteúdos afetivamente relevantes. No entanto, raramente se observa um quadro apenas com componente retrógrado, sendo mais comuns aqueles com algum grau de

Quadro 2.9 A lei de Ribot afirma que, diante de insultos neurológicos, as memórias se perdem:
Das mais recentes para as mais antigas
Das mais complexas para as mais simples
Das mais estranhas para as mais familiares
Daquelas com conteúdos neutros para as mais afetivamente marcantes, depois finalmente afetando hábitos e costumes

déficit **anterorretrógrado**, como ocorre nos traumatismos cranioencefálicos. Na amnésia **lacunar**, a perda de memória é circunscrita, delimitada pela duração do evento que a precipitou.

Alterações qualitativas da memória

- **Ilusões mnêmicas (alomnésias):** ocorre a distorção não intencional de uma memória verdadeira. Fenômeno muitas vezes influenciado pelos estados afetivos ou por outras alterações patológicas no funcionamento do indivíduo (*delirium*, esquizofrenia).
- **Alucinações mnêmicas (paramnésias):** existe a recordação de algo que na verdade não aconteceu. O indivíduo é desprovido de crítica e vivencia a lembrança falsa como uma parte real de seu passado, muitas vezes tomando parte na sistematização delirante.
- **Confabulações:** são memórias falsas que surgem no contexto de uma síndrome amnéstica anterógrada, preenchendo as lacunas de continuidade causadas pelo prejuízo da fixação.
- **Criptomnésias:** lembranças que voltam à mente do indivíduo, mas sem que sejam reconhecidas como tais. Tem-se a impressão de que é a primeira vez que o conteúdo é mentalizado. Esse fenômeno está por trás dos casos de plágio involuntário, em que o autor acredita estar criando algo original quando, na verdade, já foi exposto a uma ideia igual ou semelhante no passado.
- **Ecmnésia:** recordação extremamente vívida, a qual chega a romper com a distinção entre passado e presente ("presentificação do passado"). Trata-se de uma revivescência súbita e intensa de fatos passados, muitas vezes condensando vários eventos em uma forma de recapitulação abreviada e panorâmica da vida. Pode ocorrer em situações de perigo extremo, como experiências de quase-morte.

Alterações do reconhecimento

As alterações do reconhecimento podem ser descritas como agnosias, mas se referem mais especificamente a um grupo de quadros clínicos caracterizados por crenças delirantes associadas à falsa identificação das outras pessoas. Aqui também se incluem os fenômenos do tipo jamais visto (*jamais vu*) e já visto (*déjà-vu*) (Quadro 2.10).

Linguagem

A linguagem, especialmente em sua forma verbal, é uma atividade caracteristicamente humana. É fundamental para o desenvolvimento do pensar (**elaboração do pensamento**), embora existam pensamentos que independem da linguagem verbal. Possibilita também a comunicação desses pensamentos, sendo o **principal instrumento de comunicação humana**. Foi a linguagem que possibilitou o surgimento da **simbolização**

Quadro 2.10 Alterações do reconhecimento	
Falso desconhecimento	Não reconhece uma pessoa próxima (mãe, esposa, filho), geralmente no contexto de uma síndrome psicótica
Síndrome de Capgras	Crença de que uma pessoa próxima não é ela mesma, tendo sido substituída por alguém muito semelhante, como um sósia
Síndrome de Frégoli	Falso reconhecimento de alguém estranho como se fosse alguém próximo e familiar
Fenômenos do tipo *jamais vu*	Apesar de saber já ter passado por determinada experiência, o indivíduo tem a nítida sensação de nunca ter visto, ouvido, pensado ou vivido tal coisa
Fenômenos do tipo *déjà-vu*	Tem-se a impressão de que o que está acontecendo já ocorreu antes, particularmente na esfera visual, mas também podendo ocorrer com fenômenos auditivos e pensamentos

e, por sua vez, essa capacidade de abstração promoveu avanços tecnológicos, a formação da cultura e o surgimento dos pensamentos filosófico e científico.

A linguagem pode ser dividida em duas dimensões básicas: o **sistema linguístico**, que inclui todas as regras e padrões subjacentes aos enunciados de uma língua, e os **comportamentos linguísticos**, empreendidos pelos indivíduos que se utilizam de determinada língua. Especificamente em relação à língua, é preciso diferenciar três elementos essenciais: o **fonético** (referente aos sons – elementos materiais da fala), o **semântico** (significação dos vocábulos) e o **sintático** (relação e articulação lógica das diversas palavras).

São funções da linguagem: comunicação, suporte do pensamento, instrumento de expressão e afirmação do Eu, além de sua dimensão artística e/ou lúdica.

Os produtos linguísticos, tanto na expressão verbal como na escrita, sempre representam interesses de estudo para a psicopatologia, possibilitando a avaliação de distúrbios elementares do aparelho psíquico, nesse contexto valorizados como a exteriorização do pensamento alheio.

Alterações da linguagem por lesão neurológica

As alterações da linguagem podem ser secundárias a lesão neuronal identificável (acidentes vasculares cerebrais, lesões expansivas ou malformações arteriovenosas). Essas alterações ocorrem com mais frequência em lesões nas áreas cerebrais relacionadas com a linguagem (frontal posteroinferior, temporal posterossuperior), localizadas no hemisfério esquerdo. Por esse motivo, os déficits da linguagem costumam estar acompanhados de hemiparesia direita.

- **Afasia:** perda da habilidade de linguagem falada e escrita (incapacidade de compreender e utilizar os símbolos verbais). Essa perda de habilidade linguística, tanto na compreensão como na expressão, não é decorrente de déficits auditivos ou de alterações motoras no órgão fonador. Decorre de lesões corticais causadas por distúrbios vasculares e processos expansivos (tumores) ou degenerativos (doença de Alzheimer). É importante para o diagnóstico de afasia a ausência de perda global e grave da cognição. Os principais tipos são:
  - **Afasia motora** (de expressão ou de Broca): afasia não fluente, na qual o indivíduo não consegue falar ou fala com dificuldades. Apresenta pronunciamentos curtos, com

latência aumentada nas respostas e sem contorno melódico (de maneira monótona). A compreensão da linguagem está relativamente preservada. Ocorre por lesões (na maior parte das vezes vasculares) na área de Broca (giros frontais posteroinferiores esquerdos). Pode vir acompanhada de hemiparesia direita, mais acentuada no braço. Em formas leves, pode-se observar apenas o agramatismo (o indivíduo consegue se comunicar, mas comete erros no uso de preposições e nos tempos verbais, produzindo enunciados como "Eu querer isso" ou "Gostar água").
- **Afasia sensorial** (de compreensão ou de Wernicke): o paciente não consegue compreender a linguagem (falada e escrita) e tem dificuldades para a repetição. Consiste na afasia fluente: o indivíduo continua podendo falar, mas com fala defeituosa (produz muitos erros na escolha de palavras). Tem dificuldade em compreender a própria fala. Ocorre por lesões na área de Wernicke (áreas temporais esquerdas posterossuperiores).
- **Afasia de condução:** existe comprometimento da capacidade de repetição e nomeação, mas com fluência verbal e compreensão normais. Está relacionada com lesões do fascículo arqueado (região que conecta a área de Wernicke com a de Broca).
- **Afasia global:** afasia grave com comprometimento da expressão (não fluente), compreensão e repetição. Deve-se a lesões das áreas de Broca e de Wernicke (região perissilviana esquerda), podendo estar acompanhada por hemiparesia direita, mais acentuada no membro superior.
- **Parafasias:** ocorrem, muitas vezes, no início das síndromes demenciais. Nelas o indivíduo deforma, de maneira discreta, determinadas palavras, como designar de "cameila" a cadeira e de "ibro" o livro.
- **Agrafia:** perda por lesão orgânica da habilidade de linguagem escrita, sem qualquer déficit motor ou perda cognitiva global. Ocorre de maneira isolada (por lesão da segunda circunvolução frontal) ou associada às afasias.
- **Alexia:** perda da capacidade previamente adquirida para a leitura decorrente de lesão orgânica. Pode estar associada às afasias e agrafias. **Dislexia** é um termo utilizado para descrever crianças com disfunção na leitura.
- **Disartria:** incapacidade de articular corretamente as palavras em decorrência de alterações neuronais do aparelho fonador (paresias, paralisias ou ataxias da musculatura da fonação). A fala é pastosa, "embriagada"; a articulação das consoantes labiais e dentais é muito defeituosa, tornando difícil a compreensão. Presente em quadros de neurossífilis, no transtorno neurocognitivo associado ao HIV, assim como nas paralisias bulbares e pseudobulbares.
- **Disfonia:** alteração da fala produzida pela mudança na sonoridade das palavras. Em casos extremos, quando não há emissão de qualquer som ou palavra, usa-se o termo afonia. Causada por disfunção do aparelho fonador ou defeito na respiração durante a fala.
- **Dislalia:** deformação, omissão ou substituição dos fonemas. Pode ter origem orgânica associada a defeitos da língua, dos lábios, da abóbada palatina ou de qualquer outro componente do aparelho fonador. Nas dislalias funcionais não se encontram defeitos no aparelho fonador e elas têm origem psicogênica, por conflitos emocionais ou mesmo por imitação.

Alterações da linguagem nos transtornos psiquiátricos

- **Logorreia:** na logorreia (ou **verborreia**), existe produção aumentada e acelerada (**taquifasia**) da expressão verbal. Observa-se um fluxo incessante de palavras e frases. Associada ao taquipsiquismo, está presente em pacientes com síndromes maniatiformes. Esses indivíduos em mania descrevem a sensação subjetiva de pressão incoercível de falar sem parar, quadro conhecido como **pressão para falar**. Pode haver perda da lógica do discurso. A loquacidade é um termo utilizado para designar situações em que também existe aumento da fluência verbal, mas sem prejuízo ao sentido do discurso.
- **Bradifasia** (ou **bradilalia**): fala vagarosa, característica de processos em que ocorre a lentificação do curso do pensamento, presente em quadros depressivos, estados demenciais e na esquizofrenia.
- **Mutismo:** caracterizado por quadro de ausência da linguagem verbal (fala), pode decorrer de inibição psíquica extrema (estupor depressivo, estupor esquizofrênico, *delirium*) ou pode ser expressão de negativismo verbal (tendência automática de oposição às solicitações do ambiente nos quadros psicóticos). A expressão mutismo seletivo é utilizada para designar crianças sem expressão verbal, com origem psicogênica e caracteristicamente se expressando apenas no local do conflito (escola, casa dos pais). O mutismo acinético (ou coma vígil) descreve quadros neurológicos de não responsividade total, acompanhados de manutenção da abertura ocular espontânea.
- **Estereotipia verbal:** repetição monótona (estereotipada) e sem sentido comunicativo de palavras ou trechos de frases, é encontrada nas síndromes catatônicas e demenciais (quando é indicativa de lesões orgânicas em áreas cerebrais pré-frontais).
- **Ecolalia:** consiste na repetição (como um eco) da última ou das últimas palavras do entrevistador. Trata-se de um fenômeno involuntário, sem planejamento ou controle (automático). Ao ser indagado sobre qual é o seu nome, o paciente fala: "Nome, nome, nome." Esse quadro é encontrado em casos de síndrome catatônica, autismo e psicorgânicos, como nas demências.
- **Palilalia:** repetição automática e estereotipada produzida pelo indivíduo de sua última ou últimas palavras. Quando ocorre a repetição automática e involuntária das últimas sílabas, usa-se o termo **logoclonia**. A palilalia e a logoclonia indicam uma desestruturação do controle voluntário complexo da linguagem e sua substituição por mecanismos mais automáticos e estereotipados. Ocorre em quadros demenciais (especialmente nas demências de Pick e de Alzheimer).
- **Tiques verbais e coprolalia:** tiques verbais consistem em produções de fonemas ou palavras (sons guturais, abruptos e espasmódicos) de maneira inadequada e impossíveis de serem contidas. Na coprolalia ocorre a emissão involuntária e repetitiva de palavras obscenas, vulgares ou relativas a excrementos. Ambos são fenômenos característicos da síndrome de Tourette.
- **Verbigeração:** também denominada estereotipia verbal, consiste na repetição de palavras ou frases sem sentido comunicativo. Ocorre na esquizofrenia (tipos catatônicos e crônicos deficitários) e na demência. A verbigeração ansiosa ocorre em estados afetivos intensos, como quando se repete uma frase (por exemplo, "meu Deus") várias vezes diante de um evento traumático.

- **Mussitação:** produção de uma voz muito baixa (murmurada) e sem significado comunicativo. O paciente fala como que "para si" (movendo discretamente os lábios). Forma de automatismo verbal encontrada nas síndromes catatônicas.
- **Glossolalia:** fala gutural e pouco compreensível. O indivíduo se expressa como se estivesse falando em outra língua. Os sons emitidos mantêm os aspectos prosódicos da fala normal. Pode ocorrer em casos de sonambulismo e esquizofrenia. Muito frequente em cultos pentecostais (fenômeno de "orar em línguas estranhas"), não é considerada um fenômeno patológico nesse contexto específico, mas uma expressão cultural.
- **Pararrespostas:** são observadas respostas totalmente disparatadas em relação às perguntas. Por exemplo, para a pergunta: "Qual é o seu nome?", o paciente responde: "Acho que vai chover." Implicam alteração tanto do pensamento como do comportamento verbal. São encontradas na esquizofrenia e na demência. Importante sua diferenciação de uma atitude voluntária (de birra, ironia ou escárnio) que pacientes hostis podem apresentar em relação ao entrevistador.

Pensamento

O ato de pensar é um processo que atravessa diferentes fases de evolução, fundamentando-se inicialmente em vivências eminentemente sensoriais, pouco estruturadas e muito determinadas pelo estado de humor, e elaborando-se até atingir um nível propriamente intelectivo, com a formação de abstrações e conceitos que se distanciam das experiências concretas. A linguagem é o veículo de expressão do pensamento, sendo suas funções, por vezes, estudadas em conjunto.

Os elementos cognitivos do pensamento são divididos em três operações básicas: os **conceitos**, os **juízos** e o **raciocínio**. Os **conceitos** se formam a partir dessas representações. Nos conceitos, são expressas apenas as características mais gerais dos objetos e dos fenômenos. Estão relacionados com a abstração e a generalização. Por exemplo, natureza e verde são conceitos. Os **juízos** estabelecem uma relação entre dois ou mais conceitos (por exemplo, a natureza é verde). Na dimensão linguística, os conceitos se expressam geralmente por palavras, e os juízos, por frases ou proposições. O **raciocínio** representa uma operação mental que relaciona os juízos. A ligação entre juízos conduz à formação de novos juízos. Desse modo, o raciocínio e o próprio pensamento se desenvolvem.

O pensamento pode ser analisado, também, por meio da avaliação das diferentes dimensões do processo de pensar, como **curso, forma** e **conteúdo** do pensamento. O curso do pensamento é o modo como o pensamento flui, sua velocidade e ritmo ao longo do tempo. Já a forma do pensamento consiste em sua estrutura básica, sua "arquitetura", preenchida pelos mais diversos conteúdos e interesses do indivíduo. O conteúdo do pensamento pode ser definido como aquilo que dá substância ao pensamento, seus temas predominantes. Alguns autores classificam os delírios como alterações do conteúdo do pensamento, mas aqui ele será apresentado na seção sobre o juízo da realidade, em consonância com a obra de Karl Jaspers.

Segundo Paulo Dalgalarrondo, o **pensamento normal** é caracterizado pelo respeito à lógica formal, orientando-se segundo a realidade e os princípios de racionalidade da cultura na qual o indivíduo se insere.

Alterações do pensamento

- **Pensamento mágico:** essencialmente, consiste na atribuição de uma relação causal que não se justifica do ponto de vista lógico. Por exemplo, um indivíduo com transtorno obsessivo-compulsivo acredita que, caso não realize determinada ação (compulsão) em resposta a um pensamento obsessivo, algo de muito ruim vai acontecer, como a morte de um ente querido. Também é detectado frequentemente em crianças.
- **Pensamento dereístico:** à semelhança do pensamento mágico, opõe-se ao pensamento lógico formal. O pensar se volta para o mundo interno, no qual tudo é possível e favorável ao indivíduo, havendo forte influência da vontade sobre as crenças do indivíduo. Trata-se de uma alteração muito evidente em quadros de mentira patológica (pseudologia fantástica e mitomania), podendo ocorrer também em transtornos de personalidade, especialmente o histriônico, e na esquizofrenia.
- **Pensamento concreto ou concretismo:** não há distinção entre a dimensão abstrata/simbólica e a dimensão concreta/imediata dos fatos. O indivíduo não consegue entender ou utilizar metáforas, e o pensamento se aproxima muito das vivências sensoperceptivas puras. Pode estar presente na deficiência intelectual, nas demências e em pacientes esquizofrênicos.
- **Pensamento vago:** as relações conceituais, a formação dos juízos e a concatenação destes em raciocínios são caracterizadas pela imprecisão. Não há propriamente o empobrecimento do pensamento, mas a marcante falta de clareza e precisão no raciocínio. Pode ser observado em casos de esquizofrenia e em quadros demenciais iniciais, transtornos da personalidade e quadros ansiosos mais graves.
- **Prolixidade:** o paciente se prolonga desnecessariamente para concluir algum tema em questão, sem conseguir diferenciar o conteúdo essencial do supérfluo. A **tangencialidade** e a **circunstancialidade** são tipos de pensamento prolixo. Na tangencialidade, o paciente responde as perguntas de maneira oblíqua e irrelevante, de modo que nunca atinge o objetivo final de sua colocação. Na circunstancialidade, por outro lado, tem-se um raciocínio que se revolve em torno de um ponto central, mas que falha em entrar rapidamente em suas questões essenciais, apesar de eventualmente chegar à conclusão desejada. É comum a verificação de prolixidade em vários quadros, como em casos de transtornos de personalidade, lesões cerebrais, deficiência intelectual limítrofe, esquizofrenia (quadros iniciais) e em transtornos de ansiedade graves (incluindo quadros obsessivo-compulsivos).
- **Pensamento obsessivo:** obsessões são pensamentos, lembranças ou imagens de conteúdo frequentemente absurdo e desagradável (egodistônica), as quais invadem a consciência do indivíduo de maneira intrusiva, muitas vezes de modo recorrente. O indivíduo se esforça para banir de sua consciência esses fenômenos e os vivencia em um estado de angústia constante. Pode estar presente como sintoma em vários transtornos, como na depressão, mas é uma característica central do transtorno obsessivo-compulsivo.
- **Ruminações:** são pensamentos repetitivos carregados de afetos negativos que se direcionam para o próprio Eu. O indivíduo se preocupa intensamente com as causas e consequências de seu estado de humor atual, pensando sobre sua própria tristeza ou angústia, de maneira recorrente e intrusiva. Também podem se sobressair eventos negativos

do passado, que voltam à consciência, produzindo culpa, tristeza e raiva. Característico dos estados depressivos, muitas vezes em associação a sintomas ansiosos, também pode ocorrer em outros contextos, como no alcoolismo crônico.

Alterações do curso do pensamento
- **Aceleração do pensamento (taquipsiquismo):** caracteriza-se pela fala rápida e com maior produção de ideias. Típica dos estados de elevação do humor, pode também se apresentar em casos de esquizofrenia, ansiedade intensa, depressão ansiosa e de intoxicações por psicoestimulantes.
- **Alentecimento do pensamento (bradipsiquismo):** o pensamento progride lentamente, com dificuldade. Há aumento no tempo de latência entre as perguntas e as respostas. Quadro comum em casos de depressão e rebaixamento do nível da consciência.
- **Bloqueio ou interceptação do pensamento:** o paciente interrompe seu pensamento de maneira repentina, sem qualquer motivo aparente, deixando de completar uma ideia. Pode referir que o pensamento foi de algum modo bloqueado. Associado ao bloqueio do pensamento, o paciente pode relatar que seu pensamento foi roubado de sua mente por uma força estranha (**roubo do pensamento**). Trata-se de um tipo de vivência de influência, típica da esquizofrenia.

Alterações da forma do pensamento
- **Fuga de ideias:** alteração da estrutura do pensamento decorrente principalmente da aceleração do pensamento. As ideias se sucedem de maneira extremamente rápida, a ponto de prejudicar o encadeamento associativo lógico entre os juízos e os conceitos. É um sintoma dos quadros maníacos.
- **Afrouxamento das associações:** neste caso, embora ainda haja a concatenação lógica entre as ideias, nota-se um afrouxamento dos enlaces associativos, não ficando evidente para o examinador a relação entre uma ideia e outra. Pensamentos que o paciente expressa como relacionados parecem não ter "nada a ver" para um observador. Pode ser encontrado em casos de esquizofrenia (fases iniciais) e no transtorno de personalidade esquizotípico.
- **Descarrilamento:** o pensamento se extravia de seu curso normal, rumando por assuntos e temas sem relação com o original para mais tarde retornar à linha de raciocínio inicial. Trata-se de um fenômeno que pode estar associado à distraibilidade, sintoma marcante dos quadros maníacos, mas que também é frequente na esquizofrenia.
- **Desagregação:** consiste na perda radical dos enlaces associativos, verificando-se um discurso incoerente com anormalidades associativas no nível das palavras e frases. São "pedaços" de pensamentos com conceitos e ideias fragmentados, sem articulação racional, compondo uma fala que pode ser rica em vocabulário, mas que em essência carece de qualquer sentido. Em geral, esse fenômeno é considerado marcador de gravidade, ocorrendo especialmente na esquizofrenia. Também pode ser visto nos quadros demenciais.

Juízo da realidade

O juízo é uma formação intelectual que se origina da capacidade humana de emitir julgamentos. Trata-se de uma atribuição de significado a determinado fenômeno que resulta do ato de julgar (ou ajuizar). Por meio dos juízos o ser humano afirma sua relação com o mundo, discerne a verdade do erro, assegura-se da existência ou não de um objeto perceptível (juízo de existência), assim como diferencia uma qualidade de outra (juízo de valor). Por um lado, esses julgamentos são subjetivos, refletindo a individualidade de nossas crenças. Por outro, há muitos juízos comuns à maioria das pessoas, sofrendo grande influência do momento histórico e do contexto sociocultural.

De acordo com Jaspers, é natural das vivências humanas algum tipo de dispositivo que as qualifique como pertencentes ou não à realidade. Essa certeza imediata da realidade está intrinsecamente relacionada com nossas vivências sensoperceptivas, mas muitas vezes pode estar equivocada. Cabe ao juízo da realidade uma função de examinar nossas experiências, confrontando-as com novos dados da realidade para que cheguemos a uma conclusão mais elaborada e pertinente. Dessa certeza subjetiva sobre o que de fato é real brotam muitos outros juízos, configurando o sistema de crenças pessoais de cada um.

As implicações do juízo da realidade são enormes para a estruturação de nosso mundo subjetivo. Suas expressões variam desde constatações pontuais sobre acontecimentos corriqueiros até a construção de crenças complexas e centrais da vida humana, como as diversas orientações políticas e religiosas. Esses fenômenos genuinamente humanos demonstram a importância da cultura e da sociedade na formação e manutenção das crenças de um indivíduo.

Alterações do juízo da realidade (não delirantes)

- **Erro simples:** caracteriza-se pela alteração não patológica do juízo da realidade decorrente da ignorância ou de falhas no raciocínio. Também pode estar associado a vivências afetivas intensas, provocando vieses de julgamento e dificultando uma interpretação lógica e objetiva dos fatos. Trata-se de fenômenos compreensíveis: podemos entender suas origens e contexto na vida do indivíduo e de sua sociedade. Essa característica se opõe ao delírio, fenômeno psicologicamente incompreensível. Os erros, em tese, podem ser corrigidos por argumentos sensatos e pela exposição de dados da realidade. Dentre os mais comuns estão os preconceitos, as superstições e as crenças culturais.

- **Ideia prevalente:** trata-se da supervalorização afetiva de uma ideia que passa a predominar em detrimento dos outros pensamentos. Em geral, essas ideias são aceitas pelo paciente (egossintônicas) e adquirem importância tal, que terminam por alterar e direcionar significativamente o comportamento. Essa alteração é compreensível em referência à personalidade e ao passado do paciente. Trata-se de crenças menos intensas que as delirantes, mesmo assim frequentemente destoantes do que poderia ser considerado normal, mas não de maneira tão exagerada e bizarra como na psicose. Guarda alguma similaridade com as convicções políticas ou religiosas extremas.

O delírio

Classicamente, o delírio é definido como uma alteração do juízo da realidade que resulta na produção de **juízos patologicamente falsos**. Em outras palavras, trata-se de um erro de julgamento decorrente de uma doença mental. Etimologicamente, o termo pode ser decomposto em *de* (desvio) e *liro* (sulco, trilha): **desvio de uma trilha**. A trilha, no caso, é a própria realidade externa, o mundo objetivo compartilhado por todos, em contraposição à realidade interna, o mundo subjetivo particular a cada um. Apesar de ser seu aspecto essencial, a produção de falsos juízos no delírio é apenas um acontecimento dentre muitos outros fatos psicopatológicos que se incluem nesse quadro.

O delírio traduz-se fenomenologicamente em **vivências** e **pensamentos** sobre a **realidade** de algo. Como vivência, é algo radicalmente estranho para a pessoa sã, tão bizarro e distante da experiência normal que se torna uma experiência impenetrável. É muito difícil ou impossível manter uma atitude de empatia completa com a situação do paciente psicótico em virtude da falta de referências sobre o que ele está sentindo e pensando.

A expressão do delírio através do pensamento se configura em conteúdos irreais que são aceitos como parte da realidade, havendo grande convicção do delirante quanto à veracidade dessas crenças. Apesar de só poder se exteriorizar a partir desses pensamentos, o delírio é um fenômeno mais básico e primário que antecede e influencia o ato de pensar. Além disso, após sua instalação, articula-se com outros fenômenos psíquicos de modo a se preservar, direcionando o comportamento do indivíduo e ocasionando uma mudança radical de sua personalidade (quebra na curva de vida). O delírio, portanto, modifica toda a atividade psíquica, não sendo apenas um mero elemento anormal desta.

Apesar de não haver características patognomônicas, alguns pontos são especialmente importantes na diferenciação do delírio de outras alterações do juízo da realidade e de crenças normais limítrofes:

1. **Convicção extraordinária (certeza subjetiva absoluta):** o paciente não tem dúvidas sobre a veracidade de suas crenças. Muito pelo contrário, expressa-se veementemente sobre a realidade das afirmações e pode também argumentar com inteligência a seu favor. Contudo, a firmeza dessas crenças poderá deixar de existir. Quase sempre, não existe plenamente no início do surto psicótico, assim como em períodos de remissão, quando o paciente pode adquirir um posicionamento crítico em relação ao delírio.
2. **Ininfluenciável pela experiência ou argumentos sensatos:** o delirante não se deixa persuadir mesmo por dados irrefutáveis ou argumentos perfeitamente lógicos. A rigor, o delírio é uma produção irredutível e incorrigível. No entanto, às vezes as crenças são sujeitas a modificações. O livro *Three Christs of Ypsilanti* é uma leitura interessante que relata como a convivência de três pacientes que acreditavam ser Jesus Cristo, internados em convívio próximo por vários anos, termina por influenciar o conteúdo de seus delírios.
3. **Impossibilidade do conteúdo:** os conteúdos delirantes muitas vezes são bizarros e claramente impossíveis (ou no mínimo improváveis): "Eu fui inseminada artificialmente com sêmen de gorilas após ser raptada pelo governo." No entanto, existem delírios autênticos nos quais as crenças não são apenas possíveis, mas também verdadeiras. Por exemplo, no caso do delírio de ciúme, o ciumento pode estar realmente sendo traído pelo cônjuge. Mesmo que seu juízo esteja correto, o paciente ainda seria delirante, o que se verifica nas vivências relacionadas com a instalação da crença: a certeza de que a mulher o traía surgiu porque um dia, ao chegar em casa, o gato levantou a cauda. Esta seria uma percepção delirante primária que representaria um juízo patológico deliran-

te. Portanto, para ser verdadeiro, o juízo deve ter coerência dentro de um sistema de referências.
4. **Produção associal:** na maioria dos casos, o delírio é uma produção que não encontra representatividade no meio social e cultural. Trata-se de uma crença limitada a um único indivíduo, a qual destoa fortemente quando comparada às da sociedade. Quando há uma diferença desadaptativa entre uma crença individual e a coletiva, pergunta-se se há uma causa patológica em questão. Entretanto, indivíduos singulares podem apresentar ideias muito distantes das de seu grupo, de modo que esse critério se mostra isoladamente insuficiente. Além disso, em determinadas circunstâncias, a crença delirante pode ser compartilhada, como ocorre na *folie à deux* e nos quadros relacionados, como será descrito a seguir.

Delírio primário e secundário

O **delírio verdadeiro** é um fenômeno **primário**, eclodindo sem relação psicologicamente compreensível com os conteúdos psíquicos normais, impossibilitando uma verdadeira compreensão empática por parte de um examinador. Trata-se de um processo inteiramente novo que provoca uma quebra radical na biografia do sujeito.

No entanto, muitos quadros psiquiátricos (intoxicações, síndromes confusionais, transtornos do humor) podem cursar com apresentação delirante, nesses casos se caracterizando como **delírio secundário**, também designado **ideia deliroide**. Aqui, o delírio pode se mostrar compreensível e seu conteúdo muitas vezes deriva do estado de ânimo do paciente. Outro exemplo de delírio secundário ocorre na *folie à deux*, em que um paciente delirante primário induz um delírio semelhante ao seu em outra pessoa, geralmente alguém com quem mantém convívio próximo e é suscetível a sua influência. O fenômeno também pode ser compartilhado por um número maior de indivíduos (*folie à trois, à quatre* etc.), levantando questões intrigantes sobre os limites da normalidade, uma vez que uma crença compartilhada por um grupo de pessoas pode assumir a forma de uma seita ou religião.

Fases e evolução do delírio

O psiquiatra alemão Klaus Conrad desenvolveu um modelo sobre as diferentes fases ou estágios do delírio, principalmente a partir de suas observações sobre a esquizofrenia incipiente:

1. **Trema:** termo derivado do jargão teatral que descreve a tensão peculiar em que fica o ator antes de entrar em cena ou o professor antes de iniciar a aula. Corresponde ao **humor** ou **atmosfera delirante**. É a fase que precede imediatamente o surgimento das ideias delirantes. Sente-se um clima ameaçador, maldefinido e difuso pairando ainda

Quadro 2.11 Delírio primário *versus* ideia deliroide	
Delírio primário	**Ideia deliroide**
Compreensibilidade e impenetrabilidade psicológica	Secundária e compreensível
O aspecto mais relevante é a forma (patogenia)	O conteúdo (patoplastia) é frequentemente relevante
Inderivabilidade	Deriva de um estado de ânimo particular

sem significação, como se algo importante estivesse para acontecer em breve. O campo vivencial do indivíduo se estreita e ele experimenta a sensação de que não há como escapar (mas não sabe bem do quê). Os pacientes referem sentimentos antecipatórios, como excitação, desconfiança, alienação, medo e culpa, muitas vezes em combinação.

2. **Apofania:** termo derivado do grego, que significa "tornar-se manifesto, revelar-se", designa a apresentação do delírio. A tensão do trema se resolve com a sua instalação, vivenciada pelo indivíduo como uma verdadeira revelação. Nessa fase ocorrem as vivências psicóticas, como percepção delirante, falsos reconhecimentos e desconhecimentos delirantes, alucinações, difusão e sonorização do pensamento e vivências corporais delirantes. Ocorre também o que Conrad chama de anástrofe (inversão, deslocamento): o indivíduo passa a se situar como centro do Universo; o barulho, tudo o que se passa ao seu redor, o zunzum, a polícia, o rádio, a televisão, o jornal, tudo está girando em torno dele (concepção ptolomaica do mundo). Há a sensação de postura passiva e central em relação aos acontecimentos, os quais parecem intencionalmente dirigidos para o indivíduo, além de uma inabilidade em assumir outras perspectivas, transcendendo tal plano de referência. A apofania (revelação do delírio) e a anástrofe (quando o mundo se volta para o delirante) formam o núcleo da experiência esquizofrênica.

3. **Fase apocalíptica:** corresponde ao estágio da psicose em que predomina a formação de ideias e imagens sem sentido. Há perda da sensação de continuidade de sentido no mundo. Também podem ocorrer sintomas catatônicos e alterações da consciência do Eu.

Quanto à evolução, os delírios podem ser **agudos** (episódicos ou periódicos) ou **crônicos** (estáveis ou progressivos). Às vezes, a crença delirante crônica completamente estabelecida existe em paralelo a um funcionamento aparentemente normal, visto que o paciente consegue manejar sua vida como se de fato acreditasse na realidade comum, mas na verdade se mantendo simultaneamente em dois mundos. A isso se chama **dupla contabilidade**, quando o doente mantém, por assim dizer, um pé dentro da realidade e outro mergulhado em um mundo irreal. Mesmo assim, a crença predominante, considerada verdadeira pelo paciente, é a delirante.

Vivências e sistemas delirantes

A estrutura do delírio pode variar, indo desde apresentações **mono** ou **pluritemáticas**, mas sem sistematização, até **sistemas delirantes** extremamente complexos, em que múltiplas crenças e vivências delirantes se relacionam.

Existem alguns fenômenos característicos do surgimento e da manutenção dos quadros delirantes, denominados vivências **delirantes primárias**. Essas vivências podem estar na origem do delírio ou ocorrer após sua instalação, de modo a participar no processo de ressignificação da realidade que termina por englobar a totalidade do sujeito – a **sistematização delirante**.

- **Percepção delirante:** é a atribuição de um significado aberrante a uma vivência sensoperceptiva normal. A significação ocorre simultaneamente ao ato perceptivo. Nas fases iniciais da psicose, pode acontecer de maneira vaga, como uma tendência exacerbada a atribuir significações a tudo o que se vivencia: as coisas significam algo totalmente diferente. Uma paciente vê na rua homens uniformizados: "são soldados espanhóis". Vê um outro uniforme: "são soldados turcos. Todos os soldados estão reunidos aqui. É a guerra mundial." "O mundo se transforma. Está prestes a nascer uma nova era. Lâmpadas enfeitiçadas não querem acender, há algo de anormal por trás. A criança como que se tornou um macaco. As pessoas estão 'trocadas', são 'figurantes', têm aspecto anormal. Os letreiros estão tortos, as ruas têm um ar suspeito" (Jaspers, 1963). Os delírios também podem ser pontuais, por vezes incluídos no contexto de um sistema delirante já estabelecido, como na justificava de um paciente após referir uma identidade improvável: "Quando eu vi a mosca pousar no meu dedo, eu sabia que eu era Papai Noel."

- **Cognição delirante:** de maneira imotivada, sem qualquer relação com dados perceptivos ou representativos, surge no psiquismo uma significação intrusiva. Ocorre de repente, como uma intuição (por exemplo, ocorre repentinamente ao paciente que há um incêndio em uma cidade distante).
- **Representação delirante:** surge na forma de novas significações de eventos passados. Essas lembranças podem ser de fato reais ou pelo menos possíveis, mas demonstram ser deformadas, sendo revividas com um colorido diferente, pois se destacam como elementos especiais no relato do paciente: "Eu poderia ser o filho do rei Luís. Uma recordação clara de como há muitos anos o imperador, ao passar a cavalo na parada, olhando justamente para mim, confirma o fato"; "Eu lembro que, quando meu avô morreu, ele me fez o seu herdeiro. Por isso que eu sou o general-rei da Espanha".

Temática do delírio

O conteúdo do delírio será sempre compreensível, no sentido em que se delira com as preocupações atuais, o passado pessoal e a própria vida, ou seja, as experiências pretéritas e do momento de cada um. Por exemplo, uma senhora do interior terá seu delírio místico, e uma jovem urbana poderá delirar com temas tecnológicos.

Visto que a elaboração do delírio brota da biografia do sujeito, cada paciente passará a viver em um mundo próprio, povoado por significações que lhe são peculiares. No entanto, podem ser discriminados alguns temas típicos que são mais frequentemente encontrados:

- **Persecutório:** é o tema mais comum. De certo modo, os delírios carregam algum elemento de perseguição, sendo este um tema central aos quadros delirantes em geral. O paciente pode se sentir ameaçado, atacado, incomodado ou acreditar que existe um complô contra ele, que querem prejudicá-lo ou mesmo matá-lo. Pode ter uma atitude suspicaz, demonstrando desconfiança excessiva. Às vezes ocorre a recusa alimentar secundária ao medo de se alimentar (**sitiofobia**), no caso deflagrada por ideias delirantes ("a comida está envenenada").
- **De autorreferência:** o paciente acredita que os eventos corriqueiros do mundo lhe dizem respeito. O mundo olha para o paciente como se quisesse lhe dizer alguma coisa, tudo que acontece é para ridicularizá-lo e desrespeitá-lo. Pessoas conversam naturalmente sobre ele. Sua vida parece receber menção em livros e jornais de toda parte. Acasos não são acasos. Um empurrão na rua é nitidamente de propósito. Um objeto fora do devido lugar significa uma injúria.

- **De grandeza:** envolve um sentimento exagerado de poder nos planos físico, intelectual, social ou espiritual. O paciente possui força, riqueza ou hierarquia incomparável: "Eu sou o dono desse hospital. Eu comprei esse prédio e também aqueles outros dois aqui em frente"; "Eu sou coronel da PM e já falei com meus contatos para comprar uma bomba atômica para jogar onde eu quiser". Às vezes afirma alguma filiação com pessoas importantes. Também pode haver a convicção de ter um grande talento ou inteligência genial, propondo-se a realizar grandes feitos intelectuais: "Preciso continuar estudando, eu sou um gênio, vou atingir o estado da arte da matemática e resolver todos os problemas da filosofia."
- **Místico/religioso:** o paciente acredita ser alguém em contato privilegiado com o divino, às vezes acreditando ser ele próprio uma entidade espiritual ou enviado especial dos céus. Uma paciente em mania: "Eu tenho o dom da cura. Quando a nuvem se abriu e passou um raio de sol, Deus falou comigo e agora eu estou em contato com Ele. Ele me deu o dom da cura." Um exemplo literário consta no conto *O Anjo Rafael*, de Machado de Assis: "Eu sou o anjo Rafael, mandado pelo Senhor a este vale de lágrimas a ver se colho algumas boas almas para o céu." O mesmo conto narra também um quadro de *folie à deux*.
- **Passionais:** pode haver um **delírio de ciúme**, quando existe uma convicção mórbida sobre a infidelidade do parceiro. Na **erotomania** acredita-se que alguém (geralmente uma figura de destaque social) está apaixonado pelo paciente.
- **De reivindicação (querelância):** o paciente se sente vítima de terríveis injustiças e discriminações. Envolve-se em intermináveis disputas legais, querelas familiares e processos trabalhistas. Por exemplo, um paciente querelante em acompanhamento em um Centro de Atenção Psicossocial escreveu uma carta onde denunciava todos os médicos, técnicos de referência e mesmo os profissionais responsáveis pelos serviços gerais por terem cometido graves injustiças contra ele. Ocorre mais comumente em transtornos delirantes persistentes (paranoia).
- **De negação:** o paciente nega sua própria existência, podendo haver associação ao **delírio de imortalidade**. Por exemplo, um paciente diz não ter mais corpo, que já está morto e só possui espírito, além de não sentir medo de mais nada, pois ninguém poderia matá-lo novamente. Pode também haver **negação da existência ou integridade dos órgãos:** o sujeito acredita que seus órgãos estão destruídos, que está oco por dentro e que é uma carne podre e malcheirosa. Este é um dos sintomas característicos da **síndrome de Cotard**.
- **De ruína:** o paciente acredita que está arruinado, condenado à miséria, sem capacidade de sobreviver, assim como sua família, que irá passar por dificuldades e fome. Quadro característico da depressão psicótica.
- **De culpa ou autoacusação:** o indivíduo acredita ser culpado por tudo de mau que acontece no mundo e na vida das pessoas que o cercam. Pode referir ter cometido crimes, ser uma pessoa indigna, pecaminosa, suja, irresponsável, que deve ser punida por seus pecados. Característico dos quadros depressivos graves.

Afetividade

A **afetividade** é um termo pouco específico que tenta definir uma grande variedade de fenômenos. Em essência, refere-se à atribuição de qualidades agradáveis ou desagradáveis para situações, pessoas e objetos (físicos e psíquicos), geralmente tendo mais relevância no contexto da satisfação (ou não) de alguma necessidade. É um colorido que tinge cada momento da vida com intensidades e peculiaridades que lhe são próprias.

Além da forte influência sobre a esfera ideativa e sensoperceptiva, também é característico da vida afetiva fazer-se presente através de sensações corpóreas, que podem ser percebidas subjetivamente como apertos, contrações, calores, enfraquecimentos ou tremores.

A afetividade tem um papel dominante perante as outras funções (**catatimia**), estando de algum modo alterada em transtornos de todos os tipos. Sua influência sobre o funcionamento do indivíduo é óbvia e muitas vezes flagrante: os quadros que chamamos psicogênicos são em grande parte "timogênicos".

Apesar de sua importância, a psicopatologia da afetividade é reconhecidamente pouco desenvolvida e existe grande dificuldade de consenso entre os diferentes autores. Mesmo facilmente reconhecidos quando vivenciados, os estados afetivos demonstram ser difíceis de descrever e classificar, pois frequentemente são difusos e maldefinidos em termos de dimensão e duração, além de variarem de acordo com o contexto.

Alguns termos tentam retratar fenômenos específicos:

- **Afeto:** padrão de comportamentos observáveis que resultam da expressão de emoções, geralmente de maneira direcionada.
- **Emoções:** reações afetivas de curto prazo, momentâneas, desencadeadas por percepções internas ou externas. Podem ser divididas em componentes afetivos, somáticos e cognitivos.
- **Sentimentos:** estados e configurações afetivas estáveis, mais duradouros em relação às emoções e sem correlação somática muito evidente, como tristeza, alegria, agressividade e atração pelo outro.
- **Humor ou estado de ânimo:** tônus afetivo basal do sujeito, correspondendo a uma disposição emocional de longo prazo, como um pano de fundo que constantemente acompanha toda a vida afetiva. Pode surgir espontaneamente ou ser secundário a estímulos.
- **Paixões:** estado afetivo extremamente intenso que domina a atividade psíquica do indivíduo e direciona seu comportamento para determinada finalidade. A paixão intensa dificulta o raciocínio lógico e imparcial.
- **Temperamento:** aspecto da personalidade do indivíduo que pode ter componentes afetivos exagerados observáveis, como traços preponderantes de humor e reatividade afetiva.
- **Reatividade afetiva:** é a capacidade de adequar e expressar o afeto a depender das condições do ambiente e do indivíduo. Pode ser descrita em termos de **sintonização** ou **modulação** (adequação afetiva em proporção aos estímulos externos) e de **irradiação** ou **expressão** (transmissão das vivências afetivas, contaminando aqueles presentes).

Ansiedade, angústia e medo

A **ansiedade** é um estado afetivo normal que pode estar exacerbado em inúmeros transtornos mentais. Acredita-se que sua presença esteja relacionada com mecanismos inatos de resposta a ameaças, trazendo consigo repercussões somáticas (taquicardia, sudorese, tremor), cognitivas (preocupações, crenças relativas à autopreservação) e comportamentais (atitude de esquiva, de fuga).

Pode-se falar da ansiedade em termos de um **traço** de personalidade, correspondendo a uma tendência constitucional a apresentar respostas ansiosas na forma de um temperamento ansioso (neuroticismo). No entanto, a ansiedade também pode ser compreendida como um **estado**, um aumento da ansiedade basal em resposta a algum evento estressor, geralmente por um período limitado de tempo.

O **pânico** é uma reação aguda e extremamente intensa de ansiedade, acompanhada de medo de morrer ou perder o controle (enlouquecer), sensação de desgraça iminente e descarga autonômica significativa. Pode ocorrer como quadro isolado, em geral secundário a um objeto ou evento estressor, ou sistematicamente, eclodindo sem um desencadeador identificável (apresentação característica do **transtorno do pânico**).

A ansiedade em muito se assemelha ao **medo**, diferindo deste por não ser reativa à presença atual de um objeto ameaçador. A ansiedade geralmente se projeta para eventos futuros, não necessariamente perigosos. Medos desproporcionais e incompatíveis com as possibilidades reais de perigo recebem o nome de **fobias**. Há um superdimensionamento da sensação de ameaça, como uma lente de aumento que engrandece algum aspecto amedrontador de um objeto ou situação.

Outra vivência afetiva estreitamente relacionada com a ansiedade é a **angústia**, sendo ambas consideradas sinônimos por alguns autores. No entanto, na angústia predomina um componente somático, localizando-se a vivência afetiva em algum ponto do corpo, frequentemente na forma de um aperto no peito (etimologicamente, angústia tem a mesma origem do termo angina).

Alterações quantitativas do humor

O humor pode ser compreendido quantitativamente em um espectro que oscila abaixo e acima da **eutimia**, o estado de ânimo normal. **Distimia** é um termo genérico que descreve a alteração patológica do humor, a qual pode persistir em um dos dois polos desse espectro. A distimia é um sintoma e não deve ser confundida com o **transtorno distímico**.

- **Hipotimia:** consiste no rebaixamento do humor que, quando dentro da normalidade, corresponde a estados como a **tristeza** e o **luto**. O aumento da intensidade e da duração desse rebaixamento configura o **humor depressivo**, em que predominam os afetos negativos, como a tristeza patológica e o desespero. O pensamento é tomado por crenças excessivamente pessimistas do mundo e frequentemente se volta para o passado, revivendo lembranças dolorosas. As crenças depressivas podem adquirir qualidades delirantes a depender da gravidade do quadro, comumente com conteúdos congruentes com o humor, como ideias de culpa, ruína ou hipocondríacas. Ideações suicidas podem estar presentes e também são critérios de gravidade. O indivíduo pode se apresentar desmotivado e lentificado, às vezes com inibição psicomotora intensa a ponto de provocar um quadro estuporoso.

- **Hipertimia:** a elevação normal do humor pode ser verificada na **alegria**. Na **euforia** ou **alegria patológica** há aumento desproporcional e imotivado dos afetos positivos, configurando um estado de plena satisfação e felicidade. Verificam-se também aceleração do curso do pensamento, comportamento desinibido e sexualizado, aumento da atividade psicomotora e prejuízo da atenção (distraibilidade). No estado de **elação**, associa-se aos sintomas de alegria patológica uma sensação subjetiva de grandeza e de poder, compreendida como uma **expansão do Eu**. O estado de **êxtase** é de certo modo a expressão máxima dos sintomas hipertímicos, havendo uma alegria intensa a ponto de produzir uma experiência de beatitude, onde o Eu parece se dissolver no todo, compartilhando facilmente seus conteúdos íntimos interiores com o mundo exterior. Pode ser uma experiência normal, quando contextualizada em um cenário religioso. Os estados hipertímicos são característicos da **mania** e da **hipomania**, às vezes se apresentando com sintomas disfóricos e não eufóricos.
- **Estados mistos:** expressão simultânea de sintomas hipo e hipertímicos. Por exemplo, uma paciente bipolar com depressão psicótica grave, apresentando intensa inibição psicomotora e delírios de culpa, passa a aumentar seu grau de atividade após o início da terapia antidepressiva, andando a esmo pela enfermaria por horas a fio. Mesmo persistindo o quadro de tristeza profunda e delírios congruentes com o humor, diminui drasticamente sua necessidade de sono, demonstrando também distraibilidade com fuga de ideias e comportamento desinibido.

Alterações qualitativas do humor

- **Disforia:** descreve qualquer estado distímico com forte componente de irritação, amargura, desgosto ou agressividade.
- **Irritabilidade patológica:** caracterizada por reações exageradamente hostis, desagradáveis e até mesmo agressivas diante de eventos ou frustrações banais.
- **Puerilidade:** humor de aspecto infantil, superficial e regredido. O paciente ri e chora por motivos banais. Pode ocorrer em casos de esquizofrenia hebifrênica, na deficiência intelectual e em indivíduos com personalidade histriônica.
- **Moria:** forma persistente de alegria muito pueril, ingênua e boba, observada na deficiência intelectual e em certas lesões dos lobos frontais.

Alterações da reatividade afetiva

- **Hipomodulação do afeto:** incapacidade de sintonização, havendo certa **rigidez** das respostas afetivas em relação aos acontecimentos.
- **Embotamento afetivo:** perda profunda de todo tipo de vivência afetiva, havendo marcante redução da expressão emocional, podendo chegar ao extremo da **devastação afetiva**. Característico dos quadros esquizofrênicos.
- **Indiferença** ou **frieza afetiva:** visível inexpressividade emocional diante de um contexto em que normalmente seria verificada uma reatividade afetiva. Por exemplo, um paciente esquizofrênico relata o enterro de seu pai com o mesmo tom de voz e fisionomia usados para falar de temas triviais. Classicamente dividida como **bela** (na histeria), **pálida** (na esquizofrenia) e **triste** (na depressão).

- **Labilidade e incontinência:** oscilação inesperada e abrupta do estado afetivo. A labilidade tende a ser imotivada, enquanto a incontinência pode ter uma causa identificável e até mesmo apropriada, mas produzindo uma resposta afetiva desproporcional.
- **Apatia:** diminuição da excitabilidade emotiva com hipoatividade e desinteresse por parte do paciente, que, em todas as situações, sente que "tanto faz".
- **Sentimento da falta de sentimento:** o paciente se considera incapaz de vivenciar sentimentos. Contudo, não há propriamente a ausência de sentimentos, visto que essa incapacidade é sentida de maneira penosa, com sofrimento.
- **Anedonia:** incapacidade de experimentar prazer, mesmo nas atividades preferidas pelo paciente. Pode ser total ou parcial, e é observada frequentemente nos casos de transtorno depressivo.
- **Inadequação do afeto** ou **paratimia:** falta de correspondência das vivências emocionais em relação ao contexto, havendo incongruência do afeto em relação à situação ou ao discurso do paciente (por exemplo, rir ao falar de uma tragédia). Trata-se de um sintoma da esquizofrenia e de síndromes psico-orgânicas.
- **Ambivalência:** termo que retrata a existência de sentimentos opostos mas simultâneos, direcionados a um mesmo estímulo ou objeto. Pode ocorrer normalmente, mas, quando muito intensa, a ambivalência é patológica, podendo ser encontrada em pacientes esquizofrênicos e na personalidade *borderline*.
- **Neotimia:** experiência afetiva inteiramente nova, idiossincrática e bizarra, típica das psicoses agudas.

Psicomotricidade e volição

Segundo a definição dada por Locke em 1690, o poder que a mente tem de preferir o movimento de uma parte do corpo ao seu repouso, e vice-versa, em uma situação particular, é o que chamamos de **vontade** ou **volição**. De modo mais concreto, a volição consiste na conclusão de um processo de origem psicológica cujo resultado é de ordem muscular. Já a psicomotricidade nada mais é do que a expressão da vontade, e esta se relaciona com um conjunto de valores, princípios, hábitos e protocolos socioculturais de cada indivíduo. A volição e o ato voluntário devem ser entendidos como a interação harmoniosa entre as estruturas cerebrais e o contexto sócio-histórico-cultural.

O ato voluntário pode ser dividido em três componentes: **a reflexão, a resolução e a execução**. A **reflexão** inclui a intencionalidade e a elaboração dos meios de execução do ato. A influência da reflexão se torna menos importante ao longo da repetição e de acordo com a simplicidade do ato. Grande parte dos atos voluntários, como falar, dirigir e andar, ocorre gradativamente com menos influência da reflexão. A **resolução** consiste na ponderação, por meio da qual o indivíduo considera as repercussões do ato a ser realizado. Nessa etapa ocorrem a deliberação e a decisão propriamente dita. Todo ato voluntário é a concretização de um projeto motor. Quando o projeto motor é executado em função de realizar o ato mentalmente aprovado pelo indivíduo, diz-se que ocorreu a fase de **execução**.

Principais alterações da volição

A volição pode estar alterada em uma série de enfermidades psiquiátricas. Chama-se de **hipobulia** a redução da vontade e iniciativa de realizar atividades cotidianas, principalmente no sentido de transformar planos em ações. A **abulia** consiste na ausência completa da iniciativa. Ambas podem estar presentes em casos de transtorno depressivo, esquizofrenia e quadros demenciais, por exemplo. É importante diferenciar hipobulia e abulia de **ataraxia**, que representa o estado de indiferença provocado pelo próprio indivíduo, através de esforço consciente, para atingir um estado de desprendimento pretendido em algumas situações místico-religiosas ou filosóficas. Existe ainda a **hiperbulia**, que consiste no aumento patológico do impulso volitivo, que gera risco ou é inadequado. Manifesta-se principalmente em quadros maníacos, mas pode compor o quadro de depressão agitada.

Atos impulsivos e compulsivos e suas alterações

Quando atos são praticados sem a devida reflexão e planejamento, correspondendo a ação súbita e incoercível, são chamados de **atos impulsivos.** É importante destacar que o ato impulsivo normalmente não é contrário ao desejo e aos valores do indivíduo que o pratica. O paciente não percebe a atitude como inadequada, sendo egossintônico. Ao contrário, a **compulsão ou ato compulsivo** é entendido como inadequado e é indesejado, sendo considerado egodistônico. Pacientes em fase maníaca podem apresentar comportamento impulsivo, enquanto pacientes com transtorno obsessivo-compulsivo (TOC) apresentam rituais formados por atos compulsivos.

A **frangofilia** pode estar presente em quadros de agitação psicomotora e é caracterizada pelo impulso patológico de quebrar objetos. Pacientes com esquizofrenia podem apresentar impulso de percorrer grandes distâncias sem destino, sendo este sintoma conhecido como **poriomania**. A **automutilação** pode ocorrer em pacientes com transtorno de personalidade *borderline* e consiste em escoriações provocadas pelo próprio paciente, não objetivando suicídio.

A **cleptomania** ou roubo patológico consiste na compulsão por realizar pequenos furtos, normalmente sem grande significado financeiro. O **jogo patológico** consiste em repetição de prática de jogos de aposta, recorrente a despeito do prejuízo financeiro.

A **potomania** consiste na ingesta descontrolada de água, mesmo na ausência de sede. Podo ocorrer na esquizofrenia. A **dipsomania**, por outro lado, consiste em ingerir bebida alcoólica em grandes quantidades e de maneira compulsiva.

Duas alterações de certo modo opostas, mas que podem acontecer simultaneamente, são o **negativismo** e a **obediência automática**. O negativismo consiste na recusa do paciente em fazer o que lhe é pedido, podendo ser **passivo**, quando simplesmente não há resposta, ou **ativo**, quando o paciente realiza o oposto do que lhe é solicitado. Já a obediência automática denota uma condição na qual o paciente executa todos os comandos que lhe são dados de maneira literal e concreta, como um autômato. O negativismo é visto com frequência em diversas situações clínicas, mas, junto com a obediência automática, é um dos sintomas característicos da catatonia.

Alterações da psicomotricidade

As alterações da psicomotricidade muitas vezes são a consequência final de alterações da volição e do pensamento. A **hipercinesia**, exaltação de toda atividade motora, pode oferecer risco grave ao paciente. Ocorre mais frequentemente durante a fase maníaca do transtorno bipolar, porém pode estar presente em outros quadros, como em pacientes esquizofrênicos ou ansiosos. A **lentificação psicomotora** ocorre quando a movimentação voluntária está retardada, lenta. Pode apresentar-se em quadros depressivos e esquizofrênicos. Outras alterações estão resumidas no Quadro 2.12.

Quadros clínicos associados a alterações da volição e da psicomotricidade

- **Transtorno conversivo:** pode mimetizar diversas entidades clínicas que cursam com alterações da motricidade voluntária, como paraplegia, alterações da marcha ou perda de tônus muscular, assemelhando-se às síndromes neurológicas, mas sem achados somáticos correspondentes.
- **Catatonia:** conjunto de sintomas primeiramente descritos em 1874 pelo psiquiatra Karl Kahlbaum em sua publicação *A catatonia ou insanidade tônica*. A sintomatologia observada pelo autor alemão incluía várias anormalidades da volição, como **negativismo** (ativo e/ou passivo) e tendência a ficar no mesmo lugar (frequentemente deitado no leito – **clinofilia**) e **obediência automática**, além de alterações psicomotoras relacionadas com o tônus muscular (**atonia, catalepsia, flexibilidade cérea**), mímica facial (como **protrusão dos lábios**) e **movimentos estereotipados**. Um mesmo

Quadro 2.12	Alterações da psicomotricidade	
Catalepsia	Aumento do tônus postural associado a redução da mobilidade passiva	Catatonia
Cataplexia	Perda repentina do tônus muscular	Epilepsia, narcolepsia
Maneirismos	Movimentação e atitudes extravagantes	Esquizofrenia
Estereotipias motoras	Repetição imotivada e frequente de atos, atitudes posturais ou movimentos	Esquizofrenia
Apragmatismo/ hipopragmatismo	Dificuldade em realizar atividades volitivas pouco complexas (atividades domésticas, higiene pessoal) na ausência de doença neurológica que justifique a alteração	Esquizofrenia, depressão
Furor	Exaltação extrema da atividade psicomotora	Mania, catatonia, epilepsia
Perseveração motora	Repetição prolongada de ato executado adequadamente	Déficit cognitivo, demências, epilepsia
Estupor	Ausência de atividade psicomotora associada a ausência de reatividade ao ambiente	Catatonia
Ecolalia	Repetição da fala de terceiros	Catatonia
Ecopraxia	Repetição de gestos de terceiros	Catatonia
Flexibilidade cérea	Resistência à movimentação passiva e manutenção de posições impostas por longos períodos de tempo	Catatonia
Ambitendência	Interrupção de movimentos voluntários antes de sua conclusão. Expressão motora do bloqueio de pensamento	Esquizofrenia
Tiques	Contrações involuntárias de pequenos grupos musculares	Síndrome de Tourette, pós-encefalite

paciente pode manifestar extremos da atividade motora, podendo inclusive apresentar um dos quadros de agitação mais intensos em psiquiatria, o **furor catatônico**, que surge sem propósito ou estímulos ambientais. Desnutrição, exaustão e autoagressividade são possíveis complicações, além de uma apresentação chamada de **catatonia maligna**, que cursa com instabilidade autonômica e pode levar a significativa morbidade e mesmo ao óbito. Apesar dos relatos clínicos de catatonia em diversas condições psiquiátricas, neurológicas e médicas em geral, por muito tempo os sistemas classificatórios associaram a catatonia quase exclusivamente à esquizofrenia. Contudo, entende-se atualmente que a catatonia pode decorrer de diversas etiologias, sendo considerada um quadro sindrômico.

- **Sintomas extrapiramidais:** além de presentes em quadros neurológicos, como na doença de Parkinson e em síndromes relacionadas, os sintomas extrapiramidais são frequentemente vistos na prática como efeito adverso de psicofármacos, particularmente os que promovem antagonismo dopaminérgico. Podem ocorrer, portanto, com o uso de várias classes, como antipsicóticos (principalmente os de primeira geração), antidepressivos e antieméticos. Cinco quadros típicos de sintomas extrapiramidais precisam ser reconhecidos pelo médico psiquiatra:
    1. **Acatisia:** transtorno da motricidade caracterizado pela sensação de inquietude, mal-estar e redução da tranquilidade associado a agitação motora. O paciente não consegue ficar parado. Mesmo sentado, tende a se mover, principalmente os membros inferiores. Pode ser confundido com piora da doença de base e, ao contrário da discinesia tardia, surge precocemente. O curso é geralmente agudo, mas há relatos de casos crônicos.
    2. **Parkinsonismo:** síndrome clínica caracterizada por tremor, bradicinesia, rigidez e instabilidade postural. Apesar de todos os sintomas de parkinsonismo ocorrerem na doença de Parkinson, indicando a origem do termo, este quadro deve ser compreendido como um complexo sintomático, podendo ter várias causas. Na doença de Parkinson, o parkinsonismo está presente em conjunto com outros sintomas, como distúrbios neuropsiquiátricos, e decorre de um processo neurodegenerativo progressivo que envolve principalmente a depleção de dopamina na via nigroestriatal. O parkinsonismo secundário ao uso de medicações na maioria das vezes se instala com relação temporal óbvia ao início da farmacoterapia, com sintomas se apresentando de modo bilateral e simétrico.
    3. **Distonia:** movimento involuntário caracterizado por contrações musculares anormais. Geralmente tem curso agudo e precoce (**distonia aguda**) em relação ao uso de neurolépticos. Os movimentos podem ser breves ou podem se apresentar de maneira sustentada, como alterações posturais. Comumente atinge a musculatura da cabeça e do pescoço. A contratura muscular e a postura anormal são dolorosas e desconfortáveis. Um quadro mais grave e debilitante é caracterizado pela **distonia tardia**, que se diferencia pela duração dos sintomas (pode se tornar crônica) e início tardio.
    4. **Discinesia tardia:** transtorno do movimento secundário ao uso crônico de medicações que envolve movimentos involuntários hipercinéticos e desordenados que surgem tardiamente. Geralmente cursa com coreia, distonia, comportamento este-

reotipado, movimentos anormais de língua, mastigatórios e de musculatura da face. Trata-se de um quadro debilitante.
5. **Síndrome neuroléptica maligna (SNM):** uma temida complicação decorrente do uso de antipsicóticos, configura-se em emergência médica grave com séria ameaça à vida. Apresenta-se com febre, disautonomia, rigidez muscular e alteração do nível de consciência. Laboratorialmente, o aumento da creatinofosfocinase é um dado importante para o diagnóstico, além do aumento da contagem de leucócitos. Pode haver rabdomiólise e consequente lesão renal aguda. A SNM não aparenta ser dose-dependente; entretanto, quanto maior a quantidade de aplicações de determinado psicofármaco em curto intervalo de tempo, maior a chance de desenvolvê-la.

Apraxias

Cabe ainda diferenciar as **apraxias**, alterações neurológicas que consistem na dificuldade em executar movimentos aprendidos anteriormente. Decorrem de lesões neuronais, e suas manifestações variam de acordo com o hemisfério lesionado. Lesões no hemisfério esquerdo, por exemplo, podem levar à apraxia ideativa ou ideomotora, enquanto lesões no hemisfério direito acarretam apraxia de vestimenta ou construcional. A apraxia de marcha ocorre quando há lesão em lobos frontais e regiões subcorticais. Podem ocorrer ainda em associação a quadros demenciais e incontinência urinária em caso de hidrocefalia de pressão normal. Até o momento é escassa a terapêutica efetiva para o tratamento das apraxias. Os principais objetivos do acompanhamento são evitar riscos e aumentar a qualidade de vida. Nesse sentido, alterações do ambiente e reabilitação são fundamentais. Uma classificação das apraxias está descrita no Quadro 2.13.

Personalidade

A **personalidade** é a maneira singular de um indivíduo expressar sua natureza. Nesse conceito podem ser incluídas inúmeras características, como a maneira de andar, os padrões de interesse, as reações afetivas típicas, as tendências morais, assim como os valores pessoais que norteiam o comportamento.

O professor Othon Bastos a define como o conjunto integrado de traços psíquicos que consiste no total das características individuais, incluindo todos os fatores físicos, biológicos, psíquicos e socioculturais de sua formação, conjugando tendências inatas e experiências adquiridas no curso da existência. Desse modo, a estrutura da personalidade é dinâmica, podendo ser mutável sem ser necessariamente instável.

Quadro 2.13 Classificação das apraxias	
Apraxia ideativa	Também denominada apraxia de uso de objetos, consiste na dificuldade em utilizar objetos de maneira adequada ou em realizar atividades em sequência
Apraxia de vestimenta	Perda da capacidade de vestir-se
Apraxia ideomotora	Incapacidade de realizar um ato de maneira voluntária quando solicitado
Apraxia construcional	Incapacidade de montar quebra-cabeças e desenhar figuras geométricas
Apraxia de marcha	Dificuldade em iniciar movimentos de maneira espontânea e marcha. Em consequência, os pacientes podem apresentar marcha em pequenos passos

A definição do conceito de personalidade é especialmente delicada, uma vez que há dificuldades na tentativa de enquadrar a variabilidade e a flexibilidade do comportamento humano, naturalmente livre para agir sobre o mundo e, portanto, muitas vezes esse conceito adquire significados completamente diferentes com o passar do tempo e a depender da situação. As tentativas de classificação da personalidade servem sobretudo ao propósito operacional de comunicação entre os profissionais, auxiliando a pesquisa e a prática clínica. Deve-se sempre ter isso em mente e não confundir a personalidade de alguém com o que o indivíduo de fato é.

A personalidade apresenta alguns aspectos cuja delimitação é:

- **Temperamento:** corresponde ao viés individual na modulação de respostas condicionadas pelo ambiente, geralmente envolvendo reações afetivas básicas, como medo e raiva. Trata-se de um fator inato, influenciado sobretudo por fatores genéticos ou características endócrinas e metabólicas precocemente adquiridas. Corresponde ao que coloquialmente poderia ser chamado de "gênio" de alguém. Também pode ser compreendido como padrões predominantes de humor ou como "estilos afetivos", podendo configurar assim um indivíduo com predisposições hipertímicas, depressivas, irritáveis etc.
- **Caráter:** reflete o temperamento modificado, moldado pela experiência e contextualizado no meio familiar e sociocultural. Em relação ao temperamento, envolve conceitos mais voltados para a racionalidade e se expressa como determinadas tendências pessoais acerca do próprio Eu e das relações interpessoais. Ao contrário do temperamento, é um aspecto mais fluido e mutável. O filósofo Immanuel Kant descreve o caráter como aquilo que as pessoas se tornam de maneira intencional.

Tipos de personalidade

Desde a Antiguidade são documentadas tentativas de identificação de diferentes traços de comportamento que componham tipos distintos de personalidade. Assim, o modelo hipocrático, advindo da tradição médica da Grécia antiga, afirmava a existência de quatro tipos de temperamento: colérico, sanguíneo, fleumático e melancólico. Essa abordagem visa essencialmente à classificação do comportamento, agrupando características tidas como elementares aos seres humanos para a configuração dos tipos universais de personalidade. Com diferentes roupagens, esse mesmo raciocínio foi explorado por inúmeros autores ao longo da história, persistindo até os dias atuais. São muitos os tipos de personalidade já postulados, cada qual enfatizando a existência de determinados traços tidos por seus idealizadores como os mais importantes para a natureza humana.

Um desses autores foi o psiquiatra suíço Carl G. Jung, que descreveu, entre muitas outras considerações sobre a personalidade, o que chamou de **tipos gerais de atitudes**. Estes se diferenciam pela direção de seus interesses. O **tipo introvertido** é caracterizado pela retirada de seu investimento afetivo do mundo externo, voltando-se para o mundo das abstrações e muitas vezes possuindo uma natureza difícil de se penetrar. Já o **tipo extrovertido**, ao contrário, investe positivamente nos objetos exteriores e é observado como indivíduo aberto, sociável, jovial ou pelo menos amigável, que se entende ou briga com todo o mundo, mas sempre se relacionando, influenciando ou sendo influenciado.

Uma teoria da personalidade mais recente é a desenvolvida pelo psiquiatra americano C. Robert Cloninger, o qual partiu de conhecimentos genéticos, neurobiológicos e neuropsicofarmacológicos para formular sua classificação dos tipos humanos. Sua teoria identifica quatro temperamentos constitucionalmente determinados (**busca por novidade, evitação de dano, dependência de recompensas/aprovação social** e **persistência**), além de três dimensões de caráter predominantemente influenciadas pelo aprendizado sociocultural (**autodirecionamento, cooperatividade** e **autotranscendência**). Ao longo da vida, essas características se expressam em diferentes proporções para formar a estrutura singular de cada personalidade.

Alterações da personalidade

Qualquer sintoma mental pode adquirir conotação diferente a depender da personalidade específica do indivíduo. Pacientes passivos, dependentes, astênicos e "largados" tendem a vivenciar os sintomas de modo também passivo; já indivíduos explosivos, hipersensíveis e muito reativos a diferentes estímulos tendem a responder aos sintomas de maneira mais viva e ampla, e assim por diante.

Anormalidades da personalidade são padrões persistentes de funcionamentos desadaptativos, classicamente descritos como fazendo sofrer o indivíduo e/ou a sociedade. Esses desvios se dão em relação a uma definição estatística de normalidade, ou seja, todo transtorno de personalidade é na verdade um exagero de traços que existem na maioria das pessoas. Esse distanciamento da média não deve ser interpretado como algo positivo ou negativo no sentido ético ou moral. Como alega Schneider, diante desse conceito, tanto um santo como um poeta ou um criminoso desalmado podem ter personalidades que caem à margem da normalidade.

A delimitação de onde começa uma personalidade adoecida é arbitrária e se baseia sobretudo em necessidades práticas. São definições às vezes questionadas quanto à validade e que sofreram várias alterações e reelaborações ao longo do tempo. Atualmente, uma das tendências consiste em dividir os transtornos da personalidade em três grupos (*clusters* A, B e C) clinicamente relevantes:

A. Inclui os transtornos de personalidade **paranoide**, **esquizoide** e **esquizotípico**. São personalidades com características semelhantes a certos transtornos psicóticos, predominando aspectos excêntricos e bizarros do comportamento.
B. Agrupa os transtornos de personalidade **antissocial**, *borderline*, **histriônico** e **narcisista**. São indivíduos que frequentemente se mostram emotivos, dramáticos e imprevisíveis, com dificuldades nos relacionamentos interpessoais.
C. Pertencem a este grupo os transtornos de personalidade **evitativa**, **dependente** e **obsessivo-compulsiva** (anancástica). São personalidades que carreiam um componente ansioso bastante evidente, de modo que prejudica o funcionamento do indivíduo e causa sofrimento.

Inteligência

A **inteligência** é um termo que busca descrever o conjunto de todos os recursos psíquicos usados na adaptação de processos mentais para seu emprego em uma finalidade determinada. Existem muitas tentativas de definição desse conceito complexo, e algumas capacidades geralmente nele incluídas são: (1) entender o que é percebido ou explicado pelos outros; (2) agir de modo a conseguir aquilo que se busca (identificar e resolver problemas); (3) fazer associações pertinentes entre novas e antigas informações.

A inteligência difere do conhecimento, como exemplificado pelos casos de idiotas sábios (*idiots savants*), os quais, mesmo apresentando inteligência abaixo da média, têm grande capacidade de aquisição de conhecimento de um tipo específico. No entanto, essas informações não são articuladas com outros conteúdos e não se prestam de maneira útil, sendo aprendidas mecanicamente.

O conceito de inteligência

Existem duas vertentes essenciais para a compreensão do conceito de inteligência. De um lado, argumenta-se sobre a existência de um fator geral unitário da inteligência, relacionado especialmente com a capacidade de abstração. Do outro, tenta-se destrinchar a inteligência em vários subtipos, considerando-a resultante de um processo multifatorial com cada capacidade ou aptidão sendo mais ou menos independente uma da outra.

O psicólogo anglo-saxão Raymond Cattell propõe sua divisão em dois tipos: (1) a **inteligência cristalizada**, composta por habilidades globais, como informações e conhecimentos adquiridos pela experiência, dependendo largamente da memória e se expressando sobretudo pelo vocabulário e conhecimento geral; (2) a **inteligência fluida**, caracterizada pela capacidade de compreender relações entre conceitos sem que haja alguma experiência prévia, exemplificado pela habilidade de analisar novos problemas, identificar padrões e realizar extrapolações a partir do raciocínio lógico indutivo e dedutivo.

Outro modelo interessante é o proposto pelo psicólogo americano Howard Gardner, denominado **teoria das múltiplas inteligências**. Nesse caso existe a diferenciação de várias modalidades específicas de inteligência, relacionadas principalmente com categorias sensoriais e habilidades cognitivas: (1) **musical-rítmica**; (2) **visuoespacial**; (3) **linguística-verbal**; (4) **lógico-matemática**; (5) **corporal-cinestésica**; (6) **interpessoal (social)**; (7) **intrapessoal**; (8) **naturalística**.

Um conceito importante para o estudo da inteligência é o **quociente de inteligência (QI)**. Nessa concepção a inteligência é compreendida como um rendimento, ou seja, uma *performance* conforme mensurada por um teste de habilidades intelectuais. Para se chegar a essa medida é necessário lançar mão de testes individuais padronizados, como o *Wechsler Adult Intelligence Scale-Revised* (WAIS-R), o *Wechsler Intelligence Scale for Children-Revised* (WISC-R) ou o *Stanford-Binet Intelligence Scale*. Com a pontuação obtida nesses testes é possível traçar uma média do QI da população, a qual apresenta a distribuição de uma curva de normalidade, ressaltando-se que aproximadamente 68% da população pertence à faixa de 85 a 115. O QI médio de um adulto é de 100.

Alterações da inteligência

A inteligência determina essencialmente os contornos, a diferenciação, a profundidade e a riqueza dos sintomas psíquicos em geral. Pacientes muito inteligentes produzem, por exemplo, delírios ricos e complexos, interpretam constantemente suas vivências e desenvolvem as dimensões conceituais das vivências de maneira mais acabada. Indivíduos com inteligência reduzida criam quadros psicopatológicos indiscriminados, sem detalhes, superficiais e pueris.

As alterações da inteligência propriamente dita são divididas entre quadros que têm origem em um **desenvolvimento deficitário** ou na **deterioração intelectual** de um indivíduo.

O prejuízo do desenvolvimento resulta em uma síndrome clínica denominada **retardo mental** ou **deficiência intelectual**. Observam-se déficits do raciocínio, na solução de problemas e planejamento, no pensamento abstrato e na aprendizagem, resultando em fracasso em atingir padrões de desenvolvimento, independência pessoal e responsabilidade social. Considera-se deficiente um QI abaixo de 70. A intensidade do déficit varia, podendo ser leve, moderado, grave ou profundo.

Já a deterioração intelectual frequentemente é secundária a síndromes neurocognitivas, como as **demências**. Contudo, pacientes portadores de transtornos psiquiátricos, sobretudo a **esquizofrenia**, podem também cursar com importante perda das faculdades intelectivas.

Bibliografia consultada

American Psychiatric Association. Diagnostic and statistical manual of mental disorders. 5. ed. Washington, DC: American Psychiatric Publishing, 2013.

Bash KW. Psicopatología general. Madrid: Morata, 1965.

Bastos CL. Manual do exame psíquico. 2. ed. Rio de Janeiro: Revinter, 2000.

Bastos O. Curso sobre delírios: enfoque atual; plano de curso. J Bras Psiquiatr 1986; 35(1):45-52.

Bastos O. O explicar, o compreender e o interpretar em psicopatologia e psiquiatria. Neurobiologia 2002; 65:69-72.

Berríos GE. Descriptive psychopathology: conceptual and historical aspects. Psychol Med 1984; 14(2):303-13.

Bleuler E. Textbook of psychiatry. New York: The MacMillan Company, 1934.

Broome MR, Harland R, Owen GS, Stringaris A. The Maudsley Reader in phenomenological psychiatry. Cambridge: The Cambridge University Press, 2012.

Canguilhem G. O normal e o patológico. Tradução da 6ª edição francesa (1966). Rio de Janeiro: Editora Forense Universitária, 2009.

Cheniaux E. Manual de psicopatologia. 5. ed. Rio de Janeiro: Guanabara Koogan, 2015.

Cloninger CR. Temperament and personality. Curr Opin Neurobiol 1994 Apr; 4(2):266-73.

Correia DT. Manual de psicopatologia. Lisboa: Lidel, 2013.

Cuthbert BN, Kozak MJ. Constructing constructs for psychopathology: the NIMH research domain criteria. Journal of Abnormal Psychology 2013; 122(3):928-37.

Dalgalarrondo P. Psicopatologia e semiologia dos transtornos mentais. 2. ed. Porto Alegre: Artmed, 2008.

Daroff RB, Fenichel GM, Jankovic J, Mazziotta JC. Bradley's neurology in clinical practice. 6. ed. Philadelphia: Saunders, 2012.

Delgado H. Curso de psiquiatría. Lima: Imprenta Santa Maria, 1953.

Dreyfus HL, Wrathall MA. Fenomenologia e existencialismo. São Paulo: Edições Loyola, 2012.

Ebmeier KP. Explaining and understanding in psychopathology. Br J Psychiatry 1987; 151:800-4.

Gazzaniga MS. The cognitive neurosciences. 4. ed. Cambridge, MA: A Bradford Book, 2009.

Giacino JT, Ashwal S, Childs N et al. The minimally conscious state: definition and diagnostic criteria. Neurology 2002; 58(3):349-53.

Jaspers K. General psychopathology. Tradução da 7ª edição. alemã (1963); Inglaterra: Manchester University Press, 1997.

Jung CG. Tipos psicológicos. 7. ed. (1971). Petrópolis: Editora Vozes, 2013.

Kandel ER, Schwartz J, Jessell TM, Siegelbawn S, Hudspeth AJ. Principles of neural science. 5. ed. Nova York: McGraw-Hill Education, 2013.

Machado L, Peregrino A, Azoubel S, Cerqueira H, de Lima Filho LE. Cotard's syndrome and major depression with psychotic symptoms. Rev Bras Psiquiatr 2013; 35: 212.

Miguel EC, Gentil V, Gattaz WF. Clínica psiquiátrica: A visão do Departamento e do Instituto de Psiquiatria do HCFMUSP. São Paulo: Editora Manole, 2011.

Miranda de Sá LS. Fundamentos de psicopatologia: bases do exame psíquico. Rio de Janeiro: Atheneu, 1988.

Monedero C. Psicopatología general. Madrid: Biblioteca Nueva, 1973.

Nobre de Melo AL. Psiquiatria. 2. ed. Rio de Janeiro: Civilização Brasileira, 1979.

Paim I. Curso de psicopatologia. 11. ed. São Paulo: Editora Pedagógica e Universitária, 1993.

Paim I. História da psicopatologia. São Paulo: Editora Pedagógica e Universitária, 1993.

Sanvito WL. Propedêutica neurológica básica. 2. ed. Rio de Janeiro: Atheneu, 2010.

Sass H. Anthology of German psychiatric texts. World Psychiatric Association, 2007.

Scharfetter C. Introdução à psicopatologia geral. 2. ed. Lisboa: Climepsi Editores, 1999.

Schneider K. Psicopatologia clínica. São Paulo: Editora Mestre Jou, 1970.

Sougey E. Cem anos da psicopatologia geral de Karl Jaspers. Neurobiologia 2013; (1-2).

Parte II

Transtornos Mentais

3

Transtornos Neurocognitivos: Síndromes Demenciais

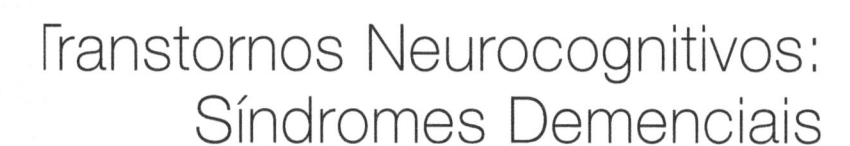

Rodrigo Cavalcanti Machado da Silva

INTRODUÇÃO

Historicamente, e desde a Antiguidade, o termo demência (derivado do latim "sem mente") foi utilizado de diversas maneiras e com amplos significados. Foi apenas no século XIX que Philippe Pinel resgatou o termo original, referindo-se à demência como "uma falha na associação de ideias, levando a atividades sem propósito, comportamento bizarro, emoções superficiais, perda de memória e uma existência automática, não raciocinada". Esquirol destacou duas grandes síndromes que cursavam com comprometimento intelectual: o retardo mental e as síndromes demenciais, caracterizando a primeira condição como congênita e a segunda como adquirida. Entre o final do século XIX e o início do século XX, o conceito atual de demência surgiu à luz das descobertas e estudos de autores como Alois Alzheimer, Emil Kraepelin, Arnold Pick e Nissl.

De acordo com o National Institutes of Health (NIH), a demência consiste na perda das funções cognitivas, que significa a perda das habilidades do pensar e de recordar-se ou da razão, assim como das habilidades comportamentais, interferindo no dia a dia e nas atividades do indivíduo. A Organização Mundial da Saúde (OMS) define demência como uma síndrome – usualmente de natureza crônica ou progressiva – na qual a deterioração da função cognitiva (por exemplo, habilidade para processar o pensamento) está além do normalmente esperado para a idade, afetando a memória, o pensamento, a orientação, a compreensão, o cálculo, a aprendizagem, a linguagem e o julgamento. Além disso, o comprometimento da função cognitiva pode ser acompanhado, e ocasionalmente precedido, de deterioração do controle emocional, do comportamento social ou da motivação.

A quinta edição do *Manual Diagnóstico e Estatístico de Transtornos Mentais* (DSM-5), publicado em 2013, propôs uma nova nomenclatura, abrangendo os transtornos em que o déficit clínico primário está na função cognitiva: os transtornos neurocognitivos (TNC). Estes agrupam o *delirium*, o TNC maior, o TNC leve e seus subtipos etiológicos. Nessas definições, o TNC maior corresponde à demência e o TNC leve, ao comprometimento cognitivo leve (CCL). O manual ressalta que nos TNC o prejuízo na cognição não estava presente ao nascimento ou no início da vida, representando, assim, um declínio a partir de um nível de funcionamento alcançado anteriormente. Além disso, a característica central nesses quadros seria o prejuízo cognitivo, uma vez que déficits cognitivos se fazem presentes em praticamente todos os transtornos mentais em maior ou menor grau.

De modo a facilitar a compreensão, optamos por usar essa nomenclatura neste capítulo, destacando que talvez as expressões TNC maior e leve sejam mais amplas e mais bem empregadas em situações não neurodegenerativas, as quais comumente afetam pacientes mais jovens, como em casos de alterações cognitivas secundárias ao HIV e de lesão cerebral traumática.

ENVELHECIMENTO COGNITIVO FISIOLÓGICO

Após essa breve introdução, é importante entender uma questão fundamental: o que são o envelhecimento normal e o patológico?

O envelhecimento das funções cognitivas se inicia muito antes da velhice, e algumas funções cognitivas, como a velocidade de processamento perceptivo, começam a declinar sutilmente a partir do terceiro decênio de vida. Evidências mostram que o ritmo de declínio varia amplamente entre os domínios específicos e entre os diferentes indivíduos, e na maioria dos casos as alterações cognitivas não acarretarão prejuízos ou perdas funcionais. Muitos autores defendem que o envelhecimento bem-sucedido depende de mecanismos compensatórios individuais a favor de domínios mais relevantes para determinado indivíduo. Em geral, nota-se que as mudanças normais do envelhecimento não são progressivas, ao contrário das encontradas em quadros demenciais.

A memória sofre alterações significativas durante a idade adulta, e o indivíduo saudável pode se esquecer de partes de um evento, mas em geral não se esquece do evento em si. Com frequência, há recuperação posterior do material esquecido, inclusive espontaneamente. Segundo Dan Blazer: "O adulto normal se esquece, se lembra de que esqueceu e mais tarde lembra o que esqueceu. O portador de Alzheimer esquece, esquece que esqueceu e não está preocupado com isso segundos depois." A memória episódica decai com a idade, fato mais evidenciado em tarefas que exijam maior esforço dirigido, como na recordação de uma lista de palavras, se comparada com a lembrança de histórias e figuras. Além disso, as tarefas de evocação livre se mostram mais prejudicadas que a evocação com pistas e o reconhecimento. A memória semântica (memória que processa ideias e conceitos), no entanto, tende a aumentar com a idade, exceto em tarefas que demandem eficiência e rapidez de evocação, como na fluência verbal com categorias semânticas.

No envelhecimento normal, os processos atencionais referentes ao controle inibitório e à atenção dividida decaem, enquanto o tempo de processamento mental é aumentado. A capacidade de manter-se vígil e a atenção sustentada em determinada atividade, no entanto, não parecem se alterar com a idade. Funções executivas vão declinando com o tempo, com algum comprometimento em tarefas de planejamento e dificuldade na mudança de padrões cognitivos já estabelecidos.

A diferenciação das alterações cognitivas consideradas normais do comprometimento cognitivo patológico é, sem dúvida, um grande desafio, sendo de certo modo arbitrárias as fronteiras entre essas situações. Deve-se sempre comparar os pacientes por meio de instrumentos de avaliação validados para indivíduos de mesma faixa etária e escolaridade, e quando o indivíduo ultrapassa o limite estabelecido do normal para aquele grupo é considerado um comprometimento cognitivo leve, caso ainda esteja preservada a funcionalidade nas atividades instrumentais e básicas da vida diária. À medida que o comprometimento cognitivo avança e o indivíduo passa a apresentar maior prejuízo em sua funcionalidade, pode-se diagnosticar uma síndrome demencial.

INSTRUMENTOS DE AVALIAÇÃO COGNITIVA

A avaliação das funções cognitivas faz parte do exame mental habitual executado pelo médico. O DSM-5 ressalta, ao contrário de suas versões anteriores, que todos os aspectos têm igual importância no diagnóstico de uma síndrome demencial e não somente a memória. São seis os domínios citados:

- **Atenção complexa:** engloba atenção sustentada (capacidade de manter a atenção ao longo do tempo), atenção seletiva (manter o foco atencional apesar de estímulos distratores) e atenção dividida (participar de duas tarefas ao mesmo tempo).
- **Função executiva:** são incluídos planejamento, tomada de decisões, memória de trabalho (capacidade de manter informações por um período curto e manipulá-las, como reter um número de telefone e anotá-lo em seguida), flexibilidade mental/cognitiva (capacidade de mudar de um conceito para outro), capacidade de inibição (dar nome da cor da fonte de uma palavra e não nomear a palavra), resposta a *feedback*/utilização de erros.
- **Aprendizagem e memória:** devem ser avaliadas memória imediata (às vezes considerada memória de trabalho), memória recente (avalia o processamento de novas informações, e os aspectos a serem testados incluem a evocação livre, a evocação com pistas e a memória de reconhecimento) e memória de longo prazo (**memória semântica**, relacionada com recordação de fatos; **memória autobiográfica**, relacionada com eventos pessoais ou pessoas; **memória de aprendizagem**, relacionada com o aprendizado inconsciente de habilidades; e **memória implícita**, relacionada com procedimentos).
- **Linguagem:** compreende a linguagem expressiva (pode ser avaliada com identificação de objetos ou figuras, fluência verbal [fonêmica com palavras que comecem com f ou em categoria semântica por animais] em 1 minuto), gramática/sintaxe e linguagem receptiva (compreensão e realização de tarefas conforme comando verbal).
- **Função perceptomotora:** fazem parte a percepção visual, a função visuoconstrutiva (reunião de itens com necessidade de coordenação de olhos-mãos), perceptomotora (integração da percepção com movimentos que têm um propósito), praxia (integridade de movimentos aprendidos, habilidade de imitar gestos) e gnosia (integridade perceptiva da conscientização e do reconhecimento).
- **Cognição social:** abrange o reconhecimento de emoções e a capacidade de considerar e cognitivamente compreender o estado emocional de outra pessoa (pensamentos, desejos, intenções), assim como sua própria experiência.

A avaliação das funções cognitivas deve ser realizada em todos os pacientes psiquiátricos, sendo muitas vezes suficientes a entrevista e o exame do estado mental. Em outras situações, lança-se mão de instrumentos breves de avaliação, e em certos casos podem ser necessárias ferramentas mais complexas ou a aplicação de testes neuropsicológicos detalhados.

A investigação de demência e de comprometimento cognitivo leve exige atenção especial em idosos, sendo um passo importante para os diagnósticos e intervenções precoces. Os testes de rastreio devem avaliar diferentes domínios cognitivos, ser de fácil aplicação e ter boa acurácia diagnóstica. Idealmente, o resultado do teste deve sofrer pouca influência da cultura e da escolaridade do indivíduo. Cabe ressaltar ainda que grande parte dos testes tem maior eficácia no diagnóstico de déficits mnêmicos, sendo possivelmente subdiagnosticadas condições em que há predomínio de outras alterações cognitivas:

- **Miniexame do estado mental (MEEM):** o MEEM foi criado por Folstein em 1975 para descrever as alterações cognitivas de pacientes internados em uma enfermaria de psiquiatria. Atualmente, é o teste de rastreio cognitivo mais conhecido, mais utilizado e com maior número de estudos de validação. Trata-se de um instrumento de fácil aplicação (necessita, em média, de 6 a 10 minutos) utilizado em diversos ambientes clínicos, tanto para rastreio e detecção de declínio cognitivo como para seguimento de quadros demenciais, além do monitoramento da resposta ao tratamento. Avalia memória (evocação das três palavras), orientação temporal e espacial, memória operacional (subtração de números e soletrar em ordem inversa), linguagem (nomeação, repetição de sentença, leitura, escrita e comando com três passos) e habilidade visuoespacial (cópia de figura).

   O MEEM, apesar de sua ampla difusão, é pouco sensível em indivíduos com CCL e quadros demenciais iniciais. Pode alcançar até 30 pontos, com ponto de corte inicialmente descrito para demência como ≤ 24. No entanto, como em muitos outros testes cognitivos, sofre importante influência do nível de escolaridade. Estudos brasileiros divergem quanto aos pontos de corte. Alguns demonstram que o escore mais eficiente para discriminar distúrbios cognitivos entre analfabetos foi 18/19 e naqueles com histórico escolar prévio o melhor foi 24/25. Um trabalho de validação de Brucki e cols., em 2003, mostrou que os escores medianos para escolaridade foram de 20 pontos para analfabetos, 25 pontos para pessoas com 1 a 4 anos de escolaridade, 26,5 pontos para 5 a 8 anos, 28 pontos para 9 a 11 anos e 29 pontos para 12 anos ou mais (Quadro 3.1).

- *Montreal Cognitive Assessment* **(MoCA):** o MoCA (Figura 3.1) consiste em um teste de rastreio cognitivo inicialmente desenvolvido para detecção de comprometimento cognitivo leve em indivíduos cujo desempenho se mostra normal no MEEM. Rápido, aplicado em cerca de 10 minutos, é facilmente acessível pela internet (www.mocatest.org) e dispõe de uma versão brasileira validada para indivíduos com escolaridade mínima de 4 anos. O escore total é de 30 pontos, sendo considerada normal uma pontuação de até 26 pontos. Caso o examinado tenha menos de 12 anos de escolaridade, é adicionado 1 ponto ao final. Avalia a memória, por evocação de lista de cinco palavras, após duas apresentações; função executiva por meio de tarefas adaptadas do teste de trilhas parte B; fluência verbal fonêmica e tarefa verbal de abstração; habilidades visuoespaciais por meio do desenho do relógio e cópia do cubo; atenção, concentração e memória

Quadro 3.1 Instruções para aplicação do MEEM
1. **Orientação temporal:** pergunte ao indivíduo (1 ponto para cada resposta correta): "Que dia é hoje?", "Em que mês estamos?", "Em que ano estamos?", "Em que dia da semana estamos?", "Qual é a hora aproximada?" (considere correta a variação de mais ou menos 1 hora). *Não é necessário fazer correção dos eventuais erros cometidos ou confirmar se o paciente está correto ou não. Não dê dicas.*
2. **Orientação espacial:** pergunte ao indivíduo (1 ponto para cada resposta correta): "Em que local nós estamos?" (consultório, sala, quarto – apontando para o chão), "Que local é este aqui?" (hospital, própria casa – apontando em sentido mais amplo), "Em que bairro nós estamos?" (ou qual o nome de uma rua próxima), "Em que cidade nós estamos?", "Em que estado nós estamos?". *Não é necessário fazer correção dos eventuais erros cometidos ou confirmar se o paciente está correto ou não. Não dê dicas.*
3. **Memória imediata/registro:** inicialmente se diz: "Agora preste atenção. Eu vou dizer três palavras e você irá repeti-las a seguir, certo?". Então, devem ser ditas três palavras não relacionadas (carro/vaso/tijolo), pausadamente e, logo após, pedir para o paciente repeti-las –, dê 1 ponto para cada palavra repetida corretamente na primeira vez. *Caso o paciente não consiga repetir as três palavras, deve-se repetir novamente e pedir para o paciente prestar atenção para garantir a aprendizagem. Repetir até três vezes, mas não pontuar mais neste momento.*
4. **Atenção e cálculo:** "Agora eu gostaria que o senhor subtraísse 7 de 100 e do resultado subtraísse 7. Então continue subtraindo 7 de cada resposta até eu pedir para parar, entendeu?" (pausa). "Vamos começar: quanto é 100 menos 7?". Considere 1 ponto para cada subtração correta. *Se houver erros, corrija-o e prossiga. Considere correto se o examinado espontaneamente se autocorrigir.*
5. **Memória de evocação:** "Quais são as 3 palavras que eu pedi que memorizasse?" – 1 ponto para cada palavra lembrada. *Não forneça pistas.*
6. **Linguagem: nomeação:** peça para a pessoa nomear dois objetos mostrados (relógio e caneta – 1 ponto para cada resposta certa); **repetição:** "Preste atenção, vou lhe dizer uma frase e quero que você repita depois de mim: 'nem aqui, nem ali, nem lá'" (considere 1 ponto apenas se a repetição for perfeita); **comando:** "Pegue este papel com a mão direita (1 ponto), dobre-o ao meio (1 ponto) e coloque-o no chão (1 ponto)" *(se o paciente pedir ajuda no meio da tarefa, não dê dicas)*; **leitura**: mostre a frase escrita "FECHE OS OLHOS" e peça para o indivíduo fazer o que está sendo solicitado (1 ponto) *(não auxilie se ele pedir ajuda e não considere se ele ler a frase sem realizar o comando)*; **escrita:** peça para o indivíduo escrever uma frase. Se não compreender o significado, ajude com: "Diga alguma frase que tenha começo, meio e fim; diga alguma coisa que aconteceu hoje; diga alguma coisa que queira dizer" (1 ponto) *(para correção, não considere erros gramaticais ou ortográficos).*
7. **Linguagem e função visuoespacial:** copiar o desenho dos pentágonos – mostre o modelo e peça a melhor cópia possível (1 ponto). *Considere apenas se houver dois pentágonos interseccionados (10 ângulos), formando uma figura na interseção de quatro lados ou com dois ângulos.*

Adaptado de Bertolucci e cols. (1994) e Brucki e cols. (2003).

operacional por meio da tarefa de atenção sustentada (bater na mesa ao ouvir a letra A); subtração seriada e extensão de dígitos em ordem direta e inversa; linguagem, pela nomeação de animais não familiares, repetição de sentenças sinteticamente complexas e fluência verbal; e, ainda, orientação temporal e espacial.

O teste mostrou sensibilidade alta para identificar CCL e doença de Alzheimer (DA) com sensibilidade de 90% e 100%, respectivamente. Pode ser útil, também, para detectar comprometimento cognitivo leve em outras condições, como comprometimento vascular, doença de Parkinson, doença com corpos de Lewy, demência frontotemporal, esclerose múltipla, doença de Huntington, tumores cerebrais, apneia do sono, insuficiência cardíaca, uso excessivo de substâncias, esquizofrenia, HIV e traumatismo encefálico. Recentemente, foi validada no Brasil uma versão básica do MoCA para indivíduos com 4 anos ou menos de escolaridade.

- **Teste do Desenho do Relógio (TDR):** muito utilizado para rastreio cognitivo, esse teste é de fácil aplicação e conta com estudos validados na população brasileira para a DA, inclusive em analfabetos. Avalia vários domínios cognitivos, em especial as funções executivas, a habilidade visuoespacial e a atenção. Existe uma ampla variedade de estratégias de aplicação e pontuação, porém a avaliação qualitativa entre um relógio

Figura 3.1 Teste MoCA de rastreio cognitivo.

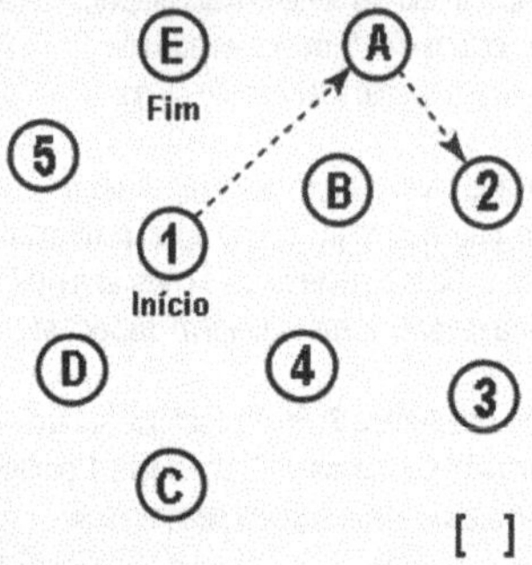

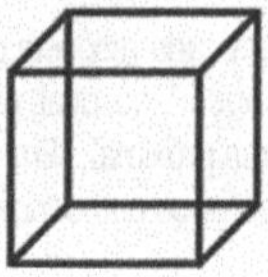

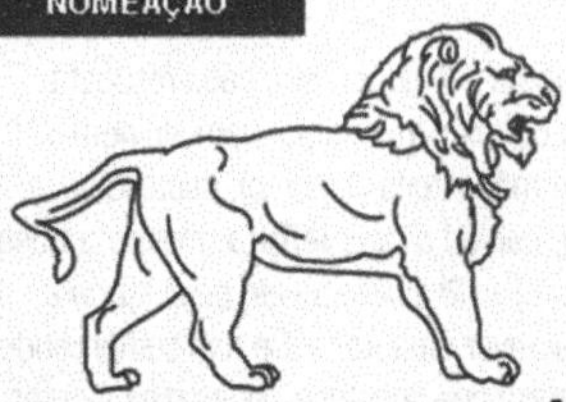

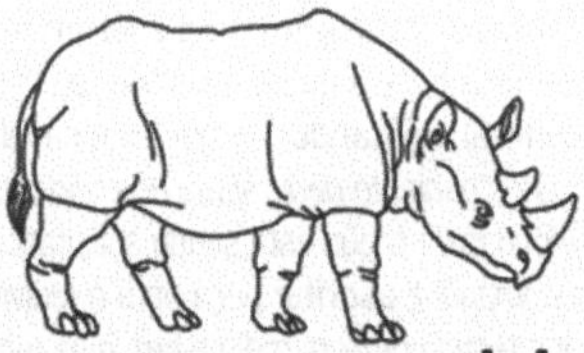

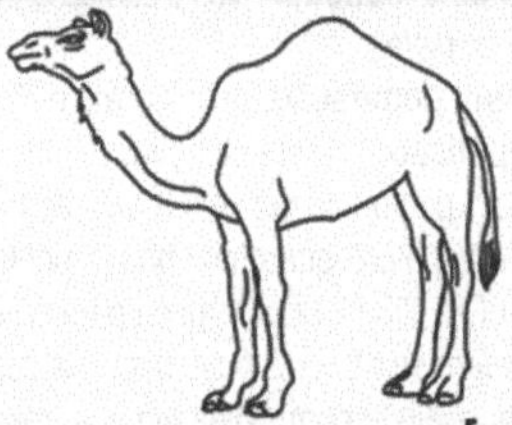

"normal" e "anormal" pode servir melhor como instrumento de rastreio, especialmente quando se compara com outros testes realizados pelo próprio paciente no seguimento terapêutico. O examinando deve ser solicitado a desenhar um relógio, com números, marcando uma determinada hora, já validada em estudos (por exemplo, 11h10, 8h20). Observa-se se os números e os ponteiros estão dispostos de maneira correta e se a hora foi marcada conforme a solicitação. Verifica-se também a forma de planejamento e execução da tarefa, bem como o tempo para execução: "Eu gostaria que você fizesse um desenho de um relógio com todos os números dentro." Após a primeira parte: "Agora, desenhe os ponteiros marcando 11h10."

- **Mini-cog test:** trata-se de instrumento de aplicação muito breve (< 5 minutos) que consiste na exposição de três palavras não relacionadas, solicitando-se ao indivíduo que se recorde delas (em até três tentativas) logo após a aplicação do TDR. O teste é considerado negativo quando são lembradas as três palavras e positivo quando nenhuma é lembrada. No caso de uma ou duas palavras evocadas, o relógio é o que define: se for normal, o rastreio é negativo; se anormal, positivo. Esse teste apresenta sensibilidade de 91% e especificidade de 86% para o diagnóstico de demência, mas ainda não tem validação na população brasileira.
- **Fluência verbal (FV):** esse teste avalia as funções executivas e pode ser realizado por categoria semântica (a mais utilizada é a categoria de animais), solicitando-se ao paciente que diga o maior número possível de animais em 1 minuto – são admitidos animais de quaisquer subcategorias (insetos, aves, peixes, mamíferos etc.), porém não são computadas simples alterações de gênero, tamanho (gato/gatinho) e repetições (salmão/peixe). O desempenho sofre influência da escolaridade; os pontos de corte são de 9 animais/minuto para analfabetos, 12 animais/minuto para pessoas com 1 a 7 anos de escolaridade e 13 animais/minuto para pessoas com 8 anos ou mais de escolaridade. Uma variação mais complexa é a FV fonêmica, quando o indivíduo é solicitado a dizer o maior número de palavras iniciadas com as letras F, A e S em 1 minuto: "Eu vou dizer uma letra do alfabeto e quero que você diga o maior número de palavras que puder que comecem com esta letra, o mais rápido possível. Por exemplo, se eu disser B, você deve dizer bala, banana, mas não pode dizer nomes próprios, como Brasil ou Beatriz. Você também não pode dizer palavras semelhantes que apenas terminem de modo diferente." O normal é a produção de 15 palavras/letra/minuto, totalizando um escore médio de 45 palavras para as três letras. Se o examinado nos testes de fluência apresentar a tendência de parar antes do tempo, deve ser encorajado a continuar.
- ***Addenbrooke's Cognitive Examination – Revised* (ACE-R):** esse teste consiste em um instrumento que avalia cinco domínios cognitivos em conjunto e oferece notas parciais para cada um deles (atenção, orientação, memória, fluência verbal, linguagem e habilidades visuoespaciais). Sua utilidade tem sido demonstrada na diferenciação entre DA e demência frontotemporal (DFT). Os pacientes com DA apresentam melhor desempenho nos domínios de fluência verbal e linguagem quando comparados com aqueles com DFT, os quais se saem melhor em tarefas de orientação e memória episódica/evocação tardia. Encontra-se disponível uma versão brasileira validada, cuja aplicação tem a duração de 15 a 20 minutos. A pontuação total é 100 e a nota de corte, 88 pontos, com sensibilidade de

94% e especificidade de 89% para declínio cognitivo. Entre os 100 pontos estão incluídos 30 pontos relativos ao MEEM, que podem ser calculados separadamente. Há variação no desempenho no teste de acordo com a escolaridade.

- **Bateria Breve de Rastreio Cognitivo (BBRC):** esse instrumento de rastreio, desenvolvido por Nitrini e cols., é composto por sete etapas que avaliam a memória (Teste de Memória de Figuras) e duas etapas do TDR e FV semântica (categoria animais). O Teste de Memória de Figuras consiste inicialmente na apresentação de 10 figuras (sapato, casa, pente, chave, avião, balde, tartaruga, livro, colher e árvore), e o indivíduo, na etapa inicial, é solicitado a nomeá-las (etapa 1 – percepção visual; etapa 2 – nomeação). Em seguida, a folha é retirada e pergunta-se ao examinando de quais figuras se recorda (etapa 3 – memória incidental). Mais uma vez os estímulos são mostrados ao indivíduo por 30 segundos, que dessa vez é solicitado a tentar memorizá-los. Pela segunda vez após a retirada ele deve dizer de quais figuras se recorda (etapa 4 – memória imediata). Por fim, ele tem a possibilidade de novamente olhar os desenhos por mais 30 segundos, sendo repetida a instrução de tentar memorizá-las. Com a retirada das figuras, o examinador questiona mais uma vez de quais ele se recorda (etapa 5 – aprendizado).

  Após essas etapas, devem ser realizados durante cerca de 5 minutos de intervalo os testes da FV semântica categoria animais em 1 minuto e o TDR. Após esse intervalo de distração, é feita a evocação tardia das figuras, as quais, dessa vez, não são apresentadas novamente (etapa 6 – evocação tardia). Por último, é apresentada outra folha com os 10 estímulos mostrados anteriormente e 10 novas figuras, sendo solicitado ao indivíduo que identifique os desenhos previamente vistos (etapa 7 – reconhecimento); nessa etapa do reconhecimento as intrusões são subtraídas dos acertos para obtenção do escore final (nas outras etapas são anotadas as intrusões, as quais, porém, não interferem no escore final).

  Em relação aos resultados, uma pontuação < 5 na memória imediata denota comprometimento na atenção, e escores < 7 no aprendizado e < 6 na evocação tardia apontam para déficits cognitivos na memória; no reconhecimento, indivíduos normais obtêm 10 pontos, e um escore < 9 certamente é anormal. O desempenho no teste de memória não é influenciado pela escolaridade, representando uma grande vantagem em relação aos outros testes utilizados na população brasileira.

- **Lista de Palavras (CERAD):** trata-se da apresentação de uma lista com 10 palavras (manteiga-carta-poste-motor-braço-rainha-bilhete-praia-cabana-erva) não relacionadas, em três ensaios consecutivos, em ordens diferentes (um escore < 14 palavras na soma das três apresentações é anormal). Depois de uma tarefa de interferência de 10 minutos, é feita a evocação tardia (um escore < 4 é considerado anormal) e o reconhecimento das palavras (um escore < 8 é anormal).

Uma revisão sistemática de 2015 analisou 149 estudos que avaliavam testes cognitivos de rastreio e identificou 11 testes, encontrando 102 estudos para avaliar o MEEM, 12 estudos para o ACE-R, 12 estudos para o *Abbrevieted Mental Test*, nove estudos para a versão de Sunderland do TDR, nove estudos para a versão de Shulman do TDR, cinco estudos para o *General Practitioner Assessment of Cognition* (GPCOG), 22 estudos para o IQCODE, nove estudos para o *Mini-cog test*, 20 estudos para o MoCA e sete estudos para os testes de fluência verbal.

Nesse estudo, os valores de corte para pacientes com demência no MEEM foi de 23 ou 24, com sensibilidade de 81% e especificidade de 89%. Comparados ao MEEM, a maioria dos outros 10 testes tiveram um desempenho semelhante, com destaque para o *Mini-cog test* (sensibilidade de 91% e especificidade de 86%) e o ACE-R (sensibilidade de 92% e especificidade de 89%), com melhor desempenho diagnóstico em relação aos outros, e o MoCA (sensibilidade de 89% e especificidade de 75%), com melhor desempenho diagnóstico para comprometimento cognitivo leve.

Além desses testes mais rápidos e simples, pode ser utilizada uma série de baterias multifuncionais, especialmente em ambientes de pesquisa e ambulatorialmente, para elucidação diagnóstica. Entretanto, essas baterias são longas e devem ser aplicadas apenas por profissionais habilitados. A avaliação neuropsicológica formal é um procedimento extenso e detalhado que pode atender a fins diversos (avaliação diagnóstica, avaliação de resposta ao tratamento, perícia, pesquisa) e visa ao mapeamento do estado cognitivo do indivíduo. Define as funções que se encontram comprometidas e as que estão preservadas em uma dinâmica de interações dos diversos domínios cognitivos, em um racional diagnóstico que torna possível o uso de diferentes tipos de baterias neuropsicológicas como instrumentos. São realizados testes que induzem o examinado a executar tarefas que exigem o uso de funções isoladas, sendo o resultado interpretado mediante análise quantitativa e qualitativa de sua execução.

INSTRUMENTOS DE AVALIAÇÃO DA FUNCIONALIDADE

A funcionalidade de uma pessoa está relacionada com a sua capacidade de realizar adequadamente as atividades do dia a dia, de modo independente e autônomo, tanto no que concerne às atividades básicas de vida diária (ABVD) – relacionadas com autocuidado, alimentação, banho, vestir-se – como às atividades instrumentais de vida diária (AIVD) – mais complexas, como fazer compras, manipular dinheiro, utilizar meios de transporte, atender ao telefone e participação social. A funcionalidade está diretamente relacionada com a função cognitiva, em especial a memória e as funções executivas – um declínio nestas últimas está estreita e quase linearmente ligado à queda da funcionalidade.

O diagnóstico de demência, da maneira como é compreendido hoje, exige o comprometimento significativo da funcionalidade do indivíduo. Dessa maneira, é necessária a adoção, também, de instrumentos adequados de avaliação da funcionalidade, e o uso combinado dos dois instrumentos (cognitivos e de funcionalidade) faz parte da boa prática dos cuidados com o idoso com suspeita de declínio cognitivo. Os instrumentos que avaliam a funcionalidade podem ser: avaliações subjetivas (relatos do próprio paciente ou a observação de terceiros a respeito de como o paciente executa as atividades) e avaliações objetivas, nas quais se observa diretamente, por meio de tarefas, o desempenho do indivíduo.

O Índice de Independência nas Atividades de Vida Diária, desenvolvido por Sidney Katz (*KATZ Index of ADL – activities of daily living*), é um dos instrumentos mais antigos e citados na literatura para avaliação das ABVD. São avaliadas seis áreas de funcionamento (banhar-se, vestir-se, ir ao banheiro, transferência da cama/cadeira, continência dos esfíncteres e alimentação), classificando-se o paciente como dependente ou independente para realizá-las. Se houver dependência em duas áreas, considera-se a presença de dependência moderada; se em quatro ou mais áreas o indivíduo é considerado muito dependente.

A escala de Bayer de Atividades de Vida Diária (B-ADL) consiste em 25 itens que devem ser respondidos pelos cuidadores. Os primeiros dois itens avaliam a capacidade do paciente de realizar as AVD e sua capacidade de cuidar de si. Nos itens 3 a 20 são avaliadas tarefas específicas, e os últimos cinco itens avaliam as funções cognitivas mais importantes para o desempenho nas AVD. Em um estudo brasileiro, a B-ADL demonstrou eficácia em discriminar casos (pacientes com diagnóstico de demência leve a moderada) dos controles, além de diferenciar os casos de demência leve e moderada.

O índice de Pfeffer é constituído por itens relacionados com a capacidade do indivíduo de realizar AIVD e suas funções cognitivas/sociais. Quanto menor a pontuação obtida, maiores sua independência e autonomia. A escala contém dez itens que avaliam a funcionalidade por meio da independência em realizar as atividades e deve ser respondida pelo cuidador. O escore vai de 0 a 30, e, quanto maior, mais dependente é o paciente. Alguns autores consideram a presença de prejuízo funcional a partir do escore 3, enquanto outros consideram que um escore 5 apresenta melhores sensibilidade e especificidade para o diagnóstico de alterações da cognição com declínio funcional.

Como em muitas situações, as informações em relação à funcionalidade fornecidas pelos familiares e cuidadores não são totalmente confiáveis ou não são obtidas adequadamente. Por isso, foram desenvolvidos instrumentos mais objetivos com base na observação da funcionalidade do examinando. No Brasil encontra-se disponível uma adaptação da escala de Pfeffer para avaliação objetiva da funcionalidade, e estudos mostram que há diferenças entre as informações fornecidas pelo cuidador e o desempenho objetivo, sugerindo que os cuidadores muitas vezes subestimam a capacidade funcional do indivíduo. A escala DAFS-R (*Direct Assessment of Functional Status-Revised*) avalia objetivamente seis domínios por meio de diversas tarefas: orientação temporal, comunicação (uso de telefone, escrever carta), habilidade para lidar com dinheiro (identificar moedas, contar dinheiro, dar troco, preencher cheque), habilidade para fazer compras (recordar itens de uma lista, selecionar itens de uma lista), vestir-se/higiene pessoal (escovar os dentes, lavar as mãos, vestir-se) e alimentar-se (uso de talheres, servir e beber água sozinho).

COMPROMETIMENTO COGNITIVO LEVE (TRANSTORNO NEUROCOGNITIVO LEVE)

O comprometimento cognitivo leve (CCL) é caracterizado por um declínio nas funções cognitivas além do esperado para a idade, escolaridade e nível socioeconômico, mas que não preenche critérios suficientes para demência e não há comprometimento significativo da funcionalidade. Trata-se de uma entidade clínica heterogênea que pode permanecer estável, regredir ou, como em grande parte dos casos, progredir para demência. Apesar de todo o entendimento que se tem, reconhece-se que o CCL ainda tem uma definição imprecisa, uma vez que estabelecer o que é uma alteração cognitiva fisiológica ou patológica, assim como em que consiste o comprometimento da funcionalidade, ainda é uma tarefa difícil. Esquecimentos leves, como esquecer objetos ou ter dificuldades em evocar nomes, podem significar apenas sinais de envelhecimento normal para a idade. Indivíduos com CCL apresentarão alterações mais proeminentes, como se esquecer de informações importantes que anteriormente teriam se lembrado com facilidade, como compromissos, conversas recentes ou eventos de interesse. Esse comprometimento costuma ser mais aparente para as pessoas de convívio mais próximo, mas não para observadores casuais.

Pode ser definido pelo comprometimento amnéstico ou não amnéstico e pelo número de domínios cognitivos afetados (CCL de único domínio ou de múltiplos domínios). Os pacientes com comprometimento amnéstico têm maior probabilidade de evoluir para DA, enquanto os com CCL não amnéstico (forma menos comum) têm mais chance de evoluir para outras formas de demência, como frontotemporal ou por corpos de Lewy. Estudos clínicos e populacionais sugerem a prevalência de 10% a 20% entre os adultos com mais de 65 anos de idade, embora a falta de padronização nos critérios diagnósticos utilizados contribua para incertezas nas estimativas. A prevalência aumenta com a idade, e os homens parecem estar sob risco mais elevado. Fatores de risco adicionais incluem baixa escolaridade, fatores de risco cardiovascular (por exemplo, hipertensão, diabetes), presença de apolipoproteína E (APOE) com genótipo ε4, deficiência de vitamina D, desordens respiratórias do sono e doenças críticas anteriores.

As taxas de conversão de CCL para DA variam amplamente e dependem dos critérios utilizados, da população estudada e do período de acompanhamento. A taxa média de conversão é em torno de 10% a cada ano. Um estudo de 2007, que avaliou a conversão em 30 meses, evidenciou que as taxas variavam de acordo com o tipo de CCL – chegando a 48,7% no amnéstico e a 28,6% no não amnéstico. Fatores de risco para conversão incluem idade avançada, baixa escolaridade, acidente vascular encefálico, diabetes e o subtipo amnéstico. Alguns estudos sugerem ainda a possibilidade de reversão para cognição normal – especialmente em casos de depressão e efeitos de medicações – em até 25% a 30% dos casos, embora evidências recentes mostrem taxas menores.

Vários achados em testes genéticos, exames de imagem e biomarcadores liquóricos podem confirmar se existe uma patologia relacionada com as síndromes demenciais e quais indivíduos estão sob risco aumentado para progressão mais rápida; estudos longitudinais comprovam que a progressão é mais rápida entre os carregadores do gene da APOE do alelo ε4, embora a testagem para presença deste alelo não seja recomendada na prática clínica. Biomarcadores no líquido cefalorraquidiano (LCR) também têm importância na avaliação na progressão do CCL: um padrão de diminuição de níveis de peptídeo β-amiloide 42 (Aβ42) e níveis elevados da proteína tau aumentam o risco relativo de progressão para demência. Esses marcadores, no entanto, ainda precisam ter seus valores padronizados, uma vez que é grande a variação entre os diferentes laboratórios.

O marcador mais amplamente estudado para predição de progressão para demência é a imagem estrutural de ressonância magnética. Entre os pacientes com CCL, aqueles com medida volumétrica de hipocampo abaixo do percentil 25 para gênero e idade têm risco de progressão em 2 anos duas a três vezes maior do que aqueles com medida acima do percentil 75, embora ainda não existam critérios estabelecidos para confirmar atrofia hipocampal. Exames de neuroimagem funcional, como a tomografia com emissão de pósitrons com 18-fluorodeoxiglicose (18-FDG-PET), que avaliam a integridade da sinapse neuronal, podem detectar a progressão para demência. Um padrão de hipometabolismo nas regiões temporal e parietal (sugestivo de patologia de DA) é indício de progressão mais rápida de CCL para DA, com risco de conversão até 11 vezes maior do que em indivíduos sem esse padrão. O uso de imagens moleculares para a avaliação de placas de amiloide cerebrais com técnicas de PET que usam marcadores como o composto B de

Pittsburg (PiB) consegue mensurar diretamente a patologia β-amiloide no encéfalo e sugere maior progressão para DA.

Em relação à neuropatologia, sugere-se que o CCL representa a expressão clínica inicial de uma doença neurodegenerativa relacionada com a idade. Vários estudos de necropsia mostraram que indivíduos com CCL, como um grupo, têm achados anatomopatológicos intermediários entre indivíduos normais e com demência avançada. Alguns também demonstram que patologia ligada a outros processos demenciais (por exemplo, demência por corpos de Lewy e demência vascular) é encontrada no CCL, embora predomine a DA.

O DSM-5, em seus critérios diagnósticos, afirma que deve haver evidências de um pequeno declínio cognitivo a partir do nível de funcionamento anterior de desempenho em um ou mais domínios cognitivos com base em uma preocupação do indivíduo, de um informante ou do clínico. Além disso, há pequeno prejuízo no desempenho cognitivo, de preferência documentado por testes neuropsicológicos ou, em sua falta, por outra avaliação cognitiva qualificada, além da não interferência na capacidade de ser independente nas atividades cotidianas. Desse modo, o conceito de pequeno prejuízo cognitivo se torna excessivamente genérico. A maioria dos protocolos afirma que o prejuízo em avaliações neuropsicológicas deve ser considerado em torno de 1,5 desvio padrão para a idade e a escolaridade.

Uma vez que o diagnóstico de CCL seja confirmado, o paciente deverá ser amplamente investigado por meio de exames de imagem e laboratório, empregados também no diagnóstico das síndromes demenciais iniciais, com intuito de descartar possíveis causas reversíveis de comprometimento cognitivo e/ou avaliar a etiopatogenia subjacente. Esses indivíduos deverão ser reavaliados a cada semestre, assegurando-se de que estejam engajados em atividades cognitivamente benéficas e controlando os fatores de risco implicados na progressão para demência. A demonstração de deterioração cognitiva gradual, mesmo em níveis ainda não demenciados, é altamente preditiva de pior evolução. O fato de não haver tratamento específico para o CCL que impeça a conversão para demência ainda limita a sistematização e a obrigatoriedade diagnóstica em determinados contextos, embora não minimize a importância da identificação daqueles indivíduos que estarão sob alto risco. Seguindo o mesmo raciocínio, ainda não está claro para quem devem ser solicitados os exames mais invasivos, como biomarcadores liquóricos ou testes de alto custo, como genéticos ou PET com PiB, uma vez que não se dispõe de recursos que modifiquem a doença.

SÍNDROMES DEMENCIAIS (TRANSTORNO NEUROCOGNITIVO MAIOR)

Pode-se definir demência como um declínio cognitivo e/ou comportamental crônico e progressivo que causa restrições nas AVD e que não pode ser explicado por alterações da consciência, da mobilidade e do sensório.

O DSM-5 define TNC maior como um declínio cognitivo importante, a partir de um nível anterior de desempenho, em um ou mais domínios cognitivos (atenção complexa, função executiva, aprendizagem e memória, linguagem, perceptomotor ou cognição social), com base em uma preocupação do indivíduo, informante ou clínico de que há declínio significativo na função cognitiva e prejuízo substancial no desempenho cognitivo, de preferência em teste neuropsicológico padronizado ou, em sua falta, por investigação clínica quantificada. O conceito de prejuízo substancial também é genérico, em geral entendido por prejuízo em avaliações neuropsicológicas maiores que 2 desvios padrões para a idade e a escolaridade. É obrigatório que os déficits cognitivos interfiram na independência nas AVD (no mínimo a necessidade de assistência nas AIVD). Além disso, não podem ocorrer exclusivamente em casos de *delirium* e não devem ser mais bem explicados por outro transtorno mental (por exemplo, depressão, esquizofrenia).

A síndrome demencial não pode ser considerada uma doença única, devendo ser encarada como um conjunto de sinais e sintomas cognitivos e funcionais em virtude de variadas doenças que podem acometer o encéfalo das mais diversas maneiras. Existem diversas formas de classificação: **pela idade de início**, em senil (após dos 65 anos) ou pré-senil (antes dos 65 anos); **pela região neuroanatômica comprometida e/ou padrão neuropsicológico** observado, em demências corticais (como protótipo a DA) e subcorticais (demência da doença de Parkinson, de Huntington); quanto à **reversibilidade do tratamento**, em demências irreversíveis ou potencialmente reversíveis; em relação à **presença de lesão estrutural**, em primárias ou degenerativas (doença de Alzheimer, demência frontotemporal, demência com corpos de Lewy, demência da doença de Parkinson, demência da doença de Huntington, paralisia supranuclear progressiva) ou secundárias (demências vasculares, hidrocefalia, algumas doenças infecciosas) e com **ausência de lesão estrutural** (demências associadas a distúrbios metabólicos, hidroeletrolíticos, carenciais, infecções do sistema nervoso central, intoxicações medicamentosas, demências associadas a transtornos psiquiátricos, como a pseudodemência depressiva).

Dadas a variedade de condições envolvidas e a diversidade de apresentação clínica, sempre que o clínico se depara com uma síndrome demencial, um esforço inicial deve ser empreendido na realização da anamnese, com uma história clínica detalhada, coletada com o paciente e os familiares. Inclui a pesquisa de doenças psiquiátricas anteriores, história familiar de transtornos mentais e neurológicos, interrogatório sintomatológico e investigação de condições clínicas comórbidas. Podem ser acrescidos os instrumentos de avaliação cognitiva e/ou de funcionalidade e testes neuropsicológicos, especialmente em casos atípicos ou nos quais o declínio ainda é duvidoso.

Além da entrevista, recomenda-se uma série de exames complementares tanto na tentativa de diagnóstico de causas de demências potencialmente reversíveis como para corroborar as etiologias degenerativas, além de identificar comorbidades que possam influir no prognóstico e no tratamento. Para todos os pacientes devem ser solicitados: hemograma, creatinina, ionograma, hormônio tireoestimulante (TSH), albumina, enzimas hepáticas, vitamina B_{12}, ácido fólico, cálcio, reações sorológicas para sífilis tomografia computadorizada (TC) ou ressonância nuclear magnética (RNM) de encéfalo. Glicemia e perfil lipídico também podem ser incluídos. A sorologia para HIV é solicitada para pacientes com idade inferior a 60 anos com apresentações atípicas ou sintomas sugestivos de AIDS.

A neuroimagem tem como função principal o afastamento de causas potencialmente reversíveis, como hematomas, hidrocefalia ou neoplasias. A TC e a RNM sem contraste apresentam desempenho semelhante como método inicial, embora a primeira seja uma técnica de menor custo e maior acessibilidade. A RNM, entretanto, pode detectar lesões vasculares não reveladas na TC, justificando um controle mais rigoroso do risco cardiovascular. Todavia, não existem evidências suficientes de que essa estratégia possa realmente determinar medidas capazes de atenuar a progressão da doença. Ao caracterizar melhor a atrofia de regiões específicas, a RNM oferece vantagens na formulação do diagnóstico diferencial. Uma imagem coronal revelando atrofia de hipocampo, por exemplo, confere suporte maior à hipótese de DA, mas há sobreposição entre as imagens observadas no envelhecimento normal e as obtidas nas fases iniciais de DA. A capacidade da RNM de agregar acurácia adicional após uma boa avaliação clínica ainda não está bem estabelecida, embora a experiência mostre que é muito mais útil e preferida à TC.

As demências potencialmente reversíveis representam de 10% a 20% dos casos, embora na prática haja registros de números menores e cada vez mais raros. Além disso, em razão do diagnóstico tardio, é comum que não sejam mais passíveis de tratamento ou não sejam a única etiologia. A maioria dos pacientes que alcançam a reversibilidade é de jovens que não têm patologia vascular ou amiloide. Dentre as causas potencialmente reversíveis citam-se: intoxicação por medicamentos, depressão, distúrbios metabólicos (hipotireoidismo/hipertireoidismo, hipo/hipernatremia, insuficiência renal/suprarrenal, encefalopatia hepática, deficiência de vitamina B_{12} ou tiamina), hidrocefalia de pressão normal (tríade de demência, alterações de marcha e distúrbios esfincterianos), apneia do sono e doenças autoimunes e infecciosas (HIV, sífilis).

Outros exames devem ser solicitados em casos específicos, especialmente em caso de demências rapidamente progressivas (em dias a poucas semanas), como dosagem de cobre sérico e urinário, ceruloplasmina, reações sorológicas diversas e provas reumatológicas. Análise do LCR está indicada na investigação da demência pré-senil e rapidamente progressiva; na primeira, solicitam-se biomarcadores liquóricos (concentrações de proteína Aβ 42 e proteína tau total e fosforilada) e, na segunda, exames para rastreio de causas infecciosas e autoimunes. Pesquisa de mutações de PPA, PS1 e PS2 é recomendada em caso de DA com história familiar compatível com herança autossômica dominante.

O eletroencefalograma (EEG) tem papel limitado na avaliação específica das demências, podendo auxiliar o diagnóstico de doença de Creutzfeldt-Jakob, da panencefalite esclerosante subaguda, do *delirium* e de outras encefalopatias metabólicas. Nas síndromes demenciais, os achados são inespecíficos e geralmente relacionados com a lentificação difusa do traçado.

Doença de Alzheimer

A doença de Alzheimer é a causa mais comum de doença neurodegenerativa. Atualmente, estima-se que haja no mundo 35,5 milhões de pessoas com demência (Alzheimer e não Alzheimer), e este número irá dobrar a cada 20 anos, chegando a 65,7 milhões em 2030 e 115,4 milhões em 2050, segundo a OMS. O principal fator de risco para demência é a idade. No Brasil, a prevalência de demência nos indivíduos com mais de 60 a 65 anos de idade é em torno de 10%, com estudos mostrando prevalências que variam de 5,1% a 17,5%. Dentre os indivíduos com demência com mais de 65 anos, cerca de 50% a 60% são portadores de DA, cuja incidência se eleva exponencialmente com a idade e dobra a cada 5 anos nas pessoas com mais de 65 anos. A prevalência de DA nas pessoas com mais de 85 anos chega a 34%, alcançando 43% naqueles com mais de 95 anos.

A doença de Alzheimer na maior parte das vezes é uma doença senil, com início após os 65 anos de idade. Há, no entanto, casos considerados pré-senis, ou seja, com início antes dos 65 anos. O primeiro caso foi descrito em 1906 por Alois Alzheimer: o célebre caso de Auguste D., uma paciente de 51 anos de idade. A parcela de DA familiar com herança autossômica dominante é estimada em 5% a 10%, enquanto a esporádica é estimada em 90%. A história familiar aumenta o risco em aproximadamente quatro vezes. Especula-se que o componente genético (herdabilidade) da DA corresponda a cerca de 50% do total de fatores responsáveis por seu desenvolvimento.

A doença com início precoce (pré-senil) tem sido diferenciada das formas tardias (senis) por estar associada a mutações genéticas na presenilina 1 (PS1), na presenilina 2 (PS2) e no gene da proteína precursora amiloide (PPA). A maioria, com evidências de mutações, se deve à mutação no gene PS1 do cromossomo 14 (6% do total) ou, raramente, no gene PPA do cromossomo 21 ou no PS2 do cromossomo 1. O início precoce pode ser esporádico ou familiar, embora devam ser sempre procurados padrões de herança familiar nesses casos. Em caso de início tardio, quando há um componente genético, o padrão de herança é mais complexo e não há um gene único determinante.

Na DA, assim como em diversas doenças crônicas, os fatores causais derivam provavelmente de uma combinação complexa de influências genéticas e exposições ambientais possivelmente acumuladas ao longo de toda a vida. Outros fatores, além da idade, também são muito relevantes, como baixa escolaridade, tabagismo, *diabetes mellitus*, dislipidemia, hipertensão arterial sistêmica, sedentarismo, obesidade e antecedentes de traumatismo cranioencefálico. Muitos dos fatores de risco para DA são os mesmos para doença cerebrovascular e são responsáveis por até 50% dos casos da doença, tornando essencial a correção desses fatores para prevenção. Quanto ao risco maior no gênero feminino, ainda existem dúvidas em virtude do fator de confusão com a idade.

Existem também fatores de risco genéticos para a DA esporádica, sendo o polimorfismo do gene da APOE considerado o principal deles. O gene tem três alelos (ε2, ε3 e ε4), sendo o ε4 associado ao aumento do risco da doença. A presença de um alelo aumenta em três vezes o risco, enquanto a presença de dois alelos aumenta em 15 vezes, embora o gene não esteja presente em cerca de 20% dos indivíduos. Há evidências de que os portadores do alelo ε2 tenham certa proteção.

Alguns fatores potencialmente protetores contra o desenvolvimento de DA ainda estão em estudo. Os anti-inflamatórios não esteroides (AINE) parecem proteger os usuários crônicos. A ação do estrogênio ainda é controversa, com estudos demonstrando benefício sintomático ou redução de risco em mulheres menopausadas que façam a reposição hormonal. O *Women's Health Initiative Memory Study*, no entanto, demonstrou aumento significativo no risco de demência após 4 anos de reposição hormonal, não sendo mais indicada a reposição hormonal com a finalidade de promover melhora cognitiva. A vitamina E, por seu efeito antioxidante, também tem sido estudada como agente protetor e seu uso em altas doses poderia reduzir a incidência da doença, embora isso não esteja claro. Estatinas podem ter efeito preventivo, embora não existam evidências suficientes para recomendá-las preventiva ou terapeuticamente. Leitura e atividade laboral têm sido consideradas fatores protetores em alguns estudos.

Desvendar os mecanismos causadores da DA ainda é um desafio, existindo muitas teorias vigentes e acreditando-se que uma multiplicidade de fatores esteja envolvida em sua fisiopatologia. A teoria mais difundida baseia-se no processamento anômalo do peptídeo amiloide e da proteína tau. O peptídeo Aβ é formado pela clivagem da proteína percursora de amiloide (APP), uma proteína transmembrana codificada pelo gene APP. A APP pode sofrer clivagem por duas enzimas, a α-secretase e a β-secretase (também denominada BACE-1). A α-secretase é responsável pela via normal, não patogênica, da clivagem da APP. Na via amiloidogênica (patogênica), as ações da β-secretase e, posteriormente, da α-secretase sobre a APP liberam o peptídeo Aβ, principalmente as isoformas compostas por 40 e 42 aminoácidos (sendo a com 42 a mais patogênica). A α-secretase é um complexo formado por várias proteínas, entre as quais a PS1 e a PS2. Os peptídeos Aβ se depositam no cérebro extracelularmente, agregando-se entre si, e constituem as placas senis ou apenas oligômeros insolúveis, inicialmente nos lobos frontais e temporais. Acredita-se que este seja o evento inicial da denominada "teoria da cascata amiloide" na DA.

Posteriormente, o peptídeo Aβ participa da clivagem e da hiperfosforilação da proteína tau. A proteína tau é um componente celular essencial para a integridade do sistema de microtúbulos na célula, carreando fatores tróficos, neurotransmissores e proteínas para o funcionamento celular. Assim, esse mecanismo inviabiliza o funcionamento celular. A hiperfosforilação da proteína tau com a desorganização dos microtúbulos irá promover a agregação da proteína tau e a formação intracelular dos emaranhados neurofibrilares. Essa deposição segue uma progressão estereotipada transináptica, começando no tronco encefálico (*locus coeruleus* e rafe dorsal) em estágios iniciais, progredindo para hipocampo, prosencéfalo basal, ínsula, cíngulo anterior e, em estágios finais, para regiões neocorticais difusas.

Evidências oriundas do uso de biomarcadores sugerem que os eventos causadores da DA ocorrem muitos anos ou até décadas antes do período em que as alterações cognitivas já são evidentes, levantando o conceito de fase pré-clínica, período em que os eventos fisiopatológicos acontecem ativamente sem a demência estar instalada. Em um primeiro estágio, que ocorre décadas antes da amiloidose assintomática, o acúmulo de Aβ no encéfalo pode ser evidenciado pela positividade para ligantes da Aβ no *PET scan* com marcador PiB e pela diminuição dos níveis de Aβ42 no LCR. Posteriormente, na fase de neurodegeneração, a patologia tau será mais ativa e haverá aumento das proteínas tau total e hiperfosforilada no LCR, surgindo então o hipometabolismo cerebral (em especial temporoparietal) no PET com FDG, com sinais iniciais discretos de atrofia de lobos temporais mesiais. A partir de então, com a progressão antes da demência irão aparecer, ainda na fase pré-clínica, os primeiros sintomas de declínio cognitivo, progredindo para a fase sintomática da doença: comprometimento cognitivo leve decorrente da DA e demência em virtude da DA.

Do ponto de vista neuropatológico, a DA é caracterizada macroscopicamente por atrofia cortical difusa, com predomínio na região temporal medial, em especial no hipocampo e no córtex entorrinal, com preservação das áreas motoras, sensitivas e visuais primárias. Microscopicamente, caracteriza-se pelos emaranhados neurofibrilares e placas senis, com perda neuronal e sináptica, além de ativação da micróglia.

Nos últimos anos houve uma mudança na compreensão das manifestações clínicas da DA, uma vez que o foco passou das alterações da memória episódica para, apesar do reconhecimento de que estas são uma das principais formas de apresentação clínica, outros possíveis comprometimentos cognitivos e comportamentais. A apresentação inicial costuma consistir na perda da capacidade de reter novas informações, com o paciente e os informantes notando a dificuldade de guardar recados, o nome de pessoas e notícias recentes e tornando o discurso repetitivo. Esse prejuízo traduz um dano ao centro de retenção de informações novas, o córtex entorrinal e o hipocampo, que somente depois de repetidos estímulos irão enviá-las para áreas corticais de associação. Por este motivo, a pessoa inicialmente irá recordar bem eventos do passado, com comprometimento desses apenas em fases mais avançadas da doença. Quando os sintomas progridem, mas permanecem estáveis, sem perda de funcionalidade, é diagnosticado CCL em decorrência da DA; quando vão progredindo e passam a comprometer a vida diária (tarefas domésticas complexas, trabalho, finanças), caracteriza-se um quadro demencial decorrente da DA. A sobrevida média após o início dos sintomas é de 7 a 10 anos.

Na demência leve há a piora progressiva dos sintomas amnésticos e começam a ser mais evidentes as limitações de outras funções cognitivas. Em geral, apresentam-se dificuldades relacionadas com as funções executivas. O indivíduo não consegue mais efetuar pagamentos bancários ou planejar atividades complexas, como uma viagem. São evidenciadas, também, alterações sutis na linguagem, como a dificuldade em encontrar palavras e nomear objetos. Desorientação espacial pode ocorrer, mas costuma ser leve. A ausência de reconhecimento dos déficits (anosognosia), apesar de menos pronunciada que na demência frontotemporal, pode surgir desde o início, embora seja mais frequente e grave em estágios avançados. Quando na fase de CCL é grande a preocupação com os sintomas e, a despeito da evolução, passa-se a não mais se preocupar com os prejuízos, há o indicativo de provável evolução para demência.

Na fase de demência moderada, a memória torna-se ainda mais prejudicada com dificuldade acentuada de recordação de informações recentes. O indivíduo pode começar a não se recordar de nomes familiares, além de ter dificuldade em recordar alguns eventos remotos. Nesse estágio, aumenta a dependência para as AIVD, embora possa ser observada a preservação do autocuidado. Desorientação no tempo é a regra, e a desorientação no espaço começa a ser mais pronunciada com certo grau de agnosia visual. A linguagem mostra-se mais prejudicada, podendo haver afasia transcortical sensorial e discalculia.

Em estágios avançados, a dependência passa a ser total. A memória é fragmentada e a orientação pessoal e temporal é perdida, às vezes restando apenas o conhecimento de si próprio, mesmo assim muitas vezes corrompido. Alterações neurológicas aparecem, como parkinsonismo, mioclonias e distúrbios esfincterianos; crises convulsivas acontecem em 7% a 21% dos casos, principalmente em fases muito avançadas. Surge a incapacidade de andar e manter-se sentado. A alimentação torna-se gradualmente um problema maior para os cuidadores tanto por alterações na praxia como na deglutição. A quantidade de palavras é reduzida e o discurso se torna ininteligível, até que ocorra a evolução para as fases terminais, com mutismo e a incapacidade de mobilizar-se ou mesmo interagir com o ambiente.

Sintomas neuropsiquiátricos são encontrados em 80% dos pacientes com DA e podem ocorrer em qualquer fase da doença, sendo cada vez mais compreendidos como um elemento central no quadro clínico. Manifestações psiquiátricas sempre foram associadas à

DA: na primeira paciente descrita por Alois Alzheimer, Auguste D., o motivo que a levou a ser internada foi um intenso delírio de ciúmes em relação ao marido (tinha uma forte convicção delirante de que seu marido mantinha um relacionamento extraconjugal). Esses sintomas são os que mais frequentemente causam desconforto aos cuidadores, muito mais que os de memória, sendo a principal causa de internação. Uma ampla variedade de sintomas pode ser encontrada, como apatia e depressão, irritabilidade e agressividade, desinibição, comportamentos repetitivos, andar incessante, delírios, alucinações e alteração no ciclo sono-vigília e nos padrões alimentares. Em geral, sua intensidade aumenta com a gravidade da doença.

Os sintomas mais comuns são a apatia (36%) e a depressão (32%), além da agitação e da agressividade (30%). Um dos sintomas mais prevalentes, a depressão pode ocorrer em qualquer fase da demência, inclusive nas fases prodrômicas. Quando a depressão surge pela primeira vez no idoso, mesmo após melhora de possíveis alterações cognitivas e de humor com antidepressivos, deve deixar o clínico em alerta para uma síndrome demencial que posteriormente necessitará de monitorização periódica. A apatia pode ser diferenciada da depressão por se tratar de uma condição em que há redução das atividades em virtude da falta de motivação com indiferença emocional para eventos positivos ou negativos, sem o sofrimento emocional e a tristeza do deprimido. Até 70% dos pacientes com DA têm sintomas psicóticos em algum momento da doença, os quais são associados a progressão mais rápida e maior gravidade dos sintomas cognitivos. Os delírios ocorrem em 35% dos casos, mais comumente nos anos iniciais, e são comuns os conteúdos persecutórios (crença de que está sendo roubado pelos familiares), de pobreza e abandono, a crença de que a casa em que vive não é sua residência e falsos reconhecimentos. As alucinações, ao contrário dos delírios, são mais comuns nos estágios finais da doença. Dromomania ou compulsão por andar a esmo (*wandering* em inglês) é muito frequente e pode ocorrer com até 65% dos indivíduos, estando relacionada com agitação.

De acordo com o DSM-5, para o diagnóstico da demência da DA (TNC maior em decorrência da DA), além do preenchimento dos critérios para um transtorno neurocognitivo maior, são necessários o surgimento insidioso e a progressão gradual com prejuízo em pelo menos dois domínios cognitivos, podendo ser classificados como prováveis ou possíveis. A provável DA é diagnosticada quando há uma evidência de mutação genética causadora de DA a partir da história familiar ou teste genético, ou se todos os três itens a seguir estiverem presentes: (a) evidências claras de declínio na memória e na aprendizagem e em pelo menos outro domínio cognitivo (com base em história detalhada ou em testes neuropsicológicos em série); (b) declínio constantemente progressivo e gradual na cognição, sem platôs prolongados; (c) ausência de evidências de etiologia mista (por exemplo, ausência de outra doença neurodegenerativa ou cerebrovascular, ou outra doença ou condição neurológica, mental ou sistêmica provavelmente contribuindo para o declínio cognitivo). Caso os critérios não possam ser atendidos, fala-se em DA possível. O diagnóstico definitivo exige uma apresentação clínica sugestiva de DA associada a exame neuropatológico com presença de patologia de DA.

Na avaliação inicial da DA devem ser seguidos todos os passos citados quando se trata de um indivíduo com uma síndrome demencial, incluindo anamnese cuidadosa e avaliações cognitiva, funcional e comportamental adequadas, além de exames laboratoriais e de neuroimagem.

Não há evidência do papel da análise liquórica na avaliação da DA. Níveis reduzidos de β-amiloide 1-42 foram observados no líquor de pacientes com DA em relação a idosos normais. A sensibilidade para diferenciar pacientes com DA incipiente de indivíduos com comprometimento cognitivo leve foi de 68% e a especificidade de 97%, ao longo de um seguimento aproximado de 20 meses. Ademais, foi demonstrado que pacientes com CCL que evoluem para demência apresentavam níveis liquóricos significativamente mais baixos de β-amiloide 1-42 e níveis mais elevados de proteína tau do que aqueles que não progrediram para demência. Indivíduos com DA mostraram níveis de proteína tau no líquor significativamente mais elevados em relação a controles normais. Esse achado apresentou sensibilidade de 80% a 97% e especificidade de 86% a 95%. Entretanto, proteína tau liquórica elevada pode ser observada em outras doenças neurodegenerativas. A medida simultânea de β-amiloide 1-42 e proteína tau no líquor apresenta sensibilidade de 85% e especificidade de 87%. Assim, são necessários mais estudos para o estabelecimento do valor adicional do uso desses marcadores, isoladamente ou combinados, para o diagnóstico clínico da DA, além da padronização dos valores de referência.

Exames de neuroimagem funcional (perfusão cerebral – SPECT) e metabolismo cerebral (FDG-PET) podem auxiliar o diagnóstico, mas devem ser solicitados em situações específicas. Podem ser úteis no diagnóstico diferencial de outras demências, como na diferenciação entre DA e DFT: na primeira haverá caracteristicamente um padrão de hipoperfusão/hipometabolismo mais posteriormente, nas regiões temporoparietais bilateralmente, cíngulo anterior e pré-cúneo, e na segunda haverá alterações em regiões frontais e temporais anteriores. Traçadores para detecção da proteína Aβ no PET com o PiB têm sido amplamente utilizados em pesquisa e, como explicado anteriormente, são mais importantes para detectar casos pré-clínicos. Convém salientar que o exame do PET com PiB positivo não promove o diagnóstico definitivo de DA, já que indivíduos normais, com CCL e até com outras formas de demência (particularmente com doença com corpúsculos de Lewy) podem apresentar exames positivos para proteína amiloide. Enquanto mais de 90% dos pacientes com DA têm exame positivo para amiloide, 30% a 40% dos idosos cognitivamente normais também positivam para a proteína Aβ.

Demência frontotemporal (degeneração lobar frontotemporal)

A DFT foi descrita inicialmente em 1982 por Arnold Pick em pacientes que apresentavam sintomas comportamentais e alterações de linguagem associadas a atrofia cerebral em regiões frontais e temporais anteriores. Trata-se de importante entidade clínica, pois sua apresentação inicial é, em grande parte dos casos, marcada por alterações comportamentais e acontece em indivíduos mais jovens que na DA. Por isso, pode ser inicialmente confundida com os mais diversos transtornos mentais primários e, muitas vezes, suas variantes comportamentais poderão confundir o psiquiatra.

A DFT compreende uma série de variantes sindrômicas, caracterizadas pelo desenvolvimento progressivo de mudança comportamental e de personalidade e/ou prejuízo da linguagem. A variante comportamental e as três variantes linguísticas (semântica, agramatical/não fluente e logopênica) mostram padrões distintos de atrofia cerebral e alguma neuropatologia distintiva, com a primeira apresentando maior predomínio de alterações cerebrais frontais e as últimas, maior atrofia temporal. Apesar disso, é grande a superposição de alterações clínicas e patológicas entre as síndromes, e muitos pacientes apresentam características de ambas. Algumas referências designam genericamente as síndromes de degeneração lobar frontotemporal, que é constituída por três entidades: DFT (variante comportamental), demência semântica e afasia progressiva primária.

A variante comportamental apresenta graus variados de apatia, desinibição, perda do interesse na socialização, no autocuidado e nas responsabilidades pessoais, além de comportamentos socialmente inadequados. O *insight* está geralmente prejudicado e, como em geral as funções cognitivas ainda estão relativamente preservadas, há grande retardo na procura pela assistência. Os indivíduos podem desenvolver mudanças no estilo social e nas crenças religiosas e políticas, assim como movimentos repetitivos, acumulação, mudanças no comportamento alimentar e hiperoralidade. Com a evolução, outras alterações ficam evidentes, como expressividade emocional diminuída, afeto inapropriado, baixa tolerância à frustração e irritabilidade. Labilidade emocional, pobreza de julgamento e marcada inflexibilidade são frequentes. Nas fases iniciais, são comuns alterações neurológicas sutis, como a presença de alguns reflexos primitivos. Em fases tardias, o comprometimento neurológico é mais acentuado, inclusive com disfunção de esfíncteres. Sintomas psicóticos podem ocorrer na DFT, porém não são frequentes, sobretudo alucinações.

O declínio cognitivo na variante comportamental da DFT é menos destacado, e testes formais podem mostrar relativamente poucas deficiências nos estágios iniciais (por exemplo, o MEEM só irá se alterar em fases mais tardias). Os sintomas neurocognitivos incluem as alterações consideradas características de déficits frontais, como disfunção executiva com falta de planejamento e organização, distratibilidade e perseveração motora. Verifica-se mau desempenho em testes de flexibilidade mental, em testes de raciocínio abstrato e em tarefas de inibição de resposta (*go-no-go* ou *stroop test*), além de dificuldade em testes de fluência verbal. A aprendizagem e a memória estão relativamente preservadas em fases precoces com capacidades perceptomotoras normais.

As variantes linguísticas apresentam afasia progressiva primária, com surgimento gradual. São três os subtipos comumente descritos: variante semântica, variante agramatical/não fluente e variante logopênica, cada uma reunindo características distintivas e neuropatologia correspondente.

A DFT ocorre na faixa dos 45 aos 65 anos (média em torno dos 50 anos), embora cerca de 20% dos casos ocorram em pessoas com mais de 65 anos, sendo a segunda causa de demência pré-senil (a primeira é a DA). A prevalência ainda é incerta, mas estudos descrevem 3,6 a 15 casos por 100 mil habitantes. Um estudo realizado no ambulatório de neurologia cognitiva e do comportamento no Brasil diagnosticou DFT em 5,1% dos atendidos. Acomete igualmente homens e mulheres. A evolução é mais rápida e a sobrevida mais curta que a DA típica.

Em torno de 40% dos indivíduos têm histórico familiar positivo para demência de início precoce e cerca de 10% apresentam um padrão autossômico dominante de herança. Foram identificados vários fatores genéticos, como mutações no gene codificador da proteína tau associada aos microtúbulos (MAPT), o gene da granulina (GRN) e o gene C9ORF72, com uma variedade de famílias com mutações causadoras identificadas, embora muitos indivíduos com transmissão familiar não tenham nenhuma mutação conhecida. A idade de início não difere significativamente nos casos esporádicos e familiares.

História clínica, testes neuropsicológicos, escalas comportamentais e exames de neuroimagem apresentam boa acurácia diagnóstica, com sensibilidade de 85% e especificidade de 99%. O DSM-5 estabelece que para o diagnóstico de DFT deve haver o surgimento insidioso e a progressão gradual com declínio proeminente na cognição social e/ou nas capacidades executivas e três ou mais dos seguintes sintomas para a variante comportamental: (a) desinibição comportamental; (b) apatia ou inércia; (c) perda de empatia; (d) comportamento perseverante, estereotipado ou compulsivo/ritualístico; (e) hiperoralidade e mudanças na dieta. Para a variante linguística deve haver um declínio proeminente na capacidade linguística, na forma da produção da fala, no encontro de palavras, na nomeação de objetos, na gramática ou na compreensão da fala. A DFT provável é considerada quando há evidências de uma mutação genética causadora de DFT, a partir da história familiar ou de testes genéticos, ou quando há evidências de envolvimento desproporcional do lobo frontal e/ou temporal com base em exames de neuroimagem.

Demência vascular

Existe atualmente o entendimento de que a demência vascular (DV) faz parte de um conceito mais amplo de comprometimento cognitivo vascular (CCV), que abrange desde indivíduos com déficits cognitivos mínimos, globalmente preservados, passando pelo CCV leve (correspondendo ao CCL) até a demência. A DV é a segunda causa de demência no mundo e, no Brasil, estudos afirmam que represente de 15% a 18% dos casos totais de demência. Nos EUA, as estatísticas de prevalência de DV variam de 0,2% na faixa etária do 65 a 70 anos até 16% nos idosos com mais de 80 anos. Um estudo brasileiro demonstrou prevalência de 8% de DV em uma amostra ambulatorial. Séries neuropatológicas encontraram prevalência ainda maior que naqueles com diagnóstico clínico, aumentando para 13% aos 70 anos e 44,6% aos 90 anos. Há um predomínio do gênero masculino.

Os principais fatores de risco associados à DV são aqueles relacionados com a doença cardiovascular, destacando-se hipertensão arterial sistêmica, diabetes, tabagismo, alcoolismo, doença cardíaca, aterosclerose, dislipidemia e obesidade, além de outros fatores, como gênero masculino, etnia negra e baixa escolaridade.

O diagnóstico exige, além da caracterização da síndrome demencial, a determinação de que a doença cerebrovascular é a patologia dominante, quando não exclusiva, que responde pelos déficits cognitivos. Os aspectos consistentes com uma etiologia vascular são sugeridos quando o surgimento dos déficits está temporalmente relacionado com um ou mais eventos cerebrovasculares e há evidências de declínio destacadamente na atenção complexa, na velocidade de processamento e na função frontal. Além disso, deve haver evidência da presença de doença cerebrovascular a partir da história, do exame físico e/ou de neuroimagem, considerada suficiente para responder pelos déficits cognitivos. Os sintomas apresentados não devem ser mais bem explicados por outra doença cerebral ou transtorno sistêmico. Algumas escalas podem ser úteis para diagnóstico e diferenciação com relação à DA, como a escala de Hachinski, que mensura variáveis clínicas e fatores de risco para comprometimento vascular.

A etiologia vascular é heterogênea e pode variar de um acidente vascular em grande vaso a uma doença microvascular. Desse modo, a apresentação clínica é muito diversa e depende do tipo, da localização e da extensão da lesão vascular. De acordo com a localização, podem ser decorrentes de: (a) infarto único estrategicamente localizado; (b) múltiplos infartos em territórios de grandes vasos; (c) doença de pequenos vasos: infartos lacunares, doença de Biswanger e CADASIL (*cerebral autossomal dominant arteriopathy subcortical infarcts and leucoencephalopathy*); (d) hemorragia cerebral.

No primeiro caso, um infarto pode caprichosamente afetar uma região estratégica para o funcionamento cerebral, como o tálamo, e levar ao início da demência. No segundo, acidentes vasculares isquêmicos (geralmente dois ou mais) vão se manifestar com sinais neurológicos focais (hemiparesia ou hemiplegia espásticas e hiper-reflexia profunda), em uma síndrome demencial que tem nexo temporal com *ictus* vascular (nos critérios diagnósticos, 3 ou 6 meses após o evento). A apresentação clássica consiste na piora cognitiva em degraus com períodos de piora relacionados com cada novo evento cerebrovascular intercalados com períodos de manutenção dos déficits. No terceiro caso, das doenças de pequenos vasos, que correspondem a cerca de 35% a 60% dos casos de DV, há um predomínio clínico de disfunção executiva, apatia, déficit de atenção e labilidade emocional com evolução insidiosa e progressiva, ao contrário da evolução em degraus da doença de grandes vasos. Em relação à instalação dos déficits e à progressão dos sintomas, um estudo brasileiro, em uma amostra ambulatorial pequena, evidenciou que 52% dos casos tiveram início insidioso e 56% apresentaram evolução progressiva (apenas 20% evoluíram em degraus ou de maneira flutuante). Na quarta apresentação, as hemorragias cerebrais se manifestam dos mais diversos modos e vão comprometer a cognição se ocorrerem em locais estratégicos ou se forem extensas a ponto de causar um efeito de massa ou hidrocefalia. Destaca-se a hemorragia subdural crônica, comum em idosos, na qual o trauma não é valorizado em um terço dos casos.

A relação entre DV e DA aparenta ser cada vez mais complexa. As duas entidades costumam ocorrer simultaneamente e compartilham mecanismos patogênicos. Parece não mais haver um questionamento de como diferenciar as duas doenças, mas sim entender como as lesões da DV e da DA interagem e contribuem para a demência; sabe-se, atualmente, que um infarto contribui para a intensificação da patologia amiloide.

Demência com corpos de Lewy e outras demências com parkinsonismo

A demência com corpos de Lewy (DCL) é uma doença neurodegenerativa pertencente à classe das sinucleinopatias muitas vezes não corretamente diagnosticada e por isso com prevalência que ainda varia amplamente, de 0,1% a 5% na população idosa. Responde por 1,7% a 30,5% de todos os casos de demência. Nas séries de bancos de cérebro, lesões patológicas conhecidas como corpos de Lewy estão presentes em 20% a 35% dos casos de demência. A proporção masculino:feminino é 1,5:1, e a maioria dos casos é esporádica e sem histórico familiar.

A DCL constitui uma das formas de parkinsonismo *plus* associadas à demência e a sintomas psiquiátricos. Ganhou mais destaque recentemente, quando passou a ser reconhecido que não se trata de uma condição rara. Entretanto, ainda há dúvidas quanto à nosologia em que está inserida, sendo imprecisos os limites entre a demência da doença de Parkinson (DDP) e a DA com parkinsonismo. Os corpos de Lewy consistem em inclusões neuronais compostas de neurofilamentos proteicos anormalmente fosforilados, agregados com ubiquitina e α-sinucleína (proteína envolvida no transporte de vesículas sinápticas e que regula a liberação de dopamina). Podem ser encontrados em diversas outras síndromes parkinsonianas, porém com variações na posição neuroanatômica. Na DP são encontrados principalmente na substância negra, enquanto na DCL estão presentes, além de no tronco cerebral, em estruturas límbicas e neocorticais. Apesar de relacionados com regiões em que há morte neuronal, não são necessariamente sua causa. Também são comuns agregados de α-sinucleína no bulbo olfatório, predizendo a existência de DP e DCL com sensibilidade e especificidade superiores a 90%.

Embora ocorra, geralmente, em torno dos 75 anos, pode acometer pacientes dos 50 aos 80 anos de idade com sobrevida média de 5 a 7 anos. Sua apresentação clínica costuma ser insidiosa, e as características centrais consistem na tríade formada por flutuações acentuadas da cognição, em especial da atenção, alucinações visuais recorrentes e aparecimento de parkinsonismo espontâneo. Nas fases prodrômicas, os depósitos de α-sinucleína no bulbo olfatório vão causar um dos primeiros sintomas da doença, a anosmia. Além disso, a deposição da α-sinucleína no sistema nervoso simpático promove sintomas autonômicos que podem preceder o diagnóstico em anos, como hipotensão ortostática, incontinência urinária e constipação intestinal (alterações de denervação simpática podem ser vistas na cintilografia miocárdica com MIBG). As alterações comportamentais do sono REM fazem parte dos pródromos (o mais sensível sinal prodrômico), precedendo em anos o diagnóstico e surgindo em frequência ainda maior que na DP (80% a 100% na DCL e cerca de 60% na DP). Manifesta-se com movimentos violentos durante o sono REM, repleto de ações e sonhos vívidos, interrompendo o sono do cônjuge.

A flutuação do desempenho cognitivo é precoce em 60% a 90% dos casos e é a característica mais marcante. Podem ser observadas mudanças na atenção e no alerta que podem variar de um dia para o outro ou durar de horas a minutos, intercaladas com períodos de normalidade, até mesmo com *delirium* espontâneo ou induzido por pequenos insultos. Sinais importantes são letargia diurna (períodos de sono > 2 horas), olhar "para o nada" e fala desorganizada. As alucinações visuais são características e estão presentes desde o início. Acometem 69% a 88% dos indivíduos, sendo complexas, bem formadas e ricas em detalhes. Envolvem figuras humanas e animais, denotando comprometimento do córtex occipital e parietal. Os sintomas de parkinsonismo caracterizados por bradicinesia, rigidez, tremor em repouso e instabilidade postural são espontâneos e não induzidos por neurolépticos. Cabe lembrar que uma das características diagnósticas mais sugestivas é a sensibilidade aumentada aos neurolépticos, podendo manifestar sintomas extrapiramidais (SEP) com doses baixas ou mesmo com antipsicóticos atípicos.

O parkinsonismo deve ser observado após o surgimento do declínio cognitivo. Por convenção, são observados déficits cognitivos maiores, no mínimo, 1 ano antes dos sintomas motores. A temporalidade é um aspecto essencial na diferenciação da demência da DP, pois nesta a demência se desenvolve no contexto dos sintomas parkinsonianos já estabelecidos, pelo menos 1 ano após o diagnóstico de DP. Na DP, em geral, a demência se inicia em média 10 anos após o início do quadro e os pacientes devem ser avaliados cognitivamente no seu melhor momento *on*: com poucos sintomas motores.

A **paralisia supranuclear progressiva** (PSP) foi descrita como um dos protótipos das demências subcorticais (contrapondo-se ao paradigma das demências corticais representadas pela DA), as quais são caracterizadas por pequeno comprometimento da memória para fatos recentes, maior deficiência da capacidade de manipular ou trabalhar o conhecimento adquirido (por exemplo, raciocínio abstrato e cálculos), alterações de personalidade (apatia e inércia alternadas com irritabilidade e impulsividade) e lentificação global do processo de pensamento e da capacidade de execução de planos. A PSP é uma tauopatia e tem prevalência de sete casos em 100 mil habitantes na população acima dos 55 anos, com demência ocorrendo em 10% a 52% dos casos. A apresentação clínica consiste em instabilidade postural com quedas para trás (na DP ocorrem quedas para a frente), paralisia do olhar vertical, acinesia com rigidez mais axial que apendicular, distonia cervical, alterações na fala e disfagia precoce, com rápida dependência nas AVD e óbito precoce.

Outras demências mais raras com parkinsonismo incluem a degeneração corticobasal e a atrofia de múltiplos sistemas. A primeira é uma tauopatia caracterizada pelo início dos sintomas entre os 50 e os 70 anos, cujo critério mandatório é a ausência de resposta à L-DOPA, caracteristicamente com sintomas motores assimétricos com síndrome rígido-acinética, mioclonias focais ou segmentares, distonia apendicular e o fenômeno da mão alienígena, além de neuroimagem com atrofia hemisférica assimétrica e mais intensa no hemisfério contralateral ao membro afetado. A segunda, em conjunto com a DDP e a DCL, faz parte das sinucleinopatias, uma doença degenerativa de rápida progressão com início, em geral, na sexta década de vida e caracterizada por falência autonômica, parkinsonismo, ataxia cerebelar e sinais extrapiramidais.

Demências rapidamente progressivas

Caracteriza-se como demências rapidamente progressivas um grupo de condições que evoluem de modo subagudo em período inferior a 1 ano ou em meses, semanas ou até mesmo dias, podendo ser rapidamente fatais. Não raramente, são passíveis de tratamento e reversão, tornando-se de extrema importância a avaliação e o diagnóstico rápidos, uma vez que a demora em seu diagnóstico pode levar a sequelas irreversíveis. Incluem variadas condições heterogêneas, encontradas no grupo etário senil e pré-senil, incluindo os mais jovens. Classificam-se em neurodegenerativas, imunomediadas, vasculares, infecciosas (encefalite herpética, HIV, neurossífilis, doença de Whipple), metabólicas, tóxicas e tumorais. A partir de estatísticas realizadas em centros de referência, um a dois terços das demências rapidamente progressivas são constituídos pela doença por príon, a DCJ esporádica (sDCJ).

A sDCJ é a mais conhecida e a mais frequente, com incidência de 0,5 a 2 casos/milhão/ano. Existem ainda a forma genética (10% a 15% dos casos, autossômica dominante) e a adquirida (iatrogênica: transplante de córnea, neurocirurgia, hemotransfusão), além da variante da DCJ causada por ingestão de carne bovina contaminada (transmissão da encefalopatia espongiforme bovina – "doença da vaca louca"). Os aspectos clínicos da sDCJ compreendem um quadro de demência associado a manifestações comportamentais, extrapiramidais, cerebelares e mioclonias. Ocorre geralmente entre os 50 e os 70 anos de idade, sem predileção por gênero. O EEG mostra complexos periódicos de pontas ou ondas lentas agudas em cerca de dois terços dos casos, mas sua presença depende da fase da doença, sendo características quando presentes. Esse padrão, entretanto, pode ser encontrado em outras condições, sendo considerado elemento de confusão. A RNM mostra, principalmente na sequência em difusão, considerada a mais sensível para esse fim, hiperintensidade simétrica nos gânglios da base, em particular no caudado (em 60%) e/ou corticais assimétricas (com faixas corticais, em até 80%). O LCR demonstra elevação da proteína 14-3-3 e/ou da enolase específica dos neurônios. A proteína 14-3-3 encontra-se elevada em 91% dos pacientes, com sensibilidade de 94% e especificidade de 84%. Um resultado falso-positivo pode ser encontrado em casos de DA e DCL com evolução fulminante. Cabe lembrar da possibilidade de a sDCJ (com evolução característica) coexistir com DA e/ou DCL, como verificado em casos de necropsia. A biópsia costuma ser esclarecedora, porém não é feita com frequência, levando em conta a possibilidade de estabelecimento do diagnóstico com os exames mencionados.

TRATAMENTO FARMACOLÓGICO DOS TRANSTORNOS NEUROCOGNITIVOS

O tratamento dos transtornos neurocognitivos ainda é alvo de intensa pesquisa, tanto de medicações que sejam eficazes contra os sintomas cognitivos e comportamentais já instalados como para prevenir a deterioração da cognição em caso de comprometimento cognitivo leve ou estacionar a cascata da patologia e evitar a instalação naqueles com predisposição comprovada em testes genéticos, biomarcadores liquóricos ou exames de imagem.

A terapêutica é multidisciplinar, sendo necessárias estratégias multimodais que estejam focadas no indivíduo e nos cuidadores, com envolvimento de neuropsicólogos, terapeutas ocupacionais, fisioterapeutas, enfermeiros, nutricionistas, educadores físicos e assistentes sociais, dentre outros. Os objetivos são reverter discretamente, estacionar ou reduzir a velocidade da progressão natural do declínio cognitivo e reduzir a intensidade e o número de sintomas comportamentais (comumente denominados neuropsiquiátricos), além de melhorar a funcionalidade do indivíduo em seu dia a dia. Tudo isso visa primordialmente à melhora da qualidade de vida tanto do indivíduo acometido como de seus familiares e cuidadores.

A doença mais estudada por meio de intervenções farmacológicas específicas e com mais evidências científicas, por ser o protótipo das demências neurodegenerativas, é a DA. Existem poucos estudos sobre as demais, e os tratamentos conseguem, em geral, resultados menores que no Alzheimer. Os psicofármacos utilizados são divididos em dois grupos: as drogas antidemência, desenvolvidas para tratar os sintomas cognitivos, possivelmente com alguma influência na evolução do transtorno, como os inibidores da acetilcolinesterase (rivastigmina, donepezila e galantamina) e a memantina (Quadro 3.2), e os sintomáticos, que visam aos sintomas comportamentais.

Até o momento, nenhuma medicação se mostrou efetiva para o tratamento do CCL. Em vários ensaios clínicos controlados com placebo não houve redução significativa na progressão para a demência entre os pacientes com CCL estudados que foram tratados com inibido-

Quadro 3.2 Psicofármacos utilizados no tratamento das demências

Medicação	Dose inicial	Dose terapêutica	Posologia	Particularidades
Donepezila	5mg/dia	5 a 10mg/dia	VO, 1 tomada diária (em geral à noite)	Inibidor seletivo da ACHE Ação periférica e central
Rivastigmina	3mg/dia (1,5mg 2×/dia)	6 a 12mg/dia	VO, divididos em 2 tomadas diárias	Inibe a ACHE e a butirilcolinesterase Ação periférica e central Não utiliza enzimas CYP450
Rivastigmina *patch*	4,6mg/dia	9,5 a 13,3mg/dia	Via transdérmica, 1×/dia	Menos efeitos colaterais que a formulação oral
Galantamina	8mg/dia	16 a 24mg/dia	VO, 1 tomada diária (formulação de liberação prolongada)	Inibe a ACHE e modula receptores nicotínicos
Memantina	5mg/dia	20mg/dia	VO, 2 tomadas diárias (manhã e tarde)	Eliminação renal Pouca interação medicamentosa e boa tolerabilidade

ACHE: acetilcolinesterase.

res da acetilcolinesterase em doses padrões para o tratamento de DA por 2 a 4 anos, havendo eventualmente aumento substancial apenas nos efeitos adversos. Em um estudo, doses altas de vitamina E foram comparadas com donepezila e foi demonstrada redução do risco de conversão naqueles tratados com donepezila apenas nos primeiros 12 meses (24 meses nos portadores de ApoE ε4), mas sem efeito na redução da progressão para DA em 36 meses (desfecho primário estudado). Questiona-se se a falta de eficácia no CCL resulta puramente da ausência de efeito da medicação ou se é resultado da heterogeneidade dos pacientes tratados.

Inibidores da acetilcolinesterase

O uso dos inibidores da acetilcolinesterase (IACHE) baseia-se no conhecimento de que na DA existe, em estágios iniciais, acometimento de corpos celulares de neurônios colinérgicos do prosencéfalo basal, especialmente no núcleo de Meynert, que projetam seus axônios para o neocórtex. A disfunção da neurotransmissão colinérgica no hipocampo e no córtex seria responsável pela disfunção cognitiva. Esta é a clássica hipótese colinérgica que, embora não seja a única envolvida, tem grande importância no desenvolvimento de sintomas. Outras demências também apresentam disfunção colinérgica em sua fisiopatologia, como a DCL (disfunção colinérgica ainda maior que a DA), a demência da doença de Parkinson e alguns casos de DV (especialmente na microangiopatia subcortical). Desse modo, com a inibição da enzima que causa a degradação da acetilcolina, há aumento do neurotransmissor na sinapse e, até que haja neurônios suficientes para que ocorra a neurotransmissão, pode haver uma resposta clínica.

Os IACHE têm mecanismos de ação semelhantes com pequenas alterações em relação a certas propriedades químicas, apresentando quase o mesmo perfil de efeitos colaterais. Apresentam eficácia modesta em termos de reversão do declínio cognitivo e, muitas vezes, irão apenas estabilizar os sintomas da DA. Além do potencial pró-cognitivo, existem evidências de melhora de sintomas comportamentais, e os IACHE são aprovados para todas as fases da DA, especialmente as fases leve e moderada.

Na DCL, os resultados são ainda mais promissores que na DA, assim como na demência da doença de Parkinson e em casos de demência vascular, em especial na demência classificada por alguns como mista (DA + DV), embora com resultados piores que na DA. O Consenso da Associação Brasileira de Neurologia (ABN, 2011) não encontrou dados suficientes para a prescrição de IACHE na DV, embora tenha admitido um possível benefício na microangiopatia subcortical. Em outras demências, no entanto, não há evidências para o uso de IACHE, com eventuais malefícios em algumas condições, como a DFT, em virtude da maior sensibilidade de eventos adversos.

Para que seja avaliada a resposta individual aos anticolinesterásicos em termos de eficácia, deve haver pelo menos 6 meses de uso, sem interrupção, com seu efeito tendendo a ser mantido por pelo menos 2 anos. Devem ser sempre iniciados com a menor dose e o aumento realizado a cada 4 semanas até a máxima dose tolerável, sendo a avaliação cognitiva realizada pelo menos 2 meses após a dose estável. Os efeitos colaterais acontecem principalmente no início ou com o aumento da dose, especialmente os do trato gastrointestinal, e são decorrentes da inibição da colinesterase periférica: náuseas, vômitos, dispepsia e anorexia. São observados, também, fadiga, tonturas, caimbras e agitação. Em razão de sua ação colinérgica, podem também ser bradicardizantes e hipotensores, causando hipotensão ou síncopes. Devem ser usados com cautela em pacientes com distúrbios de condução ou em uso de fármacos que reduzem significativamente a frequência cardíaca (digitálicos e betabloqueadores). Em casos de perda de resposta a determinada medicação, pode ser feita a troca por outro IACHE. A formulação transdérmica da rivastigmina apresenta, em geral, menos efeitos adversos em relação às demais medicações.

Atualmente, três medicações se encontram disponíveis no mercado: a rivastigmina, a donepezila e a galantamina. Não há evidência consistente de maior eficácia de uma medicação em relação a outra, com evidência de melhora discreta. Esta é em geral paliativa e pouco expressiva, tanto na função cognitiva como na realização de AVD, nos comportamentos e na impressão clínica global. A maior parte das evidências diz respeito ao tratamento das fases leves e moderadas da demência, porém também existem benefícios nas fases avançadas.

A donepezila é um inibidor reversível e não competitivo da acetilcolinesterase de meia-vida longa (70 horas), administrada em dose única diária e que apresenta metabolização hepática. É o único agente aprovado na agência regulatória do Brasil para a fase avançada da DA, embora as outras medicações também sejam amplamente utilizadas. A rivastigmina é um inibidor da acetil e butirilcolinesterase com eliminação renal, de meia-vida curta, porém com efeitos de inibição em torno de 10 a 12 horas, usada duas vezes ao dia; é o único IACHE com indicação descrita na bula para o tratamento de casos leves a moderados da demência da doença de Parkinson. A galantamina é comercializada no Brasil apenas na formulação de liberação prolongada, tem metabolização hepática e renal e também modula alostericamente os receptores nicotínicos, o que teria benefício adicional na cognição. A bula cita que pode ser usada em casos de DA com ou sem doença vascular cerebral relevante.

Memantina

O glutamato é o principal neurotransmissor excitatório do encéfalo e age em diversos tipos de receptores. Alguns deles, os receptores de N-metil-D-aspartato (NMDA), estão implicados em processos mnêmicos e na fisiopatologia das demências, pois uma estimulação excessiva glutamatérgica produz influxo de cálcio com excitotoxicidade e morte neuronal. A memantina é um antagonista não competitivo de moderada afinidade dos receptores NMDA, bem absorvida por via oral, com meia-vida de eliminação longa (60 a 100 horas), sem metabolização hepática, e 99% da droga são eliminados por via renal (deve ser evitada na insuficiência renal grave e reduzida pela metade na moderada). Inicia-se com 5mg uma vez ao dia, progredindo a dose em 5mg a cada semana até 20mg/dia em duas tomadas. Os efeitos colaterais mais comuns são diarreia, insônia, tontura, cefaleia, alucinações, desorientação e fadiga, mas em geral é bem tolerada.

O glutamato está indicado para DA moderada a grave, mas não foram encontrados benefícios na fase leve da doença, evidenciando-se melhora discreta na cognição, no comportamento e nas AVD. Na DV, há estudos que mostram algum efeito na cognição, porém sem relevância clínica, e o consenso da ABN concluiu que não há evidências para recomendação de seu uso com esse fim. Há benefício em sintomas cognitivos e comportamentais na DCL e demência da DP leves a moderadas, embora sem indicação na bula para tal. Convém ter cuidado com sua associação à amantadina (antagonista NMDA) em virtude do risco de psicose. Embora a memantina seja algumas vezes usada na DFT, não tem indicação para tal, com a maioria dos ensaios clínicos não demonstrando melhora na cognição, na impressão global da doença ou em sintomas comportamentais.

Tratamento dos sintomas comportamentais

Quando um paciente com demência apresenta sintomas comportamentais, devem ser identificadas imediatamente possíveis causas orgânicas (por exemplo, *delirium*, dor) ou alterações ambientais que os justifiquem, especialmente se são súbitos, identificando-se fatores de piora ou melhora. Faz-se necessário entender a quem a alteração do comportamento está incomodando. Uma alucinação visual que não cause sofrimento ao paciente, mas perturbe apenas seus cuidadores, deve passar por uma criteriosa avaliação quanto à necessidade de tratamento.

O tratamento farmacológico deve ser iniciado apenas quando os sintomas comportamentais não respondem às intervenções não farmacológicas e não estão relacionados com uma condição médica subjacente ou com o efeito de medicações. Vários tipos de medicações podem ser utilizados, como anticolinesterásicos, antidepressivos, antipsicóticos, estabilizadores do humor e anticonvulsivantes, embora poucos estudos avaliem especificamente esses sintomas.

Os IACHE e a memantina devem ser utilizados não apenas com base nos sintomas cognitivos, pois alguns pacientes não irão melhorar ou poderão até progredir com piora desses sintomas, embora apresentem boa resposta em seu comportamento. Esses medicamentos são especialmente úteis para tratar os sintomas comportamentais de intensidade leve a moderada.

A depressão é um sintoma comumente difícil de tratar e identificar, pois muitos pacientes não saberão relatá-los corretamente. Pode manifestar-se apenas por queixas somáticas, devendo ser diferenciada da apatia. Existem escalas específicas para avaliação da depressão em pessoas com demência, como a escala de Cornell, que avalia os sintomas também por um questionário aplicado ao cuidador. Os inibidores seletivos da recaptação da serotonina

(ISRS) são as medicações com maior nível de evidência e melhor tolerabilidade, sendo a primeira escolha: sertralina, escitalopram, citalopram e trazodona. A apatia é uma entidade ainda mais complexa de tratar, carecendo de evidências. Quando a farmacoterapia é necessária, a escolha recai sobre os IACHE, antidepressivos com ação dopaminérgica (bupropiona, sertralina) ou, em situações selecionadas e com cautela, os psicoestimulantes (metilfenidato, dextroanfetamina) e agonistas dopaminérgicos.

A agitação e a agressividade nas síndromes demenciais são causa de muito estresse para o paciente, cuidadores e equipe de saúde. Como mencionado anteriormente, muitas vezes vão responder a abordagens não farmacológicas. Quando medicações são necessárias, recorre-se inicialmente aos anticolinesterásicos com ou sem memantina. Se não há melhora do quadro e os sintomas não são graves, iniciam-se os ISRS ou a trazodona, principalmente se há sintomas de tristeza, irritabilidade e anedonia. Em caso de aumento de atividade motora, labilidade afetiva e discurso acelerado ou agressividade grave, medicações estabilizadoras do humor e anticonvulsivantes poderão ser utilizados, especialmente carbamazepina e valproato de sódio. Quando a agitação é grave e coloca em risco a vida do paciente e de terceiros, especialmente se acompanhada de sintomas psicóticos, ou caso não haja resposta às terapias iniciais, podem ser usados antipsicóticos. São preferidos antipsicóticos atípicos (risperidona, olanzapina, quetiapina, aripiprazol) que apresentam menor incidência de efeitos colaterais extrapiramidais e de distúrbios de condução cardíaca. O uso de antipsicóticos deve ser indicado criteriosamente e iniciado com a menor dose possível, titulando-a lentamente e reavaliando-se sua necessidade periodicamente. Preconiza-se, sempre que possível, o uso a curto prazo, por até 12 semanas.

O órgão de regulação americano (FDA) publicou em 2003 a advertência de que os antipsicóticos atípicos causariam risco aumentado de eventos cardiovasculares. Posteriormente, outras evidências demonstraram que também havia aumento de mortalidade com o uso dessas medicações. Em abril de 2005, o FDA publicou nova advertência de que o uso de antipsicóticos atípicos levaria a aumento da mortalidade em pacientes com demência. Em 2008, o FDA alertou que os antipsicóticos típicos aumentariam ainda mais a mortalidade que os atípicos. Existem críticas metodológicas aos estudos que levaram a essas conclusões, como para quais grupos os riscos seriam mais relevantes. Assim, o uso racional de antipsicóticos pode e deve ser realizado, embora todos os cuidados sejam necessários. Alguns pacientes, entretanto, irão necessitar dessas medicações por longo prazo e seus riscos e benefícios deverão ser rigorosamente balanceados.

Bibliografia consultada

Albert MS, DeKosky ST, Dickson D et al. The diagnosos of mild cognitive impairment due to Alzheimer's Association workgroups on diagnostic guidelines for Alzheimer's disease. Alzheimers Dement 2011; 7(3):270-9.

Brucki SMD, Nitrini R, Caramelli P, Bertolucci PHF, Okamoto IH. Sugestões para o uso do Mini-Exame do Estado Mental no Brasil. Arquivos de Neuropsiquiatria 2003; 61(3-B):777-81.

Brucki SMD, Schultz RR. Recomendações em Alzheimer. Dement Neuropsychol 2011 June; 5 (Suppl 1):1-4.

Caixeta L. Demências do tipo não Alzheimer: demências focais frontotemporais. Porto Alegre: Editora Artmed. 2010.

Caixeta L. Tratado de neuropsiquiatria: neurologia cognitiva e do comportamento e neuropsicologia. 1. ed. São Paulo: Editora Atheneu. 2014.

Forlenza O, Radanovic M, Aprahamian I. Neuropsiquiatria geriátrica. 2. ed. São Paulo, Rio de Janeiro, Belo Horizonte: Editora Atheneu, 2015.

Gil G, Busse AL. A avaliação neuropsicológica e o diagnóstico de demência, comprometimento cognitivo leve e queixa de memória relacionada à idade. Arq Med Fac Cienc Med Santa Casa São Paulo 2009; 54(2):44-50.

Herrmann N, Lanctôt KL, Hogan DB. Pharmacological recommendations for the symptomatic treatment of dementia: The Canadian Consensus Conference of the Diagnosis and Treatment of Dementia 2012. Alzheimer's Research & Therapy 2013, 5(Suppl 1):S5.

Joray S, Ghika J, Bogousslavsky J. Vascular dementia. In: Aminoff MJ, Boller F, Swaab DF. Handbook of clinical neurology: Stroke part II: Clinical manifestations and pathogenesis. 3. ed. Elsevier, 2009; 1-982.

Kumar A, Singh A. A review on Alzheimer's disease pathophysiology and its management: an update. Pharmacological Reports 2015; 67:195-203.

Langa KM, Levine DA. The diagnosis and management of mild cognitive impairment: a clinical review. JAMA 2014; 312(23):2551-61.

Lin JS, O'Connor E, Rossom RC, Perdue LA, Eckstrom E. Screening for cognitive impairment in older adults: a systematic review for U.S. Preventive Services Task Force. Ann Intern Med 2013; 159:601-12.

Lourenço RA, Veras RP. Mini Exame do Estado Mental: características psicométricas em idosos ambulatoriais. Rev Saúde Pública 2006; 40(4): 712-9.

Manual diagnóstico e estatístico de transtornos mentais: DSM-5. 5. ed. Porto Alegre: Editora Artmed, 2014.

Maust DT, Kim HM, Seyfried LS et al. Antipsychotics, other psychotropics, and the risk of death in patients with dementia: number needed to harm. JAMA Psychiatry 2015; 72(5):438-45.

Petersen RC. Mild cognitive impairment. N Engl J Med 2011; 364:2227-34.

Querfurth HW, LaFerla FM. Alzheimer's disease. N Engl J Med 2010; 362:329-44.

Roalf DR, Moberg PJ, Xie SX, Wolk DA, Moelter ST, Arnold SE. Comparative accuracies of two common instruments for classification of Alzheimer's disease, mild cognitive impairment, and healthy aging. Alzheimerr's & Dementia 2013; 9:529-37.

Seitz DP, Adunuri N, Gill SS, Gruneir A, Herrmann N, Rochon P. Antidepressants for agitation and psychosis in dementia. Cochrane Database of Systematic Reviews, 2011.

Tsoi KKF, Chran JYC, Hirai HW, Wong SYS, Kwok TV. Cognitive tests to detect dementia: a systematic review and meta-analysis. JAMA Intern Med 2015.

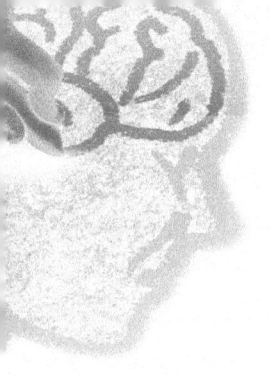

4
Delirium

Rodrigo Cavalcanti Machado da Silva

INTRODUÇÃO

O *delirium* deve ser entendido como uma síndrome, ou seja, um conjunto de sinais e sintomas em que há uma alteração aguda da cognição, em especial nos domínios da atenção e da consciência. Clinicamente identificado como um estado confusional agudo, acomete principalmente idosos e, apesar de potencialmente reversível, muitas vezes é fatal. Mesmo quando não leva à morte, pode ter consequências graves a partir de uma cascata de eventos que culmina com a perda de independência e o aumento da morbidade e mortalidade *a posteriori*, onerando bastante os serviços de saúde.

O conceito de *delirium* supracitado deve ser diferenciado de outra definição psicopatológica comumente confundida em virtude das semelhanças de grafia: o delírio. Este último caracteriza a alteração do conteúdo do pensamento na qual existem juízos patologicamente falsos, sendo encontrado em quadros psicóticos, como a esquizofrenia.

EPIDEMIOLOGIA

Mais prevalente nos extremos da vida, o *delirium* acomete mais de 50% dos idosos internados em hospitais gerais, a um custo anual de 164 bilhões de dólares apenas nos EUA. As taxas são mais altas em indivíduos hospitalizados e variam de acordo com as características do paciente, o local de cuidado e a sensibilidade dos métodos de investigação. Há grande variação nas estimativas de sua incidência e prevalência, o que pode ser explicado por fatores como dificuldade na identificação de casos em razão da fugacidade e da multiplicidade da apresentação, diferença na sensibilidade dos métodos de detecção, variação de critérios utilizados e o subtipo de *delirium* (formas hipoativas são subdiagnosticadas).

A prevalência de *delirium* na comunidade é considerada relativamente baixa (1% a 2%), mas seu início, em geral, leva à procura de um serviço de emergência. Os índices na comunidade são mais altos entre os indivíduos com mais de 85 anos de idade, alcançando 14%

dessa população. As taxas de prevalência na admissão hospitalar variam de 14% a 24% e sua incidência durante a hospitalização é de 6% a 56% na população hospitalar em geral. As maiores taxas de incidência estão nas unidades de terapia intensiva (UTI), em pacientes no pós-operatório e sob cuidados paliativos. Ocorre em 15% a 53% dos idosos após cirurgias e em níveis alarmantes, de 70% a 87%, quando em UTI. Apesar desses percentuais, acredita-se que ainda seja uma condição subdiagnosticada.

O *delirium* está consistentemente associado a aumento significativo da mortalidade, chegando a 76% entre os hospitalizados, assemelhando-se ao infarto agudo de miocárdio ou à sepse. Comparado ao de pacientes sem *delirium* em UTI, o risco de morte entre os que o desenvolvem aumenta duas vezes, passando para quatro vezes em 6 meses naqueles com *delirium* relacionado com cuidados intensivos no pós-operatório. A estimativa de mortalidade geral associada ao *delirium* em 1 ano é de 35% a 40%.

ETIOPATOGENIA

O *delirium* é a expressão de uma falência aguda cerebral, de origem multifatorial, análoga à insuficiência cardíaca. Quando bem investigado, o entendimento de sua etiopatogenia poderá lançar novos horizontes para a elucidação do funcionamento cerebral. Na visão da complexa multifatorialidade de causas do *delirium*, cada episódio individual tem um conjunto de componentes contribuintes e, desse modo, provavelmente nunca será encontrada uma única causa. A evidência acumulada atesta variados conjuntos de interações que resultam em rompimento em larga escala de redes neuronais e alterações do metabolismo celular, levando a uma disfunção cognitiva aguda. Muitos fatores interferem diretamente na transmissão neuronal e no metabolismo, incluindo medicamentos e fatores biológicos, como hipercortisolismo, distúrbios hidroeletrolíticos, hipoxia e oxidação deficiente da glicose. As principais hipóteses atuais para a patogênese do *delirium* enfocam o papel da teoria da neurotransmissão, inflamação e estresse crônico.

Diversos neurotransmissores estão potencialmente implicados, mas a deficiência colinérgica ou o excesso dopaminérgico (ou ambos) parecem ser os mais ligados ao *delirium*. Há um amplo suporte ao papel do déficit colinérgico, tendo em vista que agentes anticolinérgicos podem induzir *delirium* e que a atividade anticolinérgica está aumentada em pacientes com essa patologia. O excesso dopaminérgico pode contribuir em virtude da influência regulatória na liberação de acetilcolina. Agentes dopaminérgicos, como a levodopa e a bupropiona, são reconhecidos fatores precipitantes, assim como antagonistas dopaminérgicos são efetivos em seu tratamento.

Alterações em outros neurotransmissores, como noradrenalina, serotonina, histamina, ácido γ-aminobutírico (GABA), glutamato e melatonina, podem ter papel na etiopatogenia do *delirium*, talvez por suas interações nas vias colinérgicas e dopaminérgicas, embora com evidências menos desenvolvidas. Já foram estudadas alterações no sistema serotoninérgico e noradrenérgico, sobretudo no *delirium* decorrente da abstinência de substâncias. Há evidências de que tanto o excesso como a deficiência de histamina podem estar envolvidos, uma vez que receptores histamínicos modificam a polarização e a homeostase dos neurônios hipocampais e corticais.

Inúmeras citocinas, como as interleucinas (IL) 1, 2, 6 e 8, fator de necrose tumoral alfa e interferon, podem contribuir mediante o aumento da permeabilidade da barreira hematoencefálica e da consequente alteração da neurotransmissão. A neuroinflamação leva à hiperativação da micróglia, resultando em resposta neurotóxica. Estresse crônico causado pela doença ou trauma ativa o sistema nervoso simpático e o eixo hipotálamo-hipófise-adrenal, resultando em aumento de citocinas e hipercortisolismo crônico. O aumento mantido de cortisol também leva a efeitos deletérios em receptores de serotonina 5-HT1A.

Acredita-se que a principal área neuroanatômica envolvida no *delirium* seja a formação reticular, que está relacionada com a regulação da atenção e ativação, sendo o trato tegmentar dorsal uma via implicada, uma vez que se projeta da formação reticular para o tálamo e o *tectum*. Estudos de neuroimagem mostram que em idosos em *delirium* há um excesso de lesões cerebrais preexistentes, tanto em nível cortical como subcortical, sobretudo frontais, talâmicas ventromediais e em núcleos da base, à direita. Estudos funcionais com PET e SPECT tendem a apoiar a hipótese de maior comprometimento do hemisfério cerebral direito.

Ainda são escassos os estudos sobre fatores genéticos que possam estar relacionados com a gênese do *delirium*, acreditando-se que tenham mais influência nos casos que o desenvolvem a despeito da escassez de fatores causais e predisponentes. Os candidatos mais fortes são o gene da ApoE ε4 e do receptor de dopamina DR2.

Entendidos esses fatores, pode-se compreender melhor o motivo pelo qual, apesar de poder ocorrer em qualquer idade, os extremos da vida estão sob risco maior de aparecimento do *delirium*. A criança tem as redes neuronais ainda em desenvolvimento e, assim, mais facilmente perturbadas por fatores externos, enquanto os indivíduos mais velhos acumulam dano neuronal permanente gradualmente ao longo da vida. Apesar de classicamente considerado uma condição reversível, dependendo do mecanismo causal, da duração do quadro e da fragilidade do paciente, este poderá sair do estado sem qualquer lesão residual ou apresentar sequelas neurocognitivas permanentes.

FATORES PREDISPONENTES E CAUSAIS

Embora um único fator possa levar ao *delirium*, o modelo multifatorial é amplamente validado e aceito. Assim, é imprescindível um olhar clínico amplo sobre as condições do indivíduo, provavelmente num contexto de múltiplos fatores de predisposição e causa. Alterações dinâmicas podem ocorrer a qualquer momento, e outros fatores além dos iniciais devem ser sempre considerados. Questiona-se continuamente: "quais são os fatores predisponentes (vulnerabilidade) do paciente em questão?"; "neste indivíduo e no contexto atual, quais são os fatores precipitantes (insultos) a que foi submetido?".

Um indivíduo com quadro demencial ou múltiplas comorbidades pode vir a desenvolver confusão mental apenas com uma única medicação, como sedativo. Todavia, um jovem saudável provavelmente só irá apresentá-lo após exposições a uma série de insultos mais graves, como anestesia geral, cirurgias complexas e o uso de vários psicofármacos.

Os mais importantes predisponentes identificáveis à admissão são: demência, declínio cognitivo, declínio funcional, deficiência visual, história de abuso de álcool e idade avançada (> 70 anos). A presença de múltiplas comorbidades médicas ou de doenças específicas (por exemplo, acidente vascular encefálico, depressão) está associada a aumento do risco em todas as populações. Prejuízo no *status* funcional, gênero masculino, imobilidade, níveis baixos de atividade e história de quedas também estão mais frequentemente relacionados.

Fatores precipitantes variam entre diferentes populações. Em ambientes clínicos, a polifarmácia e o uso de psicofármacos e de contenção física são os principais, conferindo um risco, em média, quatro vezes maior. Alterações laboratoriais são fatores de risco em todas as populações, aumentando de 40% a 50% o risco de *delirium*. Embora seja impossível a elaboração de uma relação entre as diversas causas de *delirium*, os médicos devem estar atentos tanto a desordens comuns como a transtornos raros, em especial doenças neurológicas primárias (eventos isquêmicos, principalmente no hemisfério não dominante, hemorragias intracranianas, meningites ou encefalites) e intercorrências clínicas (infecciosas, hipoxia, instabilidade hemodinâmica, febre ou hipotermia, desidratação, desnutrição e distúrbios metabólicos e hidroeletrolíticos). Fatores ambientais também precipitam quadros confusionais, como admissão em terapia intensiva, uso de contenção física, cateteres venosos e vesicais, dor e sofrimento emocional. Períodos prolongados de privação do sono também contribuem negativamente (Quadro 4.1).

DIAGNÓSTICO E CARACTERÍSTICAS CLÍNICAS

O *delirium* é uma emergência médica. Como tal, exige tratamento imediato e direcionado, como um infarto agudo de miocárdio. Apesar disso, com frequência não é reconhecido e acaba por ser negligenciado pela equipe de saúde. Suas principais características são **início agudo** e **curso flutuante**, com prejuízos principais na **atenção**, **consciência**, **orientação**, **memória** e **linguagem**. Alterações que dão suporte ao diagnóstico são desregulações do **ciclo sono-vigília**, **alterações sensoperceptivas** (ilusões e aluci-

Quadro 4.1 Fatores de risco predisponentes e precipitantes do *delirium*

Fatores predisponentes	Fatores precipitantes

Fatores demográficos: idosos, gênero masculino
Fatores cognitivos e de humor: demência, comprometimento cognitivo, passado de *delirium*, depressão
***Status* funcional:** dependência funcional, imobilidade, baixo nível de atividade, história de quedas
Comprometimento sensorial: deficiência auditiva e visual
Fatores nutricionais: desnutrição e desidratação
Uso de substâncias psicotrópicas: tratamento com múltiplos psicofármacos, abuso de álcool
Comorbidades médicas coexistentes: doenças clínicas descompensadas, doenças terminais, doenças neurológicas
	Uso de psicotrópicos:
	  Medicamentos sedativos e hipnóticos
	  Opioides
	  Agentes anticolinérgicos
	  Abstinência de álcool, drogas ilícitas ou medicamentos
	  Polifarmácia (especialmente em idosos)
	Doenças neurológicas primárias
	Intercorrências clínicas
	Cirurgias:
	  Cirurgias ortopédicas
	  Cirurgias cardíacas
	  Neurocirurgias
	  Outras cirurgias
	  Urgências trauma
	Fatores ambientais: admissão em UTI, contenção física, uso de cateteres, múltiplos procedimentos, dor, estresse emocional
	Privação prolongada de sono

nações), **delírios**, alterações da **psicomotricidade, comportamento inadequado e labilidade emocional**.

As perturbações da atenção (maior dificuldade para direcionar, focar, manter e mudar o foco da atenção) e da consciência (turvação com redução da clareza do reconhecimento do ambiente) são elementos-chave que explicam muitas das demais manifestações psicopatológicas. É comum a alteração de orientação, que ocorre inicialmente em relação ao tempo e depois em relação ao espaço, podendo o paciente começar a identificar o hospital como sendo sua casa e passar a fazer falsos reconhecimentos (profissionais de saúde como amigos ou familiares). A dificuldade em manter a atenção influencia os déficits de memória nas áreas de registro, retenção e evocação. O indivíduo começa a apresentar pensamento desorganizado e ilógico, manifestado por discurso incoerente e um fluxo de ideias desconexo, que se articulam frouxamente, podendo chegar a um conteúdo inusitado e bizarro.

Quando ocorrem sintomas psicóticos, em geral os delírios são frouxos e pouco estruturados. As alterações de sensopercepção ocorrem em 30% dos casos, sendo as mais marcantes a ilusão e as alucinações dos tipos visuais ou táteis, que em geral ocorrem nos períodos do dia com menos estímulos, em especial ao entardecer e à noite, sendo agravadas em ambientes estranhos e sem referências pessoais. O conhecido fenômeno do entardecer (*sundowning*) é uma manifestação característica, havendo em geral piora global da sintomatologia nesse horário. Assim, entende-se que muitas vezes o indivíduo, durante a evolução e as visitas de enfermaria, se apresente com exame mental completamente inalterado.

Duas variações encontradas em relação a alterações psicomotoras são atualmente incluídas como especificadoras no DSM-5: a forma hiperativa, caracterizada por hipervigilância e agitação, e a forma hipoativa, caracterizada por letargia com marcante diminuição da atividade motora. O *delirium* costuma estar associado à perturbação do ciclo sono-vigília, a qual é considerada um dos critérios principais, usualmente com sonolência diurna, insônia e fragmentação do sono noturno. Em certos casos há inclusive total inversão do ciclo sono-vigília. São comuns também perturbações emocionais com ansiedade, medo, depressão, irritabilidade, raiva, euforia e apatia.

Quando um indivíduo com quadro confusional agudo é admitido em um serviço de saúde, a determinação do tempo de início consiste no primeiro passo da avaliação. Caso a história não possa ser obtida por meio de acompanhantes, num quadro clínico compatível com *delirium* deve-se assumir essa hipótese até que se prove o contrário.

Várias ferramentas encontram-se disponíveis para avaliação e diagnóstico do *delirium*, havendo mais de 20 instrumentos utilizados em estudos. Atualmente, têm sido utilizados como referência padronizada os critérios diagnósticos do DSM-5 e a 10ª edição da Classificação Internacional de Doenças (CID-10).

O instrumento clínico mais utilizado para identificação do *delirium*, comumente empregado como auxiliar no diagnóstico, é o CAM (*Confusion Assessment Method*), o qual é validado em vários estudos de alta qualidade (Figura 4.1). O CAM apresenta alta confiabilidade entre os avaliadores, com sensibilidade de 94% e especificidade de 89%, tendo sido usado em mais de 4.000 estudos e traduzido para pelo menos 12 idiomas. Para o diagnóstico pelo CAM é necessário que a característica 1 e a característica 2 estejam presentes, acrescidas, no mínimo, da característica 3 ou 4. Além disso, o CAM já foi

```
┌─────────────────────────────────────────────────────────────┐
│  Característica 1: Início agudo de alterações no estado mental │
└─────────────────────────────────────────────────────────────┘
                              E
┌─────────────────────────────────────────────────────────────┐
│           Característica 2: Alteração da atenção             │
└─────────────────────────────────────────────────────────────┘
          ↓                                    ↓
┌──────────────────────────────┐    ┌──────────────────────────────────────┐
│ Característica 3: Pensamento │ OU │ Característica 4: Alteração do nível │
│ desorganizado                │    │ de consciência                       │
└──────────────────────────────┘    └──────────────────────────────────────┘
```

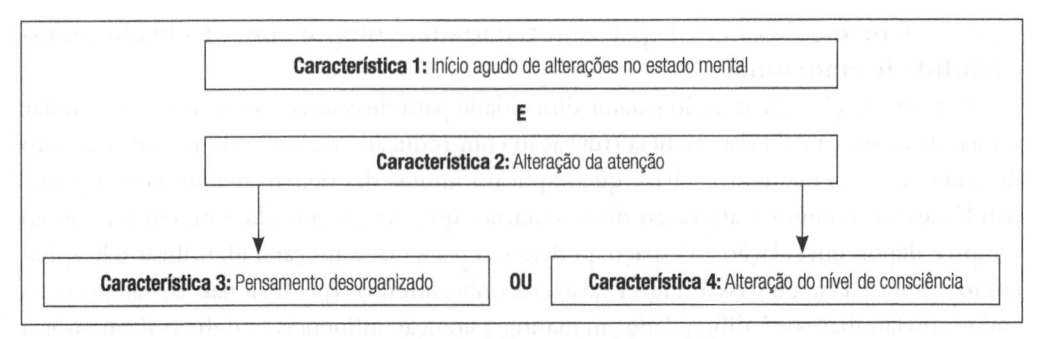

Figura 4.1 Instrumento CAM para o diagnóstico de *delirium*.

adaptado para uso em UTI, emergências e casas de repouso. A soma dos itens do CAM também é usada para indicar a gravidade. O FAM-CAM (*Family Confusion Assessment Method*) foi desenvolvido para identificação dos sintomas com base no relato dos familiares e acompanhantes.

Em relação aos exames complementares realizados especificamente para o diagnóstico, ainda não há nenhum com indicação definitiva, mas possíveis biomarcadores têm sido estudados. O eletroencefalograma (EEG) tem papel limitado em razão das taxas de 17% de falso-negativos e 22% de falso-positivos. Pode ser usado para avaliação da atividade convulsiva ou diferenciação entre *delirium* e doenças psiquiátricas não orgânicas e tem o padrão clássico de alentecimento difuso com aumento das atividades teta e delta, com pobre organização da atividade de fundo cortical, tendo relação com a gravidade do quadro. Os exames de neuroimagem, como tomografia computadorizada (TC) de crânio sem contraste e ressonância nuclear magnética encefálica, têm baixo rendimento em pacientes não selecionados e devem ser reservados para os casos que apresentam novos déficits neurológicos focais, história de queda ou traumatismos cranianos recentes, febre e alteração aguda do estado mental com suspeita de encefalite, naqueles sem nenhuma outra causa identificável ou história clínica inacessível. Exames de imagem de encéfalo são normais em 98% dos casos de *delirium* com causa médica identificável. A punção lombar é reservada para as situações em que há suspeita de meningite, encefalite ou hemorragia subaracnóidea.

O principal diagnóstico a ser realizado é o do fator causal do estado confusional. Devem ser realizados exames físico e neurológico cuidadosos, com atenção para sinais de infecção oculta, desidratação, dor abdominal aguda, trombose venosa profunda e sinais neurológicos focais e meníngeos. A avaliação laboratorial deve ser ampla, mas sempre direcionada de acordo com a história e o exame físico: convém considerar hemograma, sumário de urina, eletrólitos (incluindo cálcio e magnésio), glicemia, função renal, hepática e da tireoide, vitamina B_{12} e cortisol (este último em caso de suspeita de insuficiência de suprarrenal). Culturas de urina, escarro e sangue podem ser selecionadas caso uma causa evidente não esteja clara ou quando houver a mínima suspeita de infecção. Gasometria arterial, radiografia de tórax e eletrocardiograma devem ser considerados na admissão. A punção lombar deve ser reservada para avaliação de febre com cefaleia e suspeita de irritação meníngea.

PREVENÇÃO E TRATAMENTO

O *delirium* pode ter graves consequências, especialmente em ambientes de maior gravidade, como os de terapia intensiva. Está associado a eventos adversos indesejáveis, como extubação, retirada de cateteres, tempo prolongado de ventilação mecânica e aumento da estadia hospitalar e em UTI. Sua prevenção é a estratégia mais eficaz para reduzir o índice de complicações, tornando-se necessários planos específicos de cuidados profiláticos. Essas medidas, quando implementadas, servem inclusive como indicadores da qualidade da prestação de serviço no ambiente hospitalar.

Uma das abordagens mais disseminadas para prevenção do declínio cognitivo e funcional em idosos hospitalizados é o HELP (*Hospital Elder Life Program*), um modelo com multicomponentes com comprovada eficácia e custo-benefício, enfocando as seguintes estratégias:

- Protocolos de orientação com relógios, calendários, janelas com vista do ambiente externo.
- Atividades terapêuticas para casos de comprometimento cognitivo, especialmente em pacientes que já apresentam algum comprometimento cognitivo.
- Mobilização precoce do paciente e minimização de contenção física no leito.
- Medidas não farmacológicas para minimizar o uso de psicofármacos.
- Intervenções para prevenir a privação do sono.
- Uso de equipamentos necessários para comunicação (especialmente óculos e aparelhos auditivos).
- Intervenção precoce para depleção de volume.

Um estudo clínico randomizado, envolvendo indivíduos que tiveram fratura de quadril, demonstrou efetividade na prevenção do *delirium* com uma estratégia na qual foram observados dez domínios: adequada oxigenação cerebral, balanço hidroeletrolítico, manejo de dor, redução do uso de psicotrópicos, bom funcionamento intestinal e urinário, nutrição, mobilização precoce, prevenção de complicações pós-operatórias, estimulação ambiental apropriada e tratamento sintomático do *delirium*. O manejo da dor deve estar no foco da atenção, incluindo o uso de medicações, preferencialmente não opioides, quando necessário, devendo, nesses casos, ser evitada a meperidina. Em pacientes com câncer terminal é preferível o uso de fármacos de longa ação, como a metadona.

O uso de medicamentos no idoso exige cautela adicional, com monitoração cuidadosa, limitando seu uso simultâneo e restringindo prescrições tipo "se necessário". Uma série de medicações pode ser associada ao *delirium*, especialmente agentes sedativo-hipnóticos, opioides e medicações anticolinérgicas, embora uma grande lista de medicamentos possa alterar a homeostase cerebral do idoso. Atenção especial deve ser dada aos benzodiazepínicos, que são amplamente prescritos na população geriátrica e em boa parte das vezes irrestritamente. Essas substâncias devem ser administradas com cautela e pelo menor tempo possível, especialmente nos indivíduos que já apresentam algum comprometimento cognitivo.

As evidências atuais não dão suporte ao tratamento farmacológico para profilaxia de instalação do *delirium* em grupos de risco, como indivíduos em terapia intensiva ou no pós-operatório de grandes cirurgias. Além dos antipsicóticos, outras medicações foram testadas para prevenção. Inibidores da colinesterase já foram estudados, porém os ensaios não demonstram redução na incidência de *delirium* e os efeitos colaterais são intensos, com possível aumento da mortalidade e da duração do quadro. Apenas o uso da melatonina tem demonstrado ser promissor na prevenção da confusão mental aguda. Os agonistas dos receptores centrais α2-adrenérgicos, como a dexmedetomidina e a clonidina, reduzem a hiperatividade hipotálamo-hipofisária-adrenal e podem ter um papel profilático e terapêutico ainda não totalmente elucidado.

Uma vez o quadro esteja instalado, a principal medida deve ser identificar e corrigir a doença de base. A suspensão imediata de medicações tóxicas, responsáveis por cerca de um terço de todos os casos, e a correção da volemia, com hidratação adequada, são em geral medidas iniciais que podem até mesmo ser as únicas necessárias. Cuidados de suporte incluem proteção das vias aéreas, manutenção da hidratação e nutrição, posição e mobilização do paciente para prevenção de úlceras de pressão e tromboembolismo venoso, assim como evitar o uso de contenção física e procedimentos desnecessários.

Medidas não farmacológicas devem ser instituídas em todos os indivíduos, como prover um ambiente calmo, confortável, com o uso de mecanismos de orientação, como calendários, relógios e objetos familiares, com comunicação adequada e humana da equipe profissional e envolvimento dos familiares. Também é importante evitar trocas constantes de quarto e de membros da equipe, racionalizar os procedimentos médicos e permitir um período ininterrupto de sono com baixos níveis de luminosidade e de barulho. Evitam-se privações sensoriais e, caso necessário, são fornecidas próteses auditivas e óculos.

O tratamento farmacológico é reservado para os casos em que os sintomas comprometam a segurança do indivíduo ou de terceiros. Antipsicóticos são amplamente aceitos, principalmente nos pacientes agitados, havendo a expectativa de que encurtem o tempo de doença e diminuam sua gravidade. Entretanto, os dados são fundamentados em estudos ainda limitados, com literatura escassa e eventuais problemas metodológicos. O haloperidol, uma das medicações mais estudadas ao longo dos anos, tem a vantagem de apresentar meia-vida curta, poucos efeitos anticolinérgicos, pouca sedação e apresentações diversas (comprimidos, solução oral líquida e injetável). No entanto, seu uso é limitado em razão da incidência elevada de efeitos extrapiramidais (especialmente em doses > 3mg/dia), risco de prolongamento de intervalo QTc e síndrome neuroléptica maligna. A dose empregada costuma estar entre 0,5 e 1,0mg, duas vezes ao dia, com doses adicionais a cada 4 horas, se necessário.

Antipsicóticos atípicos vêm sendo estudados e apresentam melhor perfil de tolerabilidade com menos efeitos colaterais extrapiramidais. As doses médias da risperidona são 0,5 a 2mg/dia, as de olanzapina, 2,5 a 5mg/dia, as de quetiapina, 12,5 a 50mg/dia, e as de aripiprazol, 5 a 30mg/dia.

Os benzodiazepínicos de maneira geral devem ser evitados, exceto nos casos de síndrome de abstinência do álcool e do *delirium tremens*, ou quando há alguma contraindicação aos antipsicóticos, na doença de Parkinson ou na síndrome neuroléptica maligna.

Como já exposto, uma das teorias que tentam elucidar a etiopatogenia do *delirium* diz respeito à deficiência da atividade colinérgica, havendo benefício hipotético com o uso de agentes anticolinesterásicos, como os indicados para as síndromes demenciais. Esses fármacos, entretanto, ainda não cumprem qualquer papel no tratamento ou na prevenção do *delirium*. Em estudo realizado em 2010 foi relatado aumento da mortalidade e da duração do quadro quando a rivastigmina foi associada ao haloperidol.

DELIRIUM E DEMÊNCIA

O *delirium* é simplesmente um marcador da vulnerabilidade para a demência ou pode ser a causa da demência? Esta é uma questão ainda controversa, mas provavelmente ambas as hipóteses podem ser consideradas verdadeiras. É um fato já bem conhecido que *delirium* e demência coexistem em muitas situações. Demência é o principal fator de risco para o *delirium*, e quase dois terços dos casos ocorrem em pacientes demenciados. Um episódio de *delirium* pode ser um sinal de vulnerabilidade cerebral, revelando diminuição da reserva cognitiva e risco aumentado de demência, ou ainda, pode trazer à tona déficits cognitivos prévios não identificados. Além disso, um número crescente de evidências sugere que o *delirium* possa levar ao comprometimento cognitivo permanente e à demência.

O reconhecimento daquelas pessoas com maior vulnerabilidade para apresentar declínio cognitivo e o desenvolvimento de novas abordagens terapêuticas poderão favorecer intervenções mais precoces, preservando a reserva cognitiva com prevenção de possíveis danos permanentes, retardando ou impedindo a instalação de uma síndrome demencial.

Bibliografia consultada

Ahmed S, Leurent B, Sampson E. Risk factors for incident delirium among older people in acute hospital medical units: a systematic review and meta-analysis. Age and Ageing 2014; 43:326-33.

Boettger S, Friedlander M, Breitbart W, Passik S. Aripiprazole and haloperidol in the treatment of delirium. Aust N Z J Psychiatry 2011; 45(6):477-82.

Cerejeira J, Firmino H, Vaz-Serra A, Mukaetova-Ladinska EB. The neuroinflammatory hypothesis of delirium. Acta Neuropatol 2010.

Caixeta, L. Tratado de neuropsiquiatria: neurologia cognitiva e do comportamento e neuropsicologia. 1. ed. São Paulo: Atheneu, 2014.

Ford AH, Almeida OP. Pharmacological interventions for presenting delirium in the elderly. Maturitas 2015; 81:287-92.

Forlenza O, Radanovic M, Aprahamian I. Neuropsiquiatria geriátrica. 2. ed. São Paulo, Rio de Janeiro, Belo Horizonte: Atheneu, 2015.

Inouye SK. Delirium in Older Persons. N Engl J Med 2006; 354:1157-65.

Inouye SK, Westendorp RGJ, Saczynski JS. Delirium in elderly people. Lancet 2014; 383:911-22.

Lawlor PG, Bush SH. Delirium diagnosis, screening and management. Curr Opin Support Palliat Care 2014; 8:286-95.

Maneeton B, Maneeton N, Srisurapanont M, Chittawatanarat K. Quetiapine vs haloperidol in the treatment of delirium: a double-binded, randomized, controlled trial. Drug Design, Development and Therapy 2013; 7:655-67.

Manual diagnóstico e estatístico de transtornos mentais – DSM-5. 5. ed. Porto Alegre: Artmed, 2014.

Rubino AS, Onorati F, Caroleo S et al. Impact of clonidine administration on delirium and related respiratory weaning after surgical correction of acute type-A aortic dissection: results of a pilot study. Interact Cardiovasc Thorac Surg 2010; 10(1):58-62.

Skrobik YK, Bergeron N, Dumont M, Gottfried SB. Olanzapine vs haloperidol: treating delirium in a critical care setting. Intensive Care Med 2004; 30:444-9.

Sultan SS. Assessment of role of perioperative melatonin in prevention of postoperative delirium after hip arthroplasty under spinal anesthesia in the elderly. Saudi J Anaesth 2010; 4(3):169-73.

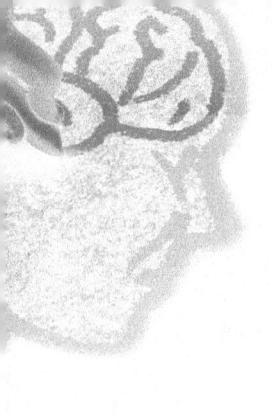

5
Transtornos Relacionados com o Uso de Substâncias

Tiago Queiroz Cardoso
Murilo Duarte da Costa Lima

INTRODUÇÃO

A área da dependência química, também chamada de transtornos por uso de substâncias, tem representado um importante desafio para os profissionais da área de saúde tanto por seu estreito laço com questões socioculturais e econômicas como por ser manifestação de um complexo sistema neuronal mais bem reconhecido nos últimos anos, mas que ainda levanta inúmeras dúvidas, sobretudo em relação a seu tratamento e prevenção. Para o estudo do tema é necessário compreender os conceitos, os critérios diagnósticos, as classificações e as opções terapêuticas disponíveis.

DROGA E DEPENDÊNCIA QUÍMICA

As primeiras interações dos seres humanos com o meio ambiente levaram à identificação de substâncias farmacologicamente ativas, as quais foram por milênios as únicas disponíveis para alimentação, tratamento de doenças ou para promover modificações fisiológicas ou psicológicas. Assim, o ser humano foi aprendendo a conservar as substâncias naturais mais necessárias por meio da desidratação. Por isso surgiu na Holanda, no século XIV, o termo *droog*, que significa substância natural, desidratada, usada na alimentação e na medicina.

No período colonial, considerava-se droga um conjunto de riquezas exóticas, de luxo, para uso na medicina, mas também para a elegância da culinária. No século XVIII, o termo droga passou a designar qualquer substância química, natural ou sintetizada pelo ser humano que, por sua natureza química, altera a estrutura ou o funcionamento biológico de um ser quando administrada e absorvida.

As drogas são também chamadas de substâncias psicoativas, ou seja, desencadeiam ou facilitam mudanças de humor, percepção, cognição e comportamento. Essas modificações, sobretudo as comportamentais, levaram os legisladores de diferentes regiões a tentar restringir o acesso a algumas, do que derivou a classificação em drogas lícitas, quando o emprego é permitido por lei, ou ilícitas, quando há dispositivos legais que proíbem e criminalizam seu uso.

A modificação do comportamento, do humor e da cognição promovida pelas drogas psicoativas é mediada por alterações na síntese e secreção de neurotransmissores, o que altera a intercomunicação neuronal no sistema nervoso central e periférico. Quando essas drogas promovem uma relação disfuncional entre o usuário e seu modo de consumo, de maneira a desencadear a dependência química, são denominadas psicotrópicas ou drogas de abuso.

A dependência química é uma desordem caracterizada frequentemente pela associação a manifestações fisiológicas e psicológicas, que incluem a tolerância e a abstinência. A tolerância é definida como a necessidade de quantidades crescentes da substância para o usuário atingir o efeito desejado porque a dose usual apresentou redução de efeito com o uso continuado.

A síndrome da abstinência é definida como "um conjunto de sintomas, de agrupamento e gravidade variáveis, ocorrendo em abstinência absoluta ou relativa de uma substância, após uso repetido e usualmente prolongado e/ou uso de altas doses daquela substância. O início e o curso do estado de abstinência são limitados no tempo e relacionados com o tipo de substância e a dose que vinha sendo utilizada imediatamente antes da abstinência" (Carlini e cols., 2010). Essa síndrome pode ser reduzida ou evitada se a mesma substância ou outra muito próxima for consumida. O estado de abstinência pode ser complicado, dentre outros, por convulsões desencadeadas pelo aumento da sensibilidade neuronal a modificações metabólicas.

Os outros critérios para a dependência estão relacionados com o padrão de uso da droga e seus efeitos nas atividades diárias, compreendendo grande quantidade de tempo gasto em atividades para obter a substância, usá-la ou se recuperar de seus efeitos e a redução das atividades sociais, ocupacionais e de recreação como resultado do uso da substância.

Mais recentemente, outra característica passou a integrar o conceito de dependência química, a compulsão ao consumo, denominada *craving* no idioma inglês e traduzida como fissura, a qual consiste em uma necessidade súbita, intensa, de consumir a droga. Trata-se, assim, de um desejo persistente pela substância ou da incapacidade de controlar seu uso. O *craving* é classificado como tônico ou fásico (também denominado "provocado por atração"). O primeiro é frequentemente induzido pela abstinência e desaparece ao longo do tempo. O fásico é intenso, agudo, episódico e pode se manifestar até mesmo após longos períodos de abstinência, sendo provocado por uma enorme gama de situações internas e externas, sempre associadas ao uso da droga. Dentre essas situações estão a visão de pessoas usando a droga, o contato com pessoas com quem o indivíduo já usou a droga, estar em um local associado ao uso da droga, o cheiro da droga ou situações que lembram esses momentos.

CRITÉRIOS DIAGNÓSTICOS E CLASSIFICAÇÃO

A **fissura**, ou *craving*, foi oficialmente introduzida como critério diagnóstico na quinta edição do *Manual Diagnóstico e Estatístico de Transtornos Mentais* (DSM-5) da American Psychiatric Association (APA), lançado em 2013, que também removeu a clássica divisão entre os diagnósticos de **abuso e dependência de substâncias**, reunindo-os como **transtorno por uso de substâncias**. Apesar disso, um sistema de classificação utilizado em todo o mundo, a Classificação Internacional das Doenças, em sua décima versão (CID-10 – Organização Mundial da Saúde), ainda mantém a diferença entre o que chama de **uso nocivo** e **dependência**.

O DSM-5 estabeleceu ainda outras mudanças significativas em relação à edição anterior, incluindo os diagnósticos de abstinência de *cannabis* e abstinência de cafeína e excluindo o diagnóstico de dependência de múltiplas substâncias. Além disso, removeu os especificadores "com dependência fisiológica/sem dependência fisiológica" e reorganizou os especificadores de remissão, reconhecendo como "remissão precoce" um período de pelo menos 3 meses em que nenhum dos critérios para o uso da substância (exceto o desejo) é atendido e "remissão sustentada" quando o período é superior a 12 meses. O manual também incluiu os especificadores que descrevem indivíduos "em um ambiente controlado" e aqueles que estão "em terapia de manutenção".

O DSM e a CID são os principais sistemas classificatórios adotados na drogadição, e é importante conhecer ambos: o DSM por ter uma edição mais atualizada e em sintonia com os novos estudos da área e a CID por sua utilização em um grande número de países, tanto na prática clínica como em pesquisas e publicações.

Classificação no DSM-5

A primeira etapa consiste na identificação da substância utilizada, e nesse sentido o DSM-5 traz 10 substâncias ou agrupamento de substâncias em seu sistema de classificação: álcool, cafeína, *cannabis*, alucinógenos (dois subtipos: fenciclidina e outros alucinógenos), inalantes, opioides, sedativos/hipnóticos/ansiolíticos, estimulantes (três subtipos: tipo anfetaminas, cocaína e outros estimulantes), tabaco e outras substâncias. Há ainda nessa categoria o transtorno não relacionado com substâncias, que incluiu nessa última versão do manual o transtorno do jogo (também conhecido como **jogo patológico**).

Após o reconhecimento da substância, há que se fazer a distinção entre cinco situações:

- Transtorno por uso da substância.
- Intoxicação pela substância.
- Abstinência da substância
- Outros transtornos induzidos pela substância.
- Transtorno relacionado com substância não especificado.

Para isso serão necessárias uma boa avaliação inicial e uma investigação minuciosa do histórico de uso e suas consequências. Para o diagnóstico do transtorno por uso da substância o indivíduo deve preencher ao menos dois dos 11 critérios listados abaixo, e a classificação deve contemplar também a distinção em relação à gravidade, com base no número de critérios presentes ao longo de 1 ano, caracterizando-se como transtorno leve (dois ou três critérios), moderado (quatro ou cinco critérios) ou grave (seis ou mais critérios):

1. Uso em quantidades maiores ou por mais tempo que o planejado.
2. Desejo persistente ou incapacidade de controlar o desejo.
3. Gasto importante de tempo em atividades para obter a substância.

4. Fissura importante.
5. Deixar de desempenhar atividades sociais, ocupacionais ou familiares em virtude do uso.
6. Continuar o uso apesar de apresentar problemas sociais ou interpessoais.
7. Restrição do repertório de vida em função do uso.
8. Manutenção do uso apesar de prejuízos físicos.
9. Uso em situações de exposição a risco.
10. Tolerância: redução do efeito com o uso continuado ou necessidade de quantidades maiores para obter o efeito desejado.
11. Abstinência: sintomas de abstinência propriamente ou uso da substância para evitar os sintomas.

Por último, cabe estabelecer ainda até três especificações para algumas substâncias:

- Em remissão inicial (mínimo de 3 meses de abstinência) ou em remissão sustentada (mínimo de 12 meses de abstinência).
- Em ambiente protegido ou não.
- Com ou sem perturbação da percepção.

Classificação na CID-10

A CID-10 ainda faz a distinção entre uso nocivo e dependência. Para o diagnóstico de dependência o indivíduo deve preencher três ou mais dos seguintes critérios no último ano:

1. Desejo forte ou compulsão para consumir a substância.
2. Dificuldades em controlar o comportamento de consumir a substância em termos de início, término ou quantidades de consumo.
3. Sintomas de abstinência característica para a substância ou o uso da mesma substância (ou de uma estreitamente relacionada) com a intenção de aliviar ou evitar os sintomas de abstinência.
4. Evidência de tolerância, de modo que doses crescentes da substância psicoativa são necessárias para alcançar efeitos originalmente produzidos por doses mais baixas.
5. Abandono progressivo de prazeres alternativos em favor do uso da substância psicoativa (estreitamento do repertório).
6. Persistência no uso da substância a despeito de evidência clara de consequências manifestamente nocivas à saúde.

Compreendidos os principais sistemas classificatórios, cabe ressaltar que eles têm efeito de padronização e referência para o tratamento em todo o mundo, mas o conceito e a abordagem da dependência química também exigem que sejam levadas em consideração questões mais amplas dentro do contexto sociocultural de cada indivíduo e sociedade.

Diferentemente do que se admitiu no passado, a dependência deve ser considerada um transtorno mental com características específicas, e não mais um desvio de caráter ou um conjunto de sintomas apenas. Essa consideração é relevante para que se possam estabelecer parâmetros de tratamento adequados às necessidades de cada paciente, as quais são ditadas, também, pelos fatores que interferem no consumo de substâncias psicoativas ou psicotrópicas.

FATORES QUE INTERFEREM NO CONSUMO DE SUBSTÂNCIAS PSICOTRÓPICAS

O consumo de substâncias psicotrópicas, lícitas ou ilícitas, sofre influência de fatores inerentes à história de vida do indivíduo, bem como do ambiente que constitui seu entorno, como apresentado na Figura 5.1.

A importância desses fatores está no planejamento do tratamento, como refere o Setor de Drogas das Nações Unidas. Especialistas alertam que pessoas com problemas associados ao uso de drogas frequentemente apresentam necessidades de tratamento relacionadas com os aspectos pessoal, social e econômico. Por esse motivo, consideram que nenhum

Individuais
- Transtornos:
  - ✓ depressão, ansiedade, transtorno de déficit de atenção e hiperatividade (TDAH) e transtorno bipolar
- Alterações comportamentais
  - ✓ transtorno de conduta impulsiva, bizarra e antissocial, marcado por descontrole e desadaptação
- Padrão de relacionamento interpessoal
  - ✓ baixa tolerância à frustração: falta de amadurecimento
  - ✓ Isolamento, timidez, fobia, ansiedade, desvalia, pessimismo
- Dificuldades acadêmicas não cuidadas
- Atitudes favoráveis ao uso
  - ✓ Uso precoce antes dos 13 anos de idade
    - aumenta até quatro vezes a chance de dependência
    - diminui o hipocampo
  - ✓ Precocidade de atividade sexual, principalmente para homens
  - ✓ Ter sido abusado sexual ou moralmente
- Suscetibilidade biológica (genética)

Sociais
- Relacionais
  - ✓ Participação de grupo de usuários ou de grupo desviante
- Familiares
  - ✓ Ausência de monitoramento do desenvolvimento
  - ✓ Presença de dificuldades dos pais em estabelecer normas e manejar problemas
- Falhas de comunicação por ausência de sinceridade, ética e modelos positivos
  - ✓ Falta de um dos tipos parentais
  - ✓ *Status* socioeconômico muito baixo
  - ✓ Ausência de opções de lazer, espiritualidade e informação
  - ✓ Vivência em ambiente conflituoso ou permissivo para o uso de drogas
  - ✓ Presença de grave estresse familiar por doença, morte, prisão, situações coercitivas
- Escolares
  - ✓ Professores preconceituosos e desinformados
  - ✓ Ausência de valorização da cultura e da escola
  - ✓ Permissividade de comportamentos desviantes
  - ✓ Alta prevalência de uso
- Social
  - ✓ Ausência de líderes positivos
  - ✓ Privação social e econômica
  - ✓ Vizinhança violenta (crimes) e desorganização (sem regras)
  - ✓ Atitudes sociais permissivas
  - ✓ Acesso fácil às drogas e incentivo da mídia

Figura 5.1 Fatores individuais e sociais na determinação do abuso de drogas psicotrópicas, lícitas ou ilícitas. (Adaptada de Marques e Ribeiro, 2006.)

tratamento isolado é eficaz para o paciente. Os indivíduos frequentemente necessitam de diferentes tipos de abordagens, integradas e efetivamente coordenadas, disponibilizadas em tempos e estágios adequados à evolução do quadro clínico. Além disso, consideram que a ação dos serviços de tratamento e de reabilitação sobre os fatores sociais é primordial tanto para redução do estigma social e da discriminação contra usuários de drogas como para incentivar o suporte social para sua reintegração como membros produtivos e saudáveis da comunidade. Para tanto, aconselham que os serviços especializados se esforcem na integração com outros serviços de saúde e agências de apoio social para estabelecer a continuidade do cuidado dentro e fora de sua comunidade. Além disso, devem também se envolver com parcerias com o governo, os poderes constituídos regionais e locais, bem como agências não governamentais, cuidadores, educadores e membros da comunidade, visto que centros de tratamento ou profissionais isolados não conseguem intervir sobre uma gama tão vasta de fatores relacionados com o consumo de drogas.

EPIDEMIOLOGIA

No Brasil, um dos maiores e mais recentes estudos epidemiológicos foi realizado em 2012 pela UNIAD – Unidade de Pesquisa de Álcool e Drogas – centro vinculado à Universidade Federal de São Paulo (UNIFESP). Caracterizado como II LENAD – Levantamento Nacional de Álcool e Drogas –, abrangeu todas as regiões do país e avaliou 4.607 indivíduos com mais de 14 anos de idade. Alguns dos principais resultados são lembrados a seguir:

1. **Álcool:** o uso do álcool no último ano foi relatado por 50% dos indivíduos maiores de 18 anos, sendo 68% homens e 32% mulheres, e 53% desses bebiam mais de uma vez por semana. Outro dado importante é que a idade de experimentação do álcool se deu antes dos 18 anos para 37% e antes dos 15 anos para 22% dos entrevistados, demonstrando aumento desse uso precoce, já que no estudo de 2006 (I LENAD) o percentual dos que bebiam antes dos 15 foi de 13% e antes dos 18, 35%. Outro percentual que aumentou foi o de adultos que fazem uso de *binge* (uso de cinco ou mais doses para homens e quatro ou mais para mulheres em uma mesma ocasião no intervalo de 2 horas), que passou de 45% (2006) para 59% (2012). O estudo mostrou ainda que 5% dos adultos que mais bebem consomem 24% de todo o álcool consumido no país e 10% dos que mais bebem consomem quase metade (45%) de todo o álcool. A prevalência da dependência do álcool foi de 10,48% para os homens e de 3,63% para as mulheres.
2. **Tabaco:** o percentual de usuários diminuiu de 20,8% (2006) para 16,9% (2012) da população adulta. Os maiores índices de tabagismo estão localizados na região Sul (20,2%), na faixa etária de 40 a 49 anos (19%), e nas classes socioeconômicas D e E (19,9%). A média de idade para o consumo do primeiro cigarro foi de 16,5 anos, e a média de consumo diário foi de 14 cigarros (valor um pouco maior do que em 2006, quando foi de 13,1).
3. **Maconha:** substância ilícita de maior prevalência de consumo no Brasil e no mundo, seu uso ao longo da vida foi relatado por 5,8% da população adulta e por 4,3% dos adolescentes. Considerando o uso no último ano, o percentual de adolescentes (3,4%) ultrapassa o de adultos (2,5%), representando cerca de 3 milhões de adultos e quase 500 mil adolescentes.

4. **Cocaína:** o uso de cocaína por adultos ao longo da vida foi de 3,8%, sendo de 1,7% nos últimos 12 meses, ou seja, cerca de 2 milhões de usuários entres os adultos e 225 mil entre os adolescentes (1,6% dos entrevistados usaram no último ano). O uso do *crack* por adultos foi de 0,8% (800 mil) no último ano, sendo de 1,3% (1,7 milhão) ao longo da vida, devendo ser ressaltado que não foram avaliados indivíduos em situação de moradia de rua, onde o percentual pode ser bem maior.
5. **Outros:** o uso de tranquilizantes ao longo da vida foi de 9,6% entre os adultos, sendo a classe de substâncias com maior percentual de uso no último ano (6%). Dentre as outras substâncias pesquisadas, as mais usadas nos últimos 12 meses por adultos foram: estimulantes (1,1%), metilfenidato (0,3%), solventes (0,5%), *ecstasy* (0,2%), morfina (0,6%), esteroides (0,3%) e alucinógenos (0,5%).

CARACTERIZAÇÃO DAS DROGAS PSICOTRÓPICAS

As drogas psicotrópicas têm sido alvo de estudo em neurofisiologia, uma vez que interferem diretamente no funcionamento do sistema nervoso central (SNC) e periférico. Grande parte das substâncias psicotrópicas interfere sobre a síntese e a liberação da dopamina, neurotransmissor diretamente envolvido com o sistema de gratificação. A "gratificação" é o mecanismo cerebral que determina a busca repetida de estímulos percebidos como positivos, como alimentação, atividade sexual, estada em locais prazerosos, vivências gratificantes, tornando-se um importante sistema de autopreservação.

Dentre as vias cerebrais de atuação da dopamina está a região mesolímbica, situada no mesencéfalo, que se origina na área tegmentar ventral e se projeta para o núcleo *accumbens*, córtex pré-frontal e outras áreas límbicas, estando fortemente implicada no processo da dependência química. A área tegmentar ventral é rica em neurônios contendo dopamina cujos axônios se projetam para áreas cerebrais envolvidas nas emoções, pensamentos, memórias e execução de comportamentos. O núcleo *accumbens* é uma região cerebral rica em receptores dopaminérgicos e implicada na motivação e aprendizagem, sendo, portanto, importante no mecanismo de reforçamento positivo ou negativo. As drogas que promovem aumento da síntese e liberação da dopamina e que, atuando nesta via, desencadeiam um efeito prazeroso aumentam a motivação para a repetição do uso (reforço positivo).

A dopamina é sintetizada a partir do aminoácido tirosina, por ação da enzima tirosina hidroxilase, que atua controlando por *feedback* a síntese da dopamina. Uma vez sintetizada e segregada, a dopamina é armazenada nas vesículas dos terminais pré-sinápticos para ser liberada na fenda. Na presença de estímulo neuronal, a dopamina é liberada na sinapse, podendo ser catabolizada ou recaptada no terminal pré-sináptico para ser estocada ou metabolizada conforme a necessidade neuronal.

Quando as drogas psicotrópicas ativam o sistema dopaminérgico, bloqueiam a recaptação dessa molécula na sinapse, aumentando sua concentração e intensidade de ação sobre os receptores pós-sinápticos e desencadeando um mecanismo de reforço mantido, do que deriva maior resposta comportamental e neuroquímica, mecanismo denominado sensibilização de estímulo e fenômeno central da tolerância (necessidade de maior quantidade da substância para obter o mesmo efeito). Uma vez sensibilizada a sinapse, a manutenção de altas concentrações de dopamina na região sináptica desencadeia o mecanismo de aprendizagem, pelo qual o SNC interpreta essas concentrações como necessárias, gerando o processo da dependência e consequente abstinência se não for feito o uso. Desse modo, o SNC pode ativar a liberação de dopamina na presença de estímulos ambientais, sociais e pessoais associados ao consumo da droga, aumentando a vontade de usar a substância, o que explica as recaídas, às vezes mesmo após longos períodos de abandono do consumo.

Por fim, sabe-se que, além da dopamina, outros importantes neurotransmissores têm papel mediador nos efeitos psicoativos, como o ácido gama-aminobutírico (GABA), principal neurotransmissor inibitório do SNC, a serotonina, a noradrenalina, o glutamato, neurotransmissor excitatório e os opioides endógenos.

Para o tratamento adequado dos diversos quadros de transtornos por uso de substâncias faz-se necessária uma caracterização das principais drogas ou classes de substâncias psicoativas, seus mecanismos de ação, efeitos farmacológicos e sintomas de abstinência, possibilitando não só o entendimento, mas a correta identificação da situação apresentada e o manejo posterior. Um resumo desse conteúdo é apresentado no Quadro 5.1.

TRATAMENTO DOS TRANSTORNOS POR USO DE SUBSTÂNCIAS
Aspectos gerais

Para abordagem do tratamento dos transtornos por uso de substâncias é necessário considerar a complexidade desse fenômeno, no qual interagem fatores biológicos, genéticos, culturais, sociais, pessoais, econômicos e psicológicos, que afetam o cérebro e sua capacidade de controlar o uso de substâncias. Outra característica é que os programas de prevenção primária em geral apresentam eficácia limitada, visto que ainda não há como saber quais indivíduos vão se tornar adictos às substâncias, nem antes do uso, nem após o uso inicial. Adicionalmente, esses programas não alcançam a dimensão do problema social da drogadição para as pessoas em geral, seja pelo desconhecimento da ação das drogas, seja pelo preconceito e discriminação de que são alvo os drogaditos, ainda que a sociedade lhes reconheça o direito de serem reintegrados.

Outro complicador do tratamento dos transtornos por uso de substâncias é que, muito frequentemente, eles se associam a outras doenças físicas ou transtornos mentais, que devem ser considerados de maneira multidisciplinar e com uma abordagem integrada.

Os manuais nacionais e internacionais mantêm consenso ao afirmar que o tratamento tem início com o acolhimento respeitoso e empático do paciente e uma investigação ampla dos problemas que ele enfrenta, sempre que possível com o auxílio de um familiar. Esse acolhimento se reveste de algumas características éticas peculiares, já que há ocasiões em que o sujeito não tem condição de fazer escolhas, dado o seu comprometimento cognitivo e o risco de morte para si ou para outros, o que obriga o médico a adotar condutas independentemente de seu consentimento formal. Melhoradas as condições gerais e psíquicas, a vontade do indivíduo deverá orientar o direcionamento de seu tratamento.

É requerida uma avaliação inicial para identificação do sujeito, mas sobretudo para o estabelecimento de um vínculo empático médico-equipe de saúde, avaliação da motivação para a mudança, caracterização do uso de droga, determinação de possíveis complicações clínicas, investigação de comorbidades psiquiátricas e elaboração do diagnóstico, a partir do qual será definido o planejamento terapêutico.

Quadro 5.1 Mecanismo de ação, efeitos farmacológicos e sintomas da abstinência das principais drogas

Substância	Mecanismo de ação	Efeitos farmacológicos	Sintomas da abstinência
Álcool	Aumenta inibição do GABA e reduz a excitação pelo glutamato. Reforço positivo através da dopamina e dos opioides endógenos. Ação também na serotonina e na acetilcolina	Variação de efeitos estimulantes, geralmente iniciais (euforia, bem-estar e agitação), a depressores (relaxamento, sonolência e introversão)	Tremores, sudorese, insônia, agitação, cefaleia, náuseas ou vômitos, ansiedade, convulsão e *delirium tremens*
Hipnóticos e sedativos	Potencializam a ação de neurotransmissores inibitórios endógenos (GABA)	Relaxamento, sonolência e calmaria	Ansiedade, agitação, insônia, irritabilidade, tremores, alucinações e até convulsão
Tabaco (nicotina)	Ativação de receptores colinérgicos nicotínicos com aumento na liberação de noradrenalina, acetilcolina, serotonina e dopamina	Taquicardia e maior atenção (noradrenalina); bem-estar e euforia (dopamina); ansiedade (serotonina); sensação de relaxamento por diminuição do tônus muscular	Irritabilidade, ansiedade, dificuldade de concentração, aumento do apetite, humor deprimido e insônia
Opioides	Ativam os receptores opioides cerebrais (mu, kappa, delta, épsilon e rô), presentes em diversas zonas cerebrais, como a mesolímbica da dopamina	Analgesia, sonolência, relaxamento, euforia e confusão mental	Disforia, lacrimejamento, coriza, bocejos, sudorese, midríase, piloereção, diarreia, febre, inquietação, câimbras e dores musculares
Cannabis	Ativam os receptores canabinoides CB1 (efeitos psicoativos) e CB2 (efeitos periféricos), provocando ação inibitória gabaérgica e glutamatérgica e agonista dopaminérgica	Hiperemia de conjuntivas, boca seca, taquicardia, relaxamento, euforia ou sintomas indesejáveis (*bad trip*), como ansiedade e paranoia	Irritabilidade, nervosismo, alterações do sono, diminuição do apetite, inquietação e humor deprimido
Cocaína	Bloqueia a recaptação nos neurônios pré-sinápticos de neurotransmissores como dopamina (principal), noradrenalina e serotonina	Hipertensão arterial, taquicardia, sudorese, midríase, euforia inicial, sensação de poder, sintomas depressivos posteriores (*crash*)	Disforia, fadiga, insônia ou hipersonia, humor deprimido, retardo ou agitação psicomotora
Anfetaminas	Aumentam a liberação e impedem a recaptura de dopamina, serotonina e noradrenalina	*Rush* inicial de euforia, maior disposição, bem-estar e diminuição do apetite	Disforia, fadiga, insônia ou hipersonia, sonhos vívidos, aumento do apetite, retardo ou agitação psicomotora
Solventes e inalantes	Alteração nas funções das membranas celulares com ação inibitória possivelmente relacionada com o GABA	Euforia e alterações sensoriais iniciais; torpor, confusão e desorientação posteriores	Fenômeno mais raro e inespecífico, mas possível em usuários mais frequentes
Alucinógenos	Ação estimulante sobre vários receptores da serotonina no cérebro	Alterações sensoriais com ou sem sintomas psicóticos; efeitos simpaticomiméticos	Fenômeno mais raro e inespecífico, mas possível em usuários mais frequentes

Fonte: adaptado de Diehl A, 2010.

À medida que se procede à avaliação inicial, atenta-se para a presença de indicativos de uso e abuso de drogas, como prejuízos profissionais ou acadêmicos, comprometimento financeiro, história de acidentes frequentes, alterações comportamentais, sintomas depressivos ou ansiosos e distúrbios do sono ou do apetite.

Ao exame físico, alguns sinais são relevantes, como tremores, hálito cetônico, hepatomegalia ou esplenomegalia, alterações nas pupilas (miose ou midríase), desnutrição, irritação/ressecamento/sangramento nasal (sugestivo de inalação de cocaína), hiperemia das conjuntivas (sugestivo de uso de maconha), pressão arterial (hipo ou hipertensão), taquicardia ou arritmia cardíaca, "síndrome da higiene bucal" (mascarando o odor de álcool) e odor de maconha ou tabaco nas roupas.

Identificado o problema, pode-se avaliar o estágio motivacional do paciente para determinar condutas medicamentosas e não medicamentosas. Os estágios motivacionais se referem ao reconhecimento do problema da dependência química, o desejo de iniciar e o propósito de aderir ao tratamento, além de manter-se em abstinência.

Estágios motivacionais

Prochasca e DiClemente, em 1986, propuseram o modelo transteórico dos estágios motivacionais composto por cinco estágios, aos quais posteriormente foi agregada mais uma fase ou etapa, que seria a recaída, considerada hoje como parte do tratamento. Na **pré-contemplação** (primeiro estágio), o indivíduo não cogita mudança e resiste a qualquer abordagem. À medida que o tratamento prossegue, haverá a fase de **contemplação** (segundo estágio), em que ocorre o reconhecimento de um problema atual ou de um prejuízo futuro relacionado com o consumo de drogas, com ambivalência, que pode ser aproveitada para estimular o avanço para a fase de **preparação** (terceiro estágio), na qual o paciente já passa a admitir a vontade de modificação do estilo de vida e, para tanto, pede ajuda, já que reconhece não poder fazê-lo sem orientação.

O próximo estágio motivacional é o de **ação** (quarto estágio), em que o tratamento efetivamente é implementado, porém surgem diversos desafios para a equipe e para o adicto, uma vez que a ambivalência continua presente. Há ainda em curso modificações metabólicas e fisiológicas neuronais para que o SNC possa recuperar-se dos danos causados pelo uso da droga. Essa ambivalência poderá desencadear a desistência do tratamento e o retorno a qualquer dos estágios motivacionais.

Com o fim da desintoxicação, são asseguradas condições mais favoráveis de tomada de decisão e, com o reforço positivo da equipe de saúde, tem início a fase de **manutenção** (quinto estágio), na qual a ambivalência é reduzida e o paciente é mantido sob vigilância. Reduzida a vigilância, a ambivalência torna-se mais intensa e vem a eclodir a **recaída**, que consiste no retorno ao uso da droga com intensidade e frequência semelhantes ou maiores que antes. No entanto, vale ressaltar que, apesar de não desejada e não estimulada, a recaída faz parte do curso do tratamento e é uma fase que serve de aprendizado para a equipe e para o indivíduo ao promover a oportunidade de reconhecer e avaliar seu potencial em resistir ao uso da droga.

Por último, é importante entender que, em geral, esses estágios são cíclicos e dinâmicos, concebidos em um modelo de "espiral ascendente", o que sugere uma tendência de melhora não linear, e por isso se faz necessária a reavaliação do estágio motivacional a cada etapa do tratamento com os ajustes necessários.

Tratamento farmacológico

O tratamento dos transtornos por uso de substâncias pode ser potencializado pelo uso de medicações. Apesar de ainda não estar disponível um vasto arsenal farmacológico específico, é fundamental conhecer as principais opções disponíveis para cada substância.

As indicações e posologias descritas a seguir são uma base para o manejo, devendo ser consideradas as individualidades de cada caso, sobretudo em adolescentes, idosos, gestantes, usuários de outras medicações (interações medicamentosas) e na presença de doenças clínicas ou alterações em exames laboratoriais.

Álcool

Intoxicação aguda

- Tiamina 300mg IM em todos os pacientes como profilaxia da síndrome de Wernicke--Korsakoff (se for indicada glicose hipertônica EV, deve ser administrada 30 minutos após a tiamina).
- Soro fisiológico e glicose hipertônica EV só devem ser usados em caso de desidratação ou hipoglicemia, respectivamente.
- Evitar ao máximo o uso de benzodiazepínicos, prometazina (aumenta a depressão no SNC) e antipsicóticos de baixa potência, como a clorpromazina (diminuem o limiar de convulsão).
- Em caso de agitação psicomotora, pode-se administrar um antipsicótico de alta potência, como o haloperidol 5mg IM (é possível repeti-lo com intervalos de 30 minutos até a sedação) ou a olanzapina 10mg IM, se disponível.
- Como opção há a piridoxina (Metadoxil®), que acelera a remoção do álcool do organismo, devendo ser usada apenas por curto período de tempo (um a quatro comprimidos de 500mg por dia).

Síndrome de abstinência do álcool (SAA)

Inicialmente, há que se diferenciar a SAA grave da leve/moderada, visto que a grave deve ser tratada em ambiente hospitalar (internamento) e é marcada por quadro de tremores intensos (ou convulsões), sudorese profusa, vômitos, desorientação, auto ou heteroagressividade, rede de apoio frouxa ou inexistente e complicações clínicas ou psiquiátricas (quadros depressivos graves, risco de suicídio, diabetes descompensado).

Na SAA leve/moderada o manejo pode ser feito em nível ambulatorial com reposição vitamínica para evitar a síndrome de Wernicke (tríade de ataxia, confusão mental e nistagno) e Korsakoff (fase crônica marcada por demência), estímulo à hidratação e uso de benzodiazepínicos. A reposição de tiamina pode ser realizada com uma ampola IM ao dia por 7 a 15 dias e depois 300mg/dia de tiamina VO. O uso de benzodiazepínicos vai depender da intensidade do quadro, mas pode ser feito com diazepam 20mg/dia VO, com redução gradual ao longo de 1 semana, ou lorazepam, com dose inicial de 4mg/dia VO, especialmente em hepatopatas.

Transtorno por uso do álcool (dependência)

- **Dissulfiram:** atua no metabolismo do álcool, inativando a enzima acetaldeído desidrogenase e provocando acúmulo de acetaldeído no organismo, o que causa um efeito *antabuse*, marcado por rubor facial, cefaleia, náuseas, sudorese e até mesmo sintomas mais graves, como confusão mental, hipotensão e óbito, no caso de ingesta de grande quantidade de álcool associada ao medicamento. Deve ser iniciado com o mínimo de

12 horas de abstinência e na posologia de 250 a 500mg/dia, lembrando ao paciente que a medicação leva até 1 semana para sair completamente do organismo, período no qual não deverá fazer uso de álcool mesmo que deseje parar o tratamento ou tenha uma recaída. Em virtude do risco, essa medicação só deve ser utilizada em indivíduos com cognição preservada, motivados e que expressem ciência e concordância, de preferência por escrito.

- **Naltrexona:** trata-se de um antagonista de receptores opioides, que diminui o prazer pelo álcool ou a vontade de usá-lo, visto que este atua também através de opioides endógenos para liberação de dopamina no núcleo *accumbens*. Pode ser iniciada com 25mg/dia (meio comprimido) na primeira semana de modo a evitar efeitos adversos (principalmente a náusea) com aumento posterior para a dose usual de 50mg/dia. O tratamento costuma durar até 3 meses. Está formalmente contraindicada em indivíduos com história de uso de heroína, metadona ou hepatopatias graves (aguda ou crônica).
- **Topiramato:** anticonvulsivante com possível ação em vias glutamatérgicas e gabaérgicas do sistema de recompensa cerebral, demonstrou resultados positivos no tratamento da dependência do álcool. A dose recomendada é de 200 a 400mg/dia, iniciando-se com 25mg/dia e aumentando-a gradualmente (25 a 50mg por semana) para minimizar efeitos adversos (sonolência, tontura, diminuição do apetite e prejuízo na memória). Convém atentar para a interação com alguns antipsicóticos, metformina e anticoncepcionais orais.

Tabaco

- **Bupropiona:** antidepressivo com ação dopaminérgica e noradrenérgica, atua também na inibição de receptores de acetilcolina, diminuindo a vontade e o prazer pela nicotina no SNC. Inicia-se com 150mg/dia por 7 dias e a partir do oitavo dia são recomendados a interrupção do uso do cigarro e o aumento da dose para 300mg/dia (o segundo comprimido não deve ser tomado após as 16 horas para evitar insônia). O tempo médio de tratamento é de 12 semanas. São contraindicações: epilepsia, histórico de convulsões (mesmo na SAA), tumores cerebrais ou acidentes vasculares encefálicos.
- **Vareniclina:** a opção mais recente para o tratamento do tabagismo, funciona como agonista parcial de receptores nicotínicos, diminuindo a fissura e a abstinência pela nicotina. É vendida no Brasil com nome de Champix® (*kit* de tratamento para 3 meses) e deve ser iniciada 1 semana antes do dia marcado para interromper totalmente o uso do cigarro. Começa-se com um comprimido de 0,5mg por dia durante 3 dias, depois 0,5mg duas vezes ao dia por 4 dias e, então, um comprimido de 1mg duas vezes ao dia até o término do tratamento. Como o principal efeito colateral é a náusea, deve ser tomado após as refeições.
- **Adesivos de nicotina:** principais representantes da terapia de reposição de nicotina (TRN), atuam diminuindo a fissura e a vontade de uso por liberarem quantidades controladas de nicotina. Podem ser iniciados com os adesivos de 21mg (para aqueles que fumam mais de 10 cigarros/dia) ou com os de 14mg (fumantes de menos de 10 cigarros/dia). Os adesivos devem ser trocados diariamente e usados em áreas não expostas ao sol. A dose pode ser reduzida a cada 6 a 12 semanas, até 7mg/dia, com a posterior

suspensão. Convém atentar para as contraindicações e alertar quanto ao risco de uso concomitante com o cigarro.
- **Nortriptilina:** antidepressivo tricíclico, trata-se de uma opção também eficaz, usada principalmente quando as demais não estão disponíveis, por ter um perfil de efeitos colaterais mais limitantes (boca seca, constipação intestinal, ganho de peso e diminuição da libido). Deve-se iniciar com 25mg/dia e aumentar a cada 2 ou 3 dias até 50 a 100mg/dia. Recomenda-se a realização de eletrocardiograma antes do uso para descartar eventuais arritmias cardíacas, com mais cuidado quanto às possíveis interações medicamentosas.

Maconha

Embora não se encontrem disponíveis medicamentos aprovados especificamente para o quadro de dependência da maconha, o tratamento farmacológico é necessário nos casos de intoxicação aguda com sintomas ansiosos mais proeminentes (benzodiazepínicos), nas psicoses induzidas por maconha (antipsicóticos) e em caso de uso associado a comorbidades psiquiátricas. Alguns estudos têm sugerido um efeito positivo do uso da N-acetil-cisteína (NAC) na redução da fissura e na vontade de usar maconha, mas ainda sem maiores evidências de eficácia.

Cocaína/crack
Intoxicação aguda e síndrome de abstinência

Benzodiazepínicos estão indicados nos casos de maior ansiedade ou inquietação e antipsicóticos de alta potência nos de agitação psicomotora ou sintomas psicóticos. O uso de betabloqueadores para o manejo da hipertensão associada à cocaína é controverso em razão do risco potencial de causar espasmos coronarianos após o uso. Não existem medicamentos específicos para o tratamento da abstinência da cocaína, mas o alívio de sintomas como ansiedade e insônia pode reduzir as chances de recaída.

Transtorno por uso da cocaína (dependência)
- **Dissulfiram:** nesses casos, seu efeito não se dá pela inibição da acetaldeído desidrogenase, como no álcool, mas em virtude da inibição da β-hidroxilase (enzima responsável pela conversão da dopamina em noradrenalina) e da carboxilesterase micromossomal e colinesterase, responsáveis pela metabolização da cocaína. O uso conjunto com a cocaína potencializa os efeitos colaterais desta no organismo, como a ansiedade e os sintomas psicóticos. Além disso, tem uma função secundária, que é a de evitar o consumo do álcool, um importante gatilho para as recaídas.
- **Naltrexona:** tem demonstrado diminuir a fissura pela cocaína por seu antagonismo opioide, mas parece ter efeitos mais proeminentes em um grupo de indivíduos do que em outros, uma vez que alguns estudos registram índices diferentes de melhora. A dose tende a ser maior do que quando usada para os casos de dependência do álcool, variando de 50 a 150mg/dia.
- **Topiramato:** possível efeito *anticraving* mediante sua ação nos sistemas gabaérgico (estimulação) e glutamatérgico (inibição). A dose média recomendada é de 200mg/dia.

- **Modafinil:** é um antagonista dos canais de cálcio com propriedades estimulantes, similares às das anfetaminas, mas de menor intensidade e com menor potencial de abuso. Também tem demonstrado alguns resultados positivos nos quadros de dependência da cocaína.
- **Outras opções:** a ondansetrona (antagonista 5-HT3 – inibidor da dopamina) e a vacina anticocaína (produz anticorpos que sequestram a cocaína e a impedem de exercer seu efeito reforçador prazeroso no SNC) são opções de tratamento que vêm sendo utilizadas em estudos clínicos e são possíveis estratégias úteis no futuro.

Bibliografia consultada

Ali R. Pharmacological treatment. In: ATLAS on substance use (2010) — Resources for the prevention and treatment of substance use disorders. Belgium: World Health Organization, 2010.

Associação Brasileira de Psiquiatria, Sociedade Brasileira de Cardiologia. Projeto Diretrizes: Abuso e Dependência de Múltiplas Drogas. Rio de Janeiro, 2012.

Associação Brasileira de Psiquiatria, Sociedade Brasileira de Cardioloiga. Projeto Diretrizes: Abuso e Dependência de Maconha. Rio de Janeiro, 2012.

Bicca C, Ramos FLP, Campos VR et al. Abuso e dependência dos opioides e opiáceos. Assoc Bras Psiquiatr 2012.

Carlini ELA, Noto AR, Sanchez ZM et al. VI Levantamento nacional sobre o consumo de drogas psicotrópicas entre estudantes do ensino fundamental e médio das redes pública e privada de ensino nas 27 capitais brasileiras – 2010. CEBRID – Centro Brasileiro de Informações sobre Drogas Psicotrópicas: UNIFESP – Universidade Federal de São Paulo. Brasília, 2010

Collis L. NSW drug and alcohol withdrawal clinical practice guidelines. 5. ed. Sydney: Better Health Centre – Publications Warehouse, 2015.

Degenhardt L, Whiteford HA, Ferrari AJ et al. Global burden of disease attributable to illicit drug use and dependence: findings from the Global Burden of Disease Study 2010. Lancet 2013; 382(9904):1564-74.

Diehl A. Tratamentos farmacológicos para dependência química: da evidência científica à prática clínica. Porto Alegre: Artmed. 2010.

Goniewicz ML, Delijewski M. Nicotine vaccines to treat tobacco dependence. Hum Vaccines Immunother 2013; 9(1):13-25.

Hiranita T. Cocaine antagonists; studies on cocaine self-administration. J. Alcohol Drug Depend 2015; 3(5):4-6.

Kinsey BM, Kosten TR, Orson FM. Active immunotherapy for the treatment of cocaine dependence. Drugs Futur 2010; 35(4):301-6.

Lisdahl KM, Wright NE, Kirchner-Medina C, Maple KE, Shollenbarger S. Considering cannabis: the effects of regular cannabis use on neurocognition in adolescents and young adults. Curr Addict Reports 2014; 1(2):144-56.

Marques ACPR, Ribeiro M. Guia prático sobre uso, abuso e dependência de substâncias psicotrópicas para educadores e profissionais da saúde. São Paulo: Prefeitura da Cidade de São Paulo, Secretaria Municipal de Participação e Parceria Conselho Municipal de Políticas Públicas de Drogas e Álcool de São Paulo – COMUDA e Associação Brasileira de Estudos do Álcool e Outras Drogas – ABEAD, 2006.

Organização Mundial da Saúde. Neurociências: consumo e dependência de substâncias psicoativas. Suíça: Organização Mundial da Saúde, 2004.

Organização Mundial da Saúde: Classificação de transtornos mentais e do comportamento da CID-10: descrições clínicas e diretrizes diagnósticas. Porto Alegre: Artes Médicas, 1993.

Saad L. Medicina legal: o discurso médico e a criminalização da maconha. Revista de História 2010; 2(2):59-70.

Silva MTB, Araújo FLO, Félix FHC et al. Álcool e nicotina: mecanismos de dependência. Rev Neurociencias 2010; 18(4):531-7.

United Nations Publication. Drug abuse treatment and rehabilitation: a practical planning and implementation guide. New York: United Nations Office on Drugs and Crime, 2003.

World Health Organization. Psychoactive substance use: epidemiology and burden of disease. In: ATLAS on substance use (2010) – Resources for the prevention and treatment of substance use disorders. Geneve, 2010.

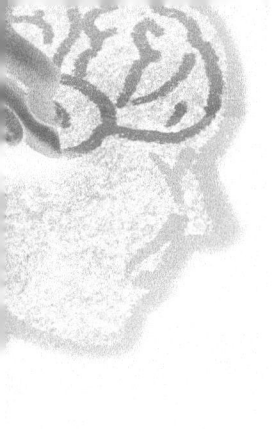

6
Esquizofrenia e Outros Transtornos Psicóticos

Antônio Peregrino
Dennison Carreiro Monteiro
Luiz Evandro de Lima Filho

ESQUIZOFRENIA

A esquizofrenia é considerada um transtorno mental grave e crônico com períodos de abrandamento e agudizações sintomáticas, chamados de "surtos". Serve de paradigma para todas as síndromes psicóticas tanto do ponto de vista fenomenológico como etiopatogênico. A evolução de seu conceito se confunde com a própria história da construção da psiquiatria como ciência, sendo a morbidade psiquiátrica que mais simboliza a ideia de "loucura".

As primeiras descrições nosológicas da esquizofrenia surgiram no século XVIII sob o conceito de *démence précoce,* enunciado por Benedict Morel (1809-1873), em 1853. Essa expressão fazia referência aos casos de demência que acometia indivíduos ainda jovens, em especial adolescentes, causando grave comprometimento do pensamento, dos afetos e do julgamento da realidade. Emil Kraepelin (1856-1926), considerado o pai da psiquiatria moderna, ressaltava a importância da observação do curso e da evolução do adoecimento para o diagnóstico. Em 1896 ele descreveu e isolou duas grandes entidades nosológicas: a **dementia praecox** (esquizofrenia) e a **loucura maníaco-depressiva** (transtorno afetivo bipolar). A primeira teria predominantemente uma evolução deteriorante com queda progressiva da funcionalidade. Já a segunda evoluiria com períodos completamente livres de sintomas entre os episódios, sem perdas cognitivas significativas ao longo de seu curso. Kraepelin também classificou a demência precoce nos subtipos paranoide, catatônico e hebifrênico.

Anos depois, em 1911, o psiquiatra suíço Eugen Bleuer introduziu o termo esquizofrenia em substituição à *dementia praecox*. A palavra esquizofrenia vem de *frenis* = mente e *schizo* = cisão, atribuindo grande importância à característica "dissociação" do pensamento, dos afetos e da motricidade presente nesses pacientes. Ele destacava a relevância de sintomas fundamentais para o diagnóstico, conhecidos como **os 6 As** de Bleuer: ambivalência, afeto embotado, associações frouxas, autismo, atenção prejudicada e avolição. Desse modo, delírios e alucinações seriam sintomas acessórios por estarem presentes também em outros transtornos mentais. Os critérios propostos por ele, entretanto, chegaram a ser considerados prejudiciais à evolução do conceito de esquizofrenia em razão de suas baixas fidedignidade e especificidade.

Kurt Schneider, em 1952, enunciou que alguns sintomas eram tão característicos das psicoses esquizofrênicas que poderiam ser aceitos como patognomônicos. Estes foram chamados de sintomas de primeira ordem (Quadro 6.1) e, apesar de não mais considerados patognomônicos, ainda recebem grande destaque nas classificações diagnósticas atuais, a exemplo da CID-10. Outros fenômenos menos específicos foram por ele denominados sintomas de segunda ordem.

Seguindo as ideias de Sir. John Jackson (1835-1911) sobre um modelo hierárquico de funcionamento do sistema nervoso central, os sintomas foram posteriormente separados em positivos e negativos, termos oficialmente apresentados em 1974 no *International Pilot Study for Schizophrenia* (IPSS). Sintomas positivos seriam os que expressam "aumento da atividade mental", como alucinações, delírios, desorganização do comportamento, agitação psicomotora e desagregação do pensamento. Em contrapartida, os sintomas negativos seriam os que refletem "diminuição da atividade mental", como embotamento afetivo, pobreza do discurso, retraimento social, apragmatismo e prejuízo cognitivo (Quadro 6.2).

Epidemiologia

A prevalência da esquizofrenia varia de acordo com diferentes estudos e com os critérios diagnósticos adotados, mas acredita-se que em torno de 1% da população apresente essa condição, sendo sua incidência estimada em 15,2 para cada 100 mil habitantes por ano. Em relação ao gênero, há discreta predominância no masculino, com 1,4 homem para cada mulher acometida. A idade de início, em geral, se situa entre 15 e 25 anos, sendo mais tardio nas mulheres e com segundo pico de incidência durante a quarta década de vida.

Quadro 6.1 Sintomas de primeira ordem, segundo Kurt Schneider
Ouvir os próprios pensamentos falados de fora (sonorização do pensamento)
Ouvir vozes que comentam seus atos ou que dialogam entre si
Roubo ou inserção do pensamento
Sentir que suas ações ou experiências são controladas de fora (vivências de influência)
Irradiação (publicação ou difusão) do pensamento
Percepção delirante

Quadro 6.2 Sintomas positivos e negativos na esquizofrenia	
Sintomas positivos	**Sintomas negativos**
Alucinações	Embotamento afetivo
Delírios	Pobreza do discurso
Desorganização do comportamento	Retraimento social
Agitação psicomotora	Apragmatismo
Desagregação do pensamento	Prejuízo cognitivo

O surgimento na infância é raro, sendo considerado de início precoce quando começa antes dos 18 anos e de início muito precoce se antes dos 13 anos. A prevalência estimada, antes dos 15 anos, é de 1,4 para cada 10 mil habitantes, e os meninos são duas vezes mais afetados nessa faixa etária. O início em indivíduos mais velhos também é incomum, sendo extremamente raro após os 50 anos de idade.

Entre os fatores de risco com maior evidência estão a história familiar de esquizofrenia, problemas pré-natais, como infecções maternas e desnutrição, complicações neonatais, como hipoxia, e eventos estressores na infância, como abuso físico e sexual. Os grupos com risco consistentemente mais elevado são os de imigrantes e moradores de grandes centros urbanos.

Dentre as comorbidades mais frequentes em indivíduos esquizofrênicos está o transtorno obsessivo-compulsivo (TOC), que tem até 12 vezes mais chance de estar presente do que em indivíduos saudáveis. Por isso, muitos autores consideram o TOC associado à esquizofrenia mais uma expressão sintomática da psicose do que um diagnóstico comórbido. Transtornos do humor também são comuns: até 25% dos pacientes têm depressão associada. O suicídio ainda é uma das principais causas de morte entre os esquizofrênicos, sendo responsável por até 30% dos óbitos. Os transtornos relacionados com o uso de substâncias também estão estreitamente ligados à esquizofrenia, com até 50% de comorbidade, o que piora a adesão ao tratamento e aumenta o risco de comportamento violento.

Diagnóstico

O diagnóstico de esquizofrenia ainda se baseia unicamente em critérios clínicos, não existindo exame complementar que sirva como marcador biológico da doença. Todavia, é indispensável que outras possíveis causas de psicose sejam afastadas, como as secundárias às causas médicas gerais ou ao uso de substâncias. Uma psicose lúpica pode ser psicopatologicamente idêntica a um surto esquizofrênico com diagnóstico diferencial fundamentado na história clínica, no exame físico e na presença ou ausência de achados em marcadores da doença autoimune, como os anticorpos fator antinúcleo (FAN), anti-DNA e antiproteína-P-ribossomal (anti-P). Quadros de intoxicação por drogas como cocaína/*crack* ou maconha também podem se manifestar com sintomas psicóticos, até mesmo muito típicos de esquizofrenia, mas tendem a remitir após cessado o efeito da substância. Exames toxicológicos podem auxiliar o diagnóstico diferencial.

Visando à unificação dos conceitos e a uma maior validade diagnóstica, tem-se lançado mão de manuais, principalmente o *Manual de Diagnóstico e Estatística dos Transtornos Mentais*, atualmente na quinta edição (DSM-5), da Associação Americana de Psiquiatria, e a Classificação Internacional de Doenças (CID-10), da Organização Mundial da Saúde (OMS). Estes servem como guias norteadores, mas, obviamente, não são capazes de abarcar totalmente a imensa variabilidade de apresentações encontradas na prática clínica diária.

De acordo com o DSM-5 (Quadro 6.3), publicado em 2013, para o diagnóstico de esquizofrenia são necessários, pelo menos, 6 meses de sintomas, podendo incluir as fases prodrômica e residual. Nesse período de tempo é exigida a ocorrência por no mínimo 1 mês de sintomas ativos de psicose, como delírios, alucinações, discurso desorganizado, comportamento grosseiramente desorganizado ou catatônico ou sintomas negativos,

Quadro 6.3 Critérios diagnósticos para esquizofrenia segundo o DSM-5

A. Dois (ou mais) dos itens a seguir, cada um presente por uma quantidade significativa de tempo durante um período de 1 mês (ou menos, se tratados com sucesso). Pelo menos um deles deve ser (1), (2) ou (3):
  1. Delírios
  2. Alucinações
  3. Discurso desorganizado (p. ex., descarrilamento ou incoerência frequentes)
  4. Comportamento grosseiramente desorganizado ou catatônico
  5. Sintomas negativos (i.e., expressão emocional diminuída ou avolia)

B. Por período significativo de tempo desde o aparecimento da perturbação, o nível de funcionamento em uma ou mais áreas importantes do funcionamento, como trabalho, relações interpessoais ou autocuidado, está acentuadamente abaixo do nível alcançado antes do início (ou, quando o início se dá na infância ou na adolescência, incapacidade de atingir o nível esperado de funcionamento interpessoal, acadêmico ou profissional)

C. Sinais contínuos de perturbação persistem durante, pelo menos, 6 meses. Esse período de 6 meses deve incluir no mínimo 1 mês de sintomas (ou menos, se tratados com sucesso) que precisam satisfazer o Critério A (i.e., sintomas da fase ativa) e pode incluir períodos de sintomas prodrômicos ou residuais. Durante esses períodos prodrômicos ou residuais, os sinais da perturbação podem ser manifestados apenas por sintomas negativos ou por dois ou mais sintomas listados no Critério A presentes em uma forma atenuada (p. ex., crenças esquisitas, experiências perceptivas incomuns)

D. Transtorno esquizoafetivo e transtorno depressivo ou transtorno bipolar com características psicóticas são descartados porque (1) não ocorreram episódios depressivos maiores ou maníacos concomitantemente com os sintomas da fase ativa ou (2) se episódios de humor ocorreram durante os sintomas da fase ativa, sua duração total foi breve em relação aos períodos ativo e residual da doença

E. A perturbação pode ser atribuída aos efeitos fisiológicos de uma substância (p. ex., droga de abuso, medicamento) ou a outra condição médica

F. Se há história de transtorno do espectro autista ou de um transtorno da comunicação iniciado na infância, o diagnóstico adicional de esquizofrenia é realizado somente se delírios ou alucinações proeminentes, além dos demais sintomas exigidos de esquizofrenia, estão também presentes por pelo menos 1 mês (ou menos, se tratados com sucesso)

---

como embotamento afetivo, retraimento social e avolia. Os subtipos paranoide, catatônico e desorganizado (hebifrênica), presentes até a edição anterior do DSM, foram excluídos como categorias específicas e passam a constituir especificadores de curso do transtorno. A catatonia passa a incluir condição clínica passível de ser encontrada também em outros transtornos mentais, como a depressão maior.

A CID-10 difere do DSM-5 por exigir apenas 1 mês de sintomas e atribuir maior valor aos sintomas de primeira ordem de Kurt Schneider, como eco, inserção ou bloqueio do pensamento, delírios de influência e vozes que dialogam entre si e comentam os comportamentos do paciente. O manual da OMS também atribui importância especial aos delírios de conteúdo bizarro, ou seja, completamente implausíveis, como "ser capaz de controlar o tempo". A divisão em subtipos também está presente com as seguintes categorizações:

- **Esquizofrenia paranoide:** há proeminência de alucinações, principalmente auditivas, e de delírios de qualquer tipo. Entretanto, o comprometimento do afeto e os sintomas psicomotores, quando presentes, não dominam a apresentação. Tem melhor prognóstico se comparada às demais.
- **Esquizofrenia hebifrênica:** o afeto está gravemente comprometido com expressões de incongruência, embotamento e ambivalência. O indivíduo pode se mostrar pueril ou "atoleimado". Também ocorre maior afrouxamento das associações do pensamento, podendo estar completamente desagregado. Alucinações e delírios não predominam e seu início se dá na adolescência com pior prognóstico entre todos os subtipos.

- **Esquizofrenia catatônica:** os sintomas psicomotores são os mais importantes, com estupor, rigidez muscular (catalepsia), movimentos estereotipados, fenômenos em eco (ecolalia e ecopraxia), flexibilidade cérea, negativismo ativo e passivo, além de obediência automática. Durante o curso do transtorno, podem emergir episódio de intensa agitação e agressividade, aparentemente sem objetivo, chamada de furor catatônico.
- **Esquizofrenia simples:** caracteriza-se por ser de evolução lenta e insidiosa, ao longo de pelo menos 1 ano, com expressão apenas de sintomas negativos, como retraimento social, apatia, introspecção, avolia, embotamento afetivo e empobrecimento do discurso. Delírios e alucinações proeminentes não estão presentes.
- **Depressão pós-esquizofrênica:** apesar de ser uma denominação ainda controversa, é diagnosticada quando o paciente apresenta sintomas marcadamente depressivos, como lentificação psicomotora, humor deprimido, deficiência no autocuidado e ideação suicida, logo após o término de um surto esquizofrênico.
- **Esquizofrenia indiferenciada:** diagnóstico atribuído aos indivíduos que, apesar de preencherem critérios para esquizofrenia, não se diferenciam em nenhum dos demais subtipos.

Etiopatogenia

A etiopatogenia da esquizofrenia ainda não está totalmente elucidada, sendo considerada uma doença de origem multifatorial com aspectos neuroquímicos, genéticos, neuroanatômicos e ambientais que contribuem em proporções desconhecidas. O conhecimento dos mecanismos etiopatogênicos da esquizofrenia, apesar de ainda insuficiente para sugerir um tratamento curativo, tem gerado diferentes e mais eficazes estratégias de intervenção:

- **Aspectos neuroquímicos:** a teoria dopaminérgica foi a primeira a ser sugerida como causa dos sintomas da esquizofrenia em parte em virtude da comprovada eficácia dos bloqueadores de receptores dopaminérgicos D2 nos delírios e alucinações e também em razão da observação de indução de psicose com a administração de drogas dopaminérgicas, como as anfetaminas. Essa teoria ainda é aceita, porém com certas modificações, como a ideia de que em determinadas regiões encefálicas as vias dopaminérgicas estariam hipoativas, o que seria responsável por sintomas como embotamento afetivo, isolamento social, avolia e empobrecimento da linguagem. Desse modo, acredita-se que na via mesolímbica, que vai do núcleo tegmentar ventral do mesencéfalo ao núcleo *accumbens* no sistema límbico, haveria uma hiperativação dopaminérgica que causaria os sintomas positivos do transtorno; já na via mesocortical, que também parte do mesencéfalo, mas chega ao córtex pré-frontal, a dopamina estaria hipoativa, resultando nos sintomas negativos.

Outro neurotransmissor que tem sido fortemente associado à etiopatogenia da esquizofrenia é o glutamato. A teoria glutamatérgica propõe que os receptores glutamatérgicos do tipo N-metil-D-aspartato (NMDA) estariam deficientes na esquizofrenia, fazendo com que essa substância estimule excessivamente outros receptores não

NMDA. Sugere-se com essa ideia que as alterações em vias dopaminérgicas poderiam ser apenas efeitos secundários do funcionamento anormal do glutamato no cérebro. As duas vias interagem entre si, e é provável que a ação do glutamato regule o tônus dopaminérgico em regiões encefálicas específicas.

- **Aspectos genéticos:** há seguramente uma forte influência de fatores genéticos na etiopatogenia da esquizofrenia. O risco de desenvolvimento da doença é até 10 vezes maior em familiares de primeiro grau de indivíduos afetados, quando comparados a controles sem história familiar. Diversos estudos com gêmeos e de adoção corroboram essa ideia. A taxa de concordância entre gêmeos monozigóticos é de 50%. Já entre dizigóticos é de 15%. A esquizofrenia é considerada uma doença poligênica. Todavia, alguns *loci* estão mais relacionados, como o 2q11, o 3q13-31 e o 8q12. Alguns genes candidatos têm sido extensivamente estudados, como o da COMT (catecol-O-metil-transferase), o NRG1 (neurorregulina 1), o DRD1-4 (receptores de dopamina 1-4) e o DISC1 e 2 (*disrupted in schizophrenia*).
- **Aspectos ambientais:** diversos fatores ambientais associam-se ao aumento do risco de desenvolvimento de esquizofrenia, variando conforme a fase do desenvolvimento. A exposição pré-natal a agentes infecciosos como o vírus influenza já foi relacionada com o surgimento da doença, assim como a desnutrição materna. Complicações na gravidez e no parto também podem ter influência, especialmente a hipoxia neonatal. O uso de maconha durante a adolescência já está bem estabelecido como desencadeador de psicose esquizofrênica, principalmente em indivíduos com a variação valina-valina (val-val) no gene da enzima COMT.
- **Aspectos neuroanatômicos:** estudos de neuroimagem evidenciam notável alargamento de ventrículos laterais e redução da espessura cortical em pacientes esquizofrênicos. Entretanto, esse achado é pouco específico e ainda não se mostra útil para fins diagnósticos.

Curso, evolução e prognóstico

O curso da esquizofrenia é quase sempre crônico e deteriorante. Antes mesmo do surgimento dos primeiros sintomas, o paciente já pode apresentar anormalidade de funcionamento, como retraimento social, dificuldade de aprendizagem, traços esquizoides ou esquizotípicos de personalidade e atrasos no desenvolvimento neuropsicomotor (período pré-mórbido). Meses antes da eclosão da psicose propriamente dita há geralmente uma queda no funcionamento do sujeito, que se torna mais isolado, ansioso, pouco comunicativo, com ideias distorcidas e a sensação de estranhamento do ambiente, comportamentos esquisitos e até mesmo alterações sensoperceptivas menos complexas (fase prodrômica). Ao final desse tempo emerge a psicose com delírios, alucinações e desorganização comportamental (fase ativa), que acaba por evoluir com redução gradual dos sintomas positivos e persistência de sintomas negativos, como autonegligência, embotamento afetivo e empobrecimento do discurso (fase residual).

Estudos têm tentado exaustivamente identificar marcadores clínicos e biológicos que possam prever o início da doença mais precocemente em indivíduos já suscetíveis. Entretanto, acredita-se que a psicose seja apenas o fim de uma complexa cadeia de eventos que poderia, ao menos teoricamente, ser interrompida de maneira menos tardia. Infelizmente, isso ainda não é possível na realidade científica atual.

Alguns dados da história clínica e da apresentação psicopatológica podem lançar uma ideia quanto ao prognóstico do paciente. São considerados indícios de bom prognóstico: gênero feminino, início mais tardio, bom funcionamento pré-mórbido, exuberância de sintomas positivos, eclosão abrupta dos sintomas, presença de estressor identificável e tratamento precoce.

Tratamento

O tratamento da esquizofrenia apoia-se principalmente no uso de antipsicóticos e em estratégias psicossociais. Alguns algoritmos vêm sendo elaborados com o intuito de guiar as etapas do manejo, sendo consensuais na preferência pela monoterapia antipsicótica. Não existe evidência de que a associação de diferentes antipsicóticos promova algum benefício adicional. De maneira geral, recomenda-se iniciar o tratamento com um antipsicótico atípico (olanzapina, risperidona, quetiapina, aripiprazol, ziprasidona, paliperidona, asenapina), chegando a doses efetivas, por no mínimo 4 a 8 semanas. Caso não ocorra resposta clínica a esse primeiro ensaio ou a tolerabilidade seja pequena, opta-se por outro antipsicótico, típico ou atípico, em doses eficazes pelo mesmo período de tempo. Se mais uma vez não houver melhora satisfatória, o paciente é classificado como refratário e está indicada a clozapina, que deve ser prescrita até a dose de 900mg/dia por pelo menos 6 meses. Cerca de 30% dos indivíduos são refratários e 30% desses não melhoram nem mesmo com a clozapina, sendo considerados super-refratários. Para indivíduos super-refratários não há protocolos clínicos bem definidos e restam poucas opções, lançando-se mão da associação da clozapina a outras estratégias, como lamotrigina, risperidona, eletroconvulsoterapia (ECT) e estimulação magnética transcraniana (EMT) (esta última para alucinações auditivas refratárias).

Em situações de maior risco, como agitação psicomotora, agressividade, ideação suicida ou homicida, recusa alimentar e má adesão, deve-se considerar a possibilidade de internação, visando assegurar a proteção do paciente e de terceiros. Antipsicóticos de longa ação, como haloperidol, risperidona e paliperidona, disponíveis em formulações de depósito, podem reduzir de maneira consistente o risco de má adesão.

Nas apresentações catatônicas, os antipsicóticos se mostram pouco efetivos. Do ponto de vista neuropsicofarmacológico, alguns estudos preconizam o uso de benzodiazepínicos em doses altas, particularmente o lorazepam e o clonazepam. A ECT, nesses casos, pode ser o tratamento de primeira escolha por sua alta taxa de resposta e segurança.

As estratégias psicossociais têm a finalidade de reabilitar o paciente para a vida em sociedade, provendo maior autonomia. Incluem-se nessa modalidade a terapia ocupacional, a psicoterapia cognitivo-comportamental e o trabalho supervisionado.

TRANSTORNO DELIRANTE

Diagnóstico

A característica central no transtorno delirante (também conhecido como transtorno delirante persistente) é, como o nome sugere, o delírio, o qual na maioria das vezes não é acompanhado por alterações de outras funções psíquicas e dura no mínimo 1 mês.

O comportamento não é bizarro ou desorganizado e pode ser modificado de acordo com a temática do delírio. As temáticas principais são: existe alguma pessoa, geralmente de maior classe social, apaixonada por si (erotomania); está sendo perseguido, espionado, ou enganado (paranóide) ou padece de algum mal não detectado (somático).

Não se deve esquecer de que, apesar de as temáticas serem cotidianas e parecerem por vezes neuróticas, trata-se na verdade de um delírio. Não são, portanto, uma simples dúvida ou suspeita. Os pacientes têm plena convicção de que o conteúdo é real e irão relatar vários comportamentos que reafirmam essa certeza, como, por exemplo, o indivíduo que liga várias vezes para a polícia para reclamar que seu vizinho está roubando energia de sua casa, o marido que tem plena convicção de estar sendo traído e passa a perseguir a esposa em vários ambientes ou o indivíduo que, já cansado de fazer exames para descobrir a suposta doença de que padece, começa a dizer que deveria morrer para ser diagnosticado por meio de uma biópsia e, assim, salvar sua família, que também estaria contaminada.

Um aspecto curioso da apresentação é que o doente pode ter uma "dupla contabilidade" com o convívio dos pensamentos delirantes paralelamente aos demais não patológicos. Em outras palavras, ele pode não chegar a mencionar o delírio, a menos que seja estimulado a fazê-lo.

Muito importante também é considerar a necessidade de avaliações mais detalhadas por meio de exames complementares com o objetivo de descartar causas orgânicas, visto que a maior incidência do transtorno delirante ocorre em faixa etária mais avançada, que é mais suscetível a doenças físicas e na qual é menos comum o início dos transtornos psicóticos (Quadro 6.4).

Epidemiologia

A prevalência do transtorno delirante é de cerca de 0,2%. Embora se inicie mais comumente em indivíduos na quarta ou quinta década de vida, também pode ser encontrado em jovens. Os subtipos mais prevalentes são o persecutório e o de ciúmes, sendo este último mais comum em homens e também mais relacionado com o alcoolismo.

Tratamento

O tratamento do transtorno delirante é um desafio para o psiquiatra muito mais pela dificuldade em convencer o paciente a realizá-lo do que pela dificuldade em escolher o tratamento mais apropriado. Em virtude da preservação das demais funções psíquicas, os pacientes podem identificar com mais facilidade as estratégias do médico com a finalidade de usar a medicação e se contrapor, bem como podem estar muito atentos às reações do psiquiatra durante a consulta e, ao identificarem que ele não se convenceu da veracidade de seus relatos, podem perder a confiança no médico e, consequentemente, no tratamento, ou podem dissimular os sintomas com mais facilidade, dando a falsa impressão de melhora. Vencido o desafio de formar um vínculo terapêutico forte, o tratamento deve ser instituído com antipsicóticos (de preferência os de segunda geração, por terem menos efeitos colaterais, sobretudo na motricidade), inicialmente em doses baixas (para favorecer a adesão e o vínculo), e posteriormente deve-se escalonar a dose até a remissão dos sintomas. Por vezes pode ser necessário alcançar as doses habituais para esquizofrenia.

Quadro 6.4 Critérios diagnósticos para o transtorno delirante segundo o DSM-5
A. A presença de um delírio (ou mais) com duração de 1 mês ou mais
B. O Critério A para esquizofrenia jamais foi atendido **Nota:** alucinações, quando presentes, não são proeminentes e têm relação com o tema do delírio (p. ex., a sensação de estar infestado de insetos associada a delírios de infestação)
C. Exceto pelo impacto do(s) delírio(s) ou de seus desdobramentos, o funcionamento não está acentuadamente prejudicado e o comportamento não é claramente bizarro ou esquisito
D. Se episódios maníacos ou depressivos ocorreram, eles foram breves em comparação com a duração dos períodos delirantes
E. A perturbação não é atribuível aos efeitos fisiológicos de uma substância ou a outra condição médica, não sendo mais bem explicada por outro transtorno mental, como transtorno dismórfico corporal ou transtorno obsessivo-compulsivo
Determinar o subtipo: **Tipo erotomaníaco:** esse subtipo se aplica quando o tema central do delírio é o de que outra pessoa está apaixonada pelo indivíduo **Tipo grandioso:** esse subtipo se aplica quando o tema central do delírio é a convicção de ter algum grande talento (embora não reconhecido), *insight* ou ter feito uma descoberta importante **Tipo ciumento:** esse subtipo se aplica quando o tema central do delírio do indivíduo é o de que o cônjuge ou parceiro é infiel **Tipo persecutório:** esse subtipo se aplica quando o tema central do delírio envolve a crença de que o próprio indivíduo está sendo vítima de conspiração, enganado, espionado, perseguido, envenenado ou drogado, difamado maliciosamente, assediado ou obstruído na busca de objetivos de longo prazo **Tipo somático:** esse subtipo se aplica quando o tema central do delírio envolve funções ou sensações corporais **Tipo misto:** esse subtipo se aplica quando não há um tema delirante predominante **Tipo não especificado:** esse subtipo se aplica quando a crença delirante dominante não pode ser determinada com clareza ou não está descrita nos tipos específicos

A maioria das informações sobre o tratamento do transtorno delirante é encontrada na publicação de relatos de caso e, por esse motivo, não se tem clareza sobre o tempo de tratamento de manutenção. Sabe-se que o prognóstico é melhor quando comparado ao da esquizofrenia e que a doença tem em média a duração de 3 anos. Em geral, o tratamento é mantido por pelo menos 2 anos após a remissão dos sintomas e o desmame é gradual.

O regime ambulatorial é o preferido nesses casos, a menos que existam riscos à saúde do indivíduo ou de terceiros. Nesses casos, pode-se realizar acompanhamento junto aos Centros de Atenção Psicossocial (CAPS) ou em internamento hospitalar.

TRANSTORNO PSICÓTICO BREVE

Diagnóstico

Os critérios diagnósticos para o transtorno psicótico breve são apresentados no Quadro 6.5. As principais diferenças desse diagnóstico para outros transtornos psicóticos são o tempo de duração, o modo de instalação súbito (sem pródromos) e a recuperação do nível funcional pré-mórbido. Como essas características estão relacionadas principalmente com o critério temporal, é muito comum, na prática, que vários pacientes tenham o diagnóstico alterado caso os sintomas permaneçam após o período de 1 mês.

Com frequência, o processo eclode após um importante estressor psicossocial, embora este não precise necessariamente ocorrer para que se estabeleça o diagnóstico.

Quadro 6.5 Critérios diagnósticos para o transtorno psicótico breve segundo o DSM-5
A. Presença de um (ou mais) dos sintomas a seguir. Pelo menos um deles deve ser (1), (2) ou (3): 1. Delírios 2. Alucinações 3. Discurso desorganizado (p. ex., descarrilamento ou incoerência frequentes) 4. Comportamento grosseiramente desorganizado ou catatônico   **Nota:** não incluir um sintoma que seja um padrão de resposta culturalmente aceito
B. A duração de um episódio da perturbação é de pelo menos 1 dia, mas inferior a 1 mês, com eventual retorno completo a um nível de funcionamento pré-mórbido
C. A perturbação não é mais bem explicada por transtorno depressivo maior ou transtorno bipolar com características psicóticas, por outro transtorno psicótico, como esquizofrenia ou catatonia, nem se deve aos efeitos fisiológicos de uma substância (p. ex., droga de abuso, medicamento) ou a outra condição médica
Especificar se: **Com estressor(es) evidente(s)** (psicose reativa breve): se os sintomas ocorrem em resposta a eventos que, isoladamente ou em conjunto, seriam notadamente estressantes para quase todos os indivíduos daquela cultura em circunstâncias similares **Sem estressor(es) evidente(s):** se os sintomas não ocorrem em resposta a eventos que, isoladamente ou em conjunto, seriam notadamente estressantes para quase todos os indivíduos daquela cultura em circunstâncias similares **Com início no pós-parto:** se o início ocorre durante a gestação ou no período de 4 semanas após o parto

Epidemiologia

O transtorno psicótico breve é mais comum entre as mulheres (cerca de duas vezes) e pode ocorrer em qualquer fase da vida, tendo como idade média de início a faixa dos 30 anos. Parece ser menos frequente em países desenvolvidos (embora sem o conhecimento bem definido do motivo). Nos EUA são diagnosticados em cerca de 9% dos casos de primeiro surto psicótico. Transtornos de personalidade (esquizotípica, *borderline* ou paranoide) podem predispor o indivíduo ao desenvolvimento do transtorno. Em virtude da recuperação rápida, o prognóstico é bom e o impacto sobre a produtividade não é muito acentuado, apesar de geralmente ocorrer grande prejuízo funcional durante o período sintomático.

Tratamento

Mesmo em locais que contam com centros de medicina avançada, o transtorno psicótico breve resulta em internamento hospitalar em cerca de 70% dos casos. Em geral, o internamento é involuntário em decorrência da falta de crítica sobre o adoecimento e dos riscos aos quais o indivíduo se expõe e expõe terceiros. O tratamento se baseia no uso de antipsicóticos, e os critérios para escolha do fármaco são semelhantes aos adotados para esquizofrenia (na verdade, muitos desses pacientes podem persistir com os sintomas e ter o diagnóstico alterado posteriormente). Se o paciente responde bem e alcança a remissão do quadro em até 1 mês desde o início dos sintomas, o antipsicótico deve ser mantido por pelo menos 1 ano e o desmame feito gradualmente.

TRANSTORNO ESQUIZOFRENIFORME

Diagnóstico

O DSM-5 afirma que o quadro clínico do transtorno esquizofreniforme é idêntico ao da esquizofrenia, diferindo na duração total, que é superior a 1 mês e inferior a 6 meses.

O diagnóstico pode ser formulado de maneira provisória se o indivíduo ainda não completou 6 meses de doença e os sintomas ainda não remitiram. Se, no entanto, os sintomas persistirem por mais de 6 meses, uma nova classificação será adotada (geralmente esquizofrenia).

Os prejuízos funcionais durante a fase sintomática são tão graves quanto na esquizofrenia, porém, se ocorre remissão antes dos 6 meses, a recuperação funcional também ocorrerá. Os critérios diagnósticos encontram-se expostos no Quadro 6.6

Epidemiologia

As características epidemiológicas são semelhantes às da esquizofrenia, uma vez que cerca de dois terços dos diagnósticos de transtorno esquizofreniforme são convertidos posteriormente (após 6 meses) para esquizofrenia ou transtorno esquizoafetivo. Todavia, estima-se que a incidência seja cerca de cinco vezes menor que a da esquizofrenia. Uma observação importante é que esse transtorno, quando presente em familiares, é considerado fator de risco para o desenvolvimento de esquizofrenia.

Tratamento

Conforme citado anteriormente, a maioria dos pacientes diagnosticados com transtorno esquizofreniforme terá o diagnóstico alterado para uma psicose de curso crônico (esquizofrenia ou transtorno esquizoafetivo); assim, o tratamento de escolha deve seguir as recomendações semelhantes às do tratamento farmacológico da esquizofrenia. Os antipsicóticos são os psicofármacos de escolha, e o seguimento ambulatorial geralmente é o preferido.

TRANSTORNO ESQUIZOAFETIVO

Diagnóstico

A apresentação clínica do transtorno esquizoafetivo é, de maneira genérica, uma mescla de alguns sintomas característicos da esquizofrenia (como alucinações, delírios, discurso e comportamento desorganizados e sintomas negativos) com alguns sintomas característicos do transtorno afetivo bipolar (seja da fase depressiva ou maníaca). Esse diagnóstico

Quadro 6.6 Critérios diagnósticos para o transtorno esquizofreniforme segundo o DSM-5
A. Dois (ou mais) dos itens a seguir, cada um presente por uma quantidade significativa de tempo durante um período de 1 mês (ou menos, se tratados com sucesso). Pelo menos um deles deve ser (1), (2) ou (3): 1. Delírios 2. Alucinações 3. Discurso desorganizado (p. ex., descarrilamento ou incoerência frequentes) 4. Comportamento grosseiramente desorganizado ou catatônico 5. Sintomas negativos (i.e., expressão emocional diminuída ou avolia)
B. Um episódio do transtorno que dura mais de 1 mês, mas menos de 6 meses. Quando deve ser feito um diagnóstico sem aguardar a recuperação, ele deve ser qualificado como "provisório"
C. Transtorno esquizoafetivo e transtorno depressivo ou transtorno bipolar com características psicóticas foram descartados porque (1) nenhum episódio depressivo maior ou maníaco ocorreu concomitantemente com os sintomas da fase ativa ou (2) se os episódios de humor ocorreram durante os sintomas da fase ativa e estiveram presentes pela menor parte da duração total dos períodos ativo e residual da doença
D. A perturbação não é atribuível aos efeitos fisiológicos de uma substância (p. ex., droga de abuso, medicamento) ou a outra condição médica

não é fácil de ser formulado e necessita de um período relativamente prolongado para ser consolidado, pois pode sofrer mudanças com o acompanhamento.

Os critérios diagnósticos estão listados no Quadro 6.7. Observa-se que o transtorno esquizoafetivo pode ser confundido com transtorno bipolar associado a sintomas psicóticos (tanto na fase maníaca como na depressiva) ou mesmo com a esquizofrenia associada à depressão. Uma maneira de diferenciar esses quadros é que tanto nos episódios maníacos como nos depressivos, quando instituído o tratamento adequado, os sintomas psicóticos geralmente remitem antes da melhora completa dos sintomas afetivos, enquanto no transtorno esquizoafetivo ocorre o inverso. Outra diferença importante é que os transtornos afetivos tendem a remitir total ou quase totalmente, ao passo que o transtorno esquizoafetivo (à semelhança da esquizofrenia) tende a deixar sintomas psicóticos residuais, bem como déficits cognitivos, sociais e do afeto (sintomas geralmente mais brandos).

Para sua diferenciação da esquizofrenia deve-se levar em conta a duração dos episódios afetivos durante o período total da doença. No transtorno esquizoafetivo, a duração desses sintomas não pode ser curta em relação ao tempo total do quadro, como mostram os exemplos a seguir:

- **Exemplo 1 (esquizoafetivo):** tempo de duração da doença = 6 meses; tempo de sintomas psicóticos sem sintomas afetivos = 3 meses; tempo de sintomas psicóticos com sintomas afetivos = 3 meses.
- **Exemplo 2 (esquizofrenia):** tempo de duração da doença = 4 anos; tempo de sintomas psicóticos sem sintomas afetivos = 3 anos; tempo de sintomas psicóticos com sintomas afetivos = 1 ano.
- **Exemplo 3 (esquizoafetivo):** tempo de duração da doença = 10 anos; tempo de sintomas psicóticos sem sintomas afetivos = 3 anos; tempo de sintomas psicóticos com sintomas afetivos = 7 anos.

Epidemiologia

A prevalência do transtorno esquizoafetivo é menor que a da esquizofrenia, sendo estimada em 0,3%. Sua incidência é mais alta no gênero feminino, sobretudo o subtipo

Quadro 6.7 Critérios diagnósticos para o transtorno esquizoafetivo segundo o DSM-5
A. Um período ininterrupto de doença durante o qual há um episódio depressivo maior ou maníaco concomitante com o Critério A da esquizofrenia. **Nota:** o episódio depressivo maior deve incluir o Critério A1: humor deprimido
B. Delírios ou alucinações por 2 semanas ou mais na ausência de episódio depressivo maior ou maníaco no período de duração da doença ao longo da vida
C. Os sintomas que satisfazem os critérios para um episódio de humor estão presentes na maior parte da duração total das fases ativa e residual da doença
D. A perturbação não pode ser atribuída aos efeitos de uma substância (p. ex., droga de abuso ou medicamento) ou a outra condição médica
Determinar o subtipo: **Tipo bipolar:** esse subtipo se aplica quando um episódio maníaco faz parte da apresentação. Podem também ocorrer episódios depressivos maiores **Tipo depressivo:** esse subtipo se aplica quando somente episódios depressivos maiores fazem parte da apresentação

depressivo. Em geral, inicia-se na adolescência ou no começo da idade adulta e apresenta curso crônico. Apesar do melhor prognóstico que o da esquizofrenia, o funcionamento social e profissional geralmente está afetado e o índice de suicídio é de aproximadamente 5% (mais alto do que na população em geral).

Tratamento

A literatura disponível sobre o transtorno esquizoafetivo é escassa e seu tratamento ainda é fundamentado em relatos de casos e consensos de especialistas. O uso de antipsicóticos atípicos parece ser a conduta que apresenta maior concordância entre os estudos. As associações para os sintomas afetivos ainda causam divergências. Algumas recomendações sobre o manejo dos sintomas afetivos incluem o uso de antidepressivos para o subtipo depressivo ou estabilizadores do humor/anticonvulsivantes para o subtipo bipolar.

TRANSTORNO PSICÓTICO DECORRENTE DE OUTRA CONDIÇÃO MÉDICA

Diagnóstico

A apresentação dos sintomas é variável e pode ser de difícil diagnóstico quando se assemelha psicopatologicamente aos quadros de esquizofrenia ou a outros transtornos psicóticos típicos. A suspeita se torna mais evidente quando são encontrados sintomas incomuns dos transtornos mentais (como alucinações visuais, olfativas ou táteis) ou mesmo diante de características epidemiológicas incomuns. Um paciente de 64 anos, previamente hígido, que desenvolve sintomas psicóticos (delírios de conteúdo persecutório) associados a alucinações auditivas e visuais de instalação súbita e que preserva o estado de consciência inalterado pode ser um exemplo de forte suspeita para transtorno psicótico decorrente de outra causa médica.

Em geral, o prognóstico é favorável e os sintomas psicóticos se resolvem tão logo haja melhora da causa-base, porém, em alguns casos, os sintomas podem se tornar persistentes, principalmente quando há lesão cerebral estrutural (tumores cerebrais, demências, neuroinfecções).

Para que o diagnóstico seja confirmado ou descartado uma investigação minuciosa deve ser realizada com exames laboratoriais (incluindo avaliação tireoidiana [TSH/T4 livre], VDRL, vitamina B_{12} e rastreio autoimune), exames de imagem, rastreio infeccioso e eletroencefalograma (Quadro 6.8).

Epidemiologia

A estimativa da prevalência é difícil em virtude da grande variedade de etiologias envolvidas (infecciosas, autoimunes, metabólicas, neurológicas, entre outras); no entanto, é estimada em torno de 0,21% a 0,54% ao longo da vida. A maioria dos casos é encontrada entre os idosos, os quais são mais suscetíveis às alterações de funções psíquicas em decorrência de doenças orgânicas.

Tratamento

O principal tratamento a ser realizado nesses casos é o da causa orgânica de base; no entanto, o comportamento pode estar agitado, pouco colaborativo, desorganizado ou

Quadro 6.8 Critérios diagnósticos para o transtorno psicótico decorrente de outra condição médica segundo o DSM-5
A. Alucinações ou delírios proeminentes
B. Há evidências da história, do exame físico ou de achados laboratoriais de que a perturbação é a consequência fisiopatológica direta de outra condição médica
C. A perturbação não é mais bem explicada por outro transtorno mental
D. A perturbação não ocorre exclusivamente durante o curso de *delirium*
E. A perturbação causa sofrimento clinicamente significativo ou prejuízo no funcionamento social, profissional ou em outras áreas importantes da vida do indivíduo
Determinar o subtipo: Código baseado no sintoma predominante: **Com delírios:** se os delírios são o sintoma predominante **Com alucinações:** se as alucinações são o sintoma predominante **Nota para codificação:** incluir o nome da outra condição médica no nome do transtorno mental (p. ex., 293.81 [F06.2] transtorno psicótico devido a neoplasia pulmonar maligna, com delírios). A outra condição médica deve ser codificada e listada em separado imediatamente antes do transtorno psicótico devido à condição médica (p. ex., 162.9 [C34.90] neoplasia pulmonar maligna; 293.81 [F06.2] transtorno psicótico devido a neoplasia pulmonar maligna, com delírios)

agressivo, a ponto de, além de dificultar o tratamento médico, ocasionar riscos ao próprio paciente e a terceiros. Nesses casos, o tratamento dos sintomas psicóticos pode ser realizado com intuito sintomático, e deve ser preferível apenas a utilização de antipsicóticos. Drogas com potencial de causar maior rebaixamento do nível de consciência ou com efeito anticolinérgico podem piorar o quadro clínico e devem ser evitadas, como benzodiazepínicos, antipsicóticos clássicos de baixa potência (por exemplo, clorpromazina, tioridazina, levopromazina) e anti-histamínicos.

O haloperidol tem grande vantagem por ser uma medicação facilmente disponível nos hospitais, apresentar efeito antipsicótico potente e ter pouca interação medicamentosa. Em geral, o haloperidol é utilizado por via oral, mas também está disponível para administração injetável com proposta de uso de até 2,5mg a cada 8 horas. Outros antipsicóticos podem ser utilizados, como risperidona (entre 1 e 6mg/dia), olanzapina (entre 2,5 e 10mg/dia) e quetiapina (entre 25 e 300mg/dia), porém o custo dessas medicações pode ser um fator limitador importante.

TRANSTORNO PSICÓTICO INDUZIDO POR SUBSTÂNCIAS/MEDICAMENTOS

Diagnóstico

Para que se estabeleça o diagnóstico de transtorno psicótico induzido por substâncias/medicamentos é de fundamental importância a coleta detalhada da anamnese. A investigação deve incluir a abordagem das características psicopatológicas dos sintomas, o questionamento ativo sobre o uso de substâncias (muitas vezes não relatados) e medicamentos (muitas vezes não considerados como possíveis causadores), bem como o tempo de duração da síndrome psicótica. O início dos sintomas psicóticos se dá de modo concomitante ou pouco tempo após o uso da substância/medicamento, ou mesmo na fase aguda de uma síndrome de abstinência, e eles podem durar algumas semanas após exposição ou início da abstinência. Quando o indivíduo consegue reconhecer que os sintomas psicóticos são consequentes ao uso da substância (ou seja, quando consegue observar que não são eventos reais que vivencia), considera-se apenas como alteração da percepção em razão de intoxicação aguda ou da síndrome de abstinência. Quando os sintomas psicóticos duram 1 mês ou mais após o contato com a substância ou abstinência, deve-se considerar a hipótese de transtorno psicótico primário. Os critérios diagnósticos estão apresentados no Quadro 6.9.

Epidemiologia

Não se tem conhecimento sobre dados de prevalência do transtorno psicótico induzido por substância/medicamento na população em geral. No entanto, estima-se que entre 7% e 25% dos indivíduos que apresentam um primeiro episódio de psicose têm como causa o uso de substância/medicamento. Outra informação importante é que existe comorbidade entre diversos transtornos psiquiátricos e uso/abuso de substâncias, o que pode confundir o psiquiatra sobre a origem dos sintomas.

Tratamento

O tratamento principal a ser realizado consiste na supressão dos sintomas psicóticos com o afastamento da causa desencadeante. Antipsicóticos são importantes para a remissão dos sintomas, podendo ser utilizados em doses tão altas quanto as necessárias para o tratamento da esquizofrenia, por exemplo. Muitas vezes a interrupção do uso da droga responsável pelo quadro psicótico pode necessitar de internamento, sobretudo quando o indivíduo não consegue compreender seu próprio estado de adoecimento ou a necessidade de tratamento.

CONSIDERAÇÕES FINAIS

A esquizofrenia e os outros transtornos psicóticos englobam hoje o que se chama de "espectro da esquizofrenia" com apresentações psicopatológicas tão diversas quanto suas possíveis causas etiopatogênicas. Para o indivíduo que se dispõe a trabalhar com psiquiatria

Quadro 6.9 Critérios diagnósticos para o transtorno psicótico induzido por substância/medicamento, segundo o DSM-5

A. Presença de pelo menos um dos sintomas a seguir:
  1. Delírios
  2. Alucinações

B. Existe evidência na história, no exame físico ou nos achados laboratoriais de (1) e (2):
  1. Os sintomas do Critério A se desenvolveram durante ou logo após intoxicação por uma substância ou abstinência ou após exposição a um medicamento
  2. A substância/medicamento envolvida é capaz de produzir os sintomas do Critério A

C. A perturbação não é mais bem explicada por um transtorno psicótico não induzido por substância/medicamento. Essas evidências de um transtorno psicótico independente podem incluir: os sintomas antecederam o aparecimento do uso de substância/medicamento; os sintomas persistem por um período de tempo substancial (p. ex., cerca de 1 mês) após o término da abstinência aguda ou intoxicação grave; ou há outras evidências de um transtorno psicótico independente não induzido por substância/medicamento (p. ex., história de episódios recorrentes não relacionados com substância/medicamento)
D. A perturbação não ocorre exclusivamente durante o curso de *delirium*
E. A perturbação causa sofrimento clinicamente significativo ou prejuízo no funcionamento social, profissional ou em outras áreas importantes da vida do indivíduo **Nota:** esse diagnóstico deve ser feito em vez de um diagnóstico de intoxicação por substância ou abstinência de substância somente quando os sintomas do Critério A predominarem no quadro clínico e quando forem suficientemente graves para que recebam atenção clínica

se configuram como casos verdadeiramente desafiadores e igualmente interessantes. Nem sempre o paciente está disposto ao tratamento ou sequer acredita ter alguma condição mórbida. Da mesma maneira, o estabelecimento de uma boa relação se dá de maneira dificultosa em virtude da característica pobreza na formação do vínculo empático. Todavia, esses são os casos que exibem a maior riqueza de sintomas e que levam pessoas, em todas as épocas, a se empolgar com o estudo do adoecimento mental.

Bibliografia consultada

APA: Diagnostic and statistical manual of mental disorders. 5. ed. Arlington, VA, American Psychiatric Association, 2013.

Bertlote J, McGorry PD. Early intervention and recovery for young people with early psychosis: consensus statement. Br J Psychiatry 2005; 187:116-9.

Botega NJ et al. Prática psiquiátrica no hospital geral: interconsulta e emergência. 3. ed. Porto Alegre: Artmed, 2012.

Bressan RA, Pilowsky LS. Hipótese glutamatérgica da esquizofrenia. Rev Bras Psiquiatr 2003; 25(3):177-83.

Busatto-Filho G. A anatomia estrutural e funcional da esquizofrenia: achados de neuropatologia e neuroimagem. Rev Bras Psiquiatr 2000; 22(Supl I):9-11.

Byrne P. Managing the acute psychotic episode. Brit Med J 2007; 334(7595):686-92.

Elkis H, Kayo M, Oliveira GM, Hiroce VY, Barriviera J, Tassel Y. Esquizofrenia. In: Miguel EC, Gentil V, Gattaz WF. Clínica Psiquiátrica: a visão do Departamento e do Instituto de Psiquiatria do HCFMUSP. São Paulo: Manole, 2011.

Elkis H. A evolução do conceito de esquizofrenia neste século. Rev Bras Psiquiatr 2000; 22(Supl I):23-6.

Mari JJ, Leitão RJ. A epidemiologia da esquizofrenia. Rev Bras Psiquiatr 2000; 22 (Supl I):15-7.

Monteiro P, Monteiro DC, Machado L. Esquizofrenia de início precoce: o pediatra deve saber reconhecer? Neurobiología 2014; 77(1-2):159-63.

Nardi AE, Quevedo J, Silva AG (orgs.) Esquizofrenia: teoria e clínica. Porto Alegre: Artmed, 2015.

Nasrallah HA, Goldberg JF, Correll CU; SAD Working Group. Differential diagnosis and therapeutic management of schizoaffective disorder. Ann Clin Psychiatry 2010; 22(4 Suppl 1):S1-12.

Vallada-Filho HP, Samaia H. Esquizofrenia: aspectos genéticos e estudos de fatores de risco. Rev Bras Psiquiatr 2000; 22(Supl I):2-4.

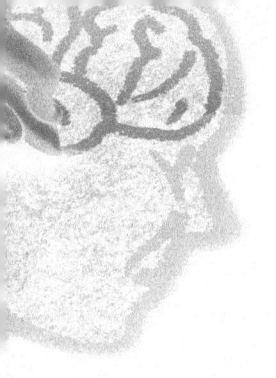

7

Transtornos do Humor

Dennysson Teles Correia
Everton Botelho Sougey

INTRODUÇÃO

O humor é um componente da vida afetiva, campo de funcionamento do psiquismo resultante do envolvimento de determinadas áreas do cérebro responsáveis pela capacidade de sentir prazer, desprazer, tristeza, alegria, de reconhecer o que é agradável ou desagradável, sentir disposição, ânimo, experimentar e expressar emoções e sentimentos. Essas vivências, apesar de subjetivas, influenciam a maneira de pensar e agir e o comportamento do ser humano.

São normais as variações de tonalidade nesses estados afetivos que, em síntese, manifestam as transições entre as sensações de bem-estar e mal-estar. Os transtornos do humor são variações mórbidas desses estados, isto é, são doenças cujas características revelam alterações qualitativas e quantitativas das funções afetivas.

Os transtornos do humor são diagnosticados pela constatação e pelo reconhecimento da presença de síndromes características, com tendência a persistirem e que se diferenciam das manifestações clínicas de outra condição médica. A história clínica, dados epidemiológicos, curso e resposta ao tratamento complementam os elementos para o diagnóstico nosológico.

Os sintomas do humor podem ser primários ou podem surgir secundariamente a outra condição, como a demência ou o hipotireoidismo; podem, ainda, ser induzidos por abuso ou dependência de substâncias. Nesses casos, existe a presença de uma síndrome de humor, mas o diagnóstico que prevalece é o da doença primária que ocasionou o aparecimento dos sintomas afetivos.

Cada uma dessas formas de transtorno apresenta peculiaridades em sua sintomatologia, gravidade, periodicidade, curso, prognóstico e tratamento. Apesar de todas essas diferenças, todas envolvem um grande custo social.

Atualmente, encontra-se disponível um expressivo volume de evidências clínicas que fazem dos transtornos do humor um dos temas psiquiátricos mais estudados em seus múltiplos aspectos e uma das áreas mais promissoras de desenvolvimento e novas descobertas.

TRANSTORNO DEPRESSIVO

A principal característica desse transtorno é a ocorrência de episódios depressivos ao longo do tempo na ausência de episódios maníacos, hipomaníacos ou mistos. A depressão é uma doença de expressão clínica complexa que altera particularmente o humor. Acomete o indivíduo em sua totalidade, provocando grande sensação de desconforto e sofrimento.

Padecer de depressão significa não conseguir desfrutar dos prazeres normais da vida por experimentar sentimentos persistentes de inadequação, tristeza profunda ou irritação, desamparo e pessimismo exagerado. A depressão interfere e distorce negativamente o modo habitual como a pessoa interpreta os acontecimentos passados, presentes e futuros. Essas distorções do julgamento da realidade produzem os chamados pensamentos disfuncionais de pessimismo, culpa, autoacusação, morte, incurabilidade, entre outros, de conteúdos geralmente muito dolorosos.

Ao mesmo tempo que compromete o julgamento, a depressão dificulta a fluidez e a organização das ideias. Uma pessoa sofrendo de depressão tem dificuldade de desempenho cognitivo, notadamente da memória, concentração e raciocínio. A depressão também produz vários sintomas físicos (vividos corporalmente), como a sensação de cansaço/fadiga, lentificação geral, perturbação do sono, perda de peso e diminuição das apetências. Compõe-se assim um intricado conjunto sindrômico que atinge o indivíduo como um todo, provocando grande sensação de mal-estar.

Epidemiologia

A depressão é uma condição clínica que atinge um número cada vez maior de pessoas. O mais robusto estudo populacional sobre a epidemiologia da depressão foi o *World Mental Health Survey Initiative* (WMHSI), que estimou uma taxa de prevalência de depressão durante a vida de 14,6% em países de alta renda e de 11,1% em países de baixa renda. As mulheres são cerca de duas vezes mais atingidas que os homens, com tendência à diminuição dessa diferença após a idade adulta. A prevalência é maior e o início é mais precoce na etnia branca, quando comparada com os indivíduos negros.

O primeiro episódio costuma começar em faixa etária jovem. Em inquéritos populacionais, cerca de 40% dos indivíduos responderam que seu primeiro episódio de depressão aconteceu antes dos 20 anos de idade, 50%, entre 20 e 50 anos de idade, e apenas 10% após os 50 anos.

Em populações específicas com condições debilitantes e estados inflamatórios crônicos, como infarto do miocárdio recente e câncer, as taxas de comorbidade com a depressão chegam a patamares de 33% e 47%, respectivamente.

Os dados do WMHSI também apontam a depressão como o quarto maior contribuinte para a incapacidade no nível da sociedade em países desenvolvidos, perdendo apenas para a dor crônica, as doenças cardiovasculares e a artrite, nesta ordem. A previsão para 2030 é de que seja a primeira causa específica de incapacidade. Estudos epidemiológicos americanos estimam que na rede básica de saúde cerca de 80% dos pacientes deprimidos não sejam diagnosticados, recebendo tratamentos inadequados, com o agravamento da evolução clínica, e promovendo inúmeras consequências negativas, como maior custo social.

Etiopatogenia

Ao longo do tempo, algumas hipóteses foram sendo levantadas na tentativa de explicar a gênese da depressão. Atualmente se considera que a causa do transtorno depressivo seja multifatorial, resultante da integração de fatores de risco biológicos, psicológicos e sociais, associados a eventos estressores.

Dentre os fatores de risco ambiental destacam-se o uso de substâncias psicoativas, como o álcool e drogas ilícitas, alterações dos ritmos biológicos e eventos de vida estressores, como maus-tratos ou negligência na infância, perda de entes queridos, desemprego, derrocada financeira e divórcio.

A principal teoria relaciona o surgimento da depressão com alterações em sistemas de neurotransmissão, principalmente no das monoaminas. Segundo essa teoria, a depressão pode surgir caso ocorra diminuição da atividade neurotransmissora dessas substâncias por diminuição da produção, esgotamento ou disfunção. As monoaminas que desempenham papel importante no surgimento do transtorno depressivo são a serotonina (5-HT), a noradrenalina (NA) e a dopamina (DA). Há várias décadas os estudos têm demonstrado o importante papel dessas substâncias para a modulação de diferentes atividades corticais, como atividade psicomotora, apetite, sono, cognição e regulação do humor. O Quadro 7.1 estabelece uma correlação entre os principais sintomas da depressão e seu sistema de neurotransmissão correspondente.

Alterações neuroendócrinas também vêm sendo descritas em pacientes deprimidos, sendo a mais importante delas a alteração no eixo hipotálamo-hipófise-adrenal (HHA). Os estudos mostram que aproximadamente metade dos indivíduos doentes apresenta intensa ativação desse eixo, o que pode ser causado pelo estresse crônico, que reduz sua inibição, aumentando a produção e a liberação de glicocorticoides. Esses achados têm sido entendidos como responsáveis por anormalidades funcionais, como a apoptose de neurônios do hipocampo, o que poderia explicar em parte o déficit de memória nos indivíduos deprimidos.

Outra hipótese é a que aponta para o envolvimento de processos inflamatórios e alterações imunes. A chamada hipótese das citocinas na depressão explicaria a alta comorbidade com doenças como esclerose múltipla, doença inflamatória intestinal, artrite reumatoide e o uso de agentes imunossupressores. Os estudos mostram que em vigência de quadros

Quadro 7.1 Principais sintomas da depressão e seus correspondentes sistemas de neurotransmissão		
Sintomas	**Neurotransmissor**	**Região cerebral**
Apatia e perda do interesse	NA e DA	Córtex pré-frontal, hipotálamo e *nucleus accumbens*
Distúrbios do sono	5-HT, NA e DA	Córtex pré-frontal, hipotálamo, tálamo e prosencéfalo basal
Fadiga	NA e DA	Córtex pré-frontal
Disfunção executiva	NA e DA	Córtex pré-frontal (região dorsolateral)
Agitação ou retardo psicomotor	5-HT, NA e DA	Córtex pré-frontal, cerebelo, *nucleus accumbens*
Alterações do apetite	5-HT	Hipotálamo
Ideação suicida	5-HT	Amígdala e córtex pré-frontal (regiões orbitofrontal e ventromedial)
Sentimento de culpa/ menos-valia	5-HT	Amígdala e córtex pré-frontal (região ventromedial)

5-HT: serotonina; NA: noradrenalina; DA: dopamina.

depressivos há aumento expressivo de citocinas pró-inflamatórias, como interleucinas 1 e 6 (IL-1 e IL-6) e fator de necrose tumoral alfa (TNF-α).

O tratamento com antidepressivos demonstrou laboratorialmente a redução tanto dos níveis crônicos de glicocorticoides como das concentrações de citocinas pró-inflamatórias, revelando que possivelmente todos os fatores etiológicos citados atuam em conjunto como causa ou consequência dos episódios depressivos.

Quadro clínico

A depressão, de maneira geral, pode afetar todas as funções psíquicas do indivíduo. Dentre as funções mentais mais afetadas destacam-se as funções afetivas e volitivas.

Evidentemente, quando se pensa em depressão, as alterações do humor são as que mais chamam a atenção do profissional. São caracterizadas por aumento na duração e intensidade dos afetos negativos, que se externalizam pelo que é observado como tristeza. Kurt Schneider chamou esse humor entristecido de hipotimia, que contrastava com a hipertimia dos pacientes maníacos. Outra característica é a rigidez afetiva, ou seja, dificuldade de modificar o estado de tristeza independentemente de fatores externos que se cercam, mesmo os positivos. Na volição, observa-se diminuição global da atividade psíquica direcionada à ação com diminuição da iniciativa, desânimo, falta de energia, indecisão e perda do interesse pelo mundo externo.

Alterações do sono, como a insônia inicial (dificuldade em iniciar o sono) ou terminal (despertar precoce), são frequentes, porém a hipersonia também pode ocorrer, principalmente em crianças e em quadros de depressão atípicos. Diminuição ou aumento do apetite são frequentes, e a diminuição da libido é comum. Alterações motoras podem variar desde a lentificação dos movimentos até um quadro de estupor (paralisação total da atividade motora) ou agitação psicomotora nos indivíduos com marcante ansiedade.

As funções cognitivas também são afetadas de modo importante. Percebe-se um prejuízo global da atenção, marcado pela dificuldade de focar a atenção, assim como em vigiar o ambiente em torno. Esse prejuízo na atenção associado ao pouco interesse pelo ambiente pode explicar em parte a dificuldade na memória de fixação e evocação. Na sensopercepção ocorre a chamada hipoestesia, ou seja, os estímulos são percebidos com menor intensidade, o colorido se perde, a comida parece não ter gosto, os odores são pouco percebidos. Podem correr as chamadas ilusões catatímicas, que são determinadas pelo estado afetivo de tristeza ou medo, como quando o indivíduo, ao se deparar com uma mudança de som no ambiente, o identifica como tiros de uma arma de fogo. O pensamento se torna lentificado e o paciente demora a responder o que lhe é perguntado. Os conteúdos do pensamento passam a ser de ruína, culpa, hipocondria, o que em casos mais extremos pode alterar o juízo de realidade, constituindo verdadeiros delírios. A fala fica lenta e assume um tom mais baixo (bradilalia e hipofonia).

O sintoma mais grave e preocupante da síndrome depressiva é a ideação suicida. O indivíduo deseja morrer para obter alívio de seu sofrimento, sendo um reflexo de sua visão pessimista em relação ao futuro.

Outras alterações incluem o desleixo e o descuido com a aparência e os cuidados pessoais, atitude indiferente ou lamuriosa e alteração na percepção da passagem do tempo, que pode ser sentida como mais lenta.

Diagnóstico

O diagnóstico do transtorno depressivo é clínico, não sendo necessária a realização de investigação complementar. Os exames complementares podem ser utilizados na elucidação de quadros com características atípicas ou de doenças orgânicas que possam causar alterações do humor, como doenças tireoidianas.

O Quadro 7.2 apresenta os critérios diagnósticos adotados pela Associação Americana de Psiquiatria e listados no DSM-5.

Quadro 7.2 Critérios diagnósticos para depressão segundo o DSM-5

A. Cinco (ou mais) dos seguintes sintomas estiveram presentes durante o mesmo período de 2 semanas e representam uma mudança em relação ao funcionamento anterior; pelo menos um dos sintomas é (1) humor deprimido ou (2) perda de interesse ou prazer.
Nota: não incluir sintomas nitidamente decorrentes de outra condição médica.

1. Humor deprimido na maior parte do dia, quase todos os dias, conforme indicado por relato subjetivo (p. ex., sente-se triste, vazio, sem esperança) ou por observação feita por outras pessoas (p. ex., parece choroso). **(Nota:** em crianças e adolescentes, pode ser humor irritável.)
2. Acentuada diminuição do interesse ou prazer em todas ou quase todas as atividades na maior parte do dia, quase todos os dias (indicada por relato subjetivo ou observação feita por outras pessoas).
3. Perda ou ganho significativo de peso sem estar fazendo dieta (p. ex., uma alteração de mais de 5% do peso corporal em 1 mês) ou redução ou aumento do apetite quase todos os dias. **(Nota:** em crianças, considerar o insucesso em obter o ganho de peso esperado.)
4. Insônia ou hipersonia quase todos os dias.
5. Agitação ou retardo psicomotor quase todos os dias (observáveis por outras pessoas, não meramente sensações subjetivas de inquietação ou de estar mais lento).
6. Fadiga ou perda de energia quase todos os dias.
7. Sentimentos de inutilidade ou culpa excessiva ou inapropriada (que podem ser delirantes) quase todos os dias (não meramente autorrecriminação ou culpa por estar doente).
8. Capacidade diminuída para pensar ou se concentrar, ou indecisão, quase todos os dias (por relato subjetivo ou observação feita por outras pessoas).
9. Pensamentos recorrentes de morte (não somente medo de morrer), ideação suicida recorrente sem um plano específico, uma tentativa de suicídio ou plano específico para cometer suicídio.

B. Os sintomas causam sofrimento clinicamente significativo ou prejuízo no funcionamento social, profissional ou em outras áreas importantes da vida do indivíduo.
C. O episódio não é atribuível aos efeitos fisiológicos de uma substância ou a outra condição médica.
Nota: os Critérios A a C representam um episódio depressivo.
Nota: respostas a uma perda significativa (p. ex., luto, ruína financeira, perdas por um desastre natural, uma doença médica grave ou incapacidade) podem incluir sentimentos de tristeza intensos, ruminação acerca da perda, insônia, falta de apetite e perda de peso observados no Critério A, que podem se assemelhar a um episódio depressivo. Embora esses sintomas possam ser entendidos ou considerados apropriados à perda, a presença de um episódio depressivo, além da resposta normal a uma perda significativa, também deve ser cuidadosamente considerada. Essa decisão requer inevitavelmente o exercício do julgamento clínico com base na história do indivíduo e nas normas culturais para a expressão de sofrimento no contexto de uma perda.
D. A ocorrência do episódio depressivo não é mais bem explicada por transtorno esquizoafetivo, esquizofrenia, transtorno esquizofreniforme, transtorno delirante, outro transtorno do espectro da esquizofrenia e outro transtorno psicótico especificado ou transtorno da esquizofrenia e outro transtorno psicótico não especificado.
E. Nunca houve um episódio maníaco ou um episódio hipomaníaco.
Nota: essa exclusão não se aplica se todos os episódios do tipo maníaco ou do tipo hipomaníaco são induzidos por substância ou são atribuíveis aos efeitos psicológicos de outra condição médica.

Tratamento

Antes do início de qualquer tratamento em psiquiatria é necessário o estabelecimento de uma boa aliança terapêutica com o paciente e sua família, informando sobre possíveis efeitos colaterais, tempo de resposta e alvo terapêutico. Além disso, é importante orientar mudanças ambientais e de estilo de vida que possam contribuir para a melhora.

A escolha entre o tratamento farmacológico e a psicoterapia deve levar em conta, além da gravidade do quadro, o perfil de cada paciente, suas preferências pessoais, história e presença de fatores ambientais significativos.

Os benefícios do uso dos antidepressivos em casos subsindrômicos ou leves ainda são incertos. Para esses casos os pacientes podem se beneficiar de ações não farmacológicas, como a prática de exercício físico e a psicoterapia (psicoterapia cognitiva e psicoterapia interpessoal).

A psicoterapia é uma oportunidade de expressar e discutir sentimentos com um terapeuta, de maneira individual ou em grupo. O objetivo é trabalhar a resolução de questões de vida que possam estar relacionadas com a gênese da depressão, promovendo o desenvolvimento de atitudes mais positivas e formas de lidar com as situações. Dependendo do indivíduo, a psicoterapia pode ser útil por si só; em outros casos, a combinação com medicamentos aumenta as taxas de resposta.

Todavia, quanto maiores a gravidade e a duração dos sintomas, mais evidente é o benefício das medicações antidepressivas. Para os quadros moderados e graves os antidepressivos são efetivos na melhora e remissão dos sintomas depressivos, com índices de resposta de 50% a 60%.

Tratamento farmacológico

A escolha do antidepressivo não se faz ao acaso. Fatores como sintomatologia predominante, idade, gênero, perfil de efeitos colaterais, comorbidades clínicas e resposta a tratamento anterior devem guiar a prescrição desses fármacos.

Nos últimos anos tem-se buscado ao máximo a remissão completa dos sintomas, uma vez que se observa na prática e nos estudos que os pacientes que obtiveram remissão são menos propensos às recaídas.

Várias classes diferentes de antidepressivos são comercializadas no mundo, cada uma apresentando mecanismo de ação, farmacocinética e perfil de efeitos colaterais próprios. Estudos clássicos afirmavam que não havia comprovação da superioridade de uma classe de antidepressivos sobre as outras. Em 2009, entretanto, foi publicada uma grande metanálise que comparou os diversos antidepressivos entre si. Esse estudo mostrou que a mirtazapina, a venlafaxina, o escitalopram e a sertralina mostravam eficácia superior em comparação com a fluoxetina, a paroxetina, a fluvoxamina, a duloxetina e a reboxetina.

O Canadian Network for Mood and Anxiety Treatments (CANMAT) define como antidepressivos de primeira escolha aqueles que, além de eficácia, exibem maior segurança e tolerabilidade em relação aos demais, os quais são mostrados na Figura 7.1.

Antidepressivos tricíclicos (amitriptilina, clomipramina, imipramina, maprotilina, nortriptilina) e antipsicóticos de segunda geração com poder antidepressivo, como a quetiapina, apesar de efetivos, exibem perfil desfavorável de efeitos colaterais, sendo considerados

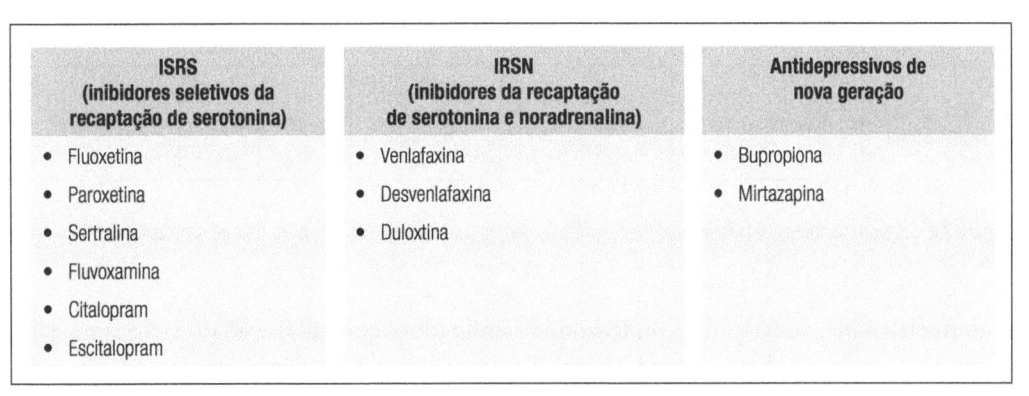

ISRS (inibidores seletivos da recaptação de serotonina)	IRSN (inibidores da recaptação de serotonina e noradrenalina)	Antidepressivos de nova geração
• Fluoxetina	• Venlafaxina	• Bupropiona
• Paroxetina	• Desvenlafaxina	• Mirtazapina
• Sertralina	• Duloxtina	
• Fluvoxamina		
• Citalopram		
• Escitalopram		

Figura 7.1 Antidepressivos de maior eficácia, segurança e tolerabilidade, segundo o CANMAT.

de segunda escolha. Existem ainda os inibidores da monoaminoxidase, como a tranilcipromina, que, por conta do difícil manejo e por apresentar efeitos colaterais preocupantes, são considerados a terceira escolha.

Boa parte das diretrizes internacionais se utiliza do critério de gravidade para determinar a melhor abordagem de tratamento, sendo uma das mais utilizadas a Escala de Hamilton para Avaliação de Depressão (HAM-D).

Nos quadros graves, que necessitem internamento, os antidepressivos tricíclicos podem se mostrar mais eficazes. Entretanto, não há diferença em termos de eficácia em relação a ISRS ou IRSN em pacientes graves manejados em nível ambulatorial.

Para facilitar a compreensão, o tratamento farmacológico da depressão foi dividido em três fases:

- **Fase aguda:** compreende os primeiros 2 a 3 meses, em que se espera que o paciente obtenha resposta clínica e, idealmente, a remissão.
- **Fase de continuação:** período de 6 a 9 meses que se segue à fase aguda. Seu objetivo é manter a melhora e prevenir a recaída (piora dos sintomas dentro do mesmo episódio).
- **Fase de manutenção:** visa evitar novos episódios depressivos. A duração do tratamento depende da probabilidade de recorrência de episódios, mas em geral é de longo prazo.

Iniciado o tratamento farmacológico, recomenda-se aguardar um período de 4 a 8 semanas com o mesmo fármaco em doses plenas. Em casos de resposta parcial, aumenta-se a dose do antidepressivo até a máxima recomendada. Se não ocorrer resposta, deve-se trocar de antidepressivo. A presença de algum nível de resposta terapêutica nos primeiros 15 dias de tratamento é preditora de resposta estável e posterior remissão. Em pacientes que já tenham recebido tratamento farmacológico anterior opta-se pela medicação usada anteriormente com sucesso e boa tolerabilidade.

Eventualmente, é possível obter algum benefício dos efeitos colaterais das medicações, como sedação e aumento do apetite.

Depressões com proeminente anergia tendem a melhorar mais com medicamentos que atuam em receptores de dopamina e noradrenalina, como a bupropiona. Quadros com insônia, perda de peso ou ansiedade importante podem ser favorecidos com o tratamento

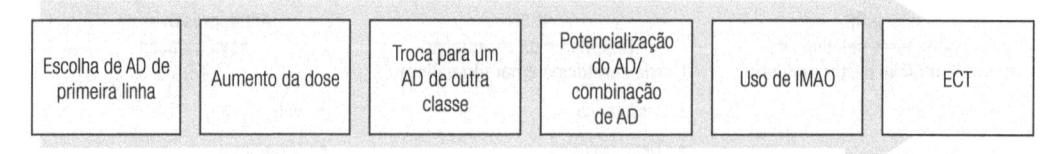

Escolha de AD de primeira linha → Aumento da dose → Troca para um AD de outra classe → Potencialização do AD/ combinação de AD → Uso de IMAO → ECT

Figura 7.2 Etapas do tratamento farmacológico da depressão. (AD: antidepressivo; IMAO: inibidor da monoaminoxidase; ECT: eletroconvulsoterapia.)

com mirtazapina, amitriptilina ou trazodona. Indivíduos com alteração do ciclo sono-vigília podem responder bem à agomelatina. Nas depressões com forte componente ansioso, os ISRS se mostram bastante úteis.

Algumas etapas devem ser cumpridas no intuito de guiar o tratamento farmacológico. Esses fármacos poderão ser administrados na medida em que não se obtenha a resposta esperada com o fármaco escolhido (Figura 7.2).

Obtida a resposta terapêutica, caso se trate de primeiro episódio depressivo, recomenda-se manter a farmacoterapia nas mesmas doses da fase aguda (a redução da dose é um fator de risco para recaída) por um período de 6 a 12 meses. Em caso de recorrência e em episódios graves deve-se manter o tratamento pelo período de 3 anos ou mais. Após esse período, a redução da dose da medicação deve ser feita gradualmente até sua retirada total.

Se o episódio fizer parte de um quadro de depressão recorrente, deve-se considerar que o risco de recorrência é extremamente alto (70% a 80% após um segundo episódio e 80% a 90% após o terceiro). Desse modo, é importante manter a farmacoterapia por períodos maiores de tempo, como 2 a 5 anos. Quadros recorrentes com inúmeros episódios ou de intensidade grave podem exigir tratamento por toda a vida.

Os principais fatores de risco para a recorrência de episódios depressivos são a presença de sintomas residuais, mais de três episódios depressivos prévios, depressão crônica (mais de 2 anos), história familiar de transtornos do humor, presença de comorbidades, início após os 60 anos de idade e duas ou mais tentativas de tratamento para atingir a remissão.

Algumas estratégias para potencializar o efeito dos antidepressivos podem ser utilizadas, como carbonato de lítio, hormônio tireoidiano ou a associação de antipsicóticos atípicos.

Terapias biológicas não farmacológicas

Em casos graves, quando não se pode aguardar o tempo necessário para que as medicações antidepressivas façam efeito, como em depressões psicóticas e ideação suicida importante, ou na impossibilidade de uso das medicações orais, assim como em gestantes e idosos que apresentam muitas comorbidades clínicas, lança-se mão da eletroconvulsoterapia (ECT).

Outras terapias biológicas não farmacológicas, além da ECT, podem ser utilizadas para o tratamento da depressão, como, por exemplo, a estimulação magnética transcraniana (EMT), que consiste na estimulação ou inibição de estruturas corticais mediante a produção de um campo magnético. Evidências atuais sugerem que esse tratamento possa ser efetivo em casos de depressão de quaisquer etiologias.

TRANSTORNO BIPOLAR

Condição muito prevalente na população, o transtorno do humor bipolar (TB) se caracteriza por oscilações do humor que se alternam entre fases de depressão e maníacas ou hipomaníacas.

Desde a Antiguidade são descritos quadros de estados mórbidos depressivos alternados a quadros de exaltação do humor. No século XIX, psiquiatras franceses utilizavam expressões como *folie circulaire* e *folie à double forme* para descrever doentes com oscilações importantes do humor. No entanto, foi Kraepelin, psiquiatra alemão, quem criou um sistema de classificação das doenças psiquiátricas que diferenciava a insanidade maníaco-depressiva (transtorno bipolar) da demência precoce (esquizofrenia). Segundo Kraepelin, a primeira se diferenciava da segunda por sua característica cíclica e pelo que chamou de intervalo lúcido, período em que o indivíduo retornava a um estágio de plena lucidez.

Sumariamente, divide-se o transtorno bipolar em transtorno bipolar do tipo I (TB tipo I), no qual há a presença de episódios de depressão e mania, e do tipo II (TB tipo II), em que estão presentes episódios de depressão e de hipomania. Existe ainda uma forma mista com sintomas maníacos/hipomaníacos e depressivos aparecendo de maneira simultânea.

Episódios maníacos e hipomaníacos são, por assim dizer, a face oposta da depressão, haja vista que a perturbação provoca em geral elevação ou elação do humor, aumento da atividade motora e de todos os processos psíquicos, notadamente do pensamento, que se faz acelerado e "contaminado" por ideias de grandeza. Habitualmente, uma pessoa acometida de um episódio maníaco ou hipomaníaco experimenta intensa sensação de bem-estar, prazer, alegria ou mesmo euforia. Mostra-se plenamente segura em seu discurso, confiante em si e pode exibir um otimismo exagerado. Experimenta uma sensação na maior parte das vezes agradável de que o pensamento é mais rápido e faz uma avaliação excessivamente positiva de suas características pessoais e capacidades.

Epidemiologia

As estimativas de prevalência do TB na população dependem do rigor dos estudos em relação aos critérios diagnósticos do transtorno. Quando são considerados quadros de TB tipo I, TB tipo II e TB-SOE (sem outra especificação), chega-se a prevalências entre 1% e 2,4% da população. Entre as crianças e adolescentes, estima-se que cerca de 1,8% sejam afetados pelo transtorno bipolar.

Entre os gêneros, tanto na fase adulta como em crianças e adolescentes, não parece haver diferenciação nas taxas de prevalência para o transtorno bipolar tipo I e tipo II. Acredita-se que as mulheres apresentem maior tendência para ciclagem rápida (quatro ou mais episódios no período de 1 ano).

Seu início em faixas etárias mais jovens tem sido associado a pior prognóstico com maior taxa de comorbidade com o uso de substâncias, suicídio e ciclagem rápida, sendo mais precoce também o aparecimento dos casos de TB tipo I (idade média de início de 18,4 anos contra 20 anos no TB tipo II).

É intensa a associação do transtorno bipolar a comorbidades psiquiátricas. O World Mental Health Survey Initiative mostra taxas de comorbidades com outros transtornos psiquiátricos de 88,2% em pacientes com TB tipo I, 83,1% em pacientes com TB tipo II e 69,1% em pacientes com condições subsindrômicas, sendo mais frequentes os transtornos de ansiedade (probabilidade 12,5 a 79,2 vezes maior para o surgimento do transtorno de pânico que na população em geral) e os transtornos relacionados com o uso de substâncias (probabilidade 3,3 a 7,6 vezes maior que na população em geral).

Etiopatogenia

As bases biológicas do transtorno bipolar são complexas e multifatoriais. Muitos estudos vêm sendo realizados com o intuito de identificar alterações em circuitos cerebrais, genes, proteínas e metabólitos capazes de diferenciar os indivíduos doentes dos saudáveis.

Dentre as doenças psiquiátricas o TB é a que apresenta o maior percentual de participação de fatores genéticos em sua gênese (herdabilidade). Estima-se que 79% a 83% da variação fenotípica do TB decorram de fatores genéticos. Familiares de primeiro grau de portadores da doença têm risco cerca de 10 vezes maior do que a população em geral para desenvolvê-lo. Estudos com gêmeos monozigóticos mostram grande concordância (cerca de 38% a 43%), havendo cerca de 4% a 6% de concordância entre os dizigóticos.

Dos inúmeros genes já relacionados, os principais foram BDNF, DAOA, DISC1, TPH2 e SLC6A4. Os dados confirmam que não há um único gene relacionado com a suscetibilidade familiar. A heterogeneidade clínica de apresentações do TB, sua conjunção a fatores ambientais variados e a complexa transmissão genética tornam difícil a tarefa de elucidar sua etiologia genética.

A contribuição de fatores ambientais não conhecidos influencia fortemente o prognóstico da doença. Um estudo retrospectivo envolvendo pacientes bipolares adultos demonstrou que cerca de 33% foram vítimas de traumas moderados a graves e 82% apresentavam pelo menos um ponto na escala de abuso e negligência na infância (*Childhood Adversity Score*).

Estudos de neuroimagem estrutural e funcional demonstram que os principais circuitos cerebrais implicados no TB envolvem estruturas como o corpo estriado, o tálamo, o córtex pré-frontal, as estruturas límbicas (amígdala e hipocampo) e o cerebelo.

Alterações anatômicas em regiões específicas, como córtex pré-frontal, córtex temporal e estruturas subcorticais (tálamo medial e núcleos da base), foram observadas em ressonância nuclear magnética e estudos pós-morte. Essas anormalidades incluem redução de volume de substância cinzenta, alterações na integridade de fascículos axonais e redução de N-acetil-aspartato (marcador de integridade neuronal).

A dopamina tem papel fundamental na expressão clínica do TB, pois foi observado seu aumento em pacientes durante episódios de mania. A administração de substâncias que estimulem o aumento da liberação de dopamina na fenda sináptica, como a d-anfetamina, pode induzir episódios semelhantes à mania em indivíduos saudáveis. Nesse contexto, a reversão do estado hiperdopaminérgico pode reduzir os sintomas. Esses achados demonstram o papel crucial da dopamina nos episódios agudos de humor.

Observa-se ainda, nos indivíduos bipolares, aumento na neurotransmissão do glutamato. Essa elevação foi constatada por estudos *in vivo* que observaram aumentos expressivos de glutamato em regiões pré-frontais. A excitotoxicidade glutamatérgica parece estar envolvida com disfunções celulares e mitocondriais. Outro dado que reforça o papel do glutamato no transtorno bipolar é a melhora dos episódios de doença após a introdução de medicações antiglutamatérgicas, como a lamotrigina.

Uma hipótese recente sugere que a depressão bipolar estaria associada ao aumento da função colinérgica, e a mania, ao aumento da função das catecolaminas (dopamina e noradrenalina).

Diversas alterações na cascata de transdução de sinais estão presentes em pacientes com TB (por exemplo, aumentos nos níveis e na atividade de proteínas G e hiperatividade das enzimas IMPase e GSK-3beta, levando à apoptose celular). A correção dessas alterações com o uso de lítio ou valproato confirma seu papel na gênese do TB.

Níveis elevados de cortisol e do hormônio adrenocorticotrófico (ACTH) estão presentes tanto na depressão como no TB. O aumento na atividade pró-inflamatória, independentemente da fase da doença, e das citocinas, como TNF e IL-2 e IL-6 na mania e IL-2 na fase depressiva, é outro achado.

Quadro clínico e diagnóstico

A eclosão do TB pode ocorrer em qualquer fase da vida, principalmente na segunda década. A intensidade pode variar desde episódios depressivos leves e de hipomania até quadros de intensa gravidade com sintomatologia psicótica.

Nos estados depressivos, o humor é triste, pessimista e desesperançoso. O indivíduo se apresenta com sentimentos de inutilidade e com perda da capacidade de vivenciar o prazer. Lentificação do pensamento, falta de energia e alterações do sono e do apetite são outras características marcantes dos quadros depressivos.

Algumas características auxiliam o difícil processo de diferenciação entre os episódios de depressão bipolar e unipolar. História familiar de TB, início precoce (antes dos 25 anos), depressão com sintomas atípicos, sintomas psicóticos episódicos que se iniciam no puerpério, refratariedade a antidepressivos, episódios recorrentes e com intensa lentificação psicomotora aumentam a probabilidade de se tratar de um quadro de depressão do TB.

Os episódios maníacos se caracterizam como episódios em que a elação do humor salta aos olhos. Podem variar em sua apresentação desde quadros eufóricos e expansivos até disfóricos. Aceleração do pensamento, grandiosidade e fuga de ideias são as principais alterações do pensamento. A distraibilidade intensa faz com que qualquer estímulo mude o foco da atenção do indivíduo. Quadros extremos podem cursar com alucinações e delírios, estes últimos normalmente de natureza religiosa ou grandiosa/poder. Os delírios maníacos podem aparecer e desaparecer ao longo do dia ou mesmo durante a entrevista e frequentemente são extensões da grandiosidade do paciente.

O Quadro 7.3 apresenta os critérios diagnósticos da Associação Americana de Psiquiatria descritos no DSM-5.

A hipomania é caracterizada por sintomatologia semelhante à mania, porém com menos intensidade e sem cursar com sintomatologia psicótica. Assim, não causa prejuízos acentuados à vida do indivíduo e, muitas vezes, passa despercebida por familiares e amigos. Apesar da diminuição da quantidade de horas de sono, o indivíduo apresenta excesso de energia, aumento das atividades e hipersexualidade (Quadro 7.4).

Quadro 7.3 Critérios diagnósticos para mania segundo o DSM-5

A. Um período distinto de humor anormal e persistentemente elevado, expansivo ou irritável e aumento anormal e persistente da atividade dirigida a objetivos ou da energia, com duração mínima de 1 semana e presente na maior parte do dia, quase todos os dias (ou qualquer duração, se a hospitalização se fizer necessária).
B. Durante o período de perturbação do humor e aumento da energia ou atividade, três (ou mais) dos seguintes sintomas (quatro se o humor é apenas irritável) estão presentes em grau significativo e representam uma mudança notável do comportamento habitual:
   1. Autoestima inflada ou grandiosidade.
   2. Redução da necessidade de sono (p. ex., sente-se descansado com apenas 3 horas de sono).
   3. Mais loquaz que o habitual ou pressão para continuar falando.
   4. Fuga de ideias ou experiência subjetiva de que os pensamentos estão acelerados.
   5. Distraibilidade (i.e., a atenção é desviada muito facilmente por estímulos externos insignificantes ou irrelevantes), conforme relatado ou observado.
   6. Aumento da atividade dirigida a objetivos (seja socialmente, no trabalho ou na escola, seja sexualmente) ou agitação psicomotora (i.e., atividade sem propósito não dirigida a objetivos).
   7. Envolvimento excessivo em atividades com elevado potencial para consequências dolorosas (p. ex., envolvimento em surtos desenfreados de compras, indiscrições sexuais ou investimentos financeiros insensatos).
C. A perturbação do humor é suficientemente grave a ponto de causar prejuízo acentuado no funcionamento social ou profissional ou para necessitar de hospitalização a fim de prevenir dano a si próprio ou a outras pessoas, ou existem características psicóticas.
D. O episódio não é atribuível aos efeitos fisiológicos de uma substância (p. ex., droga de abuso, medicamento, outro tratamento) ou a outra condição médica.
Nota: um episódio maníaco completo que surge durante tratamento antidepressivo (p. ex., medicamento, eletroconvulsoterapia), mas que persiste em um nível de sinais e sintomas além do efeito fisiológico desse tratamento, é evidência suficiente para um episódio maníaco e, portanto, para um diagnóstico de transtorno bipolar tipo I.
Nota: os Critérios A-D representam um episódio maníaco. Pelo menos um episódio maníaco na vida é necessário para o diagnóstico de transtorno bipolar tipo I.

Quadro 7.4 Critérios diagnósticos para hipomania segundo o DSM-5

A. Um período distinto de humor anormal e persistentemente elevado, expansivo ou irritável e aumento anormal e persistente da atividade ou energia com duração mínima de 4 dias consecutivos e presente na maior parte do dia, quase todos os dias.
B. Durante o período de perturbação do humor e aumento de energia e atividade, três (ou mais) dos seguintes sintomas (quatro se o humor é apenas irritável) persistem, representam uma mudança notável em relação ao comportamento habitual e estão presentes em grau significativo:
   1. Autoestima inflada ou grandiosidade.
   2. Redução da necessidade de sono (p. ex., sente-se descansado com apenas 3 horas de sono).
   3. Mais loquaz que o habitual ou pressão para continuar falando.
   4. Fuga de ideias ou experiência subjetiva de que os pensamentos estão acelerados.
   5. Distraibilidade (i.e., a atenção é desviada muito facilmente por estímulos externos insignificantes ou irrelevantes), conforme relatado ou observado.
   6. Aumento da atividade dirigida a objetivos (seja socialmente, no trabalho ou na escola, seja sexualmente) ou agitação psicomotora.
   7. Envolvimento excessivo em atividades com elevado potencial para consequências dolorosas (p. ex., envolvimento em surtos desenfreados de compras, indiscrições sexuais ou investimentos financeiros insensatos).
C. O episódio está associado a uma mudança clara no funcionamento que não é característica do indivíduo quando assintomático.
D. A perturbação do humor e a mudança no funcionamento são observáveis por outras pessoas.
E. O episódio não é suficientemente grave a ponto de causar prejuízo acentuado no funcionamento social ou profissional ou para necessitar de hospitalização. Existindo características psicóticas, por definição, o episódio é maníaco.
F. O episódio não é atribuível aos efeitos fisiológicos de uma substância (p. ex., droga de abuso, medicamento, outro tratamento).
Nota: um episódio hipomaníaco completo que surge durante tratamento antidepressivo (p. ex., medicamento, eletroconvulsoterapia), mas que persiste em um nível de sinais e sintomas além do efeito fisiológico desse tratamento, é evidência suficiente para um diagnóstico de episódio hipomaníaco. Recomenda-se, porém, cautela para que um ou dois sintomas (principalmente aumento da irritabilidade, nervosismo ou agitação após uso de antidepressivo) não sejam considerados suficientes para o diagnóstico de episódio hipomaníaco nem necessariamente indicativos de uma diátese bipolar.
Nota: os Critérios A-F representam um episódio hipomaníaco. Esses episódios são comuns no transtorno bipolar tipo I, embora não necessários para o diagnóstico desse transtorno.

Outro quadro não raro nos pacientes com TB é representado pelos **episódios mistos**, que podem ocorrer, em média, em até 28% dos pacientes bipolares. Trata-se de um estado complexo, de difícil diagnóstico, que consiste na presença simultânea de sintomas maníacos e depressivos.

Os estados mistos estão associados a aumento da impulsividade, maior risco de suicídio, uso excessivo de substâncias, sintomas psicóticos, agitação psicomotora e irritabilidade. São mais frequentemente encontrados em mulheres. Cursam ainda com importante hipersensibilidade a estímulos, ansiedade e labilidade do humor.

Atualmente, no DSM-5, o especificador "com características mistas" pode ser aplicado a estados maníacos, hipomaníacos ou depressivos (Quadros 7.5 e 7.6).

Quadro 7.5 Critérios diagnósticos para mania/hipomania, com características mistas, segundo o DSM-5

Episódio maníaco/hipomaníaco com características mistas

A. São atendidos todos os critérios para um episódio maníaco ou hipomaníaco e pelo menos três dos sintomas a seguir estão presentes durante a maioria dos dias do episódio atual ou mais recente de mania ou hipomania:
 1. Disforia ou humor depressivo acentuado conforme indicado por relato subjetivo (p. ex., sente-se triste ou vazio) ou observação feita por outra pessoa (p. ex., parece chorar).
 2. Interesse ou prazer diminuído em todas, ou quase todas, as atividades (conforme indicado por relato subjetivo ou observação feita por outra pessoa).
 3. Retardo psicomotor quase diário (observável por outra pessoa; não são simples sensações subjetivas de estar mais lento).
 4. Fadiga ou perda de energia.
 5. Sentimentos de inutilidade ou de culpa excessiva ou inapropriada (não uma simples autorrecriminação ou culpa por estar doente).
 6. Pensamentos recorrentes de morte (não somente medo de morrer), ideação suicida recorrente sem plano específico, tentativa de suicídio ou plano específico para cometer suicídio.

B. Sintomas mistos são observáveis por outras pessoas e representam uma mudança em relação ao comportamento habitual do indivíduo.

C. Para indivíduos cujos sintomas satisfazem todos os critérios de mania e depressão simultaneamente, o diagnóstico deve ser de episódio maníaco, com características mistas, em razão do prejuízo acentuado e da gravidade clínica da mania plena.

D. Os sintomas mistos não são atribuíveis aos efeitos fisiológicos de uma substância (p. ex., drogas de abuso, medicamento ou outro tratamento).

Quadro 7.6 Critérios diagnósticos para depressão, com características mistas, segundo o DSM-5

Episódio depressivo com características mistas

A. São atendidos todos os critérios para um episódio depressivo maior e pelo menos três dos sintomas maníacos/hipomaníacos a seguir estão presentes durante a maioria dos dias do episódio atual ou mais recente de depressão:
 1. Humor elevado, expansivo.
 2. Autoestima inflada ou grandiosidade.
 3. Mais loquaz que o habitual ou pressão para continuar falando.
 4. Fuga de ideias ou experiência subjetiva de que os pensamentos estão acelerados.
 5. Aumento na energia ou na atividade dirigida a objetivos (seja socialmente, no trabalho ou na escola, seja sexualmente).
 6. Envolvimento aumentado ou excessivo em atividades com elevado potencial para consequências dolorosas (p. ex., envolvimento em surtos desenfreados de compras, indiscrições sexuais ou investimentos financeiros insensatos).
 7. Redução da necessidade de sono (sente-se descansado apesar de dormir menos que o habitual; para ser contrastado com insônia).

B. Sintomas mistos são passíveis de observação por outras pessoas e representam uma mudança em relação ao comportamento habitual do indivíduo.

C. Para indivíduos cujos sintomas satisfazem todos os critérios do episódio para mania e depressão simultaneamente, o diagnóstico deve ser de episódio maníaco com características mistas.

D. Os sintomas mistos não são atribuíveis aos efeitos fisiológicos de uma substância (p. ex., droga de abuso, medicamento ou outro tratamento).

Tratamento

O objetivo imediato no tratamento do TB consiste em resolver os episódios depressivos agudos, maníacos/hipomaníacos ou mistos. Uma vez resolvido o episódio agudo de humor, também é importante a prevenção de novos episódios. Já se sabe que a cada novo episódio agudo, principalmente de mania, ocorre importante perda neuronal, levando a déficits cognitivos e maior probabilidade de nova recorrência.

A ampla maioria dos casos é tratada em nível ambulatorial. Entretanto, nas situações em que há risco de suicídio ou homicídio, falta de crítica, baixa adesão ao tratamento ou comportamentos, como atitude sexual de risco, prodigalidade ou risco de heteroagressividade, a internação psiquiátrica poderá ser necessária.

O tratamento farmacológico consiste na utilização dos chamados estabilizadores do humor. Desde a década de 1960 o lítio vem sendo usado tanto no tratamento agudo como no tratamento profilático do TB, sendo ainda hoje considerado uma excelente opção para esses transtornos.

Outras drogas, como a carbamazepina e o valproato, começaram a ser introduzidas nos anos 1980, apresentando boa resposta terapêutica. Novos agentes anticonvulsivantes (lamotrigina, topiramato, oxcarbazepina) passaram a ser testados nos anos 1990. Mais recentemente os antipsicóticos atípicos, como risperidona, olanzapina, quetiapina, aripiprazol e ziprazidona, também passaram a ser utilizados com excelente função estabilizadora de humor.

A ECT permanece como uma medida eficaz e de ação rápida para algumas apresentações mais graves do TB.

Além da abordagem farmacológica, é importante oferecer a todos os pacientes uma psicoeducação, que consiste em informá-los, assim como seus cuidadores, a respeito da doença e seu tratamento (sintomas, etiologia, curso, prognóstico, estresses indutores). Desse modo, o indivíduo poderá ter maior adesão à terapia farmacológica, bem como passar a reconhecer os sinais precoces de um novo episódio. A psicoterapia também tem papel fundamental no manejo do estresse e na resolução de conflitos pessoais.

Tratamento da mania/hipomania

Inicialmente, na mania, devem ser avaliados alguns fatores, como risco de heteroagressividade, exposição moral e suicídio. Fatores como a rede de suporte familiar/social e o *insight* do paciente também devem ser levados em conta na definição entre o tratamento ambulatorial e o realizado em regime hospitalar.

Convém investigar e suspender imediatamente substâncias que possam desencadear ou perpetuar o quadro, como antidepressivos, corticoides, sibutramina e drogas de abuso. O paciente deve ser desencorajado a usar nicotina, álcool, cafeína e outros estimulantes.

O tratamento farmacológico deve ser iniciado com medicação de primeira escolha em monoterapia, como lítio, valproato, antipsicóticos atípicos ou carbamazepina (no Brasil, esta última ainda é considerada de primeira linha em virtude da grande disponibilidade e do baixo custo). Caso não se alcance a resposta esperada, a dose da medicação deverá ser otimizada e verificada a adesão ao tratamento (não raro a falta de adesão é a causa da recaída ou recorrência dos sintomas).

O **lítio** é uma medicação de primeira escolha para o tratamento de mania. Quadros clínicos com predominância de sintomas clássicos, como euforia, agitação psicomotora, pressão para falar, fuga de ideias, desinibição, necessidade diminuída de sono e elação, são preditores de boa resposta ao lítio. Para o manejo da mania aguda com lítio, parâmetros de litemia entre 0,8 e 1,2mEq/L estão mais frequentemente associados a boa resposta, que costuma aparecer em cerca de 2 a 4 semanas após seu início.

Quadros de mania que apresentem sintomas depressivos associados (quadros mistos) ou pacientes cicladores rápidos (mais de quatro episódios de humor em 1 ano) tendem a obter melhor resposta com o **ácido valproico**. Os níveis plasmáticos efetivos do ácido valproico situam-se em torno de 45 a 125µg/mL; no entanto, sua eficácia deve ser avaliada clinicamente.

A **carbamazepina** tem eficácia similar à do lítio e do ácido valproico em estudos clínicos. Apesar de alguns a indicarem como opção de segunda linha em razão de sua tolerabilidade e interações medicamentosas, sua eficácia, associada ao baixo custo e à grande disponibilidade, a torna uma droga importante no tratamento do TB.

Os **antipsicóticos atípicos** (aripiprazol, quetiapina, olanzapina, risperidona e ziprazidona) são eficazes e seguros em casos de mania aguda em monoterapia. São utilizados com boa resposta nos casos de mania com ou sem sintomas psicóticos. Em quadros de agitação psicomotora intensa ou com proeminente sintomatologia psicótica, devem ser as medicações eleitas. O alto risco de síndrome metabólica pode ser um limitador de seu uso em alguns casos.

Se não houver resposta a uma dose otimizada de um estabilizador do humor de primeira escolha em monoterapia, devem ser associados medicamentos de primeira escolha. Combinações muito utilizadas na prática clínica e que demonstram boa eficácia são as combinações: lítio + ácido valproico, lítio + carbamazepina, lítio + antipsicóticos atípicos (APA), ácido valproico + APA e carbamazepina + APA. Estudos demonstram aumento de cerca de 20% no número de pacientes que respondem à terapia combinada quando comparada à monoterapia.

Se não houver melhora após as possíveis combinações de estabilizadores do humor de primeira escolha, medicações de segunda escolha, como a clozapina, e terapias não farmacológicas, como a ECT, devem ser tentadas.

Para o tratamento de manutenção devem ser mantidas as medicações utilizadas para o tratamento da mania. É possível tentar diminuir aos poucos o número de drogas para minimizar os efeitos colaterais, observando possíveis sinais de recorrência. Como a monoterapia pode ser insuficiente para evitar novos episódios, a polifarmacoterapia de manutenção acaba sendo prática comum para muitos pacientes bipolares.

Tratamento da depressão bipolar

O indivíduo com TB normalmente apresenta um humor predominantemente deprimido ao longo da vida. Cerca de 60% dos casos de depressão bipolar não são reconhecidos ou são tratados como depressões unipolares. Desse modo, o reconhecimento e o tratamento do episódio depressivo têm sido muito valorizados nos últimos anos.

Uma revisão recente sugere que a prescrição de estabilizadores de humor em monoterapia deve ser a primeira opção para o tratamento da depressão bipolar. Lítio e outros medicamentos, como olanzapina, quetiapina e lamotrigina, devem ser considerados.

O uso de medicações antidepressivas continua controverso em virtude do risco de 25% a 40% de virada maníaca relatado em alguns estudos. Entretanto, evidências atuais demonstram que esse risco é pequeno quando se associam estabilizadores do humor.

Nas depressões leves a moderadas, o lítio parece ser o antidepressivo ideal, uma vez que não induz virada maníaca e exerce ação profilática. É efetivo sobretudo em depressões que se sucedem a um episódio maníaco. As doses devem ser aumentadas até que se aproximem do nível sérico de 1mEq/L.

O CANMAT e a International Society for Bipolar Disorders (ISBD) recomendam, para episódios moderados a graves, estabilizadores do humor, como lítio, lamotrigina, olanzapina e quetiapina.

A lamotrigina apresenta resultados apenas modestos quando comparada ao placebo. Deve ser utilizada com cautela em virtude do risco de *rash* e síndrome de Stevens-Johnson. O ajuste de dose deve ser cuidadoso, com aumentos de 25mg a cada semana para minimizar esses riscos (até chegar à dose mínima de 200mg/dia). Sua associação ao lítio favoreceria uma ação profilática tanto para episódios maníacos como depressivos.

A quetiapina, nas doses de 300 a 600mg, apresenta maior eficácia que placebo, lítio (em níveis séricos de 0,6mEq/L) e paroxetina para a depressão bipolar. Em recente metanálise, a olanzapina demonstrou melhores resultados em comparação ao placebo. Já o aripiprazol apresentou eficácia limitada para o tratamento da depressão bipolar.

A associação de antidepressivos a estabilizadores de humor já se encontra presente como opção de segunda linha no tratamento da depressão bipolar em protocolos importantes como o CANMAT. As principais associações a antidepressivos que podem ser consideradas de primeira linha são lítio-ISRS/bupropiona, ácido valproico-ISRS/bupropiona e olanzapina-ISRS.

A ECT deverá ser utilizada caso as terapias medicamentosas não obtenham êxito ou em casos de alto risco de suicídio ou morte.

No tratamento de manutenção deve ser sempre utilizada uma medicação estabilizadora do humor. Acredita-se cada vez mais que, do mesmo modo, os antidepressivos também devam ser mantidos por mais tempo, sempre associados a um estabilizador de humor.

CICLOTIMIA E DISTIMIA

A ciclotimia e a distimia são formas atenuadas e persistentes da depressão recorrente (distimia) e do transtorno bipolar (ciclotimia). As características principais desses transtornos consistem na presença prolongada (pelo menos 2 anos) de sintomatologia insuficiente para constituir um quadro completo de depressão ou de hipomania.

Na distimia, a pessoa se torna cronicamente deprimida e pode perceber isso, saber que poderia "viver melhor", mas mantém um padrão duradouro de falta de iniciativa, baixa autoestima, dificuldade de concentração, entre outros sintomas depressivos.

Trata-se de uma forma mais crônica de depressão. A distimia, ou transtorno depressivo persistente, pode ser diagnosticada quando a perturbação do humor continua por pelo menos 2 anos em adultos e 1 ano em crianças. Esse diagnóstico, novo no DSM-5, inclui as categorias diagnósticas do DSM-IV de transtorno depressivo maior crônico e distimia (Quadro 7.7).

Quadro 7.7 Critérios diagnósticos para distimia segundo o DSM-5

A. Humor deprimido na maior parte do dia, na maioria dos dias, indicado por relato subjetivo ou por observação feita por outras pessoas, pelo período mínimo de 2 anos.
Nota: Em crianças e adolescentes, o humor pode ser irritável, com duração mínima de 1 ano.
B. Presença, enquanto deprimido, de duas (ou mais) das seguintes características:
  1. Apetite diminuído ou alimentação em excesso.
  2. Insônia ou hipersonia.
  3. Baixa energia ou fadiga.
  4. Baixa autoestima.
  5. Concentração pobre ou dificuldade em tomar decisões.
  6. Sentimentos de desesperança.
C. Durante o período de 2 anos (1 ano para crianças ou adolescentes) de perturbação, o indivíduo jamais esteve sem os sintomas dos Critérios A e B por mais de 2 meses.
D. Os critérios para um transtorno depressivo maior podem estar continuamente presentes por 2 anos.
E. Jamais houve um episódio maníaco ou um episódio hipomaníaco e jamais foram satisfeitos os critérios para transtorno ciclotímico.
F. A perturbação não é mais bem explicada por um transtorno esquizoafetivo persistente, esquizofrenia, transtorno delirante ou outro transtorno do espectro da esquizofrenia ou psicótico com outra especificação ou não especificado.
G. Os sintomas não se devem aos efeitos fisiológicos de uma substância (p. ex., droga de abuso, medicamento) ou a outra condição médica (p. ex., hipotireoidismo).
H. Os sintomas causam sofrimento clinicamente significativo ou prejuízo no funcionamento social, profissional ou em outras áreas importantes da vida do indivíduo.
Nota: como os critérios para um episódio depressivo maior incluem quatro sintomas que estão ausentes da lista de sintomas para transtorno depressivo persistente (distimia), um número muito limitado de indivíduos terá sintomas depressivos que persistiram por mais de 2 anos, mas não irá satisfazer os critérios para transtorno depressivo persistente. Caso tenham sido satisfeitos todos os critérios para um episódio depressivo maior em algum momento durante o episódio atual da doença, esses indivíduos devem receber diagnóstico de transtorno depressivo maior. De modo alternativo, é justificado um diagnóstico de outro transtorno depressivo especificado ou transtorno depressivo não especificado.

Na **ciclotimia**, muitas vezes ocorrem períodos de alternância entre sintomas depressivos e hipomaníacos. Portanto, uma mesma pessoa pode se sentir muito bem, mostrar-se ativa e muito produtiva em determinados períodos e triste, desanimada e passiva em outros (Quadro 7.8).

Em virtude de suas características clínicas, ambos os transtornos podem passar despercebidos e ser confundidos com traços de personalidade. Muitos procuram psicoterapia nos períodos de "baixo astral", encontrando algum alívio sintomatológico. Não obstante,

Quadro 7.8 Critérios diagnósticos para ciclotimia segundo o DSM-5

A. Por pelo menos 2 anos (1 ano em crianças e adolescentes), presença de vários períodos com sintomas hipomaníacos que não satisfazem os critérios para episódio hipomaníaco e vários períodos com sintomas depressivos que não satisfazem os critérios para episódio depressivo.
B. Durante o período previamente citado de 2 anos (1 ano em crianças e adolescentes), os períodos hipomaníaco e depressivo estiveram presentes por pelo menos metade do tempo e o indivíduo não permaneceu sem os sintomas por mais de 2 meses consecutivos.
C. Os critérios para um episódio depressivo, maníaco ou hipomaníaco nunca foram satisfeitos.
D. Os sintomas do Critério A não são mais bem explicados por transtorno esquizoafetivo, esquizofrenia, transtorno esquizofreniforme, transtorno delirante ou outro transtorno do espectro da esquizofrenia ou psicótico com outra especificação ou não especificado.
E. Os sintomas não são atribuíveis aos efeitos fisiológicos de uma substância (p. ex., droga de abuso, medicamento) ou a outra condição médica (p. ex., hipertireoidismo).
F. Os sintomas causam sofrimento ou prejuízo clinicamente significativo no funcionamento social, profissional ou em outras áreas importantes da vida do indivíduo.

tanto a distimia como a ciclotimia mostraram-se responsivas a tratamentos medicamentosos convencionais, como antidepressivos e estabilizadores de humor.

CONSIDERAÇÕES FINAIS

A depressão é a condição clínica mais frequentemente correlacionada ao suicídio. Entre os que tentam suicídio, 80% sofrem de algum transtorno psiquiátrico e 60% deles são acometidos de alguma forma de depressão. Pessoas com depressão têm maior risco de apresentar outra condição clínica associada, como doenças cardiovasculares (aumenta em até duas vezes o risco de morte por doenças cardiovasculares em indivíduos da faixa etária entre 40 e 60 anos) e dor crônica. O comprometimento do sistema imunológico em pacientes deprimidos predispõe ou agrava as doenças físicas.

A depressão aumenta a morbidade e a mortalidade dos indivíduos com câncer, particularmente em homens com mais de 40 anos e, nos idosos, aumenta o risco de doença de Alzheimer. A cronificação é um dos maiores riscos da depressão não diagnosticada e não tratada. Estima-se que os sintomas residuais persistam em 20% a 35% dos casos, contribuindo para a manutenção de algum nível de deterioração social ou profissional. A melhor maneira de prevenção dessas complicações consiste no diagnóstico precoce e no tratamento eficaz para que se possa manter a qualidade de vida e a autonomia do indivíduo como objetivo maior.

O TB é uma condição clínica grave com grande tendência à recorrência e à evolução crônica. Cerca de 90% dos pacientes com o transtorno terão uma recaída na vida (passando, em média, por nove episódios). Nos últimos anos, a concepção de TB vem sendo ampliada. Descrições de novas formas clínicas além dos tipos I e II constituem o novo conceito de espectro bipolar. O curso da doença, classicamente de períodos assintomáticos entre as fases sintomáticas, tem sido revisto e hoje se considera que muitos resíduos intercríticos, inclusive cognitivos, podem comprometer o desfecho clínico e interferir na resposta terapêutica.

A Organização Mundial da Saúde (OMS) classificou o TB como uma das 10 doenças mais incapacitantes. Outro dado importante é que o transtorno do humor bipolar é caracterizado por aumento da mortalidade (cerca de 2,5 vezes maior do que na população em geral). As doenças cardiovasculares são a principal causa de morte desses indivíduos.

Desse modo, saber identificar e tratar corretamente o transtorno tem papel importante na melhora da qualidade de vida, na diminuição da mortalidade relacionada com o TB e na prevenção de déficits cognitivos em seus portadores.

Bibliografia consultada

APA. Diagnostic and statistical manual of mental disorders 5. ed. Arlington, VA, American Psychiatric Assotiation, 2013.

Associação Brasileira de Psiquiatria. Programa de atualização em psiquiatria (PROPSIQ). Porto Alegre: Artmed, 2013.

Barnett JH, Smoller JW. The genetics of bipolar disorder. Neuroscience 2009; 164(1):331-43.

Cheniaux E. Manual de psicopatologia. 4. ed. Rio de Janeiro: Guanabara Koogan, 2011.

Cipriani A, Furukawa TA, Salanti G et al. Comparative efficacy and acceptability of 12 new-generation antidepressants: a multiple-treatments meta-analysis. Lancet 2009; 373(9665):746-58.

Cordioli AV, Gallois CB, Isolan L. Psicofármacos: consulta rápida. 5. ed. Porto Alegre: Artmed, 2015.

Goldberg JF, Truman CJ. Antidepressant-induced mania: an overview of current controversies. Bipolar Disord 2003; 5(6):407-20.

Goodwin FK, Jamison RK. Doença maníaco-depressiva. 2. ed. Porto Alegre: Artmed, 2010.

Goodwin FK. Rationale for long-term treatment of bipolar disorder and evidence for long-term lithium treatment. J Clin Psychiatry 2002; 63(Suppl 1):5-12.

Kapczinski F, Quevedo J. Transtorno bipolar: teoria e clínica. 2. ed. Porto Alegre: Artmed, 2016.

Kennedy SH, Lam RW, Parikh SV et al. Canadian Network for Mood and Anxiety Treatments (CANMAT). Clinical guidelines for the management of major depressive disorder in adults. J Affect Disord 2009; 117:S1-S2.

Kessler RC, Angermeyer M, Anthony JC et al. Lifetime prevalence and age-of-onset distributions of mental disorders in the World Health Organization's World Mental Health Survey Initiative. World Psychiatry 2007; 6(3):168-76.

Merikangas KR, Jin R, HE JP et al. Prevalence and correlates of bipolar spectrum disorder in the World Mental Health Survey Initiative. Arch Gen Psychiatry 2011; 68(3):241-51.

Merikangas KR, Akiskal HS, Angst J et al. Lifetime and 12-month prevalence of bipolar spectrum Disorder in the National Comorbidity Survey Replication. Arch Gen Psychiatry 2007; 64(5):543-52.

Miguel EC, Gentil V, Gattaz WF. Clínica psiquiátrica: a visão do Departamento e do Instituto de Psiquiatria do HCFMUSP. São Paulo: Manole, 2011.

Mitchell PB, Goodwin GM, Johnson GF, Hirschfeld RM. Diagnostic guidelines for bipolar depression: a probabilistic approach. Bipolar Disord 2008; 10:144-52.

Nobre de Melo AL. Psiquiatria. 3. ed. Rio de Janeiro: Guanabara Koogan, 1981.

Quevedo J, Silva AG da. Depressão: teoria e clínica. Porto Alegre: Artmed, 2013.

Rosa MA, Rosa MO. Estimulação magnética transcraniana em psiquiatria – Guia básico. 1. ed. São Paulo: Sarvier, 2013.

Schneider K. Psicopatologia clínica. 3. ed. São Paulo: Mestre Jou, 1978.

Sinyor M, Schaffer A, Levitt A. The sequenced treatment alternatives to relieve depression (STAR*D) trial: a review. Rev Canadense Psiquiatr 2010; 55(3):126-35.

Spijker J, Nolen W. Spijker J, Nolen WA. An algorithm for the pharmacological treatment of depression. Acta Psychiatr Scand 2010; 121(3):180-9.

Van Lieshout RJ, MacQueen GM. Efficacy and acceptability of mood stabilisers in the treatment of acute bipolar depression: systematic review. Br J Psychiatry 2010; 196(4):266-73.

Yatham LN, Kennedy SH, Schaffer A et al. Canadian Network for Mood and Anxiety Treatments (CANMAT) and International Society for Bipolar Disorders (ISBD) collaborative update of CANMAT guidelines for the management of patients with bipolar disorder: Update 2013. 2013. Epub ahead of print 2013.

Young AH, McElroy SL, Bauer M et al. A double-blind, placebo-controlled study of quetiapine and lithium monotherapy in adults in the acute phase of bipolar depression (EMBOLDEN I). J Clin Psychiatry 2010; 71(2):150-62.

8

Transtornos de Ansiedade, Transtorno Obsessivo-Compulsivo e Transtornos Relacionados com Traumas e Estressores

Katia Petribú
Sillas Duarte de Melo

INTRODUÇÃO

A **ansiedade** pode ser definida como uma sensação inquietante vaga e difusa, desagradável, de apreensão expectante negativa em relação ao futuro, que se acompanha de diversas manifestações físicas (dispneia, taquicardia, tensão muscular, tremores, sudorese, tontura etc.) e, até certo ponto, é um estado afetivo normal e útil. Os transtornos de ansiedade (TA) surgem quando a ansiedade excede o limite da normalidade, de modo que tal sensação se torna tão intensa e desagradável que impede o funcionamento adequado do indivíduo.

Essa sensação desagradável que caracteriza a ansiedade também é sentida no **medo**, o qual se diferencia por referir-se a um objeto ou situação definidos que ameaçam o indivíduo. Já a **fobia** é um medo desproporcional e incompatível com a possibilidade de perigo real oferecida pelo desencadeante (objetos ou situações fobígenas).

Mudanças na classificação dos transtornos de ansiedade no DSM-5

Na transição da quarta para a quinta edição do DSM houve mudanças em relação à classificação dos transtornos de ansiedade. Conforme demonstrado no Quadro 8.1, anteriormente agrupados em um único capítulo, os TA foram subdivididos em três subcategorias diagnósticas: transtornos de ansiedade, transtorno obsessivo-compulsivo (TOC) e transtornos relacionados e transtornos relacionados com traumas e estressores.

No presente capítulo serão descritas as características clínicas e os tratamentos dos principais transtornos de ansiedade, do TOC e de alguns transtornos relacionados, além do transtorno de estresse pós-traumático e do transtorno de estresse agudo.

TRANSTORNOS DE ANSIEDADE (TA)

Transtorno de ansiedade generalizada (TAG)

O TAG caracteriza-se por ansiedade excessiva e preocupações sobre diversos eventos ou circunstâncias rotineiras, como responsabilidade no trabalho, finanças, a própria saúde ou a

Quadro 8.1 Mudanças na classificação dos TA no DSM-5

DSM-IV TR Transtornos de ansiedade	DSM-5 Transtornos de ansiedade	DSM-5 Transtorno obsessivo-compulsivo e transtornos relacionados	DSM-5 Transtornos relacionados com trauma e estressores
1. Transtorno do pânico com agorafobia 2. Transtorno do pânico sem agorafobia 3. Agorafobia sem história de transtorno do pânico 4. Fobia específica 5. Fobia social 6. TOC 7. TEPT 8. Transtorno de estresse agudo 9. TAG 10. TA devido a uma condição médica 11. TA induzido por substâncias 12. TA SOE	1. TA de separação 2. Mutismo seletivo 3. Fobia específica 4. TAS (fobia social) 5. Transtorno do pânico 6. Agorafobia 7. TAG 8. TA devido a uma outra condição médica 9. Outro TA especificado 10. TA não especificado	1. TOC 2. Transtorno dismórfico corporal 3. Transtorno de acumulação 4. Tricotilomania (transtorno de arrancar cabelos) 5. Transtorno de escoriação (*skin-picking*) 6. TOC e transtorno relacionado/induzido por substância/medicamento 7. TOC e transtorno relacionado devido a outra condição médica 8. Outro TOC e transtorno relacionado especificado 9. TOC e transtorno relacionado não especificado	1. Transtorno do apego reativo 2. Transtorno de interação social desinibida 3. TEPT 4. Transtorno de estresse agudo 5. Transtorno de adaptação 6. Outro transtorno relacionado a trauma e a estressores especificados 7. Transtorno relacionado a trauma e a estressores não especificados

TA: transtorno de ansiedade; TAS: transtorno de ansiedade social; TOC: transtorno obsessivo-compulsivo; TEPT: transtorno do estresse pós-traumático; SOE: sem outra especificação.

saúde dos membros da família, dentre outros temas. O DSM-5 propõe os seguintes critérios para o diagnóstico de TAG: ansiedade e preocupação excessivas ocorrendo na maioria dos dias durante pelo menos 6 meses em diversos eventos ou atividades; dificuldade para controlar preocupações; ansiedade associada a três ou mais dos seguintes sintomas: inquietação, fatigabilidade, dificuldade para concentrar-se, irritabilidade, tensão muscular e perturbações do sono.

Esses sintomas devem estar associados a desconforto clínico significativo ou comprometimento social ou ocupacional e não podem ser causados por outros transtornos psiquiátricos (como transtornos de humor ou psicóticos) ou provocados por uso de substâncias (uso excessivo de drogas ou medicamentos). Devem ser excluídas também outras condições clínicas que possam contribuir para o aparecimento dos sintomas, como hipertireoidismo.

Estima-se que a prevalência do TAG ao longo da vida seja de cerca de 5% na população m geral. Enquanto a maioria dos TA surge no final da adolescência e no início da idade adulta, o TAG é mais tardio, surgindo por volta dos 31 anos e sendo duas vezes mais comum entre as mulheres. Costuma apresentar um curso crônico com episódios de melhora e piora, sendo o TA mais comum entre os idosos.

Tratamento do TAG

Os tratamentos disponíveis para TAG incluem fármacos e psicoterapias. São considerados tratamentos de primeira linha: inibidores seletivos da recaptação de serotonina (ISRS), inibidores da recaptação de serotonina e noradrenalina (IRSN), ligantes $\alpha_2\delta$ (pregabalina) e terapia cognitivo-comportamental (TCC) (Quadro 8.2). Outras opções incluem benzodiazepínicos (BZD), antidepressivos tricíclicos (ADT), outros antidepressivos (agomelatina, bupropiona, inibidores da monoaminoxidase [IMAO]) e buspirona.

Quadro 8.2 Principais sintomas, medicamentos de escolha e outras opções farmacológicas para os TA			
Entidade nosológica	Principais sintomas	Medicamento de escolha	Outras opções
Transtorno de ansiedade generalizada (TAG)	Preocupações constantes Tensão muscular e fadiga Irritabilidade e inquietação	ISRS, IRSN, pregabalina	ADT, BZD, buspirona, IMAO
Transtorno de pânico (TP)	Ataques de pânico recorrentes Ansiedade antecipatória Esquiva fóbica	ISRS, IRSN	ADT, BZD
Transtorno de ansiedade social	Medo e ansiedade intensos diante de situações de exposição social Comportamento evitativo	ISRS ou venlafaxina	BZD "SOS", IMAO

Psicoterapia no TAG

Dentre as psicoterapias, a terapia cognitivo-comportamental (TCC) é eficaz no tratamento do TAG e tem sido considerada a primeira escolha para esses casos, com diversos estudos evidenciando sua superioridade em relação à ausência de psicoterapia.

Tratamento farmacológico do TAG

A escolha do fármaco deve ser individualizada, levando-se em consideração as características do paciente, como preferência, comorbidades, custo, acessibilidade, efeitos colaterais e uso prévio com boa resposta e tolerância.

Os ISRS são comprovadamente eficazes, seguros e bem tolerados para o tratamento do TAG. Todos os componentes dessa classe de fármacos vêm sendo usados na prática clínica, porém os mais estudados são a paroxetina (20 a 60mg/dia), o escitalopram (10 a 20mg/dia) e a sertralina (50 a 200mg/dia) (Quadro 8.3), sendo os dois últimos considerados os fármacos de melhor tolerabilidade entre os diversos tratamentos em uma revisão sistemática.

Os IRSN vêm emergindo também como primeira escolha para o tratamento do TAG. Assim como os ISRS, todos os IRSN vêm sendo utilizados na prática clínica, especialmente a venlafaxina (75 a 225mg) e a duloxetina (60 a 120mg/dia) (Quadro 8.3).

Os BDZ têm demonstrado eficácia no tratamento de curto prazo do TAG e apresentam como vantagens o efeito imediato e a possibilidade de serem usados ocasionalmente no tratamento das exacerbações agudas de ansiedade. No entanto, são problemáticos como monoterapia de longo prazo em virtude da possibilidade de desenvolvimento de tolerância e dependência, além dos prejuízos cognitivos associados a seu uso, especialmente na atenção e na memória. Desse modo, o uso dos BDZ está indicado principalmente no período de introdução de ISRS ou IRSN, quando estes ainda não atingiram o efeito desejado em razão da latência terapêutica. Os mais utilizados são alprazolam, lorazepam, clonazepam e diazepam.

A pregabalina é eficaz tanto no tratamento agudo como na prevenção de recaídas do TAG. Seu efeito ansiolítico inicia rapidamente, já no quarto dia, e as doses utilizadas variam de 150 a 600mg. A pregabalina apresenta-se também como boa alternativa aos BDZ em alguns pacientes.

A buspirona é um agonista do receptor 5-HT1A de serotonina e é utilizada no tratamento do TAG como alternativa aos benzodiazepínicos. Apresenta como vantagens o baixo

Quadro 8.3 Doses inicial e plena indicadas para tratamento dos TA

Medicamento	Dose inicial (mg/dia)	Dose plena (mg/dia)
Fluoxetina	10	20 a 60
Paroxetina	10	20 a 60
Sertralina	25 a 50	50 a 200
Fluvoxamina	50	50 a 300
Citalopram	10 a 20	20 a 60
Escitalopram	10	10 a 20
Venlafaxina	37,5	75 a 225
Duloxetina	30	60 a 120
Pregabalina	75	150 a 600
Clonazepam	0,25 a 1,0	0,5 a 4,0
Alprazolam	0,25 a 1,0	1 a 6
Diazepam	5	5 a 40

potencial para provocar dependência e a boa tolerabilidade; no entanto, sua eficácia é reduzida em pacientes que já utilizaram benzodiazepínicos anteriormente.

Manejo terapêutico do TAG

O tratamento do TAG inicia-se com ISRS, IRSN ou pregabalina, associados ou não a algum BDZ. Se não há início de resposta em até 4 a 6 semanas, é improvável que o medicamento venha a ser eficaz. Nesse caso, deve-se trocar por outro agente de primeira linha, por um de segunda linha ou associar medicamentos, apesar das poucas evidências que embasem essas recomendações. Não há consenso quanto à duração do tratamento, mas estima-se que o paciente deva continuar a medicação por pelo menos 12 meses após a estabilização dos sintomas, já que a chance de recaída é muito alta.

Transtorno de pânico (TP)

De acordo com o DSM-5, o TP refere-se a ataques de pânico inesperados e recorrentes, os quais podem ser definidos como surtos sempre abruptos de medo ou desconforto intensos, que alcançam um pico em poucos minutos e duram de 10 a 30 minutos, em média. Durante esses ataques, ocorrem pelo menos quatro dos seguintes sintomas: palpitações ou taquicardia; sudorese; tremores ou abalos; sensação de falta de ar ou sufocamento; sensação de asfixia; dor ou desconforto torácico; náusea ou desconforto abdominal; sensação de tontura, instabilidade, vertigem ou desmaio; calafrios ou ondas de calor; parestesias; desrealização ou despersonalização; medo de perder o controle ou "enlouquecer"; e medo de morrer.

Pelo menos um desses ataques deve ser seguido de preocupação persistente sobre a possibilidade de ter novos ataques de pânico (ansiedade antecipatória) ou de mudança desadaptativa significativa no comportamento do indivíduo, relacionada com os ataques (esquiva fóbica).

Em relação à frequência, os ataques de pânico podem se manifestar de maneira moderadamente frequente (um por semana) durante meses, pequenos surtos de ataques mais frequentes (diariamente) separados por semanas ou meses sem ataques ou ataques menos frequentes (dois por mês) durante anos. Em termos de gravidade, os indivíduos com TP podem ter ataques com sintomas completos (quatro ou mais sintomas) ou com sintomas limitados (menos de quatro sintomas). No entanto, é necessário mais de um ataque de pânico completo inesperado para o diagnóstico de TP.

Na população em geral, as taxas de prevalência giram em torno de 2% a 3% em adultos e adolescentes. Mulheres são mais afetadas que homens, numa proporção de 2:1. A prevalência do transtorno é baixa em crianças, aumentando ao longo da adolescência e atingindo o pico na idade adulta, em torno dos 20 aos 24 anos. O quadro não costuma iniciar após os 45 anos de idade, e as taxas de prevalência declinam em indivíduos mais idosos. Tabagismo, relatos de experiências infantis de violência sexual e física e alguns distúrbios respiratórios (por exemplo, asma) podem ser considerados fatores de risco para o desenvolvimento de TP.

Tratamento do TP

No início do tratamento é sempre importante valer-se do recurso da psicoeducação. Deve-se orientar o paciente sobre o que é ansiedade normal e disfuncional. Convém orientá-lo ainda acerca das características dos ataques de pânico, que podem ser provocados pela interpretação catastrófica de sintomas físicos, acompanhados de hipervigilância, que acaba por aumentar os sintomas do ataque. Também devem ser abordados os comportamentos evitativos e sua importância na manutenção dos sintomas. Estudos sugerem que o tratamento combinado (psicoterapia + psicofármacos) superaria o tratamento em monoterapia.

Psicoterapia no TP

A TCC é a intervenção psicoterapêutica com os resultados mais consistentes para o TP, pois é eficaz, apresenta uma boa aceitabilidade e adesão, tem rápido início de ação e relação custo-efetividade satisfatória. Pode modificar as distorções cognitivas que causam ansiedade antecipatória e, por meio de exposição, diminuir os comportamentos de esquiva fóbica. As psicoterapias psicodinâmicas também são comumente empregadas, embora com poucas evidências para sua utilização.

Tratamento farmacológico do TP

Para a escolha do fármaco devem ser levados em consideração os seguintes critérios: disponibilidade, escolha do paciente, custos, evidência de eficácia e efetividade, presença de comorbidades, idade, perfil de efeitos adversos, tolerabilidade, risco de superdosagem, interações medicamentosas e respostas prévias.

No TP, os ISRS e a venlafaxina, em virtude de seu perfil farmacológico e eficácia, são as drogas de primeira escolha. Todos têm eficácia comprovada na redução da frequência e intensidade dos ataques de pânico, além da melhora na ansiedade antecipatória. Os ADT também são eficazes, mas seu perfil de efeitos colaterais acaba por deixá-los em segundo plano nesses casos. Os BZD também podem ser utilizados, especialmente durante os ataques de pânico. No entanto, mesmo as formulações de liberação controlada, como o Alprazolam XR®, tendem a causar dependência e tolerância, sendo utilizadas, então, como segunda escolha ou apenas como suporte nas primeiras semanas de uso dos ISRS.

Manejo terapêutico do TP

Sugere-se iniciar com doses baixas de ISRS ou IRSN (combinados ou não a BZD, como clonazepam ou alprazolam), aumentando gradualmente até a obtenção de resposta terapêutica ou o aparecimento de efeitos colaterais intoleráveis. Caso não haja resposta, recomenda-se trocar por medicamento da mesma classe ou de primeira linha de classe diferente. Após obtenção de resposta no tratamento agudo, a medicação deve ser mantida por 1 a 2 anos. Após esse período, o medicamento pode ser retirado gradualmente, sendo importante considerar o momento de se proceder à descontinuação, já que a presença de estressores está associada a recaídas.

Transtorno de ansiedade social (TAS)

O TAS, ou fobia social, caracteriza-se por medo ou ansiedade acentuados em uma ou mais situações sociais, em que o indivíduo é exposto a possível avaliação por outras pessoas. Exemplos incluem interações sociais (manter uma conversa, encontrar pessoas que não são familiares), ser observado (comendo, bebendo) e situações de desempenho (proferir palestras). O indivíduo teme agir de modo a demonstrar sintomas de ansiedade que, acredita, serão avaliados negativamente. As situações sociais provocam ansiedade ou são suportadas com intenso medo ou ansiedade. Quando diante da situação fóbica, experimenta profunda ansiedade, acompanhada de sintomas somáticos (rubor facial, taquicardia, sudorese), além da avaliação cognitiva distorcida e comportamental, o que pode caracterizar um ciclo vicioso para a manutenção dos sintomas.

O TAS é o mais prevalente dos TA. A idade média de início é aos 13 anos, e 75% dos casos têm início entre os 8 e os 15 anos. Em geral, emerge de história infantil de inibição social ou timidez.

Embora as mulheres recebam com mais frequência o diagnóstico, os homens procuram mais por tratamento, talvez em razão da maior demanda do gênero masculino nas sociedades ocidentais, apesar de todas as conquistas que as mulheres têm alcançado. A maioria dos pacientes com TAS sofre de outros transtornos psiquiátricos, sobretudo relacionados com o uso de substâncias.

Nas classificações anteriores o TAS era descrito como generalizado ou circunscrito. No DSM-5 desapareceu o termo generalizado, adotando-se o especificador "ansiedade somente de desempenho" quando a ansiedade se restringe a falar ou desempenhar função em público.

Tratamento do TAS

Recomenda-se a associação de TCC ao uso de medicamentos, embora a TCC seja o tratamento de primeira escolha, com estudos demonstrando sua eficácia. Os algoritmos de tratamento respeitam os seguintes passos:

1. ISRS (escitalopram, fluvoxamina, paroxetina e sertralina) ou venlafaxina. Iniciar com metade da dose mínima eficaz. Manter por 4 semanas (Quadro 8.3).
2. Aumento da dose: em caso de resposta parcial após 4 semanas, dependendo da tolerabilidade. A resposta pode demorar até 12 semanas.

3. Em caso de ausência de resposta ou resposta parcial: potencialização ou troca de medicação. Pode ser utilizado IMAO, embora os estudos enfoquem a fenelzina, que não está disponível no Brasil. Potencialização: benzodiazepínicos (clonazepan) e antipsicóticos atípicos (risperidona, quetiapina, aripiprazol, olanzapina, embora sem evidências). A pregabalina pode ser uma estratégia de potencialização em doses > 600mg/dia.
4. Tratamento combinado (TCC + medicação).

A TCC inclui psicoeducação, técnicas de relaxamento muscular, treinamento de habilidades sociais e exposição e reestruturação cognitiva, podendo ser realizada individualmente ou em grupo. Protocolos de TCC virtual vêm sendo testados, o que favorecerá o maior acesso e a redução de custos.

Mutismo seletivo (MS)

O MS é caracterizado por fracasso consistente em falar em situações sociais nas quais existe expectativa para que se fale (por exemplo, na escola), mesmo que o indivíduo fale em outras situações. O fracasso para falar acarreta consequências significativas em contextos de conquistas acadêmicas ou profissionais ou interfere em outros aspectos na comunicação social normal (APA, 2014). O tratamento para essa condição inclui abordagens não farmacológicas (em especial psicoterapia cognitivo-comportamental e familiar) e terapia farmacológica – principalmente com ISRS.

Transtorno de ansiedade de separação

O indivíduo com transtorno de ansiedade de separação mostra-se apreensivo ou ansioso quanto à separação das figuras de apego até um ponto impróprio para seu nível de desenvolvimento. Existe medo ou ansiedade persistente quanto à ocorrência de dano às figuras de apego e em relação a eventos que poderiam levar à perda e à separação dessas figuras e relutância em se afastar delas, além de pesadelos e sintomas físicos de sofrimento. O tratamento tem como base a TCC.

TRANSTORNO OBSESSIVO-COMPULSIVO E TRANSTORNOS RELACIONADOS

Transtorno obsessivo-compulsivo (TOC)

O transtorno obsessivo-compulsivo (TOC) consiste em um quadro crônico e de início precoce, subdiagnosticado e subtratado. Acomete em torno de 2,5% da população mundial e se manifesta independentemente de gênero, etnia, estado civil, nível socioeconômico, religião ou nacionalidade.

Estima-se que seja o quarto transtorno psiquiátrico mais frequente, superado pelas fobias, depressão e dependências químicas. Segundo o DSM-5, a prevalência é internacionalmente similar. Na infância, o gênero masculino é mais comumente afetado, mas na idade adulta o feminino alcança uma taxa um pouco mais alta que o masculino.

Apesar disso, muitos portadores não procuram tratamento ou demoram muitos anos para buscá-lo. Estudo realizado pelo CTOC observou que 52% dos pacientes levavam mais de 16 anos entre o início dos sintomas e o diagnóstico.

No DSM-5 passou a ser uma categoria diagnóstica distinta dos transtornos de ansiedade. Ocupa o capítulo intitulado "Transtorno Obsessivo-Compulsivo e Transtornos Relacionados", incluindo o transtorno dismórfico corporal, o transtorno de acumulação, a tricotilomania, o transtorno de escoriação (*skin-picking*), o induzido por substância/medicamento e/ou devido a uma condição médica e o TOC e o transtorno especificado (como o ciúme obsessivo) ou não especificado.

O fenômeno obsessivo-compulsivo pode ser normal ou patológico, sendo considerado normal quando não interfere na fluência existencial e no livre arbítrio do indivíduo. Exemplos dessa condição são os rituais de colecionismo na infância e algumas superstições. O transtorno é identificado quando o indivíduo passa a se comportar a partir das exigências internas disfuncionais, ou seja, passa a ser comandado pelas obsessões.

No DSM-5, para o diagnóstico de TOC é necessária a presença de obsessões, compulsões ou de ambas. Obsessões são definidas por: (1) pensamentos, impulsos ou imagens persistentes e recorrentes que são experimentados em algum momento durante o transtorno como intrusivos e indesejados, causando acentuada ansiedade ou desconforto; (2) a pessoa tenta ignorar ou suprimir esses pensamentos, impulsos ou imagens ou neutralizá-los com algum outro pensamento ou ação. As compulsões, por sua vez, podem ser definidas como: (1) comportamentos repetitivos (por exemplo, lavar as mãos, organizar, verificar) ou atos mentais (rezar, contar, repetir palavras em silêncio) que a pessoa é levada a executar em resposta a uma obsessão ou em virtude de regras que devem ser rigidamente aplicadas; (2) os comportamentos ou atos mentais visam prevenir ou reduzir a ansiedade ou o sofrimento ou prevenir algum evento ou situação temidos; entretanto, não têm conexão realística ou direta com o que pretendem neutralizar ou prevenir ou são claramente excessivos. Há a ressalva de que crianças pequenas podem não ser capazes de enunciar os objetivos. Os critérios diagnósticos são os mesmos tanto para as crianças como para os adolescentes e/ou adultos, com exceção da crítica em relação aos sintomas.

O DSM-5 enfatiza ainda que para o diagnóstico é necessário que as obsessões ou compulsões tomem tempo (mais de 1 hora por dia) e causem sofrimento ou prejuízo no funcionamento social, profissional e em outras áreas importantes da vida do indivíduo. Foram acrescentados os especificadores relacionado com *insight* (bom ou razoável/pobre/ausente/crenças delirantes) e relacionado com tique.

Tratamento do TOC

O tratamento do TOC baseia-se em intervenções educacionais (biblioterapia e psicoeducação para os pacientes e familiares) e abordagens psicológicas e biológicas. Embora a TCC e a psicofarmacoterapia se mostrem semelhantes em termos de resultados, recomenda-se apenas TCC para casos leves ou moderados, para pacientes motivados e em locais onde estejam disponíveis terapeutas treinados. Nos casos mais graves, com crítica pior, muitas comorbidades ou depressão associada, recomenda-se desde o início o uso de medicamentos combinados com a TCC.

Terapia cognitivo-comportamental no TOC

A TCC é o tratamento de escolha, associada ou não ao uso de psicofármacos. Recomenda-se a exposição sistemática aos estímulos temidos com a prevenção de rituais compulsivos, associados a abordagem cognitiva, que consiste na modificação de crenças errôneas relacionadas com os sintomas.

Tanto a TCC individual como a TCC em grupo são eficazes. Visando beneficiar um maior número de pacientes e reduzir custos, foram desenvolvidos protocolos de atendimento em grupo (TCCG). O compartilhamento de informações, a descoberta da universalidade dos problemas, a aquisição de esperança mediante a observação dos progressos dos demais e a correção dos erros cognitivos por meio da observação do comportamento dos outros podem melhorar a eficácia e a adesão à terapia. Existem protocolos de atendimento para crianças, adolescentes e adultos, ressaltando-se que os elaborados para crianças e adolescentes seguem as mesmas técnicas do adulto com a adaptação de recursos lúdicos.

A ocorrência de TOC, sintomas obsessivos subclínicos ou traços de personalidade obsessivo-compulsiva em familiares de pacientes com TOC pode ser um aspecto mantenedor dos sintomas. Nesse caso, é fundamental sua participação no tratamento, já que muitas vezes eles têm participação direta nos rituais (ao responder várias vezes uma mesma pergunta ou realizando um ritual pelo paciente), fenômeno conhecido como acomodação familiar.

Tratamento Farmacológico do TOC (Quadro 8.4)

Antes do início do tratamento, é importante fornecer informações sobre a chance de resposta, benefícios pretendidos, latência para início de efeito e possíveis efeitos colaterais. De maneira geral, os algoritmos de tratamento consistem nos seguintes passos:

1. Monoterapia com ISRS (até doses máximas toleradas e por tempo adequado).
2. Aumento da dose do medicamento em uso.
3. Troca por outro ISRS.
4. Troca do ISRS por clomipramina.
5. Associação de clomipramina com ISRS.
6. Potencialização com antipsicóticos.
7 Outras estratégias de potencialização.
8. Neurocirurgia.

Quadro 8.4 Farmacoterapia no TOC				
Medicamento	Dose inicial (mg/dia)[1]	Dose média (mg/dia)	Dose máxima usual (mg/dia)	Dose máxima prescrita (mg/dia)[2]
Citalopram	20	40 a 60	80	120
Clomipramina	25	100 a 250	250	300
Escitalopram	10	20	40	60
Fluoxetina	20	40 a 60	80	120
Paroxetina	20	40 a 60	60	100
Sertralina	50	200	200	400
Fluvoxamina	50	200	300	300

[1] Alguns pacientes podem necessitar iniciar com metade dessa dose para minimizar os efeitos colaterais.
[2] Essas doses são utilizadas algumas vezes para metabolizadores rápidos ou para pacientes com boa tolerância e ausência de resposta à dose máxima usual após 8 semanas ou mais.

Manejo terapêutico no TOC
- **Início do tratamento:** sugere-se iniciar com doses baixas e atingir doses médias em 4 a 5 semanas. Aguardar 8 a 9 semanas. Caso não tenha havido resposta satisfatória e houver tolerabilidade, aumentar até o limite máximo e aguardar 12 semanas para atingir eficácia máxima.
- **Manutenção:** deve ser mantida a mesma dose por 1 ano após remissão; após esse período, retirar 25% a cada 2 meses. Se tiver realizado TCC, deve-se manter o fármaco por 6 meses. Em pacientes que apresentaram recaídas, considerar a possibilidade de tratamento de manutenção a longo prazo.
- **Refratariedade:** devem ser realizados até três ensaios em tempo/dose máxima tolerada, sendo um deles a clomipramina para ser considerado refratário. Convém tentar os medicamentos de primeira escolha antes de fazer associações.
- **Comorbidades:** são a regra nos pacientes com TOC. Nessas situações, a comorbidade pode guiar o tratamento e exigir associações. Como exemplo, pacientes com tiques ou síndrome de Tourette vão necessitar de antipsicóticos ou portadores de depressão maior não responsiva ao ISRS/clomipramina poderão necessitar de lítio ou antidepressivo com ação noradrenérgica e serotoninérgica.
- **Associação da clomipramina a ISRS:** optar por sertralina ou escitalopram, pois são os que menos inibem o citocromo P450 2D6 e, portanto, menos aumentam o nível plasmático da clomipramina. Iniciar gradativamente e monitorar efeitos colaterais, se possível com aferição de pressão arterial, pulso e eletrocardiograma.
- **Potencialização com a adição de outra classe de medicamentos:** para os pacientes que não responderam às estratégias anteriores e continuaram com resposta parcial.
- **Antipsicóticos:** recomenda-se para refratários pelo menos um ISRS em dose máxima. Cerca de um terço dos pacientes parece se beneficiar da associação. Se não responder em 4 a 6 semanas, pouca diferença fará sua manutenção. Metanálise recente com a inclusão de 491 pacientes com TOC refratários concluiu que apenas o haloperidol (5 a 10mg/dia), a risperidona (até 6mg/dia) e o aripiprazol (5 a 20mg/dia) foram eficazes, ao passo que não demonstraram superioridade em relação a placebo, paliperidona, olanzapina e quetiapina.
- **Outras estratégias promissoras:** propostas para os pacientes refratários, embora ainda não existam evidências consistentes de eficácia. São elas: antagonistas 5-HT3 como ondansetrona (4mg/dia) ou granisetrona (1mg, 2×/dia); terapia antiandrogênica: ciproterona (resultados conflitivos), mas com triptorrelina é promissor; triptofano; IMAO – fenelzina (estratégia para simetria e obsessões atípicas); opioides – brunenorfina (400 a 600mg/dia); Glicina. Prescrições *off-label* vêm sendo utilizadas em casos refratários. Dessas estratégias promissoras, os agentes moduladores glutamatérgicos que atuam nos receptores NMDA, como a memantina, o riluzol, a glicina, a N-acetilserina, o topiramato e a lamotrigina. A ketamina, que vem sendo utilizada com grande eficácia em portadores de transtorno depressivo maior, também mostrou eficácia em portadores de TOC. A D-cicloserine tem se revelado uma facilitadora da TCC, especialmente na exposição e prevenção de respostas.

Neurocirurgia no tratamento do TOC

Indicada para pacientes refratários e com sintomas graves há pelo menos 5 anos. Várias abordagens vêm sendo tentadas em casos com lesões seletivas no circuito córtico-estriado--tálamo-cortical. A estimulação encefálica profunda (DBS na sigla em inglês) nas áreas no braço anterior da cápsula interna ou no núcleo subtalâmico tem se mostrado bastante promissora.

PRINCIPAIS TRANSTORNOS RELACIONADOS

Transtorno dismórfico corporal (TDC)

Apresentando similaridades com o TOC, o TDC é conhecido popularmente como a "feiúra imaginária". Sua característica principal é a preocupação excessiva com um aspecto ou defeito na aparência pessoal, não observável ou que parece leve para os outros, causando sofrimento significativo ou prejuízo no funcionamento social ou ocupacional. Essas preocupações apresentam muitas semelhanças com as obsessões do TOC. O conteúdo são preocupações persistentes e recorrentes com a aparência (defeitos imaginários na face, na cabeça, na pele, na quantidade de cabelos, no formato do rosto), além de comportamentos repetitivos que lembram rituais (comparar-se com os outros, camuflar, tocar de maneira repetida áreas do corpo das quais não gosta, confirmar com as outras pessoas, exercitar-se excessivamente ou comprar demasiadamente produtos de beleza para disfarçar esses defeitos imaginários). No DSM-5 foi incluída a **dismorfia muscular**, que caracteriza aqueles indivíduos com a ideia de que seus corpos não são suficientemente musculosos, acarretando o uso de anabolizantes, exercícios excessivos ou até mesmo contusões.

Transtorno de acumulação

O transtorno de acumulação consiste na dificuldade persistente de descartar ou se desfazer de pertences, independentemente de seu valor real, que se deve a uma necessidade de guardar os itens e ao sofrimento associado a seu descarte, resultando na acumulação de objetos que congestionam e obstruem as áreas em uso, comprometendo substancialmente o uso pretendido. Quando as áreas de estar não estão obstruídas, isso se deve a intervenções de outras pessoas. A maioria dos pacientes exibe aquisição excessiva. Alguns acumulam animais, o que leva a graves problemas de saúde pública. Nesse contexto deve ser inserida a síndrome de Diógenes, que se caracteriza por negligência e acúmulo de grande quantidade de itens sem utilidade (garrafas, latas, lixo, trapos etc.), cujos casos chegam ao conhecimento dos serviços de saúde após denúncias de vizinhos preocupados com as consequências do acúmulo de lixo nas proximidades de suas residências.

Tricotilomania (transtorno de arrancar cabelos)

A tricotilomania consiste no comportamento recorrente de arrancar cabelos, resultando em perda capilar perceptível. Os cabelos podem ser arrancados de qualquer região do corpo, sendo as mais comuns o couro cabeludo, as sobrancelhas, os cílios ou ainda das regiões pubiana, retal ou axilar. Alguns pacientes apresentam comportamentos associados, como examinar a raiz capilar ao arrancá-la, enfiar uma mecha entre os dentes ou comer os fios arrancados (tricofagia).

Transtorno de escoriação (*skin-picking*)

Esse transtorno consiste em atos repetitivos, como beliscar a pele (sobretudo do rosto, braços e mãos) de maneira recorrente, resultando em lesões. Comportamentos associados podem incluir a utilização de algum instrumento, morder os lábios ou as cutículas, coçar o couro cabeludo, cutucar uma verruga ou tentar arrancá-la etc.

TRANSTORNOS RELACIONADOS COM TRAUMA E ESTRESSORES

Transtorno de estresse pós-traumático (TEPT)

Conforme exposto no DSM-5, a característica essencial do TEPT consiste no desenvolvimento de sintomas característicos após a exposição a um ou mais eventos traumáticos. Essa exposição a episódios concretos de ameaça de morte, lesão grave ou violência sexual pode ocorrer de uma ou mais maneiras: vivenciar diretamente o evento traumático; testemunhar pessoalmente o evento traumático ocorrido com outras pessoas; saber que o evento traumático ocorreu com familiar ou amigo próximo; ser exposto repetidamente ou de maneira extrema a detalhes aversivos do evento traumático.

O evento traumático pode ser revivenciado de diversas maneiras: lembranças intrusivas angustiantes, recorrentes e involuntárias do evento traumático; sonhos angustiantes recorrentes, cujo conteúdo e/ou o sentimento estão relacionados com o evento traumático; reações dissociativas (*flashbacks*), nos quais o indivíduo sente ou age como se o evento traumático estivesse ocorrendo novamente; sofrimento psicológico intenso ou prolongado ante a exposição a sinais internos ou externos que simbolizem ou se assemelhem a algum aspecto do evento traumático; reações fisiológicas intensas a sinais internos ou externos que simbolizem ou se assemelhem a algum aspecto do evento traumático.

Os estímulos associados ao trauma são evitados de maneira persistente quando o indivíduo realiza esforços deliberados para evitar pensamentos, lembranças, sentimentos ou diálogos a respeito do evento traumático, além de evitar atividades, objetos, situações ou pessoas que desencadeiem lembranças do evento. Nesses pacientes também se verifica o surgimento ou a piora de alterações negativas na cognição e no humor após o evento traumático, as quais podem se apresentar de diversos modos: incapacidade de recordar algum aspecto importante do evento traumático (amnésia dissociativa); crenças ou expectativas negativas exageradas ou persistentes a respeito de si próprio, de outras pessoas ou do mundo; cognições distorcidas persistentes a respeito do evento traumático que levam o indivíduo a culpar a si ou aos outros; estado emocional negativo persistente com incapacidade de sentir emoções positivas; sentimento de distanciamento e alienação em relação aos outros com redução significativa do interesse e da participação em atividades antes importantes.

Os indivíduos com TEPT podem irritar-se facilmente ou até mesmo adotar comportamento físico e/ou verbal agressivo com pouca ou nenhuma provocação. Podem ainda adotar comportamento autodestrutivo, imprudente, associado a outras características, como hipervigilância, resposta de sobressalto exagerada, problemas de concentração e perturbações no sono.

Em relação à prevalência, as taxas do TEPT são maiores entre veteranos de guerra e outros profissionais cuja ocupação aumente o risco de exposição traumática (policiais, bombeiros, socorristas). As taxas mais altas são encontradas entre sobreviventes de estupro, combate e captura militar, sobreviventes de campos de concentração e genocídio com motivação étnica ou política. O TEPT é um transtorno mais comum em mulheres que em homens, provavelmente em razão da maior probabilidade de exposição a eventos traumáticos, como estupros e outras formas de violência interpessoal.

O TEPT pode ocorrer em qualquer idade após o primeiro ano de vida, e os sintomas se manifestam dentro dos primeiros 3 meses após o trauma, embora possa haver um atraso de meses ou até mesmo anos para que sejam atendidos os critérios para o diagnóstico. Em virtude das limitações de crianças pequenas para expressar pensamentos e definir emoções, observa-se mais frequentemente mudança no humor, além da propensão a expressar sintomas de revivência por meio de brincadeiras, o que torna o estabelecimento do diagnóstico mais complexo nesses casos.

Tratamento do TEPT

No geral, o tratamento do TEPT é complexo e exige a associação de fármacos e psicoterapia, principalmente de abordagem cognitivo-comportamental.

Psicoterapia no TEPT

Metanálises recentes demonstraram a grande importância da terapia de exposição, da terapia de processamento cognitivo, da terapia cognitiva, da TCC, da EMDR (*Eye Movement Desensitization and Reprocessing* ou dessensibilização e reprocessamento por movimentos oculares) e da terapia de exposição narrativa (Quadro 8.5). Esses achados têm feito com que muitos autores recomendem essas psicoterapias como primeira escolha no tratamento do TEPT.

Tratamento farmacológico do TEPT

Os ISRS (paroxetina, fluoxetina e sertralina) e a venlafaxina têm eficácia comprovada e são considerados o tratamento farmacológico de primeira escolha nesses casos (Quadro 8.5). No entanto, não costumam ser suficientes, especialmente em virtude dos problemas de sono, o que leva a maioria dos pacientes com TEPT a não fazer uso de monoterapia. Os BZD devem ser usados com cautela, e agentes antagonistas do receptor α-adrenérgico (prazosina) têm mostrado resultados positivos em associação aos ISRS, especialmente em relação ao sono.

Quadro 8.5 Principais sintomas, medicamentos de escolha e psicoterapias para os transtornos relacionados com trauma e estressores

Entidade nosológica	Medicamento de escolha	Psicoterapias
Transtorno de estresse agudo (TEA)	Não há estudos que comprovem medicamentos eficazes para esse transtorno	TCC focada no trauma
Transtorno de estresse pós-traumático (TEPT)	Paroxetina, sertralina, fluoxetina e venlafaxina	Terapia de exposição Terapia de processamento cognitivo TCC EMDR Terapia de exposição narrativa

Manejo terapêutico no TEPT

Tanto os ISRS como a venlafaxina devem ser iniciados em doses baixas e aumentados gradativamente até as doses utilizadas para o tratamento da depressão, em razão da possibilidade de aumento da ansiedade inicialmente. De acordo com a maioria dos autores, o tempo mínimo necessário para avaliação dos efeitos de um antidepressivo/ansiolítico no tratamento do TEPT é de 4 a 6 semanas, embora às vezes sejam necessárias até 12 semanas. Em virtude de o TEPT apresentar resposta lenta e gradual, recomenda-se o uso contínuo dos ISRS por um período mínimo de 12 meses a partir da resposta para prevenção de recaídas com posterior retirada gradual.

Transtorno de estresse agudo (TEA)

Nesse transtorno, os sintomas devem ter a duração de 3 dias a 1 mês após a exposição ao evento traumático. Deve haver a presença de nove (ou mais) de 14 sintomas de qualquer uma das cinco categorias: (1) sintomas de intrusão; (2) humor negativo; (3) sintomas dissociativos; (4) sintomas de evitação; e (5) sintomas de excitação. A sintomatologia apresentada é bastante semelhante à do TEPT, diferindo no tempo de permanência dos sintomas, que no TEPT é de no mínimo 1 mês. Na verdade, o TEA é um fator de risco importante para o desenvolvimento do TEPT.

As opções de tratamento em caso de TEA ainda são muito pouco estudadas. Não existem pesquisas que comprovem a eficácia do tratamento farmacológico. Apenas TCC focada no trauma apresenta nível de evidência suficiente para ser indicada para crianças, adolescentes e adultos, e o uso de BZD é fortemente contraindicado por aumentar o risco de evolução para o TEPT.

OUTRAS MODALIDADES TERAPÊUTICAS PARA OS TRANSTORNOS DE ANSIEDADE

Existem diversos estudos sobre tratamentos não farmacológicos alternativos à psicoterapia para TA. Alguns apresentam evidências iniciais de benefício, como redução de cafeína, álcool e nicotina e a prática de meditação (*mindfulness*), exercícios físicos e respiratórios (ioga kundaliana e tai-chi) e acupuntura.

CONSIDERAÇÕES FINAIS

A ansiedade patológica ocasiona prejuízos pessoais, ocupacionais e comprometimento na qualidade de vida de seus portadores. Muitos desses indivíduos procuram e sobrecarregam os serviços de saúde com queixas clínicas. Atualmente, tem-se focado no diagnóstico precoce, sobretudo em crianças e adolescentes, para evitar transtornos mais graves na idade adulta. Existem vários programas de prevenção, como intervenções em grupo nas escolas, visando aumentar a resiliência, favorecendo a maneira de lidar com o estresse e as dificuldades do dia a dia e ensinando a praticar técnicas de relaxamento (ioga e *mindfulness*) e a construir e praticar estratégias de resolução de conflitos.

Apesar de os TA serem os mais prevalentes, afetando até 20% da população, a maioria dos indivíduos não tem acesso a tratamento formal. Sintomas ou transtornos leves podem ser transitórios. Para transtornos mais graves, os tratamentos eficazes incluem a associação de várias intervenções, como a TCC, a terapia familiar e a farmacoterapia. A possibilidade de TCC isolada ou combinada com o uso de medicação deve ser sempre considerada.

Bibliografia consultada

APA. Diagnostic and statistical manual of mental disorders. 5. ed. Arlington, VA, American Psychiatric Assotiation, 2013.

Baldwin D, Woods R, Lawson R, Taylor D. Efficacy of drug treatments for generalized anxiety disorder: systematic review and meta-analysis. BMJ 2011; 342:d1199.

Carvalho AF, Nardi AE, Quevedo J. Transtornos psiquiátricos resistentes ao tratamento. Porto Alegre: Artmed, 2015.

Cordioli AV, Gallois CB, Isolan L et al. Psicofármacos: consulta rápida. 5. ed. Porto Alegre: Artmed, 2015.

Forlenza OV, Miguel EC (Orgs.) Compêndio de clínica psiquiátrica. Barueri-SP: Manole, 2012.

Mochcovitch MD, Crippa JAS, Nardi AE. Transtornos de ansiedade. Revista Brasileira de Medicina 2010; 10(67): 390-399.

Furukawa TA, Watanabe N, Churchill R. Psychotherapy plus antidepressant for panic disorder with or without agoraphobia: systematic review. Br J Psychiatry 2006; 188:305-12.

Gropo LN, Paes de Barros L, Machado MCW, Petribu K. Terapia cognitivo-comportamental para transtorno obsessivo-compulsivo em crianças e adolescentes. In: Neufeld CB (ed.). Terapia cognitivo-comportamental em grupo para crianças e adolescentes. Porto Alegre: Artmed, 2015.

Nascimento AL, Petribu K. Transtorno dismórfico corporal. In: Carvalho JA, Rossi C, Dias JC, Nascimento AL (eds.) Psiquiatria e psicanálise: confluências e condutas clínicas: manual para jovens profissionais. Rio de Janeiro: Ed. ABP, 2009.

Oerbeck B, Stein MB, Pripp AH, Kristensen H. Selective mutism: follow-up study 1 year after end of treatment. Eur Child Adolesc Psychiatry 2015; 24(7):757-66.

Pratchett LC, Daly K, Bierer LM, Yehuda R. New approaches to combine pharmacotherapy and psychotherapy for posttraumatic stress disorder. Expert Opin Pharmacother 2011; 12(15):2339-54.

Sadock BJ, Sadock VA. Compêndio de psiquiatria: ciência do comportamento e psiquiatria clínica. 9. ed. Porto Alegre: Artmed, 2007.

Stahl SM. Psicofarmacologia: bases neurocientíficas e aplicações práticas. 4. ed. Rio de Janeiro: Guanabara Koogan, 2014.

Vinader-Caerols C, Monleón S, Carrasco C, Parra A. Effects of alcohol, coffee, and tobacco, alone or in combination, on physiological parameters and anxiety in a young population. J Caffeine Res 2012 Jun; 2(2):70-6.

Weaver LL, Darragh AR. Systematic review of yoga interventions for anxiety reduction among children and adolescents. Am J Occup Ther 2015; 69(6):1-9.

Weisberg RB. Overview of generalized anxiety disorder: epidemiology, presentation, and course. J Clin Psychiatry 2009; 70 Suppl 2:4-9.

Wong P. Selective mutism: a review of etiology, comorbidities, and treatment. Psychiatry (Edgmont) 2010 Mar; 7(3):23-31.

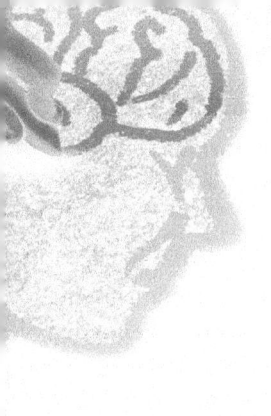

9
Transtornos Somatoformes, Conversivos e Dissociativos

Carla Novaes Carvalho

INTRODUÇÃO

Grande parte das pessoas tem sensações somáticas anormais, não relacionadas com nenhuma lesão orgânica identificável, mas que nem sempre levam à busca de algum cuidado. No entanto, um percentual maldefinido de indivíduos com essas sensações pode apresentar queixas mais persistentes e sofrimento pessoal, merecendo atenção em saúde. Esse grupo de pessoas atualmente encontra categoria diagnóstica dentro dos transtornos somatoformes ou transtornos de sintomas somáticos.

Os transtornos conversivos/dissociativos estão vinculados à histeria, nomenclatura progressivamente abandonada pelos manuais diagnósticos. Da Antiguidade clássica até o século XIX era considerada doença orgânica exclusiva do gênero feminino (do grego *histera* – "matriz"), e autores descreviam "sufocações da matriz" (Hipócrates) ou "úteros andarilhos" em seus quadros. A estranheza quanto à histeria também seguiu pelos séculos XV a XVII, quando muitas mulheres foram classificadas como bruxas e torturadas e assassinadas pela Inquisição. O livro *Malleus Maleficarum* tornou-se um manual para identificação e julgamento de mulheres cuja "fraqueza emocional" ou a "sexualidade" femininas eram concebidas como portas de entrada para o "mal" ou "satã".

Histeria e corpo são termos que não se dissociam, mas convergem. O corpo necessita ser compreendido não apenas como pertencente ao físico – num olhar mais ampliado, o corpo tem registros psíquicos no simbólico e no imaginário. A histeria, com suas apresentações clínicas heterogêneas, sempre confundiu os médicos, que se esforçavam em qualificá-la como entidade digna de crédito científico. A ambiguidade corpo-mente em seus quadros foi relatada pela maioria dos autores. Paul Briquet, autor do primeiro grande tratado sobre a histeria, afirmou ser a histeria, simultaneamente, "neurose do encéfalo" e sintomas relacionados com os sentimentos ("emoções violentas, amor frustrado, conflitos familiares"). Briquet também descreveu a histeria em homens. Um sintoma no corpo como "simulador de paixões humanas" não é fácil de se apreender ou aceitar, podendo cair no critério de falsidade científica ou do preconceito. Também os distúrbios somáticos persistem intrigantes para a medicina, que questiona a relação de unidade ou de dicotomia entre o corpo e a mente.

Na França, dois neurologistas se destacaram no estudo da histeria: Charcot e Babinski. Charcot, num hospital superlotado de pacientes mais conhecido por exibir semanalmente quase os mesmos casos, estudou as diferenças clínicas entre a epilepsia propriamente dita e as convulsões histéricas e demonstrou que as últimas não provinham de simulação ou fingimento. Babinski determinou que a histeria não se trata de uma doença localizável, suscetível de definição anatomoclínica e de descrição pelo acúmulo de sinais.

Assim, a histeria foi motivo de interesse da neurologia e de outras especialidades médicas antes ou concomitantemente à psiquiatria e à psicanálise. No entanto, é realmente com Freud que se pôde apreender o conteúdo da histeria. Freud criou a psicanálise e levantou uma série de perguntas sobre o enigma histérico dentro da comunidade médica. Procedeu, em parceria com Breuer, aos *Estudos sobre a Histeria*, questionando a "psicopatologia do consciente" de Pierre Janet. Propôs que conflitos psíquicos inconscientes (associados à "sexualidade") se exprimem de maneira teatral (mas não fingida) e sob a forma de simbolizações, por meio de sintomas corporais paroxísticos ou duradouros. Elaborou, portanto, a noção de uma subjetividade ampliada e carregada de significações articulada ao sintoma histérico.

Diversos foram os movimentos na história da medicina no que se refere ao tema deste capítulo, e a tendência tem sido o desaparecimento do termo histeria dos manuais diagnósticos em psiquiatria. A multiplicidade de apresentações clínicas histéricas foi distribuída por diversas categorias diagnósticas entre os transtornos conversivos, dissociativos e mesmo somatoformes. Essas pessoas com suas apresentações clínicas perturbam os médicos ou as equipes que lhes assistem. Aquelas com quadros mais turbulentos, enigmáticos/complexos ou que movimentam aspectos transferenciais intensos incomodam seus cuidadores com seus "pitis infectados", muitas vezes provocando neles sentimentos de irritação ou falta de paciência justamente pela irracionalidade de suas queixas.

Desse modo, somatização e conversão/dissociação remetem às correntes na medicina sobre a concepção da doença. Simplificadamente, observam-se as seguintes tendências: a doença concebida como uma reação da pessoa à sua condição existencial e ao meio ou a doença como espécie de objeto estranho habitando seu corpo que sofre uma lesão. Para a primeira o indivíduo está doente; para a segunda ele tem uma doença. Nenhum destes posicionamentos deve ser nem hegemônico nem exclusivo, uma vez que nenhuma teoria isolada ou campo de estudo irá abordar o todo da existência humana. No entanto, vale refletir que o movimento exclusivo do pêndulo para o orgânico negligencia o fato de o humano ser corpo e mente (e não corpo ou mente), assim como sua subjetividade.

A prática clínica do médico e da equipe de saúde vai lhes pôr em contato com a diversidade humana. Há pessoas que têm mais facilidade em elaborar suas vivências e outras que a perdem por um tempo ou têm extrema dificuldade em significar e dar sentido a um sofrimento ou mesmo à vida.

O termo somatização foi proposto por Steckel para designar a comunicação de sofrimento psicológico em forma de sintomas físicos, ou seja, como se o corpo expressasse o que a pessoa não concebe pela palavra. É muito difícil para aquele que somatiza admitir que sofre de algum confito psíquico ou pessoal. Para Freud, toda representação psíquica estava ligada a uma soma de excitação (energia), e aquela, uma vez incompatível com a consciência, perderá sua força quando desligada dessa excitação. A conversão, termo freudiano, significa a passagem de uma energia do domínio psíquico para outro que é somático (alguma parte do corpo). O conflito psíquico é convertido numa linguagem corporal. No caso da dissociação, há uma cisão na mente da pessoa que tem em seu eu a coexistência de duas atitudes contraditórias: uma que consiste em recusar a realidade e a outra em aceitá-la.

EPIDEMIOLOGIA

A literatura referente à prevalência e à incidência desses transtornos apresenta resultados variáveis. Os transtornos somatoformes estão entre os mais prevalentes na clínica geral, presentes em 10% a 15% dos pacientes na atenção primária. Uma metanálise de 2010 encontrou uma variação de 12% e 58% nessa prevalência. Nesse mesmo estudo, para o diagnóstico de transtorno de somatização, a prevalência ficou entre 0,5% e 16,1%. A prevalência de transtornos de sintomas somáticos na população adulta em geral se situa entre 5% e 7%. A heterogeneidade dos dados resulta de fatores como nível de atenção em saúde, especialidade clínica e critérios diagnósticos adotados. Por outro lado, estudos sugerem que os transtornos somatoformes e os sintomas sem explicação médica parecem declinar após os 65 anos de idade.

Segundo o DSM-5, sintomas conversivos transitórios são comuns, mas a prevalência exata do transtorno é desconhecida. A incidência de sintomas conversivos persistentes individuais é estimada em 2 a 5 por 100 mil ao ano, sendo o transtorno detectado em cerca de 5% dos encaminhamentos a ambulatórios de neurologia. Estudo de prevalência com 12 meses de duração entre adultos numa pequena comunidade dos EUA revelou transtorno dissociativo de identidade (1,5%) e amnésia dissociativa (1,8%). Já para o transtorno de despersonalização/desrealização, a prevalência durante a vida, nos EUA e em outros países, é de cerca de 2%, não havendo diferença entre os gêneros.

Tanto a somatização como os transtornos somatoformes cursam com aumento do risco relativo para depressão e ansiedade, ao mesmo tempo que as pesquisas atestam a independência entre essas e aqueles transtornos. De maneira geral, os eventos somatoformes/somatização, conversivos e dissociativos são mais frequentes nas mulheres que nos homens; no entanto, a hipocondria tem prevalência semelhante em ambos.

ETIOPATOGENIA

As evidências sobre a etiopatogenia desses transtornos são multifatoriais. Não obstante as interseções entre os transtornos, pode-se afirmar que a somatização tem complexidade e dificuldades explicativas um tanto diferentes daquelas das conversões/dissociações. A psicossomática é uma área da medicina que estuda o tema da somatização, dentro da qual afluem correntes provenientes da psicanálise, de terapeutas cognitivo-comportamentais, de fisiologistas, entre outros. Freud não trabalhou diretamente com o conceito de psicossomática, mas seus estudos influenciaram as elaborações de teóricos americanos e franceses.

No que diz respeito aos distúrbios conversivos e dissociativos, a psicánalise, com Freud e seus sucedâneos, apresenta uma teoria explicativa para compreensão dos mecanismos psicopatológicos a partir da noção de aparelho psíquico. Para Freud a origem do sintoma histérico não estava em escolher se o *locus* era somático ou psíquico, pois para ele "todo sintoma histérico requer a participação de ambos". Freud cunhou a expressão *complacência somática* para se referir ao fato de a psique escolher uma saída na esfera corporal para resolução de um conflito psíquico interno e inconsciente (retorno do recalcado). A psicánalise postula a ligação do inconsciente e sua força em se realizar plasticamente em imagens sobre o plano corporal (corpo simbólico) e estuda a estrutura da histeria nos diversos registros (imaginário, simbólico e real).

No Quadro 9.1 são elencadas as principais referências de modelos explicativos e causais para os transtornos somatoformes, conversivos e dissociativos.

QUADRO CLÍNICO E DIAGNÓSTICO

Qualquer impressão diagnóstica demanda anamnese cuidadosa, o mais próxima do relato do paciente e do familiar ou acompanhante. Uma boa história clínica necessita de tempo, abertura, ausência de preconceitos/prejulgamentos e seguimento. A empatia contribui tanto para escuta e registro das descrições clínicas como para refletir sobre os aspectos transferenciais no contato com a pessoa. Para a descrição dos fenômenos psicopatológicos separam-se forma e conteúdo. Para discussão dos aspectos transferenciais o livre discurso do que aconteceu na relação médico-paciente traz maior relevância ao conteúdo, principalmente no dito do paciente. Ambos são importantes e nunca totalizantes.

Saber acolher e escutar deve ser a ferramenta daquele que se propõe a diagnosticar, tratar ou cuidar. Ao lidar com pessoas que apresentam quadros de somatização e conversão/dissociação, o profissional deve estar atento a particularidades ou generalidades que podem interferir na coleta da história e na relação que essas pessoas estabelecem consigo e com os outros, incluindo os serviços de saúde (Quadro 9.2).

Quadro 9.1 Modelos explicativos e causais para os transtornos somatoformes, conversivos e dissociativos	
Psicossomática	Escola Americana (Alexander, Dubar) Escola Francesa (Marty, M'Uzan) No Brasil, Júlio de Melo e outros
Psicanálise	Freud, pós-freudianos, Lacan, contemporâneos
Cognitivistas-comportamentais, experimentalistas e fisiologistas	Beck, Watson, outros Gestalt Seyle
Psiquiatria clássica	Briquet Kraepelin Babinski Janet
Sociologia e antropologia	Aspectos sociais (nível socioeconômico e escolaridade baixos) e apresentação clínica de acordo com a cultura em que se insere

Quadro 9.2 Características clínico-sociais de pessoas com somatização, conversão e dissociação
Muitas queixas referidas no corpo
Alexitimia (sem palavras para descrever as emoções)
Coleta da história difícil ou extensiva em virtude das descrições vagas das queixas
História de contato com doentes próximos ou com a própria doença
Maior risco para eventos depressivos e/ou ansiosos comórbidos
Frequente procura por assistência médica (médicos da família, clínicos gerais ou outros especialistas não psiquiatras)
Busca por reasseguramento médico da "doença" ou da ausência "dela" através de exames complementares
Aumento dos custos em saúde

A seguir serão descritos alguns dos transtornos elencados pelos manuais mais recentes da Organização Mundial da Saúde e da Associação Americana de Psiquiatria, respectivamente: *Classificação Internacional de Doenças* na 10ª edição (CID-10) e *Manual Diagnóstico e Estatístico de Transtornos Mentais*, 5ª edição (DSM-5). Optou-se por versar sobre as condições mais relevantes para facilitar o aprendizado, ressaltando que nunca se deve reduzir os sintomas dos indivíduos aos quadros clínicos por eles apresentados.

Ademais, pode-se observar que, quando se fala em categorias diagnósticas, muitas se misturam e dúvidas persistem. Terminologias se modificaram (não se fala mais em transtorno somatoforme no DSM-5 e sim em transtorno de sintomas somáticos) e, comumente, a busca dos critérios leva a um labirinto de diagnósticos que não são consenso entre os dois manuais (Quadros 9.3 e 9.4). A terminologia do tema, neste capítulo, será relacionada com a da CID-10, bastante utilizada no Brasil.

TRANSTORNOS SOMATOFORMES

Define-se transtorno somatoforme como uma queixa física repetida associada a uma persistente busca pela assistência médica cuja avaliação não detecta justificativa numa condição médica geral. Cabe ressaltar que a existência de uma doença concomitante não explica a natureza, o sofrimento da pessoa nem a extensão dos sintomas. Depressão e ansiedade comórbidas são comuns, levando a uso, abuso e dependência medicamentosa.

Quadro 9.3 Transtornos somatoformes segundo os dois últimos DSM e a CID-10		
DSM-IV-TR (2000)	**DSM-5 (2013)**	**CID-10 (1992)**
Transtornos somatoformes	**Transtornos de sintomas somáticos e**	**Transtornos somatoformes**
Transtorno de somatização	**transtornos relacionados**	Transtorno de somatização
Transtorno somatoforme indiferenciado	Transtono de sintomas somáticos	Transtorno somatoforme indiferenciado
Transtorno conversivo	Transtorno de ansiedade de doença	Transtorno hipocondríaco
Transtorno doloroso	Transtorno conversivo (transtorno de	Disfunção autonômica somatoforme
Hipocondria	sintomas neurológicos funcionais)	Transtorno somatoforme doloroso
Transtorno dismórfico corporal	Outro transtorno de sintomas somáticos e	persistente
Transtorno de somatização sem outra	transtorno relacionado especificado	Outros transtornos somatoformes
especificação	Transtorno de sintomas somáticos e	Transtorno somatoforme não especificado
	transtorno relacionado não especificado	

Transtorno de somatização

No transtorno de somatização, a característica essencial é a presença de sintomas físicos múltiplos, recorrentes e variáveis no tempo. O início costuma ocorrer na idade adulta e é mais comum em mulheres. Os profissionais de saúde mais procurados são o médico da família, o clínico geral ou especialistas de outras áreas, em virtude da peculiaridade das queixas, que podem estar localizadas em qualquer parte do corpo. Essas pessoas se perpetuam como poliqueixosas ou usuárias crônicas (abusadoras ou dependentes) de benzodiazepínicos e antidepressivos.

Os sintomas físicos se expressam em sensações como gastrointestinais (dor, eructação, regurgitação, vômito, náusea), cutâneas (coceiras, queimação, formigamento, dormência), erupções ou manchas (urticárias). A CID-10 recorre à persistência dos sintomas por pelo menos 2 anos. O DSM-5 aborda a somatização com o nome de **transtorno de sintomas somáticos** e propõe a persistência dos sintomas por um tempo menor, em geral 6 meses.

As pessoas com transtornos somatoformes podem se apresentar ainda com disfunções autonômicas ou neurovegetativas. Sentem palpitações, transpiração, ondas de calor ou de frio, tremores, queimação, peso, aperto, inchaço etc. As queixas são subjetivas, inespecíficas e variáveis, sendo o sofrimento evidente, mas o paciente não identifica nelas sua própria subjetividade. Algumas pessoas podem estar com alguma doença e simultaneamente apresentar queixas que não se justificam pela clínica geral.

Em outra direção, a principal queixa somática pode ser uma dor persistente, intensa e angustiante, dor também sem explicação somática, onde se identifica relação com um contexto de conflitos emocionais e de problemas psicossociais suficientemente importantes. Ressalta-se que para o entendimento e o despertar para o cuidado é mais relevante que o profissional exercite o raciocínio nesse conjunto de queixas tanto na perspectiva da categoria clínica como na escuta das queixas para melhor abordar a pessoa. Também são incluídos como fenômenos somatoformes ou de somatização: cefaleia tensional, bolo histérico (*globus histericus*), torcicolo psicogênico e prurido psicogênico e ranger dentes, dentre outros. Essas são queixas tão frequentes quanto a falta de abordagem pelo médico e a equipe de saúde.

Transtorno hipocondríaco ou transtorno de ansiedade de doença

Nesse transtorno é observada a preocupação persistente de ter ou contrair uma ou várias doenças graves. O indivíduo concentra sua atenção em um ou dois órgãos ou sistemas, e qualquer sensação ou sinal físico pode vir a ser interpretado como algo anormal ou patológico. Apesar da afirmação constante de estarem com uma doença, as pessoas mantêm uma crítica (*insight*) acerca de suas queixas. O paciente refere ou nele se percebe ansiedade. Aqui também nenhuma condição médica justifica as preocupações. A doença torna-se o assunto principal na vida do indivíduo, e muitos deles tendem a se autoexaminar.

Pesquisa com estudantes de medicina revelou que parte deles pode passar por períodos de preocupações hipocondríacas. Se em vez do pavor de doença o exame mental revelar crença ou convicção extrema de estar doente, devem ser considerados o delírio somático e a ocorrência do transtorno delirante persistente. O hipocondríaco pode também ter a preocupação com a aparência física em parte ou em todo o corpo (dismorfofobia). A hipocondria já foi chamada de nosofobia (medo de doença).

TRANSTORNOS CONVERSIVOS E DISSOCIATIVOS

São caracterizados por perda parcial ou completa das funções normais de integração das lembranças, da consciência, da identidade, das sensações imediatas ou do controle dos movimentos corporais. Têm início geralmente súbito, e a investigação revela relação temporal estreita com "estresse" psicológico sofrido pela pessoa. Vale pontuar que:

- Tendem a se repetir por algum evento desencadeador, durante semanas ou meses; o curso é mais breve quando se identifica e se aborda o acontecimento traumático.
- Problemas ou dificuldades interpessoais persistentes e sem resolução podem cursar com evolução crônica do conjunto sintomático (a exemplo do que ocorre nos quadros de paralisias e anestesias).

Os quadros descritos adiante muitas vezes resultam em investigações demoradas pelas equipes de saúde, principalmente os casos *neurologia-like*. Para o médico concluir pela implicação psíquica do sofrimento físico de seu paciente, ser-lhe-á exigida competência na semiologia e na clínica. A *belle indiference* (indiferença afetiva) pode ser observada, quando o doente fala ou ouve falar de si com um afeto distante ou superficial: "nada está acontecendo comigo, apesar de tudo o que você está vendo ou estão dizendo, doutor". Porém, seu reconhecimento *per si*, como todo sinal isoladamente, não deve direcionar um diagnóstico.

Muitas vezes é difícil para o clínico alcançar que os sintomas dissociativos traduzem frequentemente a ideia (simbólica) de que a pessoa tem uma doença física. Esses fenômenos em intimidade com os conversivos foram estudados por Freud e denominados histeria de conversão. No que diz respeito ao transtorno conversivo, o DSM-5 considera uma nova nomenclatura, o **transtorno de sintomas neurológicos funcionais**, estando nele incluídos os transtornos que na CID-10 vão de F44.4 a F44.7 (Quadro 9.4).

Quadro 9.4 Transtornos conversivos e dissociativos segundo os dois últimos DSM e a CID-10

DSM-TR (2000)	DSM-5 (2013)	CID-10
Transtornos dissociativos	**Transtornos dissociativos**	**Transtornos dissociativos**
Amnésia dissociativa	Transtorno dissociativo de identidade	**(ou conversivos)**
Fuga dissociativa	Amnésia dissociativa	Amnésia dissociativa
Transtorno dissociativo de identidade	Transtorno de despersonalização/	Fuga dissociativa
Transtorno de despersonalização	desrealização	Estupor dissociativo
Transtorno dissociativo sem outra especificação	Outro transtorno dissociativo especificado	Transtornos de transe e de possessão
	Transtorno dissociativo não especificado	Transtornos dissociativos do movimento
		Convulsões dissociativas
		Anestesia e perda sensorial dissociativas
		Transtorno dissociativo misto (de conversão)
		Outros transtornos dissociativos (de conversão)
		Síndrome de Ganser
		Transtorno de personalidade múltipla
		Transtorno dissociativo (conversivo) de ocorrência na infância e adolescência
		Outros transtornos dissociativos (conversivos) especificados
		Transtorno dissociativo (de conversão) não especificado

Amnésia e fuga dissociativas

A pessoa "perde" a memória relativa a acontecimentos significativos e recentes na vida. A história revela essa relação entre a amnésia e algum trauma ou fato psicológico recente. É caracteristicamente parcial (fatos de um período) ou seletiva (parte de fatos), ou seja, a perda da memória se relaciona com o evento estressante ou traumático, não abrangendo toda a consciência. Um paciente com amnésia orgânica (pós-traumatismo craniano) pode ter perda da memória de fatos ocorridos pouco antes e depois do trauma (retroanterógrada), mas preserva a memória sobre aspectos de sua identidade pessoal.

Na amnésia dissociativa, o esquecimento direciona para algo relevante ou algum conflito na história ou identidade do doente. Nos episódios dissociativos, a pessoa pode apresentar comportamentos auto e heteroagressivos. Cabe excluir causa orgânica, intoxicação por drogas ou casos de fadiga extrema, que podem levar a esquecimentos pontuais. Os casos em que a amnésia dissociativa é completa e generalizada são raros e usualmente associados a outras características sintomatológicas da fuga dissociativa.

Na fuga dissociativa, a pessoa se desloca para um lugar bem mais distante do que costuma percorrer em seu cotidiano, acompanhado de amnésia para o período de fuga. Apesar disso, seu comportamento pode parecer perfeitamente normal para observadores desinformados. Pode ficar confusa quanto à própria identidade, com amnésia para fatos passados, e exercer atividades normalmente no novo contexto. Frequentemente assume "identidades" e ocupações novas no período de fuga.

Estupor dissociativo

O estupor pode ser definido como diminuição importante ou mesmo ausência de movimentos voluntários e da reatividade normal a estímulos externos, como luz, ruído ou tato, sem que exames clínicos e complementares demonstrem evidências de causa física. A anmnese cuidadosa revela frequentemente início súbito e fatores a favor de uma origem psicogênica, como eventos ou problemas estressantes recentes. O raciocínio clínico deve considerar a exclusão de estupores de causa orgânica, depressiva, bipolar e catatônica.

Estados de transe e de possessão

Esses estados podem ser caracterizados pela perda transitória da consciência da própria identidade, associada à conservação perfeita da consciência do meio ambiente. O indivíduo age como se tomado por uma personalidade, espírito, divindade ou força. Estados de transe que ocorrem exclusivamente em contextos culturais ou religiosos devem ser excluídos. Portanto, situações em que pessoas entram em transe nos terreiros de candomblé durante os rituais em reverência a um orixá não são considerados patológicos, e o estreitamento do campo da consciência é limitado ao momento do rito. Devem ser diferenciados também dos transes psicóticos agudos e transitórios, esquizofrênicos e provocados por substâncias psicoativas.

Um exemplo desses estados, apoiado em fatos reais, pode ser visto no filme *As bruxas de Salem*, em que uma jovem de uma comunidade religiosa de Massachusetts entra em estado dissociativo por questões afetivas e "contamina" várias outras jovens por identificação em massa, no mesmo contexto e época da caça às bruxas. Como exemplos mais próximos de nossa realidade, nas emergências psiquiátricas o seguinte quadro se apresenta: cortejo de familiares e vizinhos; a pessoa chega "agitada" e o parente refere que "baixou de repente uma coisa nela, como algum espírito". Esses são os quadros, mas o que delimita os traços e as cores da cena só pode ser esclarecido com a escuta da história e a observação de seu contexto.

Transtornos dissociativos do movimento

Nesse caso há perda da capacidade de mover parte ou a totalidade do membro ou dos membros. As alterações motoras apresentadas se assemelham a ataxia (ausência/incoordenação dos movimentos), apraxia (falta ou inabilidade de execução de movimentos/gestos), acinesia (ausência/lentificação dos movimentos), afonia ou disfonia, disartria, discinesia ou paralisias de ordem neurológica, mas que são descartadas ao exame físico minucioso. Desse modo, o psiquiatra – e não somente o neurologista – deve conhecer o conjunto de características clínicas de cada alteração motora neurológica. Nesses casos, inicialmente é acionada a ajuda do neurologista, que identifica a falta de consistência clínica dos sintomas.

Convulsões dissociativas

Charcot descreveu o grande ataque das histéricas (histeroepiléptico) e muitas vezes acrescentou sintomas provocados por sua própria sugestão. Em virtude da capacidade patoplástica desses quadros, há uma diversidade clínica que se assemelha às convulsões epilépticas. As convulsões dissociativas "imitam" uma crise tônica, tônico-clônica, ou podem ser bizarras. A pessoa mostra resistência voluntária à abertura ocular, observando-se também sugestionabilidade e possibilidade de indução da crise pelo médico. Muitos pacientes com convulsões dissociativas convivem ou já conviveram com epilépticos ou, nos casos mais graves, apresentam epilepsia e pseudocrise concomitantemente.

Na convulsão dissociativa observa-se que a mordedura de língua, os ferimentos por queda e a incontinência de urina são raros, mas podem existir. A duração do ataque dissociativo é caracteristicamente bem maior que a de uma convulsão epiléptica –15 minutos ou mais. Quanto à consciência, observa-se que pode estar alterada (estreitamento do campo da consciência) por um estado de estupor ou transe ou mesmo manter-se preservada durante os ataques.

Anestesia e perda sensorial dissociativas

A anestesia e a perda sensorial dissociativas são caracterizadas pela perda ou ausência de sensibilidade (anestesia) que não corresponde, no exame neurológico, a uma lesão conhecida. O aspecto conversivo dos sintomas nos casos de anestesia e perda sensorial é evidente, apesar de a nomenclatura sugerir dissociação. Aqui, como em qualquer estado conversivo, a área anestesiada não guarda relação neurológica e corresponde a registros simbólicos da pessoa.

Pode haver igualmente a perda de um tipo de sensibilidade com a conservação de outras sensibilidades esperadas para determinado tipo de lesão neurológica. A anestesia também pode estar acompanhada de sensações de formigamento (parestesias). A perda sensorial pode ser da visão (amaurose psicogênica: com a visão tubular e diplopia monocular) ou da audição (surdez psicogência), que devem ter causas orgânicas excluídas por um bom exame físico e/ou na interconsulta com a oftalmologia e a otorrinolaringologia.

Transtorno dissociativo de identidade (TDI) ou de personalidade múltipla (TPM)

A alta taxa de diagnósticos registrada nos EUA sugere que se trata de uma síndrome específica ligada à cultura norte-americana. Nos anos 1970, o caso Sybil ganhou notoriedade a partir da psiquiatra Cornelia Wilbur, que descreveu 16 personalidades em sua paciente. Quatro personalidades contribuíram para a divulgação desse caso descrito em livro: a paciente, sua psiquiatra, uma jornalista e a mídia. Antes considerado com quadro raro ou questionável, a partir desse relato bastava um paciente dizer "eu me sinto como uma criança de 6 anos" ou trazer algum sentimento sobre seu universo interior e já se tinha uma nova personalidade descrita por um médico americano.

Discorrer sobre o TDI ou o TPM neste capítulo é mais uma maneira de propor o aprendizado reflexivo sobre a escuta do paciente do que propriamente atestar esse diagnóstico. No *You tube* poderão ser encontradas indicações de como não se deve proceder em uma entrevista psiquiátrica, observando como a Dra. Wilbur induzia respostas ou fazia perguntas do tipo sim-não à paciente. A abordagem descritiva das queixas histéricas, como fez a Dra. Wilbur, pode ter efeitos desastrosos na condução de um caso de histeria grave em que a sugestionabilidade e a necessidade de atenção e palco são evidentes.

Síndrome de Ganser

As psicoses carcerárias constituem alterações psíquicas variadamente reais, resultantes de simulação inicial e do desejo de adoecer, quando se trata de indivíduos histericamente predispostos. "Partindo do papel que se representa, desenvolve-se o delírio verdadeiro", afirma Jaspers. Para o médico que for trabalhar com pessoas privadas de liberdade no sistema prisional, é importante considerar esse diagnóstico antes de confirmar a presença de quadros psicóticos ou esquizofrênicos de alguns presos.

Transtorno de despersonalização/desrealização

A pessoa tem experiências repetidas ou recorrentes de despersonalização ou de desrealização. Na primeira há um sentimento de irrealidade, distanciamento ou estranhamento de si – a pessoa se sente como um observador externo dos próprios pensamentos ("meus pensamentos não parecem meus"), sentimentos ("sei que tenho sentimentos, mas não consigo senti-los"), sensações no corpo ou nas ações. Uma pessoa diz: "sinto-me como uma boneca oca", "é difícil você se olhar no espelho e não se reconhecer ali... tão estranho". Quando a experiência é intensa, é possível uma "experiência extracorpórea", como no exemplo anterior e que se completava: "vejo minha imagem, mas não sou eu, não parece ser eu, é outra e eu", embora a paciente não perdesse o julgamento de que era ela.

Na desrealização, o sentimento de estranheza diz respeito ao ambiente ao redor. "Às vezes me sinto flutuando, olhando todo mundo, e aquelas pessoas não pareciam estar ali, estão distantes; um riso delas e nada me afetava; é como se eu tivesse vendo um filme ou estivesse numa redoma. Não sei como suportar isso." Apesar da experiência angustiante, há a preservação da crítica sobre isso, o que a diferencia das alterações da consciência do eu em esquizofrênicos. Sintomas transitórios de despersonalização/desrealização que duram de horas a dias são comuns na população. Em termos gerais, aproximadamente metade de todos os adultos já sofreu de pelo menos um episódio na vida de despersonalização/desrealização. Pode ocorrer também na adolescência.

DIAGNÓSTICO DIFERENCIAL

A somatização deve ser diferenciada do transtorno depressivo recorrente e do transtorno do pânico. Deprimidos com personalidade anancástica ou melancólicos podem referir vários sintomas somáticos. Convém diferenciar as preocupações hipocondríacas presentes nas depressões e em algumas psicoses esquizofrênicas para que não sejam estabelecidos diagnósticos falso-positivos de comorbidades. Cabe entender também que indivíduos com hiperexpressividade emotiva podem estar com alguma doença física que pode ser negligenciada em razão da valorização excessiva dos aspectos psíquicos daquele que busca ajuda em detrimento da boa história clínica.

Os transtornos dissociativos devem ser diferenciados dos factícios e dos casos de simulação. Na simulação, a pessoa inventa ou produz conscientemente seus sintomas e tem uma motivação de fundo: ganho financeiro, aposentadoria, uma causa com a justiça ou outra qualquer. Nesse caso, quer convencer o médico ou o perito da realidade dos sintomas, sendo norteadores: comportamento exagerado, atitude incomun, vontade de convencer o médico sobre algum sintoma e falta de coerência na apresentação dos sintomas que não se agrupam em quadros clínicos conhecidos (verifica-se algo atípico ou sem lógica clínica).

No transtorno factício (TF), a produção dos sintomas é intencional (consciente) e a motivação, inconsciente. São contadas histórias bem elaboradas e "fabricadas" queixas que levam a hospitalizações repetidas e procedimentos desnecessários, como os cirúrgicos (por exemplo, laparotomia branca em queixa de dor abdominal malcaracterizada). Essas pessoas simulam sinais até mesmo por mecanismos autoinfligidos (uma paciente cortava a gengiva para simular hemorragia digestiva) ou modificam exames (querendo provar sua diabetes, uma paciente trazia falsas aferições de hiperglicemia). Na maioria das vezes, são casos esclarecidos em pacientes internados em clínicas diversas que são vistos em interconsulta hospitalar. Podem estar também na atenção primária ou em ambulatórios, buscando o cuidado do médico repetidamente.

Ainda no que se refere ao TF, os indivíduos buscam assumir o papel de enfermos e fazem do hospital ou serviço de saúde sua segunda ou mesmo a principal morada. Não há motivação de algum ganho externo como na simulação. No TF por procuração (ou imposto a outro), mães provocam doenças em suas crianças. Esta síndrome se constitui em maus-tratos à criança com risco de mortalidade infantil e deve ser notificada compulsoriamente ao Conselho Tutelar da região em que reside a família.

TRATAMENTO

O manejo de pacientes com problemas psíquicos pressupõe um preparo para a tarefa. Antes de se falar em tratar problemas relacionados com somatização, conversão e dissociação, deve ser lembrado primeiro da preocupação com a pessoa, como dizia Grodeck. Além de seu potencial e da dedicação ao conhecimento e à técnica, o médico precisa ter preocupações humanas. Todos são interdependentes – humanismo, conhecimento científico e técnica – e se alimentam mutuamente.

A especialização em psiquiatria ou saúde mental deveria habilitar o profissional para lidar de maneira mais humanizada com os doentes. Entretanto, nem sempre essa é a realidade. Entrar em contato com a "loucura", mesmo que "loucuras brandas" ou "transtornos mentais menores" ou "comuns", pode causar desconcerto, desgaste e ser muito impactante para qualquer um. Ao lidar com pessoas, portanto, ninguém dispõe de um manual 100% seguro ou GPS que lhe dê todas as coordenadas para não se perder. Por isso, é importante que o profissional de saúde conheça tanto de si como de quem vai tratar e entenda que esse auto ou heteroconhecimento é um aspecto dinâmico, aberto e que nunca termina.

Da entrevista inicial ao acompanhamento subsequente será construída uma relação entre o médico/equipe e o paciente (pessoa). Nessa entrevista, aspectos transferenciais estão postos antes ou depois do primeiro contato. Diz-se antes porque a pessoa que vem à consulta traz consigo sua história de vida e como lida com ela. O mesmo acontece com o profisisonal de saúde. Conhecer a transferência irá ajudar aquele que trata, evitando julgamentos ou preconceitos, na medida em que toma consciência do que é a transferência e de como ela acontece. Independentemente da abordagem preferida pelo médico ou pela equipe, a transferência estará ali (Quadro 9.5).

Alguns aspectos negativos que precisam ser reconhecidos no processo de transferência: pessoa e família tomam muito tempo do médico/equipe; sentimentos de irritabilidade ou falta de paciência vividos pelo médico/equipe; somatizadores podem ter um discurso monótono, rígido ou enfadonho; a pessoa assume o papel de doente, tornando-se resistente ao tratamento.

Além do aspecto transferencial, o profissional de saúde deve levar em conta os seguintes princípios básicos do atendimento no contato inicial e nas consultas subsequentes:

- **Ambiente estruturado:** bom espaço físico e ambiente tranquilo.
- **Acolhimento:** receber a pessoa ouvindo sua queixa e permitindo que ela expresse suas preocupações e angústias, colocando os limites necessários.
- **Vínculo:** processo de ligação entre a pessoa e seu cuidador, que acontece a partir do encontro e do convívio entre eles.
- **Responsabilização:** ao acolher, responder pelas ações tomadas em relação ao outro.

Compreendidos a transferência e os princípios básicos do atendimento em saúde, resumem-se aqui alguns elementos da abordagem e acompanhamento a pacientes somatizadores agudos ou crônicos (Quadros 9.6 e 9.7).

Quadro 9.5 Transferência	
O que é transferência	Como e com quem ela se dá
Os desejos inconscientes da pessoa com relação a objetos externos se repetem e se atualizam no encontro entre ela e o médico (ou profissional de saúde)	A pessoa coloca o médico ou profissional de saúde no lugar de quem tudo sabe (Deus), de alguém conhecido, de alguém de sua infância (pai, mãe, irmãos etc.)
Não é necessária terapia, nem mesmo abordagem psicodinâmica, para ela acontecer. Basta o encontro	Envolve sentimentos, gestos e por vezes atos (o melhor é que não haja atuação) diversos
É inconsciente	Ambos, paciente e profissional, vivenciam a situação

Quadro 9.6 Abordagem e acompanhamento de pacientes somatizadores
Acolher, vincular-se, estabelecendo a aliança terapêutica
Conhecer a transferência. Ter empatia e firmeza
Acompanhamento sistemático e uma agenda para cada visita. Sempre que ouvir novas queixas, escutar e fornecer uma explicação aceitável sobre os sintomas. Fazer o exame físico, desviando a conversa para temas da vida da pessoa
Entender que a pessoa que somatiza pode ter dificuldade em estabelecer relações entre o sintoma e sua vida

Quadro 9.7 Perguntas que norteiam a abordagem com somatizadores agudos segundo Júlio de Melo Filho
"O que está acontecendo com sua vida atualmente?"
"Como se sente a respeito disto?"
"O que mais o perturba sobre esta situação?"
"Como está lidando com isto?"
"É realmente uma situação muito difícil" (sendo empático)

Local de tratamento

Preferencialmente, o tratamento deve ser oferecido na atenção primária por aqueles a quem os pacientes primeiro procuram: os médicos de família e da comunidade (MFC). As equipes de saúde da família são orientadas a tratá-los e podem discutir os casos nas ações de matriciamento com a equipe de saúde mental. Casos que necessitem de assistência especializada podem ser encaminhados para acompanhamento psiquiátrico ou psicológico. Em casos de dissociações/conversões, o manejo poderá ocorrer em setor de emergência psiquiátrica, centro de atenção psicossocial (CAPS) ou ambulatório especializado.

Psicoterapia e psicoeducação

Pessoas com transtornos dissociativos/conversivos podem obter a resolução ou a estabilização dos sintomas quando a indicação de psicoterapia se dá de maneira precoce e oportuna. O tipo de abordagem, se psicodinâmica ou cognitivo-comportamental, vai depender do caso, do profissional envolvido e da disponibilidade de recursos na rede de saúde. Há evidências clínicas de que as práticas psicoterapêuticas são superiores ao manejo da somatização unicamente pelos MFC. A psicoeducação envolve o indivíduo como protagonista de seu tratamento, retirando-o da passividade e envolvendo-o no conhecimento de que o que lhe acontece também se passa com outras pessoas. Pode ocorrer mediante a formação de grupos e palestras, envolvendo a partilha de experiências.

Terapias integrativas e complementares em saúde

Ioga, acupuntura, homeopatia, técnicas de relaxamento, massagens e outras podem se mostrar úteis. Cada situação deve ser manejada de maneira singular.

Manejo medicamentoso

Não há evidência quanto às vantagens do uso de psicofármacos específicos nesses casos. A principal conduta consiste em evitar o uso desnecessário de medicação, uma vez que as evidências apontam para a hipersensibilidade medicamentosa em pessoas com os transtornos aqui abordados. Os abusos e as dependências medicamentosas, principalmente a benzodiazepínicos, devem ser prevenidos, identificados e tratados. Por outro lado, o médico deve reconhecer a concomitância de sintomas depressivos ou ansiosos e ponderar sobre a necessidade de antidepressivos nessas situações. Os quadros conversivos/dissociativos muitas vezes culminam na administração, *off label*, de antipsicóticos para o tratamento dos sintomas de agitação, mas seu uso deve ser evitado, haja vista que o paciente não deve ser exposto desnecessariamente a efeitos colaterais, embotamento afetivo e risco de síndrome neuroléptica maligna.

Bibliografia consultada

Alonso SE, Fulks MP. Histeria. 2. ed. São Paulo: Casa do Psicólogo, 2005.

Aucoin M, Lalonde-Parsi MJ, Cooley K. Mindfulness-based therapies in the treatment of functional gastrointestinal disorders: a meta-analysis. Evid Based Complement Alternat Med 2014.

Deary V, Metcalfe L, Wilson JA. Persistent (unexplained) physical symptoms: evidence-based highlights. Br J Hosp Med (Lond) 2014; 75(10):564-7.

Ey H, Bernard P, Brisset C. Manuel de psychiatrie. 6. ed. Paris: Editions Masson, 1989.

Freud S. Estudos sobre a histeria. Edição Standard Brasileira das Obras Psicológicas Completas de Sigmund Freud. Rio de Janeiro: Imago, 1996.

Fabião C, Silva MC, Fleming M, Barbosa A. Somatoform disorders – a revision of the epidemiology in primary health care. Acta Med Port 2010; 23(5):865-72.

Grodeck G. O livro disso. 4. ed. São Paulo: Perspectiva, 1997.

Helman CG. Cultura, saúde e doença. 4. ed. Porto Alegre: Artmed, 2009.

Hilderink PH, Collard R, Rosmalen JG, Oude Voshaar RC. Prevalence of somatoform disorders and medically unexplained symptoms in old age populations in comparison with younger age groups: a systematic review. Ageing Res Rev 2013 Jan; 12(1):151-6.

Jaspers, K. Psicopatologia geral. 8. ed. São Paulo: Atheneu. 2000.

Kroenke K. Efficacy of treatment for somatoform disorders: a review of randomized controlled trials. Psychosom Med 2007; 69(9):881-8.

Melo Filho J, Burd M. Doença e família. 2. ed. São Paulo: Casa do Psicólogo, 2004.

Melo Filho J, Burd M. Psicossomática hoje. 2. ed. Porto Alegre: Artmed, 2010.

Gerger H, Hlavica M, Gaab J, Munder T, Barth J. Does it matter who provides psychological interventions for medically unexplained symptoms? A meta-analysis. Psychother Psychosom 2015; 84(4):217-26.

Gusso G, Lopes JMC. Tratado de medicina de família e comunidade: princípios, formação e prática. Vol. II. Porto Alegre: Artmed, 2012.

Roudinesco E, Plon M. Dicionário de psicanálise. Rio de Janeiro: Jorge Zahar, 1998.

Sybil: A Brilliant Hysteric? I Retro Report I The New York Times. Publicado em 28 de nov de 2014.

Vaillant GE, Sobowale NC, McArthur C. Some psychologic vulnerabilities of physicians. N Engl J Med 1972; 287(8):372-5.

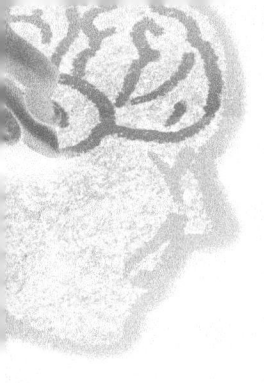

10

Transtornos Alimentares

Rosana Christine Cavalcanti Ximenes
Everton Botelho Sougey

INTRODUÇÃO

Os transtornos alimentares (TA) são patologias que desafiam a comunidade científica e os profissionais de saúde em virtude de sua cronicidade, altas taxas de mortalidade e baixa adesão ao tratamento. Trata-se de um conjunto de síndromes clínicas em que há perturbação da relação do indivíduo com seu comportamento alimentar.

Os sintomas dos transtornos alimentares manifestam-se na adolescência, apesar de comumente apresentarem raízes na infância. Os casos refratários estão associados a altos índices de mortalidade (5% ao ano) e formas crônicas ocorrem em 25% desses indivíduos, caracterizando-se por baixo peso crônico ou por acentuadas flutuações de peso. As formas subclínicas são mais observadas que as síndromes completas. Predominam no gênero feminino, mas ocorrem também no masculino, assim como em todas as classes socioeconômicas.

As complicações metabólicas (especialmente a desnutrição), as comorbidades (transtornos de ansiedade ou de humor) e o isolamento social estão presentes em quase todos os casos. Histórico familiar de depressão, alcoolismo e obesidade aumentam o risco de desenvolvimento de TA. Os fatores genéticos são tambem evidenciáveis em razão da maior frequência de quadros semelhantes em familiares dos doentes. Gêmeos monozigóticos apresentam concordância de 50% contra 10% nos dizigóticos.

Na discussão sobre o motivo que levaria à dificuldade do tratamento surge, além de sua desconhecida etiologia, seu diagnóstico tardio. Além disso, as pessoas acometidas pelo transtorno demonstram dificuldade em considerar a busca de tratamento nos serviços de saúde.

CLASSIFICAÇÃO

Os sistemas classificatórios de transtornos mentais (DSM-5 – *Manual Diagnóstico e Estatístico de Transtornos Mentais*, 5ª edição, e CID-10 – Classificação Internacional de Doenças,

10ª edição) ressaltam a existência de duas entidades nosológicas principais: a **anorexia nervosa** (AN) e a **bulimia nervosa** (BN). Embora apresentem classificações diferentes, ambas estão relacionadas por apresentarem psicopatologia comum: a preocupação excessiva com o peso e a forma corporal, o que leva as pessoas acometidas a se submeterem a dietas restritivas ou a utilizarem métodos inapropriados para alcançar o corpo idealizado, com o qual se mostram sempre insatisfeitas. O transtorno da compulsão alimentar periódica foi também incorporado ao DSM-5.

A AN é caracterizada por limitações dietéticas autoimpostas e padrões anormais de alimentação com acentuada e rápida perda de peso induzida e mantida pelo indivíduo, associada ao medo intenso de ganhar peso, podendo levar à morte por inanição. A BN caracteriza-se por episódios recorrentes com sensação de perda de controle do consumo de grandes quantidades de alimento em curto período de tempo, seguidos de comportamentos compensatórios, como vômitos autoinduzidos, uso de laxantes e diuréticos, exercícios físicos intensos, jejum e dieta restritiva, a fim de evitar o ganho de peso. Esses episódios devem ocorrer pelo menos uma vez por semana durante 3 meses.

ETIOPATOGENIA

O primeiro caso de AN foi relatado em 1689 por Morton e o de BN, por Gerald Russell em 1979. Os estudos atuais consideram que a valorização da magreza pela sociedade vem influenciando a ocorrência desses transtornos. No entanto, além da cultura, os aspectos biológicos e psicológicos devem ser considerados fatores importantes em sua etiopatogenia, que permanece desconhecida.

Os TA consistem em uma soma de influências biológicas, psicológicas e sociais em que, do ponto de vista biológico, há alteração no funcionamento do hipotálamo; do psicológico, uma resposta a relações interpessoais inadequadas ou destrutivas, depressões e estresses; do social, uma busca do padrão de beleza magro, medo de engordar, utilização de dietas sem acompanhamento profissional, produtos para emagrecer e exibição de corpos delgados nos meios de comunicação e nas redes sociais.

O modelo etiopatogênico mais aceito para explicar a gênese e a manutenção dos TA é o multifatorial, que se baseia na hipótese de que vários fatores biológicos, psicológicos e sociais estejam envolvidos, inter-relacionando-se. Estes podem ser divididos em predisponentes, precipitantes e mantenedores.

Fatores predisponentes
- **Biológicos:** destacam-se alterações nos neurotransmissores (noradrenalina e serotonina), mudança nos níveis de leptina, proteína segregada por adipócitos e que age no sistema nervoso central, promovendo menor ingestão alimentar e aumento do metabolismo energético, e alterações no fluxo sanguíneo cerebral. Há uma possível falha na regulação dos sistemas neuroendócrino e neurotransmissor. As monoaminas cerebrais, moduladoras do apetite, do humor e da função neuroendócrina, encontram-se em quantidades alteradas. Grupos distintos de pesquisadores demonstraram que a hipercortisolemia encontrada na AN se deve fundamentalmente à hiperatividade do hormônio liberador de corticotropina (CRH).

- **Familiares:** são comumente observadas famílias disfuncionais caracterizadas por superproteção, rigidez excessiva e tendência a evitar conflitos na AN e desorganização, falta de afetos e cuidados na BN. Outro fator bastante frequente é representado por mães extremamente críticas e preocupadas com a aparência física e o peso corporal, que apresentam uma relação problemática com os alimentos e não raro têm TA ou características de um TA. Filhos de mães com TA apresentam mais de 50% de chance de desenvolverem um transtorno psiquiátrico.
- **Genéticos:** familiares do gênero feminino de pacientes com AN estão mais propensos a desenvolvê-la. A hereditariedade dos TA mostra uma taxa de 75% a 80% para AN e 45% a 55% para BN. Existem mecanismos de transmissão distintos entre esses transtornos, com fatores ambientais predominando na BN e fatores genéticos mais atuantes na NA.
- **Personalidade:** traços comuns na AN são os obsessivos, perfeccionistas, com dificuldade de expressar sentimentos e introversão. Em relação à BN, são comuns traços impulsivos, instabilidade afetiva e sociabilidade. Baixa autoestima é um fator de risco comum na AN e na BN.
- **Socioculturais:** mudança na disponibilidade e no significado dos alimentos, mudanças no conceito de beleza e supervalorização da magreza ou de um padrão físico mais forte, com evidência na definição muscular, têm sido discutidas e consideradas parte importante na etiologia dos TA. A visão do alimento unicamente como fonte de energia e nutrientes tornou obsoleta sua importância emocional e social na vida das pessoas. Ao mesmo tempo, crianças e adolescentes ocidentais aprendem que magreza ou um corpo definido é sinônimo de sucesso, autocontrole, competência e atratividade sexual, o que leva a mudanças no comportamento alimentar na busca de se enquadrar nos padrões.
- **Outros fatores:** experiências adversas, como violência sexual, que pode resultar em desregulação afetiva e que se manifesta como a perda do controle da impulsividade, além do trauma e de estímulos negativos, como o *bullying*.

Fatores precipitantes

- **Dieta para perder peso:** este é o principal fator desencadeante. A prática de dietas é um comportamento comum, aceito e estimulado pelas sociedades ocidentais. Dietas restritivas aumentam 18 vezes o risco relativo de desenvolvimento de um TA, enquanto dietas moderadas aumentam cinco vezes esse risco.
- **Eventos estressores:** situações como perdas, separações, doenças, gravidez, dentre outras, podem corroborar para o aparecimento do TA por provocarem desorganização e reforçarem sentimentos de insegurança e insatisfação.

Fatores mantenedores

- Alterações neuroendócrinas em decorrência da privação alimentar.
- Distorção da imagem corporal.
- Distorções cognitivas.
- Práticas purgativas.
- Alterações psicológicas.
- Fatores socioculturais.

EPIDEMIOLOGIA

Nas últimas décadas, em decorrência de fenômenos sociológicos e culturais, tem sido verificado aumento na prevalência dos TA, constituindo-se em verdadeiro problema de saúde pública. Esses transtornos demandam a atenção dos profissionais da área da saúde por apresentarem graus significativos de mortalidade e morbidade.

Até o ano 2000 a prevalência de TA nas populações dos EUA e da Europa era relativamente baixa: 0,5% a 1%. Nos 2 anos seguintes, o percentual saltou para expressivos 3,7%, sendo a causa do maior índice de mortalidade entre todas as doenças de fundo emocional nessas populações. No Brasil, os especialistas acreditam que exista a mesma tendência preocupante, afetando principalmente adolescentes entre 13 e 19 anos de idade.

Diferentemente de estudos passados, que consideravam somente jovens mulheres como grupo atingido, hoje se sabe que crianças de ambos os gêneros e homens adultos também são acometidos por estes distúrbios da alimentação. Alguns autores já começam a discutir as dificuldades relativas ao diagnóstico de TA entre o público masculino, ainda cercado por escassos estudos e muitos estereótipos, mesmo com o primeiro caso clínico de TA em homem tendo sido relatado em 1989.

No Brasil, os TA têm recebido um destaque crescente, derrubando mais um dos antigos preconceitos acerca desses quadros em países em desenvolvimento. Em estudo realizado em 2004 com crianças e adolescentes de 7 a 19 anos, estudantes de escolas públicas nas cidades de Dionísio, Inhaúma, Bom Jesus, Nossa Senhora do Carmo e Ipoema, todas localizadas no interior do estado de Minas Gerais, foi encontrada prevalência de 13,3% para possíveis TA, sendo provavelmente casos subclínicos com predomínio do gênero feminino.

No mesmo ano, em estudo realizado em Recife, foi encontrada prevalência de 17,4% entre adolescentes de 14 anos com sintomas de TA, sendo observada uma associação significativa entre sintomas de TA e gênero, com a prevalência mais elevada no gênero feminino e sem diferenciação significativa entre as classes sociais.

Em outra pesquisa realizada com adolescentes de Recife em 2010, com idades variando entre 12 e 16 anos, encontrou-se a prevalência de sintomas de TA em 33,1% dos adolescentes pesquisados, segundo a escala EAT-26 (*Eating Attitudes Test – 26*), utilizada para identificação de atitudes alimentares inadequadas ou não usuais. Em 1,7% dos adolescentes foi encontrado um escore elevado na escala BITE (*Bulimic Investigatory Test Edinburgh*) e em 36,5%, escore médio de sintomas nessa mesma escala. A escala BITE é utilizada para rastreamento de comportamentos mais específicos da compulsão alimentar e seus resultados são apresentados em duas escalas: uma de gravidade e outra de sintomas.

No entanto, a epidemiologia dos TA permanece um tópico impreciso e complexo, apesar de algumas mudanças nos critérios diagnósticos, na variabilidade transcultural e nas taxas de incidência com o passar dos anos. Sabe-se que estudos epidemiológicos de estimativas populacionais continuarão sendo influenciados pelos sistemas classificatórios vigentes.

INSATISFAÇÃO COM A IMAGEM CORPORAL

Nos TA, à medida que o indivíduo perde peso, mais aumenta seu medo de engordar. A imagem corporal desses pacientes está distorcida, os quais se consideram sempre gordos ou preocupados com partes "gordas" de seus corpos.

É alto o grau de insatisfação corporal entre as crianças e os adolescentes. Essa insatisfação com a autoimagem aparece associada a aspectos como idade, gênero, estado nutricional, qualidade da relação familiar e pressão social, entre outros. Há uma ligação entre a criação da imagem corporal e a estruturação da identidade dentro de um grupo social.

A insatisfação corporal em conjunto com a preocupação com o peso e a prática de dietas são apontadas como possíveis fatores predisponentes para o desenvolvimento de distúrbios na alimentação. Aliado a isso, percebe-se que a insatisfação com o corpo está associada à baixa autoestima e às limitações no desempenho psicossocial com associações aos quadros depressivos.

Na BN, em decorrência dos episódios de compulsão alimentar e do sobrepeso observados em grande parte dos acometidos, a insatisfação com a imagem corporal é maior do que entre os pacientes anoréxicos. A preocupação dos bulímicos com sua forma e peso é exposta nos métodos que utilizam como purgativos: a indução de vômitos, os jejuns, os exercícios vigorosos e o uso excessivo de laxantes, diuréticos, hormônios tireoidianos e drogas anorexígenas. Esses métodos são mantidos pelo paciente em razão do medo mórbido de se tornar obeso.

Observa-se que o comportamento alimentar e a imagem corporal são constituídos ainda na pré-adolescência. O desenvolvimento de percepções de atratividade física acontece por volta dos 7 anos de idade. Assim, é possível e importante observar a insatisfação corporal em grupos de pré-adolescentes. Desde a pré-adolescência os jovens estão engajados em padrões inadequados de alimentação, aumentando o risco de desenvolvimento de TA durante o ensino médio.

CARACTERÍSTICAS CLÍNICAS

Algumas características são comumente observadas nesses pacientes, como relacionamentos problemáticos com seus pais ou familiares e relações conjugais tensas.

As pessoas que se consideram acima do peso desde a puberdade têm como características a presença de TA, insatisfação com o corpo, tendência ao emagrecimento e regulação impulsiva, e são comumente introspectivas e perfeccionistas.

As diferenças de gênero (masculino e feminino) aparecem já na adolescência. As mulheres experimentam mais conflitos relacionados com a comida, o peso e a forma do corpo que os homens. As pressões para se manterem magras já estão presentes desde essa fase.

O gênero masculino também sofre distúrbios de imagem corporal, até mesmo em idade muito jovem. A insatisfação quanto à imagem corporal difere entre os gêneros. As mulheres exibem maior prevalência de insatisfação que os homens e tendem a escolher uma imagem ideal mais magra. Alguns homens preferem ser mais magros e outros, mais fortes. Em geral, essa insatisfação está relacionada com a baixa autoestima. No entanto, observa-se uma mudança recente nos padrões de beleza feminino, caracterizada pela predileção por uma aparência mais forte e musculosa.

Por fim, destacam-se as comorbidades, que são muito frequentes, especialmente transtornos do humor, transtornos de ansiedade e transtornos de personalidade, mesclando seus sintomas com os da condição básica e complicando ainda mais a evolução clínica.

SUBTIPOS CLÍNICOS

Anorexia nervosa

Etimologicamente, o termo anorexia deriva do grego *an-* (deficiência ou ausência de), e *orexis* (apetite), também significando aversão à comida, enjoo estomacal ou inapetência. As primeiras referências a essa condição surgiram com o termo *fastidium* em fontes latinas da época de Cícero (106-43 a.C.) e em vários textos do século XVI. A denominação mais específica, **anorexia nervosa**, surgiu com William Gull em 1873.

O termo anorexia não é mais utilizado em seu sentido etimológico para designar a anorexia nervosa, visto que esses pacientes não apresentam perda real de apetite até estágios mais avançados da doença, mas sim uma recusa alimentar deliberada com intuito de emagrecer ou por medo de engordar.

As características essenciais são: recusa em manter o peso normal mínimo para idade e altura (por exemplo, o emagrecimento leva a um peso 15% abaixo do esperado ou insucesso para obter ganho de peso padrão durante o período de crescimento); medo exagerado de ganhar peso ou de se tornar gordo, mesmo com o peso inferior ao esperado; perturbação no modo de vivenciar o peso corporal com distorção da própria imagem; amenorreia com ausência de pelo menos três ciclos menstruais.

É possível observar depressão, irritabilidade e comportamentos peculiares, como rituais compulsivos e estranhos hábitos alimentares, como a divisão da comida em categorias de **saudáveis** e **perigosas**. A pessoa tem pouca capacidade de enfrentar mudanças e situações novas, teme crescer e assumir as responsabilidades da vida adulta, e por isso é sempre dependente dos pais. A dieta pode representar a dificuldade em lidar com um estágio como a adolescência. A depauperação física favorece a presença de outros sintomas, como dificuldade de concentração, irritabilidade, mau humor, depressão, ansiedade e perfeccionismo. O comportamento sexual é deficiente e a aparência do indivíduo é assexuada, talvez como uma maneira de se proteger da sexualidade.

Por conta do emagrecimento, o organismo responde com amenorreia, hipoativação da glândula tireoide e diminuição da frequência respiratória e da pressão arterial. Com o desequilíbrio hormonal, unhas e cabelos se tornam quebradiços e a pele fica ressecada e recoberta por uma pelugem. A redução da gordura corporal ocasiona menor resistência ao frio e a deficiência de glicose, resultante da falta de nutrientes, pode provocar hipoglicemia, tonturas, desmaios, insuficiência cardíaca, coma e morte cerebral. O estômago sofre redução e perde a motilidade, fazendo com que a pessoa se sinta satisfeita com pequenas quantidades de comida.

Pacientes que estão na pré-puberdade podem ter atraso na maturação sexual, no desenvolvimento físico e no crescimento, e não atingem a estatura esperada. Existem complicações sérias associadas à desnutrição, como comprometimento cardiovascular, desidratação, distúrbios eletrolíticos, distúrbios na motilidade gastrointestinal, infertilidade, hipotermia e outras evidências de hipometabolismo.

Outras complicações relacionadas com a AN incluem alterações menstruais, baixa temperatura corporal, bradicardia, edema, alterações metabólicas, risco de osteoporose, pele seca, hipercarotenemia, abdome escafoide, tórax atrofiado, arritmias, prolapso da válvula mitral, intolerância ao frio, anemias e metabolismo tireóideo reduzido.

A prática de exercícios excessivos pode produzir lesões musculares, articulares ou ósseas, além de, nos casos mais críticos, alterações do funcionamento cardíaco, sinais clínicos de desnutrição grave, edema generalizado, perda de cabelos, alterações bucais e lesões no estômago e no esôfago.

Bulimia nervosa

O termo bulimia tem uma história muito antiga: deriva do grego *bous* (boi) e *limos* (fome), designando um apetite tão grande que seria possível a um homem comer um boi, ou quase. Entre os séculos XV e XVIII, diferentes variantes do termo, como os derivados do latim *bulimus* e *bolismos* ou do francês *bolisme*, de mesmo significado, foram empregadas na literatura médica na Inglaterra, França, Alemanha e Polônia.

A BN é um TA que apresenta as seguintes características fundamentais: episódios recorrentes de compulsões periódicas (ingestão de grande quantidade de alimentos em curto espaço de tempo – em torno de 2 horas) e um sentimento de falta de controle sobre o comportamento alimentar durante o episódio; comportamento compensatório inadequado recorrente, com o fim de prevenir o aumento de peso, como a autoindução de vômito e o uso indevido de laxantes, diuréticos, enemas ou outros medicamentos, jejuns ou exercícios excessivos; ocorrência de compulsões, no mínimo, uma vez por semana no espaço de 3 meses; autoavaliação indevidamente influenciada pela forma e o peso do corpo; o transtorno pode não ocorrer exclusivamente durante episódios de AN.

As compulsões apresentam-se associadas a estados de humor disfóricos, como depressão e situações negativas ou provocadoras de estresse. São observados, também, sentimentos relacionados com perda ou rejeição, baixa autoestima, insegurança, restrição alimentar em razão do uso de dietas e sentimentos relacionados com o peso e a forma do corpo.

A BN só começou a ter um diagnóstico independente em 1980, na terceira edição do *Manual Diagnóstico e Estatístico dos Transtornos Mentais* (DSM-III) da APA. Na 10ª edição da *Classificação de Transtornos Mentais e de Comportamento* (CID-10) da Organização Mundial da Saúde (OMS), a AN e BN são classificadas independentemente. A classificação do DSM-IV distingue dois tipos de pacientes com BN conforme a utilização de métodos compensatórios mais invasivos (vômitos, laxantes, diuréticos, outras drogas) – **tipo purgativo** – ou não (dieta, jejuns e exercícios), classificados no **tipo não purgativo**. Russell (1979), em artigo clássico, foi o primeiro a definir e distinguir a BN como categoria independente da anorexia, propondo três critérios básicos: impulso irresistível de comer excessivamente, evitar os efeitos de engordar da comida mediante a indução de vômitos e/ou uso excessivo de purgativos e medo mórbido de engordar.

A BN está associada a transtornos de personalidade, de ansiedade, obsessivo-compulsivo, sintomas depressivos ou transtornos de humor, como a depressão maior e a distimia, e ao abuso ou à dependência de substâncias (álcool, estimulantes). As pessoas portadoras dos transtornos citados apresentam tendências impulsivas que podem influenciar um comportamento suicida, sendo de 5% ao ano o índice de mortalidade nos TA.

A BN pode resultar em depressão, doença ou morte. Pacientes que se recuperam da BN comem regularmente e não têm nenhum motivo físico para comer compulsivamente. A restrição de calorias aumenta as chances de desencadeamento de surtos bulímicos.

Os pacientes apresentam falta de autocontrole e, em geral, são obesos. A pessoa tem vergonha de seus hábitos alimentares inadequados, e suas temáticas prediletas em conversas são peso, calorias e dietas. Abuso e dependência de drogas como álcool, moderadores de apetite e cocaína estão frequentemente associados. Também pode ocorrer a prática excessiva de exercícios físicos.

A investigação diagnóstica objetiva tanto a detecção precoce quanto o estudo das comorbidades associadas.

O ato de vomitar, quando frequente, pode provocar insuficiência cardíaca em virtude da perda de eletrólitos, como o potássio. Nos casos mais graves, pode haver ruptura das paredes do estômago causada pelo excesso de alimentos.

O comportamento bulímico tem como principais complicações: distúrbios eletrolíticos, irritação e sangramento gástrico e esofágico, anormalidades intestinais, erosão do esmalte dental e aumento das glândulas parótidas. Bradicardia de repouso, hipotensão e diminuição da taxa metabólica são observadas em alguns bulímicos, podendo refletir-se na diminuição da atividade do sistema nervoso simpático e do eixo tireoidiano. As erosões dentais podem ser consideradas o primeiro sinal clínico da doença.

Além dos aspectos psiquiátricos, os aspectos clínicos são bastante variados. Há lesão de pele no dorso da mão, conhecida como sinal de Russell e causada pelo uso da mão para estimular o reflexo de vômito. Essa lesão pode evoluir de uma calosidade para uma ulceração. Alterações hidroeletrolíticas, como hipopotassemia, hipocloremia, hiponatremia, alcalose metabólica, causadas pelos vômitos e pelo uso excessivo de laxantes e diuréticos, também podem estar presentes.

TRANSTORNOS ALIMENTARES NA INFÂNCIA E ADOLESCÊNCIA

O aumento de gordura corporal associado à puberdade pode ser o gatilho para a preocupação com o peso corporal e a aparência, o que leva a uma alimentação problemática e a dietas rigorosas para adolescentes que desejam cada vez mais se parecer com o padrão ideal de beleza da sociedade.

Quando o início do quadro alimentar patológico se dá antes dos 14 anos, é denominado TA com início na infância ou TA de início precoce. As crianças podem apresentar uma gama mais ampla e variada de alterações do comportamento alimentar, as quais ocorrem em um *continuum*, desde o nascimento até a puberdade, podendo refletir situações passageiras ou problemas mais graves com prejuízo do desenvolvimento. Entretanto, além dos quadros de AN e BN, também são frequentes situações de restrição alimentar não relacionadas com preocupações com o corpo.

Na fase escolar, o sentimento de identidade da criança se encontra bem estabelecido, e ela já apresenta o pensamento operacional concreto e raciocínio lógico. Seus horizontes se ampliam e o universo escolar adquire mais importância, e ela se volta para a produção, criação e aprendizagem. O grupo social passa a ser uma referência importante, com o qual a criança se compara continuamente. Surgem nessa fase as primeiras ideias sobre peso corporal, insatisfação com o próprio corpo, dietas e beleza, dentre outras. É nessa etapa que podem desenvolver-se quadros de AN e BN.

O comportamento alimentar na infância apresenta maior plasticidade que o do adolescente ou do adulto, o que torna menos evidente a diferenciação entre o normal e o patológico. Na maioria das vezes, os problemas da alimentação são transitórios e fazem parte do desenvolvimento normal. No entanto, quando se cristalizam e persistem ao longo do desenvolvimento, causando retardo no crescimento ou prejudicando a socialização e a escolarização, convém considerar a possibilidade de um diagnóstico psiquiátrico e de um tratamento específico.

Quanto à etiopatogenia dos TA, parece existir um consenso de que esses distúrbios funcionem como uma espécie de contenção psicológica, ao interromper o desenvolvimento físico dos adolescentes, remetendo-os ao estado pré-puberal.

Os fatores psicológicos influem por constituírem uma demanda de independência sobre os adolescentes e de funcionamento social e sexual sobre os adultos. Os fatores ambientais também estão presentes mediante a valorização social pelo físico, e a sedução por alimentos resulta em comportamento ambivalente. Socialmente, a obesidade é ridicularizada e o físico magro, valorizado.

Problemas de relacionamento com os pais, irmãos, namorados e até mesmo professores e situações de estresse podem também contribuir para o estabelecimento dos TA. No entanto, não há um tipo específico de família de adolescentes, embora em amostras clínicas essas famílias se caracterizem por altas expectativas, comunicação pobre e tensão conjugal.

Em alguns jovens, a ingestão de alimentos pode ser uma forma de encobrir sentimentos de solidão, rejeição ou frustração. A manipulação do corpo por meio da ingestão ou rejeição de comida pode representar um esforço por estabelecer um sentido de identidade ou também revelar uma incapacidade para suprir demandas biológicas e sociais.

Influências sociais e familiares têm servido como hipóteses para explicar a realização de regimes e dietas por parte dos adolescentes via três mecanismos potenciais: percepção das relações familiares, imitação das atitudes e comportamentos dos pais e comunicação direta.

A AN aparece geralmente na adolescência, quando os jovens têm mais dificuldade em integrar as transformações físicas e os conflitos emocionais típicos dessa fase. A amenorreia é a mais clara expressão desses conflitos, pois está associada à ideia de maturidade genital. Trata-se de uma recusa ao ato de crescer.

Os adolescentes com TA tendem a ser autoconfiantes e não aceitam as recomendações de mudança de suas técnicas de controle de peso por medo de perderem esse controle. Suas famílias geralmente são destruídas pelos conflitos gerados pelos transtornos e pelo medo de que a condição seja associada a morbidade e mortalidade.

Alguns adolescentes com baixa autoestima, predisposição genética ou trauma familiar podem desenvolver um TA para estabelecer um senso de controle e estabilidade. Adolescentes que participam de atividades atléticas ou desportivas, como balé ou ginástica, podem experimentar o sucesso paralelamente à perda de peso. É importante lembrar que todas as modalidades de comportamento são de avaliação muito difícil quando se trata do adolescente, visto que nessa faixa etária o isolamento, os problemas de relacionamento, a preocupação com o corpo, a distorção da autoimagem, o aumento do apetite e os modismos alimentares são característicos e esperados, fazendo parte da chamada **síndrome da adolescência normal**.

TRATAMENTO E PROGNÓSTICO

O primeiro objetivo no tratamento da AN é restaurar o estado nutricional, evitando que as complicações do emagrecimento, desidratação e desequilíbrio eletrolítico possam levar à morte. A colaboração do paciente é quase nula; portanto, para que sejam atingidos os objetivos deve-se contar com o apoio familiar e uma equipe multidisciplinar.

Tratamento em regime de hospitalização, terapia cognitivo-comportamental, psicoterapia individual, psicoterapia familiar e psicofarmacoterapia são as principais técnicas, além de suplementação de cálcio, exercício moderado, terapia estrogênica quando adequada, o uso de antidepressivos e o uso de flúor para o tratamento das erosões dentais. A terapia fundamentada na associação de diferentes tipos de tratamento (psiquiátrico, nutricional, odontológico, fisioterapêutico, psicológico, terapia familiar e educação física) é a que obtém melhores resultados.

O primeiro passo na terapia consiste no reconhecimento da doença pelo paciente, o que nem sempre é fácil. Mesmo quando a enfermidade é constatada por médicos e familiares, os anoréxicos, em razão da falta de senso crítico, negam a doença e se recusam a se submeter ao tratamento. A maioria dos indivíduos recebe tratamento ambulatorial, que consiste basicamente na associação de medicações antidepressivas à terapia comportamental, possibilitando lidar com as dificuldades internas que levaram ao surgimento dos sintomas.

A internação hospitalar deve ser considerada quando o peso corporal está abaixo de 75% do mínimo ideal ou se o indivíduo está perdendo peso rapidamente e se faz necessária uma monitoração adequada de suas condições clínicas. O tratamento ambulatorial deve ser indicado quando o paciente tem bom suporte social, não está perdendo peso rapidamente, encontra-se metabolicamente estável e não apresenta os critérios de gravidade que indicam a necessidade de hospitalização. Apesar de não existir um agente farmacológico específico para a AN, vários medicamentos têm se mostrado úteis. O uso de antidepressivos ou ansiolíticos pode ser adequado se há uma comorbidade psiquiátrica associada. Entretanto, a psicoterapia, em suas diversas modalidades (cognitivo-comportamental, interpessoal e a terapia de família), ainda é um dos pilares centrais do tratamento.

A evolução é variável, podendo ir de um único episódio até evoluções crônicas e recaídas sucessivas. O índice de mortalidade é avaliado em 6,6% em 10 anos e 18% em 30 anos. A grande maioria dos pacientes mantém alterações psicológicas ao longo da vida, como pobre adaptação conjugal, papel materno mal desenvolvido, adaptação profissional deficiente, descaso com as refeições e desenvolvimento de outros quadros psiquiátricos.

Sem o devido tratamento, 20% dos pacientes com AN morrem. Se forem submetidos a um tratamento, esse percentual cai para 3%. Após o tratamento, 60% se recuperam e conseguem manter um peso adequado e adotar uma dieta variada, sem escolher apenas alimentos de baixa caloria. A partir daí, podem desenvolver relacionamentos sadios de amizade e de amor, conseguindo constituir famílias e carreiras sólidas. Mesmo com o tratamento, 20% desses pacientes alcançam apenas uma melhora parcial, pois ainda se preocupam com a comida e o peso e usam seu dinheiro para comprar livros de dietas e remédios para emagrecer. Os outros 20% não conseguem se recuperar. Estão frequentemente nas salas de emergência, em programas específicos para TA e clínicas psiquiátricas, desenvolvendo crises de depressão, solidão e desesperança.

No tratamento da BN, as abordagens terapêuticas mais estudadas são os tratamentos psicológicos, como a terapia cognitivo-comportamental (TCC), e o uso de antidepressivos. Em geral, são indicados antidepressivos inibidores seletivos da recaptação de serotonina e esteroides. Os primeiros reduzem o apetite insaciável e os vômitos, e os segundos controlam as deficiências cerebrais responsáveis pelo mecanismo da saciedade.

A internação, quando necessária, ocorre não pela BN, mas por complicações associadas, como depressão com risco de suicídio, perda de peso acentuada com comprometimento do estado geral, hipopotassemia com consequente arritmia cardíaca e, nos casos de bulímicos com comportamento multi-impulsivo com abuso de álcool e drogas, automutilações e cleptomania.

Apesar da complexidade que envolve a patologia e seu diagnóstico, exigindo muitas vezes esforços multidisciplinares para compreendê-los, esse transtorno pode ter remissão. De cada 10 pacientes, três apresentam recuperação total e três, melhora parcial. Os bulímicos até reconhecem a compulsão, mas têm vergonha de seu comportamento e só pedem ajuda quando a situação se torna insuportável. A recuperação é lenta e nem sempre definitiva. A reincidência diante de um acontecimento traumatizante é alta. Por isso, o acompanhamento psicoterapêutico constante é fundamental.

Existem alguns guias de tratamento para a BN, como o do National Institute of Clinical Excellence, do Reino Unido, que recomenda a TCC como tratamento de escolha para esse transtorno. A TCC é reconhecida como uma das mais eficientes no tratamento dos transtornos alimentares, tendo destaque no tratamento da BN, inclusive em pesquisa de seguimento, onde foi detectada melhora contínua 5 anos após o término da terapia.

A TCC tem como característica a estruturação de sua prática com a utilização de manuais que sistematizam o modo de atuação do psicoterapeuta. Trata-se de uma intervenção semiestruturada orientada para metas e voltada principalmente para o presente e o futuro, utilizando técnicas tanto cognitivas como comportamentais. Fundamenta-se na ideia de que o paciente conta com um sistema disfuncional de crenças associado ao desenvolvimento e à manutenção do TA. Os fatores cognitivos, emocionais, comportamentais e interpessoais são abordados no tratamento.

A TCC é, na verdade, a alcunha de vários tipos de terapia que utilizam bases da terapia cognitiva e da terapia comportamental, porém constituem um corpo teórico e prático que se utiliza dos mesmos princípios. São esses princípios: a atividade cognitiva influencia o comportamento; a atividade cognitiva pode ser monitorada e alterada; o comportamento desejado pode ser influenciado mediante a mudança cognitiva.

No tratamento da BN por meio da TCC, o terapeuta propõe ao paciente que entenda a interação existente entre os pensamentos, os sentimentos e as disfunções do comportamento alimentar, levando-o a observar que o peso não é o problema real, mas que existem outros problemas que estão mantendo o TA. Devem ser realizadas intervenções para o aumento da autoestima e a modificação do sistema de crenças disfuncionais do paciente. Também devem ser realizadas intervenções que busquem normalizar o padrão alimentar, além de novos meios de combate aos episódios de compulsão alimentar (*binge eating*).

A TCC é a primeira terapia oferecida aos portadores de BN, sendo bem estudados seus resultados com o público adulto. Outros tratamentos também são utilizados em casos de BN, como a terapia com abordagem analítica, a terapia de família com abordagem sistêmica, o tratamento farmacológico e a psicoeducação, dentre outros. A psicoeducação é utilizada no tratamento da TCC como uma forma de intervenção de apoio, além de também ser utilizada como programa de prevenção.

A psicoeducação pode ser definida como um conjunto de técnicas e estratégias com o objetivo de esclarecer o indivíduo sobre seu transtorno mental. Como recursos podem ser utilizados materiais audiovisuais, manuais teóricos e explanações, entre outros. Na psicoeducação de uma doença são abordados temas como a etiologia da doença, a epidemiologia, o prognóstico e os diferentes tratamentos existentes.

A psicoeducação como forma de prevenção apresenta resultados controversos. Programas de psicoeducação antes recomendados por diferentes órgãos de controle – American College of Physicians, Health and Public Policy Comittee, Centers for Disease Control and Prevention – não são mais utilizados. Estudos demonstraram que a psicoeducação em adolescentes saudáveis não promove resultados satisfatórios.

Bibliografia consultada

Association AP. Manual diagnóstico e estatístico de transtornos mentais: texto revisado (DSM-IV-TR). Porto Alegre: Artmed, 2002.

Bulik CM et al. Cbt4bn versus cbtf2f: comparison of online versus face-to-face treatment for bulimia nervosa. Contemp Clin Trials sep 2012; 33(5):1056-64.

Celio AA et al. Reducing risk factors for eating disorders: comparison of an internet-and a classroom-delivered psychoeducational program. Journal of Consulting and Clinical Psychology 2000; 68(4):650.

Combs JL, Plarson CM, Zapolki TC, Smith GT et al. Preadolescent disordered eating predicts subsequent eating dysfunction. J Pediatr Psychol jan 2013; 38(1):41-9.

Conti MA, Slater B, Latorre MDRDDO. Validity and reproducibility of escala de evaluación da insatisfación corporal para adolescentes. Rev Saúde Pública 2009; 43(3):515-24.

Cordás TA, Claudino ADM. Eating disorders: historical background. Rev Bras Psiquiatr 2002; 24:3-6.

Duchesne M, Almeida PEDM. Cognitive-behavioural therapy of eating disorders. Revista Brasileira de Psiquiatria 2002; 24:49-53.

Fairburn CG, Brownell KD. Eating disorders and obesity: a comprehensive handbook. New York: Guilford Press, 2002.

Ferriani MDGC et al. Adolescent's self-image in a muldisciplinary program assisting obese adolescents. Rev Bras Saude Mater Infant 2005; 5(1):27-33.

Fortes LDS, Morgado FFDR, Ferreira MEC. Factors associated with inappropriate eating behavior in adolescent students. Rev Psiquiatr Clín 2013; 40(2):59-64.

Freitas S. Transtornos alimentares: introdução, diagnóstico, epidemiologia e etiologia. In: Brasil MAE, Botega NJ. (eds.) PEC – programa de educação continuada da associação brasileira de psiquiatria. Título de especialista em psiquiatria. Rio de janeiro: Guanabara Koogan, 2004:196-204,

Hiller A. Eating disorders fact sheet. Arlington, 2014.

Nunes MA, Appolinário JC, Galvão AL, Coutinho W. Transtornos alimentares e obesidade. Artmed, 2006.

Organização Mundial da Saúde. Classificação de Transtornos Mentais e do Comportamento da CID-10: Descrições clínicas e diretrizes diagnósticas. Porto Alegre: Artes Médicas, 1993.

Silva TAB, Vasconcelos FMN, Ximenes RCC, Sampaio TPA, Sougey EB. As terapias cognitivo-comportamentais no tratamento da bulimia nervosa: uma revisão. J Bras Psiquiatr 2015 junho; 64(2):160-8.

Stice E, Orjada K, Tristan J. Trial of a psychoeducational eating disturbance intervention for college women: a replication and extension. International Journal of Eating Disorders 2006; 39(3):233-9.

Trich RM, Giugliani ERJ. Insatisfação corporal em escolares de dois municípios da região sul do Brasil. Revista de Nutrição 2007; 20(2):119-28.

Vilela JEM et al. Eating disorders in school children. J Pediatr (Rio J.) 2004; 80(1):49-54.

Ximenes R, Couto G, Sougey E. Eating disorders in adolescents and their repercussions in oral health. Int J Eat Disord jan 2010; 43(1):59-64.

Ximenes RCC. Prevalência de transtornos alimentares em adolescentes com 14 anos de idade na cidade de Recife. 2004. Mestrado em Odontopediatria, Faculdade de Odontologia de Pernambuco, Universidade de Pernambuco, Camaragibe.

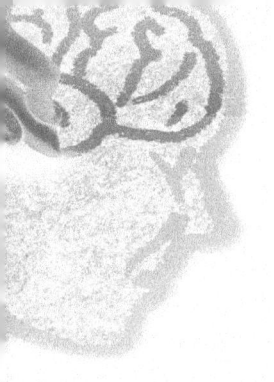

11
Transtornos da Sexualidade

Dennys Lapenda Fagundes
Henrique Faria de Sousa

DISFUNÇÕES SEXUAIS

Apesar de a resposta sexual ter uma base biológica essencial, a função sexual envolve uma interação complexa entre fatores biológicos, psicológicos e socioculturais. A dimensão biológica corresponde ao impulso sexual, determinado por processos fisiológicos, cerebrais (principalmente o córtex do cíngulo, a área septal, o hipotálamo, o hipocampo e a amígdala) e hormonais (sobretudo a testosterona, a vasopressina e a ocitocina, além da dopamina). A dimensão psicológica diz respeito aos desejos eróticos subjetivos e à vida afetiva intimamente implicada na vida sexual. Por fim, a dimensão sociocultural se refere aos padrões de desejos, comportamentos e fantasias sexuais criados historicamente pelas diversas sociedades e culturas. Todas essas dimensões são separadas apenas didaticamente, pois trabalham de maneira conjunta, harmoniosamente, para que a atividade sexual funcione de modo adequado, promovendo as respostas sexuais necessárias.

A atividade sexual fisiológica depende da integridade de um ciclo de resposta sexual, quando devidamente estimulada. Caso haja algo nesse ciclo que não esteja funcionando de modo adequado, pode haver algum prejuízo nessa funcionalidade, caracterizando uma disfunção sexual, a qual será vivenciada como algo indesejável e desconfortável.

Ciclo de resposta sexual

Desde 1980, a Associação Americana de Psiquiatria (APA) vem adotando um modelo de ciclo de resposta sexual constituído por quatro fases sucessivas:

- **Primeira fase – desejo:** é a menos fisiológica, onde ocorrem as fantasias sexuais e o interesse em praticar a atividade sexual. Também tem um componente biológico, com a influência de fatores neuronais e hormonais.
- **Segunda fase – excitação:** é a etapa inicial da relação sexual propriamente dita, caracterizada pelas mudanças fisiológicas preparatórias para o intercurso sexual e uma sensação de prazer. Conta com a participação do sistema nervoso autônomo.

- **Terceira fase – orgasmo:** onde é atingido o pico do prazer sexual. No homem ocorre a ejaculação. Associado a leve obnubilação da consciência.
- **Quarta fase – resolução:** percebida pela sensação de bem-estar, relaxamento e retorno às condições fisiológicas anteriores ao início da atividade sexual. O homem apresenta um período refratário após o orgasmo em que a ereção e a resposta orgástica estão inibidas por certo tempo, independentemente de sua vontade. Na mulher, o período refratário não é tão determinado.

Em qualquer momento do ciclo sexual podem ocorrer alterações que comprometam a atividade sexual satisfatória. Bloqueio, inibição ou exacerbação em uma ou mais dessas fases é o que se denomina de disfunções sexuais.

Definição

Segundo o DSM-5, as disfunções sexuais formam um grupo heterogêneo de transtornos que, em geral, se caracterizam por uma perturbação clinicamente significativa na capacidade de um indivíduo responder sexualmente ou de experimentar prazer sexual.

Alguns tipos de disfunção sexual ocorrem em homens e mulheres. As mulheres, contudo, tendem a se apresentar mais comumente com queixas sobre a qualidade subjetiva da experiência sexual. Os homens, por outro lado, embora se queixando de falha em uma resposta sexual específica, como ereção ou ejaculação, frequentemente relatam a manutenção do apetite sexual.

Características clínicas

Algumas especificações são importantes para fornecer informações quanto ao início do transtorno e melhor caracterizar as disfunções sexuais. Os subtipos "ao longo da vida" e "adquirido" se referem ao início do quadro, sendo o primeiro relacionado com uma disfunção sexual que está presente desde as primeiras experiências sexuais, enquanto o segundo se refere às disfunções que se desenvolvem após um período de função sexual relativamente normal.

Os subtipos generalizado e situacional delimitam melhor a ocorrência das disfunções. No generalizado existem dificuldades sexuais que não se limitam a certos tipos de estimulações, situações ou parceiros, enquanto na situacional as dificuldades ocorreriam somente em determinados tipos de estimulação, situações ou parceiros.

Durante a avaliação clínica, é importante verificar se as dificuldades sexuais são provenientes de estímulo sexual inadequado, o que excluiria um diagnóstico de disfunção sexual. Além disso, outros inúmeros fatores precisam ser avaliados e podem contribuir com a provável etiologia da disfunção. São eles: fatores relacionados com o parceiro (problemas sexuais, estado de saúde); fatores associados ao relacionamento (falta de diálogo, discrepância no desejo da atividade sexual); fatores relacionados com a vulnerabilidade individual (má imagem corporal, história de violência sexual ou emocional), comorbidade psiquiátrica (depressão, ansiedade) ou estressores (perda de emprego, luto); fatores culturais ou religiosos (inibições relacionadas com proibições de atividade sexual ou prazer, atitudes em relação à sexualidade); e fatores médicos relevantes para o prognóstico, curso ou tratamento. Finalmente, para o diagnóstico de uma disfunção sexual é necessário excluir problemas que são mais bem explicados por algum transtorno mental não psiquiátrico, pelos efeitos de uma substância, por uma condição médica ou por perturbação grave no relacionamento, violência do parceiro ou outros estressores. As classificações das disfunções sexuais propostas na CID-10 e no DSM-5 encontram-se no Quadro 11.1.

Ejaculação retardada

A característica mais particular da ejaculação retardada consiste no retardo acentuado ou na incapacidade de atingir a ejaculação. A definição de retardo não apresenta limites precisos, pois não há consenso quanto ao tempo razoável para se atingir o orgasmo, mas com frequência há o relato do indivíduo de tentativas prolongadas para atingir o orgasmo, a ponto de causar exaustão ou desconforto genital, levando o homem a cessar os esforços logo em seguida.

A prevalência não está clara, em parte em virtude da falta de uma definição mais precisa dessa síndrome, em parte por se tratar de uma queixa sexual menos comum entre os homens. Aparentemente, permanece relativamente constante até os 50 anos de idade, quando a incidência começa a aumentar de maneira significativa, chegando a haver duas vezes mais dificuldades na faixa etária dos 80 anos em comparação com aqueles pacientes com menos de 59 anos.

Acredita-se que a ejaculação seja controlada pelo sistema nervoso autônomo, envolvendo os nervos hipogástrio (simpático) e pudendo (parassimpático). Por conseguinte, a perda de nervos sensoriais periféricos de condução rápida e uma redução na secreção de esteroides sexuais, ambas relacionadas com a idade, podem estar associadas ao transtorno. Como consequência, o retardo pode contribuir com dificuldades na concepção e, com frequência, está associado a sofrimento psicológico em um ou em ambos os parceiros.

É importante estabelecer o diagnóstico diferencial entre a etiologia da disfunção, se por condição médica, por causa psicogênica, idiopática ou se por etiologias combinadas.

Quadro 11.1 Classificação das disfunções sexuais na CID-10 e no DSM-5

CID-10	DSM-5
Disfunção sexual, não causada por transtorno ou doença orgânica	Disfunções sexuais
Falta ou perda de desejo sexual	Ejaculação retardada
Aversão sexual e falta de prazer sexual	Transtorno erétil
Falta de resposta genital	Transtorno do orgasmo feminino
Disfunção orgásmica	Transtorno do interesse/excitação sexual feminino
Ejaculação precoce	Ejaculação prematura (precoce)
Vaginismo não orgânico	Transtorno do desejo sexual masculino hipoativo
Dispareunia não orgânica	Transtorno de dor genitopélvica/penetração
Impulso sexual excessivo	Disfunção sexual induzida por substância/medicamento
Outras disfunções sexuais não causadas por transtorno ou doenças orgânicas	Outras disfunção sexual especificada
Disfunção sexual não causada por transtorno ou doença orgânica não especificada	Disfunção sexual não especificada

O contexto situacional da queixa sugere a presença de uma base psicológica para o problema. Além disso, deve-se diferenciar entre ejaculação retardada e ejaculação retrógrada, que é a ejaculação para dentro da bexiga e que pode ocorrer depois de ressecção transuretral da próstata.

Importante também é verificar se há queixas associadas à sensação de orgasmo ou não. Em geral, ocorrem ao mesmo tempo e são congruentes (na ejaculação e no orgasmo), mas nem sempre isso ocorre. Pode estar presente, por exemplo, um padrão ejaculatório normal com prazer diminuído (**ejaculação anedônica**).

Algumas evidências indicam que a ejaculação retardada é mais comum nas formas graves de transtorno depressivo maior, e inúmeros agentes farmacológicos podem causar problemas ejaculatórios, como antidepressivos, antipsicóticos, medicamentos alfa-simpáticos e opioides.

Transtorno erétil

O transtorno erétil consiste em dificuldade acentuada em obter ou manter a ereção peniana durante as atividades sexuais com a parceira ou mesmo em diminuição acentuada na rigidez erétil. Não se sabe ao certo a prevalência, mas sabe-se que há grande aumento tanto na prevalência como na incidência relacionado com a idade, em particular depois dos 50 anos.

É comum em homens com diagnóstico de depressão maior e transtorno de estresse pós-traumático. Muitos podem apresentar baixa autoestima, baixa autoconfiança, afeto deprimido e senso diminuído de masculinidade, produzindo desconforto individual e interpessoal, além de prejudicar a fertilidade. Pode ocorrer também medo ou evitação de futuros encontros sexuais com interferência no desenvolvimento de relacionamentos íntimos. São considerados fatores de risco: idade, tabagismo, sedentarismo, diabetes e desejo diminuído.

Pode haver comorbidade com outras disfunções sexuais, como ejaculação prematura (precoce) e transtorno do desejo sexual masculino hipoativo, além de transtornos de ansiedade e depressivos, diabetes, doença cardiovascular, dislipidemias, doenças neurodegenerativas (esclerose múltipla), hipertrofia prostática, hipogonadismo e outras doenças que interfiram nas funções vascular, neurológica e endócrina.

O tratamento da disfunção erétil depende principalmente do uso de medicamentos. Os medicamentos de primeira escolha são os inibidores da fosfodiesterase tipo 5 (iPDE-5 – tadalafila, sildenafila, vardenafila, iodenafila), que recuperam e mantêm a resposta erétil diante do estímulo sexual. Na ausência do estímulo, esses fármacos não são capazes de iniciar ou manter uma ereção.

O tratamento de segunda linha é feito por meio de aplicações intracavernosas de substâncias vasoativas (papaverina, fentolamina, clorpromazina, prostaglandinas), combinadas ou isoladas; medicações intrauretrais (alprostadil); ou com a utilização de dispositivo a vácuo aplicado ao pênis. Como terceira linha, quando os tratamentos de primeira e segunda linhas foram ineficazes, pode-se indicar o implante de prótese peniana.

Caso a disfunção seja de origem psicogênica ou mista (orgânica com repercussão psicogênica), o tratamento vai envolver também a psicoterapia. A terapia pode ser individual ou de casal ou terapia sexual. A terapia cognitivo-comportamental apresenta os melhores resultados com a utilização da psicoeducação e de técnicas que controlam de maneira mais eficaz os níveis de ansiedade.

Mudanças no estilo de vida e a adoção de hábitos saudáveis, como cessação do tabagismo e do consumo excessivo de álcool, prática de atividades físicas regulares e uma dieta saudável, são coadjuvantes.

Transtorno do orgasmo feminino

Esse tipo de transtorno se caracteriza pela dificuldade em atingir o orgasmo e/ou pela intensidade muito reduzida das sensações orgásmicas. Muitas vezes pode nem haver orgasmo (ausência). É importante observar se há estimulação sexual adequada, visto que em algumas situações há ausência de orgasmo porque esse estímulo está inadequado (mulheres que precisam de muita estimulação clitoridiana). Na verdade, as dificuldades orgásmicas nas mulheres estão frequentemente associadas a problemas relacionados com o interesse e a excitação sexual.

A prevalência de problemas orgásmicos varia muito na mulher (de 10% a 42%, dependendo de vários fatores, como idade, cultura, duração e gravidade de sintomas), e aproximadamente 10% das mulheres não têm orgasmo durante toda a vida.

A primeira experiência de orgasmo de uma mulher pode ocorrer em qualquer momento a partir do período pré-puberal até a vida adulta. Os relatos de suas experiências aumentam com o avançar da idade e muitas aprendem a ter orgasmo à medida que experimentam uma ampla variedade de estimulações e tomam conhecimento maior sobre seus corpos. As taxas de consistências orgásmicas são mais elevadas durante a masturbação que na atividade sexual com um parceiro. A menopausa, medicamentos como antidepressivos inibidores seletivos da recaptação de serotonina (ISRS), esclerose múltipla, lesões do nervo pélvico por histerectomia radical, lesões de medula e atrofia vulvovaginal são exemplos de condições que podem prejudicar o orgasmo.

As causas do transtorno costumam ser multifatoriais (psicológicos, socioculturais e fisiológicos) ou não podem ser determinadas. Na presença de fatores interpessoais ou estressores significativos (perturbação grave no relacionamento ou violência do parceiro), não se deve estabelecer esse diagnóstico. Pode também haver dificuldades concomitantes no interesse/excitação sexual, como, por exemplo, no transtorno depressivo maior, onde o interesse e a excitação estão mais baixos.

O tratamento de escolha consiste no uso de antidepressivo dopaminérgico (bupropiona), se houver depressão associada. Nos casos de ansiedade associada, utilizam-se ansiolíticos (buspirona ou alprazolam). Psicoterapia tem indicação para compreensão/reestruturação da competência sexual, podendo ser individual, sexual ou de casal.

Transtorno do interesse/excitação sexual feminino

Caracteriza-se pela redução ou ausência significativa do interesse ou da excitação sexual. Pode se manifestar por meio das seguintes condições:

1. **Redução ou ausência do interesse pela atividade sexual**: denominada anteriormente **transtorno do desejo sexual hipoativo.**

2. **Redução ou ausência dos pensamentos ou fantasias sexuais/eróticas:** deve-se levar em consideração o declínio natural dos pensamentos com o avançar da idade.
3. **Redução ou ausência das iniciativas para a atividade sexual e, geralmente, ausência de receptividade às tentativas de iniciativa feitas pelo parceiro:** as crenças e preferências de um casal em relação aos padrões de iniciação sexual são extremamente relevantes para a avaliação desse critério.
4. **Redução ou ausência na excitação/prazer durante a atividade sexual:** ocorre em quase todos ou em todos os encontros sexuais (75% a 100%). A falta de prazer é uma queixa clínica comum entre as mulheres com pouco desejo sexual. Há falta de "desejo responsivo" (estímulos sexuais ou eróticos que despertem o interesse pelo sexo ou a excitação).
5. **Redução ou ausência no interesse/excitação em resposta a quaisquer indicações sexuais ou eróticas, internas ou externas (escritas, verbais, visuais):** avaliar a adequação dos estímulos sexuais ajuda a determinar se há alguma dificuldade com o "desejo sexual responsivo".
6. **Redução ou ausência de sensações genitais ou não genitais durante a atividade sexual:** ocorre em quase todos ou em todos os encontros sexuais (75% a 100%). Inclui a lubrificação/vasocongestão vaginal reduzida. A descrição da própria mulher é suficiente para o diagnóstico.

O distúrbio pode ser situacional, quando se limita a determinados tipos de estimulação, situações ou parceiros, ou generalizado, quando, contrariamente, não está limitado a essas condições.

O contexto interpessoal deve ser levado em consideração. Uma discrepância de desejo, em que a mulher sente menos desejo para a atividade sexual que seu parceiro, não é suficiente para o diagnóstico.

Alterações de curto prazo no interesse ou na excitação sexual são comuns e podem ser respostas a eventos na vida de uma mulher e não representam uma disfunção sexual. Para o diagnóstico é necessária a persistência dos sintomas por pelo menos 6 meses. Nos casos em que a falta de desejo sexual ao longo da vida for mais bem explicada pela própria mulher, como "assexual", não se aplicará o diagnóstico. As dificuldades de relacionamento e os transtornos do humor são características frequentemente associadas ao transtorno.

Sua prevalência é desconhecida e pode variar substancialmente em relação a idade, ambiente cultural, duração dos sintomas e presença de sofrimento. Existem variações culturais, como, por exemplo, as taxas mais baixas de desejo sexual são encontradas no leste asiático em comparação com as mulheres euro-americanas.

São considerados fatores de risco: experiências e atitudes negativas acerca da sexualidade, história anterior de transtorno mental, dificuldades de relacionamento, funcionamento do parceiro sexual, história do desenvolvimento (como relacionamentos precoces com cuidadores e estressores da infância), condições médicas (diabetes, disfunção da tireoide) e fatores genéticos.

Deve-se estabelecer o diagnóstico diferencial com transtorno depressivo maior (em que há redução no interesse ou no prazer em todas ou em quase todas as atividades na maior parte do dia, quase todos os dias), uso de substâncias ou medicamentos, diabetes, disfunção tireoidiana, doença endotelial, doença do sistema nervoso central (SNC), fatores interpessoais, outra disfunção sexual e estímulos sexuais inadequados ou ausentes.

Podem existir comorbidades, sendo muito comum a presença de outra disfunção sexual ao mesmo tempo. Perturbação sexual e insatisfação com a vida sexual também estão fortemente associadas. O baixo desejo sexual está relacionado com condições como depressão, consumo de álcool, ansiedade, violência sexual e física na infância, problemas da tireoide e incontinência urinária. Artrite, doença inflamatória intestinal e síndrome do cólon irritável também estão associadas a problemas de excitação sexual.

O tratamento é feito com antidepressivos, caso haja depressão associada. Convém dar preferência aos que preservam a função sexual (bupropiona, mirtazapina, desvenlafaxina, trazodona, agomelatina). Caso se opte pelo uso de um ISRS, outro fármaco pode ser indicado como "antídoto" contra os efeitos colaterais relacionados com a sexualidade, como bupropiona e buspirona.

Para mulheres menopausadas, ooforectomizadas bilateralmente, em rádio ou quimioterapia e sob tratamento estrogênico, desde que não haja contraindicação (câncer de mama ou útero, síndrome dos ovários policísticos, níveis baixos de estrogênios, dislipidemia, insuficiência hepática, acne ou hirsutismo), o tratamento pode ser feito com terapia androgênica criteriosa.

Psicoterapia está indicada nos casos de disfunção psicogênica ou mista.

Transtorno da dor genitopélvica/penetração

Refere-se a quatro dimensões de sintomas comórbidos comuns, nas quais há dificuldades persistentes ou recorrentes. É possível estabelecer um diagnóstico com base em apenas uma dessas dimensões. Seguem as quatro dimensões do transtorno:

1. **Dificuldade para ter relações sexuais:** habitualmente, por dificuldades na penetração vaginal durante a relação sexual. Pode variar desde incapacidade total para experimentar penetração vaginal em qualquer situação (relação sexual, exames ginecológicos, inserção de absorvente interno) até a capacidade de experimentar facilmente a penetração em uma situação e incapacidade em outra.
2. **Dor vulvovaginal ou pélvica intensa:** também chamada dispareunia não orgânica (na CID-10), normalmente acontece nas tentativas de penetração vaginal ou durante a relação sexual vaginal. A dor pode ser superficial (vulvovaginal ou durante a penetração) ou profunda (pélvica: não é sentida até a penetração profunda). Algumas dores ocorrem somente se provocadas (relação sexual ou estimulação mecânica), ao passo que outras podem ser espontâneas. Poderá persistir por algum tempo após a relação sexual, podendo também ocorrer ao urinar.
3. **Medo ou ansiedade intensa de dor vulvovaginal ou pélvica:** em antecipação, durante ou como resultado de penetração vaginal. Pode levar a mulher a evitar situações sexuais/íntimas, assemelhando-se a uma reação fóbica observada nos transtornos fóbico-ansiosos.

4. **Tensão ou contração acentuada dos músculos do assoalho pélvico:** pode variar desde um espasmo até uma contração muscular voluntária. Ocorre durante as tentativas de penetração vaginal. Segundo a CID-10, seria equivalente ao vaginismo não orgânico. Causa oclusão da abertura vaginal, tornando a penetração impossível ou dolorosa.

Esse transtorno está associado a outras disfunções sexuais, particularmente desejo e interesse sexual reduzidos. Algumas vezes, o desejo e o interesse estão preservados em situações sexuais que não são dolorosas e não exigem penetração, mas mesmo nessas situações, frequentemente, está presente um comportamento evitativo.

Aproximadamente 15% das mulheres norte-americanas relatam dor recorrente durante a relação sexual. Alguns sinais precoces podem ser preditores do transtorno como a dificuldade em colocar absorventes internos. Pode haver também intensificação dos sintomas relacionados com a dor genitopélvica no período pós-parto.

Apesar das controvérsias, a violência sexual e/ou física foi frequentemente mencionada como preditor dos transtornos dolorosos sexuais, dispareunia e vaginismo, definidos anteriormente no DSM-IV.

Deve-se fazer o diagnóstico diferencial com outra condição médica (líquen escleroso, endometriose, doença inflamatória pélvica, atrofia vulvovaginal), com outros transtornos mentais (transtornos somatoformes ou de sintomas somáticos, fobia específica) ou com estímulos sexuais inadequados (nas preliminares ou excitação inadequada).

Comorbidades também podem ocorrer, principalmente afecções relacionadas com o assoalho pélvico ou com os órgãos reprodutores, como cistite, constipação intestinal, infecção vaginal, endometriose e síndrome do cólon irritável.

No caso de queixas de dispareunia e dificuldade de lubrificação, são indicados antidepressivos em doses baixas e que não interfiram negativamente na função sexual. Gel hidrossolúvel (em caso de lubrificação diminuída), creme à base de estrogênios (em caso de atrofia e falta de lubrificação vaginal) e fisioterapia específica para o assoalho pélvico são outras intervenções que podem ajudar no tratamento. No vaginismo, está indicado o tratamento com fisioterapia específica para o assoalho pélvico, ansiolíticos (conforme o caso e em doses baixas) e gel hidrossolúvel. Psicoterapia também pode ajudar no tratamento dos casos de dispareunia, dificuldade de lubrificação, anorgasmia e vaginismo, desde que esteja presente disfunção psicogênica ou mista.

Transtorno do desejo sexual masculino hipoativo

Caracterizado pela deficiência ou ausência no desejo para a atividade sexual e nos pensamentos ou fantasias sexuais/eróticas, pode ser situacional ou generalizado, mas deve ser persistente ou recorrente e ter a duração mínima de 6 meses. Esse critério temporal se explica como uma proteção contra possíveis erros no diagnóstico, como nos casos em que há alteração no desejo sexual por resposta adaptativa em decorrência de condições adversas da vida. Cabe ressaltar também que é imprescindível para o diagnóstico o prejuízo tanto no desejo como nos pensamentos ou fantasias sexuais.

Esse transtorno está por vezes associado a preocupações eréteis e/ou ejaculatórias, isto é, por dificuldades anteriores, os homens podem perder o interesse pela atividade sexual. Podem relatar com frequência que não iniciam mais uma atividade sexual e que são minimamente receptivos às tentativas de iniciá-la. Em contrapartida, podem também ocorrer atividades sexuais (e até masturbação) mesmo com desejo sexual baixo.

Sabe-se que há um declínio natural do desejo sexual com a idade. Por este e outros motivos, a prevalência do transtorno é variável. Aproximadamente 6% dos homens mais jovens (entre 18 e 24 anos) e 41% dos mais velhos (entre 66 e 74 anos) têm problemas com o desejo sexual. Entretanto, a falta de interesse sexual persistente, com duração acima de 6 meses, afeta, por exemplo, apenas 1,8% dos homens na faixa etária entre 16 e 44 anos.

Distúrbios endócrinos (hiperprolactinemia, hipogonadismo), transtornos mentais (transtornos de humor, transtornos ansiosos), consumo de álcool, problemas psicológicos (dificuldades na autoestima) e idade avançada são alguns dos fatores de risco para o baixo desejo sexual. Diagnóstico diferencial deve ser feito com o transtorno depressivo maior, com o uso de algumas substâncias ou medicamentos, com doenças médicas não psiquiátricas (hipogonadismo, diabetes, disfunção da tireoide, doenças do SNC), fatores interpessoais e outras disfunções sexuais. Depressão e outros transtornos mentais, além de doenças endócrinas, são frequentemente comórbidos com o transtorno do desejo masculino.

O tratamento do desejo sexual hipoativo pode ser feito com reposição hormonal, no caso a testosterona, quando os níveis desse hormônio estão baixos. Para tratar da falta de excitação ou desejo sexual hipoativo, pode-se utilizar a bupropiona, um inibidor da recaptação de dopamina, mas apenas quando há prejuízo da libido e não existe deficiência hormonal.

Em caso de depressão associada ao quadro, deve-se administrar antidepressivo que não prejudique ainda mais a função sexual (bupropiona, mirtazapina, trazodona, desvenlafaxina, agomelatina). Caso seja utilizado um ISRS, prescreve-se um "antídoto" para os efeitos adversos dessa classe de antidepressivos (bupropiona, buspirona, amantadina, mirtazapina, trazodona ou inibidores da PDE-5). O tratamento psicoterapêutico também é fundamental e dispõe de técnicas cognitivas e comportamentais, possibilitando o resgate da função e da satisfação sexual.

Ejaculação prematura (precoce)

Manifesta-se pela ejaculação que ocorre antes ou logo após a penetração vaginal e antes do momento desejado pelo indivíduo. Os autorrelatos das estimativas de latência ejaculatória (tempo decorrido antes da ejaculação e normalmente aferido quando se inicia a penetração vaginal) são suficientes para fins diagnósticos, ou seja, deve-se avaliar a estimativa individual da latência ejaculatória. Um ponto de corte adequado para o diagnóstico de ejaculação precoce é um tempo de latência de 60 segundos.

O padrão é persistente ou recorrente, devendo estar presente por pelo menos 6 meses e ser experimentado em quase todas ou em todas as ocasiões de atividade sexual (75% a 100%). Pode ocorrer em contextos situacionais ou generalizados, e a gravidade pode ser leve (latência entre 30 segundos e 1 minuto), moderada (latência entre 15 e 30 segundos) e grave (antes ou no início da atividade sexual, com latência de 15 segundos).

Existem dois subtipos: ao longo da vida e adquirido. O que ocorre ao longo da vida está presente desde que o indivíduo se tornou sexualmente ativo, enquanto o adquirido se iniciou depois de um período de função sexual relativamente normal. Muitos homens se queixam da sensação de falta de controle sobre a ejaculação e demonstram apreensão pela incapacidade de retardar a ejaculação.

A prevalência pode aumentar com a idade. Na nova definição do DSM-5, com ejaculação que ocorre dentro de aproximadamente 1 minuto após a penetração vaginal, somente 1% a 3% dos homens seriam diagnosticados com esse transtorno.

A ejaculação precoce é mais comum em homens com transtornos de ansiedade, especialmente com fobia social. Há contribuição genética moderada no transtorno no subtipo ao longo da vida, que pode estar associada a polimorfismos do gene do transportador de dopamina e do transportador de serotonina. Doenças da tireoide, prostatite e abstinência de drogas estão associadas ao subtipo adquirido. Pode estar associado a autoestima baixa, sensação de falta de controle e consequências adversas para o relacionamento. Pode causar sofrimento pessoal e insatisfação sexual na parceira. É importante fazer o diagnóstico diferencial principalmente com disfunção sexual induzida por substância ou medicamento. O transtorno pode estar associado a problemas eréteis. Transtornos ansiosos podem ser comórbidos com o subtipo ao longo da vida, e o subtipo adquirido pode estar relacionado com as doenças tireoidianas, com a prostatite e com a abstinência de drogas.

O tratamento da ejaculação precoce consiste em retardar a ejaculação através do efeito adverso de alguns antidepressivos. Os ISRS são os de primeira escolha (paroxetina, fluoxetina, sertralina). Os tricíclicos também podem ser utilizados, mas apresentam mais efeitos adversos (amitriptilina, clomipramina). Podem ser utilizados também os inibidores da PDE-5 associados aos ISRS, pois mantêm a rigidez peniana, reduzindo a urgência ejaculatória. Ansiolíticos podem ser utilizados nos casos em que há ansiedade de desempenho ou algum transtorno ansioso (alprazolam, bromazepam). Aplicações tópicas de creme à base de lidocaína também podem ser feitas, desde que o homem utilize preservativo para evitar prejuízo à sensibilidade da mucosa vaginal da parceira.

Disfunção sexual induzida por substância/medicamento

Caracteriza-se pelo desenvolvimento de uma perturbação clinicamente significativa na função sexual durante ou logo após intoxicação ou abstinência de alguma substância ou após a exposição a um medicamento. A disfunção pode ser classificada como leve (25% a 50% das ocasiões de atividade sexual), moderada (50% a 75% das ocasiões de atividade sexual) ou grave (75% ou mais das ocasiões de atividade sexual).

As intoxicações e as abstinências podem estar associadas às seguintes substâncias: álcool, opioides, sedativos, hipnóticos ou ansiolíticos e estimulantes (incluindo cocaína). Quanto aos medicamentos, antidepressivos, antipsicóticos e contraceptivos hormonais são alguns dos que podem induzir disfunções sexuais.

A prevalência e a incidência não estão muito claras, provavelmente em virtude da falta de informações sobre os efeitos colaterais sexuais dos tratamentos. Em geral, os dados existentes estão relacionados com o uso de antidepressivos. Aproximadamente 25% a 80% dos indivíduos que tomam inibidores da monoaminoxidase (IMAO), antidepressivos tricíclicos, antidepressivos serotoninérgicos e antidepressivos serotoninérgico-noradrenérgicos (duais) relatam efeitos colaterais sexuais.

As disfunções sexuais induzidas por antidepressivos podem ocorrer logo no início do tratamento (em até 8 dias). Dificuldades para atingir o orgasmo ou a ejaculação são os efeitos colaterais mais relatados. Problemas com o desejo sexual e a ereção são menos frequentes. No caso dos ISRS, a disfunção pode persistir mesmo após a descontinuação da medicação. Alguns antidepressivos parecem não estar associados a efeitos colaterais sexuais, como a mirtazapina e a bupropiona. Esta última, por vezes, tem sido utilizada para combater efeitos colaterais sexuais decorrentes de outros antidepressivos.

Problemas sexuais associados aos antipsicóticos ocorrem tanto com agentes típicos como atípicos, sendo menos comuns naqueles que não elevam a prolactina. O lítio e os anticonvulsivantes, com exceção da lamotrigina, apresentam efeitos adversos sobre o desejo sexual. Problemas com orgasmo podem ocorrer com a gabapentina, e são possíveis problemas eréteis e orgásmicos com os benzodiazepínicos.

Muitos medicamentos não psiquiátricos, como os agentes cardiovasculares, citotóxicos, gastrointestinais e hormonais, estão associados a distúrbios na função sexual. O consumo crônico de álcool e nicotina está associado a problemas eréteis, e o uso de drogas ilícitas, à redução no desejo sexual, disfunção erétil e dificuldades para atingir o orgasmo.

TRANSTORNOS PARAFÍLICOS

O termo parafilia designa qualquer interesse sexual intenso e persistente que não aquele voltado para a estimulação genital ou para carícias preliminares com parceiros humanos que consentem e apresentam fenótipo normal e maturidade física. Algumas parafilias são mais bem descritas como interesses sexuais preferenciais do que como interesses sexuais intensos (Quadros 11.2 e 11.3). Não é raro um indivíduo manifestar dois ou mais transtornos parafílicos concomitantes ou em momentos distintos ao longo de sua vida.

Na atual edição do DSM, a nomenclatura das parafilias foi alterada para transtornos parafílicos, sendo o termo transtorno colocado antes de cada parafilia. Por exemplo, o voyeurismo do DSM-IV-TR é agora chamado de transtorno voyeurístico no DSM-5. A adição do termo transtorno objetiva diferenciar um interesse sexual atípico de um transtorno mental. O interesse sexual divergente do considerado normal, intenso e persistente, não deve ser automaticamente classificado como transtorno parafílico, visto que para se afirmar como tal é preciso que essa parafilia seja um interesse sexual preferencial (e não apenas intenso).

Para que haja um transtorno parafílico também é necessária, além da presença de sua respectiva parafilia, a presença de sofrimento clinicamente significativo ou prejuízo no funcionamento social, profissional ou em outras áreas importantes da vida do indivíduo. O sofrimento pode ser observado através da ansiedade, das obsessões, da culpa ou da vergonha acerca desses impulsos sexuais. Se não houver sofrimento, nem mesmo prejuízo em áreas importantes de sua vida, pode-se afirmar que esse indivíduo tem apenas um interesse parafílico.

O uso de medicação associado à psicoterapia apresenta os resultados mais favoráveis no tratamento desses transtornos. A psicoterapia é fundamental e visa identificar os elementos envolvidos no comportamento parafílico e desenvolver alternativas de relacionamento. Os medicamentos inibem a libido, controlando a atividade parafílica indesejada pelo indivíduo.

Quadro 11.2 Definições das principais parafilias

Voyeurismo: excitação sexual recorrente e intensa ao observar uma pessoa que ignora estar sendo observada e que está nua, se despindo ou em meio à atividade sexual
Exibicionismo: excitação sexual recorrente e intensa decorrente da exposição dos próprios genitais a uma pessoa que não espera o fato
Frotteurismo: excitação sexual recorrente e intensa resultante de tocar ou esfregar-se em pessoa que não consentiu
Masoquismo sexual: excitação sexual recorrente e intensa resultante do ato de ser humilhado, espancado, amarrado ou vítima de qualquer outro tipo de sofrimento
Sadismo sexual: excitação sexual recorrente e intensa resultante de sofrimento físico ou psicológico de outra pessoa que não havia consentido
Pedofilia: fantasias sexuais excitantes, impulsos sexuais ou comportamentos intensos e recorrentes envolvendo atividade sexual com criança ou crianças pré-púberes (em geral, 13 anos ou menos)
Fetichismo: excitação sexual recorrente e intensa resultante do uso de objetos inanimados ou de um foco altamente específico em uma ou mais de uma parte não genital do corpo

Quadro 11.3 Outras parafilias importantes

Zoofilia	Animais
Necrofilia (vampirismo)	Cadáver
Coprofilia	Fezes
Urofilia	Urina
Parcialismo	Partes do corpo
Escatologia telefônica	Telefonemas obscenos
Clismafilia	Enemas

Os antidepressivos (principalmente os ISRS) e os neurolépticos, em doses crescentes até o controle da sintomatologia, são os medicamentos autorizados no Brasil para o tratamento. Especificamente nos casos de pedofilia, em outros países é permitida a administração de substâncias antiandrogênicas, como o acetato de ciproterona e o acetato de medroxiprogesterona. Altas doses de antidepressivos tricíclicos e ISRS (sobretudo fluoxetina) constituem o recurso mais utilizado para o tratamento do transtorno pedofílico.

São sinais de pior prognóstico: manifestação parafílica precoce, ausência de sentimento de culpa, frequência elevada de práticas, falta de atração não parafílica, personalidade muito imatura ou muito doente, incapacidade de discernir entre o que é e o que não é adequado, uso concomitante de drogas e presença de múltiplas parafilias.

DISFORIA DE GÊNERO

Os fenótipos masculino e feminino são constituídos a partir da diferenciação gonádica com atuação dos hormônios sobre a morfologia da genitália interna e externa. Constituída a base anatômica e biológica do gênero, inicia-se o processo de definição sexual do ponto de vista psíquico, ou seja, a identidade de gênero, que se consolida entre os 3 e os 4 anos de idade e geralmente coincide com o gênero designado ao nascimento.

O termo gênero é utilizado para denotar o papel público desempenhado como menino ou menina, homem ou mulher; porém, diferentemente de determinadas teorias construcionistas sociais, os fatores biológicos, em interação com os fatores sociais e psicológicos, contribuem para o desenvolvimento do gênero (Quadro 11.4).

> **Quadro 11.4** Conceitos básicos em disforia de gênero
>
> **Sexo:** indicadores biológicos de masculino e feminino, como os cromossomos sexuais, as gônadas, os hormônios sexuais e as genitálias interna e externa não ambígua
> **Gênero:** papel público desempenhado (e em geral juridicamente reconhecido) como menino ou menina, homem ou mulher
> **Designação de gênero:** designação inicial como homem ou mulher e que ocorre ao nascimento, criando o "gênero de nascimento"
> **Atipias com o gênero:** características somáticas ou comportamentais não típicas de indivíduos com a mesma designação de gênero em determinada sociedade, em determinado momento histórico
> **Não conforme com o gênero:** termo descritivo alternativo para se referir a um comportamento
> **Redesignação de gênero:** alteração oficial (e geralmente legal) de gênero
> **Identidade de gênero:** categoria de identidade social que se refere à identificação de um indivíduo como homem, mulher ou, ocasionalmente, alguma categoria diferente de masculino ou feminino
> **Disforia de gênero:** descontentamento afetivo/cognitivo de uma indivíduo com o gênero designado, embora seja definida mais especificamente quando utilizada como categoria diagnóstica
> **Transgênero:** amplo espectro de indivíduos que, de maneira transitória ou persistente, se identificam com um gênero diferente do de nascimento
> **Transexual:** indivíduo que busca ou que passa por uma transição social de masculino para feminino, ou vice-versa, o que em muitos casos (mas não em todos) envolve também uma transição somática por tratamento hormonal e cirurgia genital **(cirurgia de redesignação sexual)**

Atualmente, a disforia de gênero tende a não ser mais considerada um transtorno da sexualidade, sendo caracterizada pela incongruência entre o gênero experimentado ou expresso e o gênero designado de uma pessoa associada a um sofrimento clinicamente significativo ou a um prejuízo no funcionamento habitual do indivíduo. Embora essa incongruência não cause desconforto em todos os indivíduos, muitos acabam sofrendo se não estão disponíveis as intervenções físicas desejadas por meio de hormônios e/ou de cirurgia.

Aspecto importante é saber diferenciar o conceito dos transtornos do desenvolvimento sexual, pois estes não estão inseridos dentro dos chamados transtornos da sexualidade. Diferentemente, esses transtornos representam condições de desvios somáticos inatos do trato reprodutivo e/ou discrepâncias entre os indicadores biológicos de masculino e feminino. Todavia, os transtornos de desenvolvimento sexual podem estar associados à disforia de gênero, sendo importante causa de infertilidade nesses indivíduos.

Para indivíduos do sexo masculino ao nascimento a frequência varia de 0,005% a 0,014%; enquanto varia de 0,002% a 0,003% para indivíduos do sexo feminino ao nascimento. Provavelmente, no entanto, essas taxas estão subestimadas.

Características clínicas

Disforia de gênero em crianças

Na disforia de gênero em crianças, os critérios são definidos de maneira mais comportamental e concreta.

Em meninos há uma forte preferência por *cross-dressing* (travestismo) ou simulação de trajes femininos, enquanto nas meninas são fortes a preferência por vestir somente roupas masculinas típicas e a resistência a usar roupas femininas típicas.

Nas brincadeiras, há a preferência por papéis transgêneros; interesse em brincar com pares do outro gênero e interesses por brinquedos, jogos ou atividades tipicamente usados ou preferidos pelo outro gênero. Nos meninos, há forte evitação de brincadeiras agressivas e competitivas, e nas meninas, intensa rejeição por brincadeiras (brincar com bonecas) e atividades tipicamente femininas (desempenhar papéis femininos).

Pode haver um desejo intenso por características sexuais primárias e/ou secundárias compatíveis com o gênero experimentado e um forte desgosto com a própria anatomia sexual. Os meninos podem começar a urinar sentados. Em contrapartida, as meninas podem urinar de pé e desejar ter um pênis. Meninos pré-puberais podem expressar o desejo ou afirmar que são meninas ou que serão meninas quando crescerem.

O início dos comportamentos transgêneros ocorre geralmente entre as idades de 2 e 4 anos. Uma minoria das crianças expressa desconforto com sua anatomia sexual ou declara o desejo de ter uma anatomia sexual correspondente à do gênero experimentado ("disforia anatômica"). Essas expressões se tornam mais comuns à medida que as crianças com disforia de gênero se aproximam e vislumbram a puberdade.

A proporção entre meninos e meninas com disforia de gênero varia de 2:1 a 4,5:1. As taxas de persistência da disforia de gênero da infância até a adolescência ou a fase adulta também variam. Em indivíduos do sexo masculino ao nascimento, a persistência varia entre 2,2% e 30%. Nos indivíduos do sexo feminino, a persistência varia de 12% a 50%. Parte significativa dos indivíduos sente atração sexual por indivíduos do seu sexo de nascimento, ou seja, os meninos são androfílicos (sentem atração física por homens) e frequentemente se identificam como homossexuais (variando de 63% a 100%) e as meninas são ginecofílicas (sentem atração física por mulheres) e se identificam como lésbicas (variando de 32% a 50%).

Disforia de gênero em adolescentes e adultos

A proporção entre indivíduos do sexo masculino e do sexo feminino com disforia de gênero se aproxima da paridade na adolescência, voltando a ser proporcionalmente maior naqueles de sexo masculino ao nascimento, como na infância, variando de 1:1 a 6,1:1.

Os adolescentes começam a se preocupar com as mudanças físicas iminentes e a se incomodar com o surgimento das características sexuais secundárias, às vezes com forte desejo de se livrar delas ou mesmo uma certa repulsa. Começam a desejar as características sexuais primárias e/ou secundárias do outro gênero e a se identificar fortemente com este (forte desejo de pertencer ao outro gênero, de ser tratado como tal e de ter forte convicção dos sentimentos e reações típicos do outro gênero).

Os meninos podem depilar as pernas. As meninas podem prender os seios ou usar blusas folgadas para escondê-los. Pode já haver interesse em tratamento hormonal ou cirúrgico.

Diferentemente dos adolescentes, os adultos podem conviver melhor com as características sexuais primárias e/ou secundárias de seu sexo de nascimento e desejar menos intensamente as do outro gênero. Entretanto, nem sempre isso acontece, e alguns adultos podem procurar tratamento hormonal com bloqueadores de esteroides gonadais (análogos do hormônio liberador de gonadotropina, espironolactona) e/ou cirurgia de redesignação de gênero.

Antes da cirurgia, adolescentes e adultos podem ter risco elevado de ideação suicida, tentativa de suicídio e suicídio. Após a redesignação de gênero, a adaptação pode variar e o risco de suicídio pode persistir.

Pode haver a adoção do comportamento, das vestimentas e dos maneirismos do gênero experimentado. A pessoa pode sentir-se desconfortável com o fato de ser considerada pelos outros como membro de seu gênero designado. Pode encontrar outras maneiras de vivenciar, como, por exemplo, viver parcialmente o papel desejado ou adotar um papel de gênero que não seja convencionalmente masculino nem feminino.

Entre adultos e adolescentes, a disforia de gênero pode ser de início precoce ou tardio. A disforia precoce se inicia na infância e continua na adolescência e na idade adulta, ou pode haver ainda um período intermitente em que cessa a disforia e esses indivíduos se identificam como homossexuais, ocorrendo, em seguida, recorrência da disforia. A tardia ocorre em torno da puberdade ou bem mais tarde na vida.

Diagnóstico diferencial

Cabe diferenciar a disforia de gênero do transtorno transvéstico. Este ocorre em homens (raramente em mulheres) adolescentes e adultos heterossexuais (ou bissexuais) para os quais o comportamento produz excitação sexual e causa sofrimento e/ou prejuízos sem colocar em questão seu sexo de nascimento. Outras condições também fazem parte do diagnóstico diferencial, como os transtornos do desenvolvimento sexual.

Tratamento

A psicoterapia é importante. Pode-se administrar também medicação hormonal com substâncias androgênicas ou antiandrogênicas, estrogênicas ou antiestrogênicas, a depender das características da disforia de gênero em questão. Outra opção de conduta seria a cirurgia de redesignação.

O paciente deve ser acompanhado desde a fase do diagnóstico, durante a terapia hormonal (se for o caso), na cirurgia de redesignação e no pós-operatório (se a cirurgia estiver incluída no tratamento). Esse tipo de acompanhamento requer uma equipe multidisciplinar (formada por psiquiatra, psicólogo, endocrinologista, ginecologista, urologista, cirurgião plástico, assistente social) para acompanhamento de todo o processo e o devido tratamento.

No Brasil, a cirurgia de redesignação é regulamentada por meio de resoluções do Conselho Federal de Medicina, que exige que o indivíduo seja maior de 21 anos de idade, que tenha sido acompanhado por no mínimo 2 anos com psicoterapia e que tenha um laudo psiquiátrico atestando a disforia.

Bibliografia consultada

Associação Psiquiátrica Americana (APA). Manual diagnóstico e estatístico de transtornos mentais: texto revisado (DSM-IV-TR). Porto Alegre: Artmed, 2002.

APA. Diagnostic and statistical manual of mental disorders. 5. ed. Arlington, VA, American Psychiatric Assotiation, 2013.

Dalgalarrondo P. Psicopatologia e semiologia dos transtornos mentais. 2. ed. Porto Alegre: Artmed, 2008.

Miguel EC, Gentil V, Gattaz WF. Clínica psiquiátrica: a visão do Departamento e do Instituto de Psiquiatria do HCFMUSP. São Paulo: Manole, 2011.

Organização Mundial da Saúde. Classificação de transtornos mentais e do comportamento da CID-10: descrições clínicas e diretrizes diagnósticas. Porto Alegre: Artes Médicas, 1993.

Sadock BJ, Sadock VA. Compêndio de psiquiatria: ciência do comportamento e psiquiatria clínica. 9. ed. Porto Alegre: Artmed, 2007.

Sthal SM. Psicofarmacologia: bases neurocientíficas e aplicações práticas. 3. ed. Rio de Janeiro: Guanabara Koogan, 2013.

12

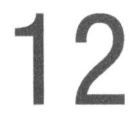

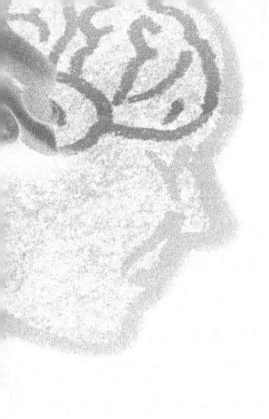

Transtornos Mentais na Gravidez e no Puerpério

Amaury Cantilino

INTRODUÇÃO

Boa parte das mulheres aponta o nascimento de seu filho como o momento existencial de maior relevância em suas vidas. Tende a ser motivo de júbilo e de sublimidade. No entanto, algumas puérperas vivenciarão esse período com aflição. O período perinatal tem sido frequentemente estudado na psiquiatria, uma vez que tende nitidamente a aumentar a incidência de transtornos mentais.

As abruptas alterações biológicas e psicossociais levam a marcantes necessidades de adaptação nem sempre arrostadas com triunfo. Quanto aos aspectos biológicos, parece relevante que os estrogênios tenham seus níveis paulatinamente aumentados ao longo da gravidez de modo que ao termo alcancem níveis centenas de vezes maiores que os pré-gravídicos. Nas primeiras 48 horas após o parto, esses níveis voltam aos patamares anteriores num íngreme declínio. Sabe-se que os sistemas serotoninérgicos e gabaérgicos são influenciados por essas alterações.

Quanto aos aspectos psicossociais, o ato de assumir o papel de mãe e os novos desafios de cuidados com o bebê, somados à árdua privação de sono, servem de fertilizante para o aparecimento de transtornos mentais naquelas mulheres já geneticamente predispostas.

Pelo menos três situações clínicas merecem ser estudadas mais pormenorizadamente nesse período: o *maternity blues* (ou disforia puerperal), a depressão perinatal e a psicose puerperal.

MATERNITY BLUES (DISFORIA PUERPERAL)

Durante os primeiros dias de pós-parto, cerca de 50% a 80% das mulheres se encontram num estado de "hiperestesia emocional" chamado de *maternity blues* ou disforia puerperal. Sentem-se facilmente tristes, irritadas, ansiosas e inseguras com as circunstâncias ambientais. Algumas relatam sentimento de estranheza de si ou da situação. Relatam que se sentem sobrecarregadas e impotentes para lidar com as demandas. Choro fácil, labilidade afetiva e hipersensibilidade à rejeição também são relatados. Esses sintomas atingem um pico com cerca de 5 dias de pós-parto e tendem a desaparecer ao longo da segunda semana.

As mulheres com disforia puerperal não necessitam de intervenção farmacológica. A abordagem é feita no sentido de orientar a mulher e seus familiares quanto à manutenção de suporte emocional adequado, compreensão e auxílio nos cuidados com o bebê.

A disforia puerperal normalmente não envolve déficit funcional. Dessa maneira, é importante permanecer atento àquelas mulheres que apresentam sintomas semelhantes com gravidade suficiente a ponto de prejudicar os cuidados com o bebê e a formação do vínculo materno. O *maternity blues* é um dos fatores de risco para a depressão pós-parto. Nesta última, além do prejuízo funcional, observa-se a intensificação dos sintomas para além da primeira semana do puerpério.

DEPRESSÃO PERINATAL

A depressão perinatal cursa com sintomas como sentimento de tristeza, desinteresse, dificuldade de concentração e sintomas neurovegetativos, dentre outros. Mais especificamente na gravidez e no pós-parto, a depressão tende a se apresentar com intensidade maior de ansiedade, angústia e sentimentos de culpa. Uma parcela significativa dessas mulheres também pode apresentar pensamentos obsessivos com conteúdos relacionados com o bebê.

Algumas escalas de autoavaliação podem auxiliar os profissionais na detecção daquelas mulheres com alta probabilidade de apresentarem o transtorno. A Escala de Depressão Pós-Natal de Edimburgo é a mais conhecida e pode ser aplicada tanto na gravidez como no puerpério. Trata-se de um instrumento que contém 10 itens referentes a sintomas depressivos. Difere de uma escala de depressão geral pelo fato de excluir sintomas que podem ser manifestações normais do período perinatal, como fadiga, alteração de peso, insônia etc.

A *Postpartum Depression Screening Scale* (escala de triagem para depressão pós-parto) diferencia-se da escala de Edimburgo por incluir sintomas com os conteúdos das vivências da mulher no contexto da maternidade, como: "me senti culpada por não sentir tanto amor pelo meu bebê quanto deveria", "fiquei ansiosa mesmo com as menores coisas que tinham a ver com o meu bebê", dentre outros.

Outro instrumento que pode ser particularmente útil para profissionais que trabalham com terapia cognitiva consiste no Questionário de Pensamentos Negativos Pós-Natais. Nele, pensamentos disfuncionais relacionados com a depressão pós-parto são abordados, como, por exemplo: "eu não posso ficar sozinha com o meu bebê", "eu não deveria ter pensado em ter o meu bebê", "eu sou uma mãe ruim".

No diagnóstico diferencial deve ser considerada a possibilidade de estar ocorrendo algum transtorno de ansiedade. As taxas do transtorno de ansiedade generalizada, transtorno obsessivo-compulsivo e transtorno do estresse pós-traumático parecem estar aumentadas nesse período. De particular importância são as consequências emocionais do chamado "trauma relacionado com o parto". Algumas mulheres que sofreram durante o trabalho de parto com dor excessiva, hemorragia profusa ou a morte do concepto, que tiveram bebês com anomalias congênitas graves, que precisaram ficar separadas do bebê por necessidade de UTI, que receberam cuidados médicos inadequados ou que sofreram experiência humilhante podem desenvolver sintomas ansiosos e dissociativos proeminentes.

Estima-se que a prevalência de depressão na gravidez seja em torno de 9% e no pós-parto, cerca de 13%. Os fatores de risco envolvem história pregressa (pessoal e familiar) de transtornos mentais, complicações médicas gerais, autoestima baixa, insatisfação com o parceiro, eventos de vida estressantes, disforia pré-menstrual e gravidez múltipla e não desejada.

Tratamento

É importante que a depressão perinatal seja tratada com seriedade. Na gravidez, provoca sofrimento pessoal e familiar significativo. No pós-parto, pode levar a comprometimento do vínculo mãe-bebê, que é essencial para o adequado desenvolvimento afetivo e cognitivo da criança.

Estudos que compararam gestantes deprimidas sem tratamento e as submetidas a tratamento mostram que tanto o neonato exposto intraútero à medicação antidepressiva como aqueles expostos à depressão materna não tratada tiveram menos tempo de gestação, menos peso e mais tempo de hospitalização do que os controles. Além disso, o parto prematuro parece ser mais frequente, comparado ao grupo-controle, tanto nas gestantes deprimidas sob tratamento como nas sem tratamento.

O tratamento para a depressão perinatal envolve psicoterapia (principalmente cognitivo-comportamental ou interpessoal), medidas de higiene do sono e farmacoterapia com antidepressivos. As intervenções não farmacológicas, como a psicoterapia, devem ser consideradas especialmente para depressões leves a moderadas. Para as mulheres com depressões moderadas a graves e em alguns casos com transtorno de ansiedade comórbido, os medicamentos são geralmente a terapêutica de escolha. Além disso, para as mulheres com história pregressa de depressão pós-parto ou mulheres que foram tratadas com antidepressivos durante a gravidez, os antidepressivos são o modo preferido de tratamento para a profilaxia de novos episódios ou recaídas no pós-parto. A situação é complicada pelo fato de que há dois pacientes a considerar: uma mãe que precisa de tratamento e um bebê que não carece de medicações, mas que necessita de uma mãe sadia e em condições de prestar cuidados indispensáveis após seu nascimento.

Sintomas e complicações neonatais parecem estar associados à exposição aos antidepressivos no final da gravidez. Esses sintomas em geral são leves e transitórios e podem acontecer em decorrência de efeitos diretos dos resíduos das medicações sobre o bebê ou de síndrome de retirada. Existem relatos de que o tratamento com antidepressivo tricíclico ao longo da gravidez pode ocasionar a síndrome de retirada no neonato com mioclonias e convulsões transitórias, taquipneia, taquicardia, irritabilidade e sudorese profusa. Podem acontecer constipação intestinal e retenção urinária em decorrência de efeitos anticolinérgicos. O uso de inibidores seletivos da recaptação de serotonina (ISRS) no terceiro trimestre está associado a hipotonia, dificuldade para se alimentar, hipoglicemia, hipotermia e agitação. Apgar mais baixo tem sido associado ao uso de fluoxetina no terceiro trimestre.

Os antidepressivos foram extensamente pesquisados durante a gravidez com estudos de caso-controle e estudos de coorte. Embora alguns estudos tenham sugerido aumento da taxa de malformações cardíacas com a paroxetina, pesquisas diversas demonstram que esse dado não é consistente. Como um grupo, considera-se que os antidepressivos são considerados relativamente seguros sob esse aspecto.

Há uma controvérsia gerada por estudos que sugeriram haver um risco relativo maior para o desenvolvimento de autismo nas crianças que foram expostas a antidepressivos na gravidez. Outros estudos extensos de coorte não encontraram essa associação. Esse tema merece uma investigação mais rigorosa. O grande desafio é saber se isso tem relação com o antidepressivo em si ou com algum fator genético ou até ambiental (por exemplo, uso de álcool ou até eventual distanciamento afetivo da mãe com depressão, que já foi uma hipótese psicanalítica). O ideal é que mulheres deprimidas que tiveram tratamento sejam comparadas com mulheres deprimidas que não se trataram por uma razão simples: o grupo de mulheres com depressão na gravidez tem muitas diferenças em relação a um grupo de mulheres sem depressão. Todos os estudos usaram grupo-controle "saudável". O grupo de mulheres com depressão difere do grupo de mulheres sem depressão em termos de média de idade, outros transtornos psíquicos na família, uso de álcool, tabaco e outras drogas, chance de depressão pós-parto (e suas consequências para a relação mãe-bebê) etc.

No pós-parto, se a mãe estiver amamentando, um importante aspecto a ser considerado é que todos os psicofármacos podem ser excretados no leite humano. A excreção tende a ocorrer por difusão passiva. A concentração de fármaco no leite pode ser utilizada para estimar a dose diária de droga ingerida pelo lactente, supondo uma média de ingestão de leite de 150mL/kg de peso corporal por dia. A dose infantil por quilograma de peso do corpo pode então ser expressa como uma porcentagem da dose materna por quilograma de peso corporal. Quando a dose relativa é inferior a 10%, a exposição pode ser considerada insignificante. Por outro lado, sugere-se que, quando este valor é maior do que 10%, a preocupação deve ser maior. Embora esta diretriz seja um tanto arbitrária, ela tem sido aceita por organizações como a American Academy of Pediatrics. De qualquer modo, a possibilidade de reações idiossincráticas, não relacionadas com a dose, nunca pode ser descartada.

O Quadro 12.1 mostra a estimativa de porcentagem da dose materna por quilograma de peso corporal do recém-nascido lactente para alguns antidepressivos.

Obviamente, a concentração da droga no plasma do lactente é uma medida mais direta da exposição do que a concentração no leite. Dentre os ISRS, a paroxetina, a fluvoxamina e a sertralina produzem níveis plasmáticos indetectáveis. Alguns outros antidepressivos têm apresentado níveis indetectáveis, como a duloxetina e a bupropiona.

O escitalopram, a reboxetina e a mirtazapina foram detectados em concentrações extremamente baixas no plasma do lactente. Os níveis do citalopram foram mensuráveis em algumas crianças, embora relativamente baixos na maior parte das vezes. A fluoxetina e a venlafaxina produzem as maiores concentrações plasmáticas nos lactentes.

Quadro 12.1 Porcentagem da dose materna por quilograma de peso corporal do lactente	
Antidepressivos	**Porcentagem**
Duloxetina, mirtazapina, paroxetina, sertralina, bupropiona, fluvoxamina	De 0,5 a 3%
Escitalopram	Até 6%
Desvenlafaxina	Até 8%
Venlafaxina, citalopram	Até 10%
Fluoxetina	Até 12%

Cabe lembrar que nenhum antidepressivo está contraindicado durante a amamentação. No entanto, são sugeridos aqueles que provoquem menos eventos adversos no recém-nascido. Nesse sentido, os relatos apontam que isso tende a acontecer com mais frequência após a exposição à fluoxetina e ao citalopram do que após a exposição a outras drogas. Os efeitos observados têm sido quase sempre sutis e inespecíficos e podem até mesmo ter surgido por acaso. Por exemplo, choro frequente, irritabilidade, diminuição do apetite e fezes aquosas foram descritos em alguns casos em que foi usada a fluoxetina. Quanto ao citalopram, hipotonia, cólicas, diminuição da alimentação e dificuldade com o sono foram relatadas em casos individuais. A erva-de-são-joão pode causar cólicas, sonolência e letargia no bebê lactente, embora a produção de leite e o peso da criança não pareçam ser afetados adversamente.

Para a escolha do antidepressivo devem ser considerados três dados importantes: (1) a depressão perinatal é geralmente caracterizada por forte componente ansioso; (2) a taxa de comorbidade com transtornos de ansiedade é bastante alta; (3) o tratamento de manutenção envolve meses de uso do fármaco. Assim, considerando as afirmativas 1 e 2, os ISRS ganham destaque como possíveis antidepressivos de primeira linha para esse perfil de pacientes, enquanto a afirmativa 3 nos faz lembrar da importância da tolerabilidade do antidepressivo para evitar a interrupção precoce em razão de efeitos colaterais.

PSICOSE PUERPERAL

A psicose puerperal ocorre em cerca de 0,01% das mulheres logo após a gravidez. Trata-se de um transtorno geralmente grave que envolve risco de suicídio e de neonaticídio.

Os sintomas aparecem frequentemente nos primeiros dias de pós-parto. Elação do humor, maior atividade motora, desinibição social, pensamento acelerado, confusão mental e desorientação são os primeiros sintomas. Falta de necessidade de sono, irritabilidade, ansiedade e sintomas dissociativos também podem aparecer. A partir daí, os delírios e as alucinações passam a chamar mais a atenção. Em 52% dos casos os delírios têm relação direta com o bebê. Ideias de que alguém vai roubar o bebê, de que alguém vai matá-lo ou maltratá-lo, de que o bebê é um demônio ou um deus e de que o bebê é de outra pessoa são os conteúdos mais frequentes.

Os fatores de risco mais relevantes estão relacionados com complicações obstétricas e de saúde física da mãe. Nesse sentido, é importante que o médico se mantenha atento à possibilidade de que alguma condição médica geral esteja causando os sintomas. Sepse, eclâmpsia intra e pós-parto, encefalites autoimunes e tireotoxicose, dentre outras, devem ser consideradas no diagnóstico diferencial.

Diante de uma paciente com psicose puerperal, o médico precisa considerar que se trata de uma emergência médica. Deve-se pesquisar cuidadosamente se há suporte familiar para os cuidados, se a paciente está se negando a se alimentar e se terá adesão ao tratamento medicamentoso. Se houver risco de morte, seja para a mãe, seja para o bebê, deve-se considerar a possibilidade de internamento hospitalar.

O tratamento farmacológico consiste na administração de antipsicóticos ou estabilizadores do humor. A lactação não precisa ser necessariamente interrompida e pode ser realizada com supervisão nos primeiros dias. Com base em dados de segurança até agora disponíveis e em suas propriedades farmacocinéticas, a olanzapina e a quetiapina tendem a ser as medicações mais aceitáveis se a mulher estiver amamentando. Também é possível o uso de clorpromazina, haloperidol, risperidona e zuclopentixol, desde que o bebê seja monitorado quanto a possíveis efeitos colaterais, como sonolência excessiva, cólicas e constipação intestinal.

Nas mulheres com sintomas afetivos muito proeminentes, o médico pode sentir-se inclinado a prescrever algum anticonvulsivante ou o lítio. O valproato e a carbamazepina são considerados relativamente seguros na lactação, havendo poucos relatos de eventos adversos no lactente. Já o lítio envolve risco razoável de aparecimento de letargia, hipotonia e alterações no eletrocardiograma e nos hormônios tireoidianos. Além disso, há de ser considerada a possibilidade de intoxicação do recém-nascido em caso de eventual desidratação ou infecção por outros fatores. Assim, embora o lítio não seja contraindicado na lactação, seu uso é desencorajado, exceto se o lactente puder ser monitorado quanto à litemia e à função tireoidiana.

A eletroconvulsoterapia pode ser considerada em casos de catatonia, refratariedade ao tratamento medicamentoso convencional ou nos casos em que há necessidade de resposta mais rápida.

Na maior parte dos casos, os sintomas são abrandados e desaparecem após algumas semanas de tratamento. Espera-se que cerca de 30% das pacientes não tenham novas recorrências e evoluam com bom prognóstico. No entanto, a maior parte vai evoluir para um quadro mais típico de transtorno bipolar. As mulheres que tiveram psicose puerperal apresentam risco alto de recorrência do quadro em puerpério posterior.

Outro dado importante a ser considerado é que a maioria das mulheres que apresentaram psicoses afetivas no pós-parto não tem problemas significativos com a maternidade a longo prazo.

Algumas considerações sobre o uso de outros psicofármacos na gravidez e no puerpério

Não é um evento incomum o médico ser questionado na sua clínica a respeito dos riscos reprodutivos de pacientes com transtornos psíquicos diversos. Perguntas acerca da hereditariedade da doença, dos riscos obstétricos relacionados com esta e com o tratamento durante a gravidez e dos potenciais efeitos tóxicos para a prole a curto e longo prazos da exposição a medicações durante a gravidez e a lactação impõem ao médico a desafiadora tarefa de promover ponderações e julgamentos difíceis.

O maior receio das mães e dos familiares parece ser o risco de malformações congênitas. É importante ressaltar que a taxa de malformações na população não exposta a teratógenos conhecidos é de cerca de 2,5% a 3%. Será considerada teratogênica uma medicação que resulte em taxa além da esperada.

Estabilizadores do humor

Uma pergunta inicial a ser respondida quando se estuda este assunto é: "O que acontece com as mulheres com transtorno bipolar que interrompem o uso do estabilizador do humor para engravidar?" Estima-se que 63% delas tenham recaída na gravidez e cerca de 90% apresentarão quadro agudo no pós-parto.

O lítio quase chegou a ser contraindicado na gravidez no final dos anos 1970. Os primeiros relatos de malformações cardíacas assustaram os pesquisadores, que acabaram por organizar centros de teratologia associada ao lítio no início dos anos 1970. Acontece que esses centros de registro eram muito mais propensos a ser acionados quando havia algum resultado obstétrico ou neonatal adverso do que o inverso. Assim, criou-se um viés de seleção nos registros que levou a uma estimativa inflada do risco de malformações. Supõe-se que tenha aumentado o risco de malformações cardíacas em 400 vezes. De acordo com estudos de coorte e de caso-controle, estima-se que o risco relativo de malformações cardíacas se situe em torno de 1,2 a 7,7.

Diante de casos de transtorno bipolar com episódios brandos ou moderados e em número pequeno no passado, recomenda-se avaliar a suspensão do lítio e a eventual retomada após a organogênese. A manutenção do lítio no primeiro trimestre poderia ser considerada em casos graves e com repercussões funcionais importantes, após discussão exaustiva dos potenciais riscos e benefícios do uso da medicação com a paciente e seus familiares. Há indícios de que a suplementação precoce de folato pode diminuir a chance de anomalias cardíacas relacionadas com o lítio.

O valproato é um estabilizador do humor que parece envolver um risco teratogênico ainda maior. Malformações do tubo neural, cranianas, de membros e cardíacas estão associadas a seu uso. Além disso, QI mais baixo foi observado em crianças expostas ao valproato na gravidez, quando comparadas a crianças expostas a outros anticonvulsivantes.

A carbamazepina parece estar associada a risco teratogênico apenas um pouco maior do que o esperado, assim como a lamotrigina. O topiramato apresenta taxa de teratogênese em torno de 5%.

Antipsicóticos

Não parece haver aumento de malformações com o haloperidol, a trifluoperazina, a olanzapina, a quetiapina e a risperidona. Ainda não há informações suficientes para avaliação de outros agentes atípicos, como o aripiprazol, a paliperidona e a ziprasidona.

Benzodiazepínicos

Os benzodiazepínicos estão entre as medicações mais prescritas no Brasil, sobretudo para quadros ansiosos crônicos e para insônia. O problema é que, como esses fármacos podem provocar dependência, nem sempre é simples interromper abruptamente seu uso quando a mulher se descobre grávida. Os próprios transtornos de ansiedade estão relacionados com piores resultados obstétricos, como descolamento de placenta e parto prematuro.

Nos anos 1990, estudos de caso-controle sugeriram que os benzodiazepínicos poderiam aumentar a taxa de malformações orofaciais. Coortes retrospectivas com número robusto de mulheres incluídas não confirmaram esses achados. Não há dados suficientes sobre os efeitos comportamentais a longo prazo nas crianças expostas.

Se a teratogênese não parece ser um problema relevante no que se refere aos benzodiazepínicos, o mesmo não se pode dizer das complicações neonatais. Esses fármacos podem provocar a síndrome do bebê mole naqueles conceptos expostos à época do nascimento, sobretudo a doses altas e à administração endovenosa materna. Hipotermia, letargia, esforço respiratório débil e dificuldade para se alimentar são alguns dos sintomas. Também é possível a ocorrência da síndrome de abstinência neonatal naqueles expostos cronicamente ao longo da gravidez. Inquietude, hipertonia, hiper-reflexia, tremores, diarreia e vômitos são sintomas que podem durar até 3 meses após o parto.

Quanto à lactação, a taxa de eventos adversos nos lactentes parece ser relativamente baixa. Sonolência excessiva e hipotonia tendem a ocorrer em menos de 5% dos bebês. Deve-se dar preferência aos de meia-vida curta.

Mais informações

O *site* do Food and Drug Administration (FDA) dos EUA oferece descrições a respeito dos riscos de teratogênese e de complicações obstétricas e neonatais relacionados com as diversas medicações. Descrições semelhantes atualizadas também são encontradas no *site* do Motherisk Program do Canadá.

O *site* LactMed (http://toxnet.nlm.nih.gov) é um banco de dados atualizado a respeito do uso de medicações durante a lactação. Inclui informações sobre os níveis da droga no leite humano e no plasma do recém-nascido, possíveis efeitos adversos em crianças amamentadas, potenciais efeitos do fármaco sobre a lactação e recomendações de outras medicações alternativas a serem analisadas quando a droga pesquisada parece imprópria.

Bibliografia consultada

Cantilino A, Carvalho JA, Maia A et al. Translation, validation and cultural aspects of postpartum depression screening scale in Brazilian Portuguese. Transcult Psychiatry 2007 Dec; 44(4):672-84.

Cantilino A, Rennó-Jr J, Ribeiro HL et al. Quais antidepressivos podemos prescrever na lactação? Revista Debates em Psiquiatria 2015; 5:18-22.

Cantilino A, Zambaldi CF. Uma revisão narrativa sobre os riscos dos antidepressivos e da depressão na gravidez. Revista Debates em Psiquiatria 2012; 2(3):40-5.

Cantilino A, Zambaldi CF, Sougey EB. Adaptação semântica e avaliação da confiabilidade do Postnatal Negative Thoughts Questionnaire em puérperas brasileiras. Neurobiol 2009; 73(3):109-14.

Cantilino A, Zambaldi CF, Sougey EB, Rennó Jr J. Transtornos psiquiátricos no pós-parto. Rev Psiq Clín 2010; 37(6):278-84.

Zambaldi CF, Cantilino A, Montenegro AC et al. Postpartum obsessive-compulsive disorder: prevalence and clinical characteristics. Compr Psychiatry 2009; 50:503-9.

13
Transtornos de Personalidade

Juliano Victor Luna

INTRODUÇÃO

O grupo de transtornos de personalidade corresponde a uma das áreas mais controversas da psiquiatria e possivelmente a que oferece maiores dificuldades tanto diagnósticas como terapêuticas. São comuns e crônicos, além de não serem considerados doenças no sentido estrito, mas anomalias do desenvolvimento psicológico. Afinal, qualquer pessoa é passível de ações disruptivas, pouco lógicas, inflexíveis, desconfiadas, agressivas, submissas, entre diversas outras que prejudicam a vida do agente e das pessoas de seu ambiente. No entanto, para os portadores de um transtorno de personalidade, situações adversas habitualmente episódicas são vividas constantemente e causam dano a grande parte de suas existências.

De acordo com o DSM-5, manual diagnóstico e estatístico da Associação Americana de Psiquiatria (APA), o diagnóstico de transtorno de personalidade deve ser feito quando se observa no indivíduo "um padrão de experiências internas ou de comportamentos que desviam significativamente do esperado pela cultura do indivíduo, são inflexíveis, têm início na adolescência ou nos primeiros anos da vida adulta, causam sofrimento e prejuízos, além de serem estáveis ao longo do tempo". Ainda de acordo com o DSM-5, cerca de 15% da população adulta dos EUA são portadores de pelo menos um transtorno de personalidade, e aproximadamente metade de todos os pacientes psiquiátricos tem um transtorno de personalidade. Em geral, esses indivíduos sofrem consideráveis problemas sociais, familiares e profissionais.

Lidar com pacientes portadores de transtornos da personalidade é um desafio em todos os aspectos. O primeiro deles consiste em estabelecer adequadamente o diagnóstico. Eis a pergunta que se impõe ao clínico: qual é a linha divisória entre o comportamento normal e o transtorno de personalidade? E, antes disso, o que é personalidade?

CONCEITO DE PERSONALIDADE

O que torna o indivíduo singular? Há mais semelhanças ou diferenças entre as pessoas? Por que às vezes se age de modo completamente imprevisível? Por que há pessoas que são quietas e reservadas, enquanto outras anseiam por contato e interação social? Estas e várias outras são questões que perpassam a história do pensamento humano e permanecem atuais. Há quem diga que a busca por um conceito de personalidade é tão antiga quanto a própria humanidade. Teria se iniciado com *Os Caráteres*, obra escrita por Tirtamo de Lesbos (372-288 a.C.), passando pela teoria humoral de Galeno (130-200 d.C), pelo trabalho de filósofos como Descartes (1596-1650) e Kant (1724-1804) e pelas ricas descrições de Shakespeare. Ao longo do tempo muito foi escrito sobre a concepção de personalidade, mas houve pouco progresso até o início do século XX, quando um neurologista austríaco, a partir de suas observações clínicas, combinou ideias filosóficas ao método científico. Seu nome: Sigmund Freud.

É atribuída a Freud a primeira teoria verdadeiramente moderna da personalidade. Ele formulou a "Grande Teoria", cujo intuito seria explicar a personalidade de todas as pessoas. Para tanto, utilizou-se de elementos clínicos obtidos através de seu trabalho em neurologia e em psicanálise, disciplina também criada por Freud a partir da experiência com pacientes portadoras de histeria. Seguindo a linha psicodinâmica, Wilhelm Reich estudou os diversos arranjos defensivos que as pessoas usam para lidar com seus impulsos internos e ansiedade nas relações interpessoais, o que o levou ao conceito de **couraça caracterológica**. O trabalho de Reich também teve grande influência no conceito atual de personalidade, exposto a seguir: "Personalidade é o conjunto de todos os traços ou características (sentimentos, pensamentos e comportamentos) que distinguem pessoas entre si e dão alguma consistência ao comportamento da pessoa, persistindo ao longo do tempo e mediante situações."

Depreende-se desse conceito que atrelada à prerrogativa de ser humano está a de possuir personalidade, que por sua vez contém **traços permanentes**. Esses traços seriam padrões persistentes de perceber, relacionar-se com e pensar sobre o ambiente e sobre si, os quais se adaptam à gama de situações sociais e pessoais vividas por qualquer pessoa.

DIAGNÓSTICO

Parece haver superposição entre o conceito de transtorno de personalidade e o de personalidade em si. Como dizer então que determinada personalidade é sã ou transtornada? Os principais norteadores dessa resposta não são os traços de personalidade, haja vista que estes existem universalmente. É a perda da flexibilidade desses traços que está associada ao transtorno. Para Bergeret, o verdadeiro sadio não é simplesmente alguém que se declare como tal, mas um sujeito que conserve em si um "jogo suficientemente flexível" entre suas necessidades ou dificuldades e suas faculdades defensivas ou adaptativas. Canguilhem define a doença como redução da capacidade de adaptação. Por exemplo, pedir a opinião de outras pessoas para tomar uma decisão é um traço visto como saudável pela maioria dos indivíduos. A pessoa pode ou não se basear na opinião recebida e sentir-se mais ou menos segura para decidir. Mas existem pessoas dependentes da opinião alheia para toda e qualquer decisão que venham a tomar, com prejuízos funcionais e sociais marcados justamente pela **perda de flexibilidade** deste traço. Cruzou-se a linha entre o normal e o patológico.

Diante de situações extremadas, não há maior dificuldade na distinção entre normal e patológico. Há de se pensar, contudo, que esses conceitos não se opõem de maneira abso-

Quadro 13.1 Critérios diagnósticos para os transtornos da personalidade no DSM-5 e na CID-10	
DSM-5	**CID-10**
A. Um padrão permanente de experiência interna e comportamento que se afasta significativamente das expectativas da cultura do indivíduo. Esse padrão se manifesta em duas ou mais áreas: 1. Cognição (formas de perceber e interpretar a si próprio, aos demais e aos acontecimentos) 2. Afetividade (gama, intensidade labilidade e adequação da resposta emocional) 3. Atividade interpessoal 4. Controle dos impulsos	(a) Atitudes e condutas marcadamente desarmônicas envolvendo várias áreas do funcionamento (afetividade, excitabilidade, controle dos impulsos, modos de percepção, de pensamento e estilo de relacionamento com os outros)
B. Esse padrão persistente é inflexível e se estende a uma ampla gama de situações pessoais e sociais	(b) O padrão anormal de comportamento é permanente, de longa duração e não limitado a episódios de doença mental
C. Provoca mal-estar clinicamente significativo ou deterioração social, trabalhista ou de outras áreas importantes da atividade do indivíduo	(c) O padrão anormal de comportamento é invasivo e claramente maladaptativo para uma ampla série de situações pessoais e sociais
D. É estável e de longa duração e seu início remonta pelo menos à adolescência ou ao começo da idade adulta	(d) As manifestações acima sempre aparecem durante a infância ou adolescência e continuam até a idade adulta
E. Não é atribuível a uma manifestação ou a uma consequência de outro transtorno mental	(e) O transtorno leva a angústia pessoal considerável, mas isso pode se tornar aparente apenas tardiamente em seu curso
F. Não se deve aos efeitos fisiológicos diretos de uma substância psicoativa nem a uma enfermidade médica (ou seja, traumatismo craniano)	(f) O transtorno é usualmente, mas não invariavelmente, associado a problemas significativos no desempenho ocupacional e social

luta. Parece razoável admitir que exista um *continuum* entre o funcionamento "saudável" e o transtorno de personalidade. Para ajudar a formular esse diagnóstico outros elementos, utilizados pelas atuais classificações, devem ser observados. O Quadro 13.1 mostra os critérios utilizados pelo DSM-5 (APA, 2013) e pela CID-10 (OMS, 1993) para o diagnóstico de um transtorno de personalidade:

CLASSIFICAÇÃO

Tanto o DSM-5 como a CID-10 subdividem os transtornos de personalidade. Neste capítulo usaremos como base o DSM-5, que descreve 10 tipos específicos de transtorno de personalidade, reunidos em três grandes grupos: **grupo A:** transtornos de personalidade paranoide, esquizoide e esquizotípica; **grupo B:** transtornos de personalidade antissocial, *borderline*, histriônica e narcisista; **grupo C:** transtornos da personalidade esquiva, dependente e obsessivo-compulsiva (anancástica). A CID-10 não inclui em sua classificação os subtipos esquizotípico e narcisista.

Grupo A (estranho ou excêntrico)
Transtorno de personalidade paranoide (o estilo vigilante)
- **Epidemiologia e características clínicas:** ocorre em 2,3% a 4,4% da população. Os portadores desse transtorno costumam apresentar suspeitas e desconfiança profundas em relação aos outros. Em geral, veem-se como diferentes, justos e inocentes, enquanto os outros são maliciosos e ameaçadores. Apresentam pouca expressão afetiva

e, muitas vezes, parecem não ter emoções. Os pensamentos habituais dos paranoides incluem: "não devo confiar em ninguém" ou "as pessoas agem por motivos ocultos".
- **Critérios diagnósticos no DSM-5 (Associação Americana de Psiquiatria – APA):**
  A. Um padrão de desconfiança e suspeitas invasivas em relação aos outros, de modo que seus motivos são interpretados como malévolos. Começa no início da idade adulta e se apresenta em uma variedade de contextos, como indicado por pelo menos quatro dos seguintes critérios:
    (1) suspeita, sem fundamento suficiente, de estar sendo explorado, maltratado ou enganado pelos outros;
    (2) preocupa-se com dúvidas infundadas acerca da lealdade ou confiabilidade de amigos ou colegas;
    (3) reluta em confiar nos outros por um medo infundado de que essas informações possam ser maldosamente usadas contra si;
    (4) interpreta significados ocultos, de caráter humilhante ou ameaçador, em observações ou acontecimentos benignos;
    (5) guarda rancores persistentes, ou seja, é implacável com insultos, injúrias ou deslizes;
    (6) percebe ataques a seu caráter ou reputação que não são visíveis pelos outros e reage rapidamente com raiva ou contra-ataque;
    (7) tem suspeitas recorrentes, sem justificativa, quanto à fidelidade do cônjuge ou parceiro sexual.
  B. Não ocorre exclusivamente durante o curso de esquizofrenia, transtorno do humor com aspectos psicóticos ou outro transtorno psicótico nem é decorrente dos efeitos fisiológicos diretos de uma condição médica geral.
    Nota: se os critérios são satisfeitos antes do início de esquizofrenia, acrescentar "pré--mórbido" – por exemplo, "transtorno da personalidade paranoide (pré-mórbido)".
- **Diagnóstico diferencial:** pessoas com transtorno de personalidade paranoide não apresentam alteração formal do pensamento ou alucinações, vistas comumente na esquizofrenia. Tampouco apresentam ideias delirantes fixas, habituais nos portadores de transtornos delirantes.
- **Tratamento:** a psicoterapia é o tratamento de escolha, geralmente individual e de longa duração. Pacientes com transtorno de personalidade paranoide dificilmente toleram a terapia comportamental ou as psicoterapias em grupo em virtude da grande desconfiança que apresentam. Do ponto de vista farmacoterapêutico, pode-se utilizar um benzodiazepínico em caso de ansiedade grave ou baixas doses de antipsicóticos em caso de ideias sobrevaloradas que ocasionem muito incômodo.

Transtorno da personalidade esquizoide (o estilo associal)
- **Epidemiologia e características clínicas:** não há dados conclusivos, mas séries de estudos mostram prevalência de até 5% da população geral. São essencialmente indivíduos associais, independentes dos outros e precisam apenas de si próprios. Costumam ver-se como solitários e autossuficientes, enquanto os outros são intrusos, diferentes. Os pensamentos comuns dos esquizoides incluem: "o que os outros pensam de mim não tem importância" ou "os outros não influenciam minhas decisões".

- **Critérios diagnósticos no DSM-5 (APA):**
  A. Um padrão invasivo de distanciamento das relações sociais e uma faixa restrita de expressão emocional em contextos interpessoais, que começa no início da idade adulta e está presente numa variedade de contextos, como indicado por pelo menos quatro dos seguintes critérios:
    (1) não deseja nem gosta de relacionamentos íntimos, incluindo fazer parte de uma família;
    (2) quase sempre opta por atividades solitárias;
    (3) manifesta pouco, se algum, interesse em ter experiências sexuais com outra pessoa;
    (4) tem prazer em poucas atividades, se alguma;
    (5) não tem amigos íntimos ou outros confidentes, que não parentes em primeiro grau;
    (6) mostra-se indiferente a elogios ou críticas de outros;
    (7) demonstra frieza emocional, distanciamento ou afetividade embotada.
  B. Não ocorre exclusivamente durante o curso de esquizofrenia, transtorno do humor com aspectos psicóticos, outro transtorno psicótico ou um transtorno invasivo do desenvolvimento nem é decorrente dos efeitos fisiológicos diretos de uma condição médica geral.

  Nota: se os critérios são satisfeitos antes do início de esquizofrenia, acrescentar "pré-mórbido" – por exemplo, "transtorno da personalidade esquizoide (pré-mórbido)".
- **Diagnóstico diferencial:** embora haja traços em comum entre os transtornos de personalidade esquizoide e paranoide, os paranoides costumam ter maior inserção social, além de projetarem mais seus sentimentos em outras pessoas. Por outro lado, pessoas com autismo ou síndrome de Asperger apresentam comportamento mais gravemente estereotipado, além de interação social significativamente mais comprometida do que os esquizoides.
- **Tratamento:** psicoterapia também é o tratamento de escolha. Ao contrário dos paranoides, os esquizoides podem beneficiar-se de psicoterapia em grupo e desenvolver melhor suas habilidades sociais ao longo do tratamento. Agentes serotoninérgicos podem diminuir o sentimento de rejeição em alguns pacientes e também pode ser considerado o uso de benzodiazepínicos para ansiedade.

Transtorno de personalidade esquizotípica (o estilo excêntrico)

- **Epidemiologia e características clínicas:** ocorre em cerca de 3% da população e é frequentemente diagnosticado em mulheres com síndrome do X frágil, embora não pareça haver diferença entre os gêneros. Os pacientes se comportam de maneira misteriosa e atribuem explicações esotéricas a fenômenos habituais. Costumam interessar-se por temas ocultos e, muitas vezes, são descritos como extravagantes. Veem-se como diferentes e especiais, ao passo que os outros são estranhos e hostis. Os pensamentos habituais dos esquizotípicos incluem: "sou um não ser" ou "sou incorpóreo".
- **Critérios diagnósticos no DSM-5 (APA):**
  A. Um padrão invasivo de déficits sociais e interpessoais, marcado por desconforto agudo e reduzida capacidade para estabelecer relacionamentos íntimos, além de distor-

ções cognitivas ou perceptivas e comportamento excêntrico, que começa no início da idade adulta e está presente em uma variedade de contextos, como indicado por pelo menos cinco dos seguintes critérios:
(1) ideias de referência (excluindo delírios de referência);
(2) crenças bizarras ou pensamentos mágicos que influenciam o comportamento e são inconsistentes com as normas da subcultura do indivíduo (por exemplo, superstições, crença em clarividência, telepatia ou "sexto sentido"; em crianças e adolescentes, fantasias e preocupações bizarras);
(3) experiências perceptivas incomuns, incluindo ilusões somáticas;
(4) pensamento e discurso bizarros (por exemplo, vago, circunstancial, metafórico, superelaborado ou estereotipado);
(5) desconfiança ou ideação paranoide;
(6) afeto inadequado ou constrito;
(7) aparência ou comportamento esquisito, peculiar ou excêntrico;
(8) não tem amigos íntimos ou confidentes, exceto parentes em primeiro grau;
(9) ansiedade social excessiva que não diminui com a familiaridade e tende a estar associada a temores paranoides, em vez de julgamentos negativos acerca de si próprio.
B. Não ocorre exclusivamente durante o curso de esquizofrenia, transtorno do humor com aspectos psicóticos, outro transtorno psicótico ou um transtorno invasivo do desenvolvimento.

Nota: se os critérios são satisfeitos antes do início de esquizofrenia, acrescentar "pré--mórbido" – por exemplo, "transtorno da personalidade esquizotípica (pré-mórbido)".
- **Diagnóstico diferencial:** considera-se atualmente o funcionamento esquizotípico como a personalidade pré-mórbida do esquizofrênico. O que diferencia os dois estados são os sintomas psicóticos francos. Contudo, a progressão do funcionamento esquizotípico para a esquizofrenia não ocorre em todos os casos.
- **Tratamento:** envolve as mesmas estratégias psicoterapêuticas utilizadas com os esquizoides, bem como o uso de baixas doses de antipsicóticos para ideias sobrevaloradas que causem angústia.

Grupo B (volúvel ou impulsivo)

Transtorno de personalidade antissocial (o tipo agressivo)
- **Epidemiologia e características clínicas:** tem prevalência estimada em 0,2% a 3% da população. Mais comum em homens; ocorre em cerca de 75% das populações prisionais. Os acometidos têm disposição emocional irritável e agressiva. Utilizam-se frequentemente de manipulação e transgressão, além de não reconhecerem regras e normas estabelecidas. São incapazes de apreciar os sentimentos de outras pessoas ou de experimentar culpa. Costumam ver-se como fortes e independentes, enquanto os outros são indivíduos a serem explorados. Pensamentos comuns incluem: "não é importante cumprir as promessas ou pagar as dívidas" ou ainda "fui tratado injustamente e tenho o direito de conseguir, a qualquer meio, o que me corresponde".

- **Critérios diagnósticos no DSM-5 (APA):**
  A. Um padrão invasivo de desrespeito e violação dos direitos dos outros, que ocorre desde os 15 anos de idade, como indicado por pelo menos três dos seguintes critérios:
    (1) fracasso em conformar-se às normas sociais com relação a comportamentos legais, indicado pela execução repetida de atos que constituem motivo de detenção;
    (2) propensão para enganar, indicada por mentir repetidamente, usar nomes falsos ou ludibriar os outros para obter vantagens pessoais ou prazer;
    (3) impulsividade ou fracasso em fazer planos para o futuro;
    (4) irritabilidade e agressividade, indicadas por repetidas lutas corporais ou agressões físicas;
    (5) desrespeito pela segurança própria ou alheia;
    (6) irresponsabilidade consistente, indicada por um repetido fracasso em manter um comportamento laboral consistente ou honrar obrigações financeiras;
    (7) ausência de remorso, indicada por indiferença ou racionalização por ter ferido, maltratado ou roubado outra pessoa.
  B. O indivíduo tem no mínimo 18 anos de idade.
  C. Existem evidências de transtorno da conduta com início antes dos 15 anos de idade.
  D. A ocorrência do comportamento antissocial não se dá exclusivamente durante o curso de esquizofrenia ou episódio maníaco.
- **Diagnóstico diferencial:** por vezes é difícil a diferenciação entre personalidade antissocial e comportamento criminoso isolado. Quando atos ilegais não são acompanhados dos traços de personalidade rígidos e maladaptativos de um transtorno de personalidade, pode-se tentar estabelecer essa distinção. A comorbidade com transtorno de abuso de substâncias também é muito comum.
- **Tratamento:** grande parte dos portadores do transtorno encontra-se em prisões. As tentativas psicoterapêuticas nesses grupos raramente obtêm adesão significativa e os resultados são inconsistentes. Em populações de não encarcerados, grupos de mútua ajuda demonstraram benefício modesto. Farmacologicamente, podem ser utilizadas estratégias direcionadas ao manejo da impulsividade (ou seja, carbamazepina ou valproato).

Transtorno de personalidade borderline (o tipo instável)

O termo **borderline** foi usado em várias descrições clínicas ao longo do século XX, mas sua acepção atual remonta ao trabalho de Gunderson, de 1984, e é mantida na quinta edição do DSM. A CID-10 usa a denominação **transtorno de personalidade emocionalmente instável.**

- **Epidemiologia e características clínicas:** tem prevalência estimada em 1% a 2% da população em geral e é duas vezes mais comum nas mulheres que nos homens. Esses pacientes têm por característica central a constante variação do estado de ânimo. Morris e Oldham chamam essa instabilidade de dicotomia fogo-gelo. Podem amar e odiar como ninguém, às vezes ao mesmo tempo. Veem-se como desvalidos, vazios, e sua autoestima costuma variar de acordo com as emoções experimentadas no momento. Os

outros são vistos de maneira extrema (fortes e protetores *versus* cruéis e perseguidores), raramente havendo espaço para o meio-termo. Pensamentos habituais incluem: "não sou capaz de me controlar" ou "quando me sinto sufocada, tenho que fugir (por fuga ou suicídio)". São frequentes as passagens ao ato através de automutilação.
- **Critérios diagnósticos no DSM-5 (APA):** um padrão invasivo de instabilidade dos relacionamentos interpessoais, autoimagem e afetos e acentuada impulsividade, que começa no início da idade adulta e está presente numa variedade de contextos, como indicado por cinco (ou mais) dos seguintes critérios:
    (1) esforços frenéticos para evitar um abandono real ou imaginado (**Nota:** não incluir comportamento suicida ou automutilante, coberto no Critério 5);
    (2) um padrão de relacionamentos interpessoais instáveis e intensos, caracterizado pela alternância entre extremos de idealização e desvalorização;
    (3) perturbação da identidade: instabilidade acentuada e resistente da autoimagem ou do sentimento de *self*;
    (4) impulsividade em pelo menos duas áreas potencialmente prejudiciais à própria pessoa (por exemplo, gastos financeiros, sexo, abuso de substâncias, direção imprudente, comer compulsivamente) (**Nota:** não incluir comportamento suicida ou automutilante, coberto no Critério 5);
    (5) recorrência de comportamento, gestos ou ameaças suicidas ou de comportamento automutilante;
    (6) instabilidade afetiva em virtude de uma acentuada reatividade do humor (por exemplo, episódios de intensa disforia, irritabilidade ou ansiedade geralmente durando algumas horas e apenas raramente mais de alguns dias);
    (7) sentimentos crônicos de vazio;
    (8) raiva inadequada e intensa ou dificuldade em controlar a raiva (por exemplo, demonstrações frequentes de irritação, raiva constante, lutas corporais recorrentes);
    (9) ideação paranoide transitória e relacionada com estresse ou severos sintomas dissociativos.
- **Diagnóstico diferencial:** a intensa variação de humor pode ser confundida com o transtorno bipolar, e a impulsividade apresentada por esses pacientes pode levar a comorbidade com transtornos por uso de substâncias.
- **Tratamento:** a psicoterapia para o transtorno de personalidade *borderline* é um campo de extensa produção científica. A modalidade psicoterapêutica utilizada há mais tempo é a terapia de orientação psicodinâmica, com destaque para os trabalhos de Michael Balint, Otto Kernberg e Harold Searles. Nas últimas décadas, outras modalidades psicoterapêuticas vêm sendo desenvolvidas, com destaque para a terapia comportamental dialética e os tratamentos fundamentados em mentalização. A combinação da farmacoterapia à psicoterapia tem mostrado grande valia, especialmente quando há comorbidades. Anticonvulsivantes (ou seja, carbamazepina, topiramato) e inibidores seletivos da recaptação de serotonina (ISRS) promovem benefícios em alguns casos, mas não há consenso sobre seu uso.

Transtorno de personalidade histriônica (o tipo teatral)

O termo **histriônico** vem do latim e refere-se aos histriões, como eram chamados os atores cômicos no Império Romano. Vem substituir o termo histérico, originado do grego e que diz respeito às "doenças uterinas" do período hipocrático e mais recentemente à histeria de conversão, epidemia no século XIX e afecção fundadora da clínica psicanalítica.

- **Epidemiologia e características clínicas:** estima-se que ocorra em 1% a 3% da população, com prevalência significativamente maior nas mulheres. Os pacientes caracterizam-se pela necessidade constante de chamar a atenção, guiam-se por sensações e se sentem realizados através da sedução e da sexualidade. Costumam ver-se como encantadores e atraentes, enquanto os outros são admiradores ou protetores. Associada à necessidade por atenção encontra-se baixíssima tolerância às frustrações, o que gera diversos "chiliques" (*tantrum*). Pensamentos habituais incluem: "para ser feliz, os outros têm de prestar atenção em mim" ou "se não impressiono as pessoas, não sou nada".
- **Critérios diagnósticos no DSM-5 (APA):** um padrão invasivo de excessiva emocionalidade e busca de atenção, que começa no início da idade adulta e está presente numa variedade de contextos, como indicado por cinco (ou mais) dos seguintes critérios:
  (1) sente desconforto em situações nas quais não é o centro das atenções;
  (2) a interação com os outros frequentemente se caracteriza por um comportamento inadequado, sexualmente provocante ou sedutor;
  (3) exibe mudança rápida e superficialidade na expressão das emoções;
  (4) usa consistentemente a aparência física para chamar a atenção sobre si próprio;
  (5) tem um estilo de discurso excessivamente impressionista e carente de detalhes;
  (6) exibe autodramatização, teatralidade e expressão emocional exagerada;
  (7) é sugestionável, ou seja, é facilmente influenciado pelos outros ou pelas circunstâncias;
  (8) considera os relacionamentos mais íntimos do que realmente são.
- **Diagnóstico diferencial:** às vezes é difícil diferenciar a personalidade histriônica da *borderline*. Pacientes histriônicos teriam menos oscilações de humor e recorreriam menos à automutilação. Comorbidade com outros transtornos de personalidade também é relativamente frequente nos histriônicos. Transtornos de somatização (síndrome de Briquet) podem ocorrer em comorbidade com a personalidade histriônica.
- **Tratamento:** a psicoterapia de orientação psicodinâmica é o tratamento de escolha para o transtorno de personalidade histriônica. Psicofármacos podem ser adicionados em momentos de grande ansiedade, mais comumente ISRS ou benzodiazepínicos.

Transtorno de personalidade narcisista (o tipo apaixonado por si próprio)

- **Epidemiologia e características clínicas:** não há dados com grandes populações, mas algumas séries apontam a prevalência de até 6,2%. Cerca de 75% dos portadores são homens. Costumam ser ambiciosos e imaginam-se constantemente no topo, em muitas ocasiões à custa de outrem. Não suportam a rejeição e têm muita dificuldade em lidar com críticas. Fraqueza e dependência são ameaçadoras. Veem-se habitualmente como superiores, acima das regras. Os outros são inferiores, fracos. Pensamentos habituais incluem:

"todos têm de satisfazer minhas necessidades" ou "já que sou tão superior, tenho direito a tratamento e privilégio especiais".
- **Critérios diagnósticos no DSM-5 (APA):** um padrão invasivo de grandiosidade (em fantasia ou comportamento), necessidade de admiração e falta de empatia, que começa no início da idade adulta e está presente numa variedade de contextos, indicado por pelo menos cinco dos seguintes critérios:
  (1) sentimento grandioso da própria importância (por exemplo, exagera realizações e talentos; espera ser reconhecido como superior sem realizações comensuráveis);
  (2) preocupação com fantasias de ilimitado sucesso, poder, inteligência, beleza ou amor ideal;
  (3) crença de ser "especial" e único e de que somente pode ser compreendido ou deve associar-se a outras pessoas (ou instituições) especiais ou de condição elevada;
  (4) exigência de admiração excessiva;
  (5) sentimento de intitulação, ou seja, tem expectativas irracionais de receber um tratamento especialmente favorável ou obediência automática às suas expectativas;
  (6) é explorador em relacionamentos interpessoais, isto é, tira vantagem de outros para atingir seus próprios objetivos;
  (7) ausência de empatia: reluta em reconhecer ou identificar-se com os sentimentos e necessidades alheias;
  (8) frequentemente sente inveja de outras pessoas ou acredita ser alvo da inveja alheia
  (9) comportamentos e atitudes arrogantes e insolentes.
- **Diagnóstico diferencial:** episódios maníacos/hipomaníacos podem cursar com ideais de grandeza que se confundem com padrões de comportamento narcisistas. O uso de substâncias (ou seja, anfetaminas) também pode fazer parte do diagnóstico diferencial.
- **Tratamento:** é um transtorno difícil de ser tratado, uma vez que raramente um narcisista busca ajuda especializada. Quando o faz, geralmente é para tratar de alguma comorbidade. A psicoterapia de orientação psicodinâmica costuma ser a mais utilizada. Existem também estratégias de intervenção cognitiva em estudo.

Grupo C (ansioso ou temeroso)
Transtorno de personalidade esquiva (o tipo sensível)
- **Epidemiologia e características clínicas:** ocorre em 2% a 3% da população. Predomina a excessiva timidez, e é marcante a ansiedade por falar com pessoas desconhecidas. Os pacientes temem a rejeição, podendo ser hipervigilantes aos sentimentos e às intenções de outras pessoas, especialmente se houver indícios de reprovação. Veem-se frequentemente como vulneráveis e socialmente ineptos, enquanto os outros seriam críticos, causadores de humilhação. Pensamentos habituais incluem: "devo evitar as situações nas quais atraio a atenção ou ser o menos chamativo possível" ou "se os outros me criticam, têm razão".
- **Critérios diagnósticos no DSM-5 (APA):** um padrão invasivo de inibição social, sentimentos de inadequação e hipersensibilidade à avaliação negativa, que começa no início da idade adulta e está presente numa variedade de contextos, indicado por pelo menos quatro dos seguintes critérios:

(1) evita atividades ocupacionais que envolvam contato interpessoal significativo por medo de críticas, desaprovação ou rejeição;
(2) reluta a envolver-se com pessoas, a menos que tenha certeza de sua estima;
(3) mostra-se reservado em relacionamentos íntimos em razão do medo de ser envergonhado ou ridicularizado;
(4) preocupação com críticas ou rejeição em situações sociais;
(5) inibição em novas situações interpessoais em virtude de sentimentos de inadequação;
(6) vê a si próprio como socialmente inepto, sem atrativos pessoais ou inferior;
(7) extraordinariamente reticente em assumir riscos pessoais ou envolver-se em quaisquer novas atividades porque estas poderiam ser embaraçosas.
- **Diagnóstico diferencial:** parece haver sobreposição dos conceitos de transtorno de personalidade esquiva e de transtorno de ansiedade social (fobia social). O DSM-5 aventa para a hipótese de que são duas formas de conceituar o mesmo quadro. Pacientes com agorafobia também apresentam características parecidas com o transtorno de personalidade esquiva. Nesses casos, a história clínica ajuda a fazer o diagnóstico diferencial.
- **Tratamento:** psicoterapia, se possível de grupo. O foco se detém na construção de mecanismos mais resilientes para lidar com os medos, especialmente o de rejeição. A farmacoterapia pode ser utilizada para tratar as comorbidades. Alguns pacientes podem se beneficiar do uso de betabloqueadores, sobretudo em eventos de maior exposição social (ou seja, necessidade de falar em público).

Transtorno de personalidade dependente (o tipo apegado)

- **Epidemiologia e características clínicas:** ocorre em cerca de 0,6% da população e é mais frequente em mulheres. Em geral, os pacientes assumem atitude passiva diante da vida e das relações. Costumam condicionar sua sensação de bem-estar à satisfação de necessidades alheias. Solicitam constantemente conselhos e reafirmação e podem fundir sua identidade com a de outras pessoas. Veem-se como fracos, indefesos e necessitados, enquanto os outros são considerados fortes e protetores. Pensamentos usuais incluem: "preciso que alguém esteja sempre a meu alcance para me ajudar no que tenho de fazer ou algo de ruim acontecerá" ou "não posso tomar decisões por mim mesmo".
- **Critérios diagnósticos no DSM-5 (APA):** uma necessidade invasiva e excessiva de ser cuidado, que leva a um comportamento submisso e aderente, além de temores de separação, que começa no início da idade adulta e está presente numa variedade de contextos, indicado por pelo menos cinco dos seguintes critérios:
(1) dificuldade em tomar decisões do dia a dia sem uma quantidade excessiva de conselhos e reasseguramento da parte de outras pessoas;
(2) necessidade de que os outros assumam a responsabilidade pelas principais áreas de sua vida;
(3) dificuldade em expressar discordância de outros, pelo medo de perder o apoio ou aprovação (**Nota:** não incluir temores realistas de retaliação);

(4) dificuldade em iniciar projetos ou fazer coisas por conta própria (em vista da falta de autoconfiança em seu julgamento ou capacidades, não por falta de motivação ou energia);
(5) vai a extremos para obter carinho e apoio de outros, a ponto de voluntariar-se para fazer coisas desagradáveis;
(6) sente desconforto ou desamparo quando só em razão de temores exagerados de ser incapaz de cuidar de si próprio;
(7) busca urgentemente um novo relacionamento como fonte de carinho e amparo quando um relacionamento íntimo é rompido;
(8) preocupação irrealista com temores de ser abandonado à própria sorte.
- **Diagnóstico diferencial:** traços de dependência (atitude regressiva) podem ser vistos em quase todos os transtornos psíquicos, bem como nas reações ao adoecimento. A história patológica pregressa e o seguimento clínico são essenciais para o diagnóstico diferencial.
- **Tratamento:** o tratamento psicoterapêutico costuma ser bem-sucedido. A principal modalidade empregada é a psicoterapia de orientação psicodinâmica. Psicoterapias de grupo e familiar também são modalidades que apresentam bons resultados.

Transtorno de personalidade obsessivo-compulsiva ou anancástica (o tipo perfeccionista)
- **Epidemiologia e características clínicas:** tem prevalência estimada em 2% a 8% da população, sendo mais comum em homens e filhos mais velhos. Os pacientes costumam ter grande autodisciplina (superego "hipertrofiado") e agem habitualmente com racionalismo extremado, raramente expressando afetividade. Extremamente dedicados à produtividade e ao trabalho, veem-se como responsáveis, confiáveis e trabalhadores, enquanto os outros são incompetentes, irresponsáveis e ociosos. Pensamentos automáticos comuns incluem: "se não fizer isso eu mesmo, não ficará bem-feito", "preciso controlar completamente minhas emoções" ou "devo fazer algo útil em vez de sair com os amigos".
- **Critérios diagnósticos no DSM-5 (APA):** um padrão invasivo de preocupação com organização, perfeccionismo, controle mental e interpessoal, à custa da flexibilidade, abertura e eficiência, que começa no início da idade adulta e está presente numa variedade de contextos, indicado por pelo menos quatro dos seguintes critérios:
    (1) preocupação tão extensa com detalhes, regras, listas, ordem, organização ou horários, que o ponto principal da atividade é perdido;
    (2) perfeccionismo que interfere na conclusão de tarefas (por exemplo, é incapaz de completar um projeto porque não consegue atingir seus próprios padrões demasiadamente rígidos);
    (3) devotamento excessivo ao trabalho e à produtividade, em detrimento de atividades de lazer e amizades (não explicado por uma óbvia necessidade econômica);
    (4) excessiva conscienciosidade, escrúpulos e inflexibilidade em assuntos de moralidade, ética ou valores (não explicados por identificação cultural ou religiosa);
    (5) incapacidade de desfazer-se de objetos usados ou inúteis, mesmo quando não têm valor sentimental;
    (6) relutância em delegar tarefas ou ao trabalho em conjunto com outras pessoas, a menos que estas se submetam a seu modo exato de fazer as coisas;

(7) adoção de um estilo miserável quanto a gastos pessoais e com outras pessoas; o dinheiro é visto como algo que deve ser reservado para catástrofes futuras;
(8) rigidez e teimosia.
- **Diagnóstico diferencial:** é importante estabelecer a diferença com o transtorno obsessivo-compulsivo, que se caracteriza pela presença de obsessões e compulsões intensas e habitualmente restritas a temas específicos. Importante lembrar que o diagnóstico de transtorno de personalidade se restringe aos casos em que há prejuízo funcional e social marcante, não somente a presença de traços de personalidade obsessivo-compulsiva.
- **Tratamento:** a psicanálise se ocupa do estudo das características obsessivo-compulsivas desde Freud (1894), e as psicoterapias de orientação psicodinâmica são largamente empregadas nesses casos. Mais recentemente, intervenções comportamentais e terapias de grupo também se mostraram benéficas em alguns casos.

Outros transtornos de personalidade

As classificações diagnósticas incluem nessa categoria os pacientes que apresentam indícios de um transtorno de personalidade, mas não preenchem todos os critérios para inclusão num subtipo específico. Essa categoria pode ser empregada também nos casos em que há a ocorrência de mais de um transtorno de personalidade no mesmo paciente.

Transtorno de personalidade em virtude de uma doença clínica ou dano cerebral

Estão incluídos nessa categoria as alterações de personalidade decorrentes de doenças orgânicas. O célebre caso de Phineas Gage, vítima de dano permanente do lobo frontal após um acidente em 1848, é um exemplo dessa categoria diagnóstica. De fato, os traumatismos cranioencefálicos são as principais causas de alterações orgânicas da personalidade. Outras condições incluem doenças cerebrovasculares, tumores cerebrais, epilepsia (parcial complexa, principalmente), doença de Huntington, esclerose múltipla, HIV/AIDS, neurossífilis, intoxicação por metais pesados e doenças endócrinas.

PERSPECTIVAS

O DSM-5, em sua seção III, traz um modelo alternativo, multidimensional para o diagnóstico dos transtornos de personalidade. A proposta objetiva lançar luz sobre os casos em que não se consegue configurar claramente um subtipo específico de personalidade, fato não raro na prática clínica. Os critérios desse modelo alternativo baseiam-se no nível de funcionamento da personalidade, na gravidade dos traços de personalidade e no diagnóstico diferencial. Levam em conta conceitos como identidade, empatia, intimidade e autodirecionamento. Esse modelo alternativo encontra ressonância em diversas linhas de estudo de orientação psicodinâmica, que podem ser consultados no PDM (*Psychodinamic Diagnostic Manual*), publicado em 2006 como uma iniciativa conjunta da Associação Psicanalítica Internacional (IPA) e da Associação Psicanalítica Norte-Americana. O diagnóstico no PDM baseia-se em três eixos, sendo o primeiro o eixo P (personalidade) analisado de maneira dimensional, de acordo com o nível de funcionamento do indivíduo. Há ainda os eixos M (funcionamento mental) e S (experiência subjetiva).

Do ponto de vista psicobiológico, há o conceito de **temperamento**, que diz respeito às influências genéticas e constitucionais sobre a formação da personalidade. O trabalho de Cloninger e cols. (1993) estabelece quatro possíveis dimensões biológicas do temperamento: busca da novidade, evitação do dano, dependência de gratificação e persistência.

CONSIDERAÇÕES FINAIS

A despeito da grande complexidade e dificuldade, tanto do ponto de vista diagnóstico como terapêutico, o conceito de personalidade e o estudo dos transtornos de personalidade continuam sendo de grande utilidade à clínica psiquiátrica. Trata-se de uma população grande, heterogênea e com marcado nível de prejuízo pessoal e social. Apesar de chegar a ser exaustivo, o trabalho com esse grupo de pacientes é extremamente enriquecedor, especialmente se levarmos em conta a dimensão do cuidado, tão cara ao ofício dos que se propõem a lidar com o sofrimento humano.

Bibliografia consultada

APA. Diagnostic and statistical manual of mental disorders. 5. ed. Arlington, VA, American Psychiatric Association, 2013.

Bergeret J. A personalidade normal e patológica. 1. ed. Porto Alegre: Artes Médicas, 1988.

Caballo V. Manual de transtornos da personalidade: descrição, avaliação e tratamento. 1. ed. São Paulo: Editora Santos, 2008.

Feist J. Teorias da personalidade. 8. ed. Porto Alegre: AMGH, 2015.

Leichsenring F, Leibing E. The effectiveness of psychodynamic therapy and cognitive behavior therapy in the treatment of personality disorders: a meta-analysis. Am J Psychiatry 2003; 160:1223-32.

Louzã Neto MR. Transtornos da personalidade.1. ed. Porto Alegre: Artmed, 2011.

Morana H, Mendes Filho RB. Revisão sobre os transtornos de personalidade. In: Ética e psiquiatira forense. Rio de Janeiro: Edições IPUB/CUCA, 2001.

Organização Mundial da Saúde. Classificação de transtornos mentais e do comportamento da CID-10: descrições clínicas e diretrizes diagnósticas. Porto Alegre: Artes Médicas, 1993.

PDM Task Force. Psychodinamic diagnostic manual. Silver Spring, MD: Alliance of Psychoanalytic Organizations, 2006.

Sadock BJ, Sadock VA, Ruiz P. Kaplan & Sadock's synopsis of psychiatry: behavioral sciences/clinical psychiatry. 11. ed., Philadelphia: Wolters Kluwer, 2015.

Searles H. My work with borderline patients. Maryland, MD: Rowman & Littlefield, 2004.

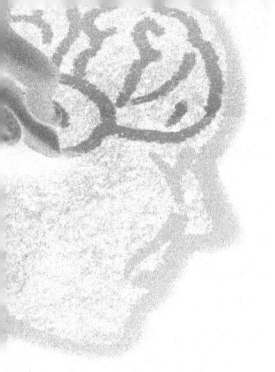

14
Deficiência Intelectual

Lorena Lins Interaminense
Mayara de Barros Alves

INTRODUÇÃO

A variedade de ideias sobre a deficiência intelectual é grande, abrangendo desde o conceito de Kraepelin – "...os débeis mentais são pessoas em cujo cérebro não ocorrem muitas coisas" – até a proposta da Associação Americana de Deficiência Mental, de 1959, que define que "... o retardamento mental refere-se ao funcionamento intelectual geral abaixo da média, que se origina durante o período de desenvolvimento e está associado a prejuízo do comportamento adaptativo".

A expressão **retardo mental** tem dado lugar, cada vez mais, a **deficiência intelectual**, a qual é definida como o desenvolvimento interrompido ou incompleto da mente e é especialmente caracterizada pelo *comprometimento de habilidades manifestadas durante o período de desenvolvimento, que contribuem para o nível global de inteligência, isto é, cognitivas, de linguagem, motoras e habilidades sociais* (AAMR – American Association of Mental Retardation). A Associação Americana de Deficiência Intelectual e do Desenvolvimento (AAIDD) descreve a deficiência intelectual como *caracterizada por limitações significativas no funcionamento intelectual e no comportamento adaptativo, expressas em habilidades adaptativas conceituais, sociais e práticas*.

EPIDEMIOLOGIA

Em nosso meio, não há estudos que definam sua frequência populacional. Por isso, é preciso ater-se a dados projetivos, organizados e coletados em outras realidades. Este fato reflete certo desinteresse por um quadro que proporciona pequenas possibilidades de atuação farmacológica e um trabalho com pouca repercussão social, apesar de o retardo mental ser objeto de estudo no Brasil desde a implantação da psiquiatria em território nacional.

Muitas pesquisas têm sido realizadas para averiguar a prevalência de deficiência intelectual em todo o mundo, com estimativas que variam de 1% a 3%. Em metanálise recente, a prevalência média dos estudos foi em torno de 1%. Sua incidência é maior no sexo masculino em todas as faixas etárias, assim como nos países em desenvolvimento, onde as taxas são quase duas vezes maiores que nos países de alta renda. Ocorre menos em áreas urbanas (0,4%) que em áreas rurais (1,02%).

ETIOPATOGENIA E FATORES DE RISCO

Pensar na etiopatogenia da deficiência intelectual implica pensar em um constructo multifatorial composto por categorias de risco biomédicas, sociais, comportamentais e educacionais que interagem durante toda a vida do indivíduo. Lesões, infecções e toxinas tornaram-se causas menos frequentes em virtude da melhoria dos cuidados pré-natais, enquanto fatores genéticos têm se tornado mais proeminentes.

Nenhuma etiopatogenia específica pode ser encontrada em até 40% dos casos, particularmente nos que apresentam comprometimento leve. Compreender a etiologia da deficiência intelectual possibilita o tratamento ou a prevenção de alguns casos. Muitos fatores têm sido confirmados como causais ou associados ao quadro. Esses podem ocorrer nos períodos pré-natal, perinatal e pós-natal, podendo ser divididos em três grupos de risco: orgânico, genético e sociocultural (Quadro 14.1).

A trissomia do 21 e a síndrome do X frágil são as causas genéticas mais frequentemente diagnosticadas nos casos de deficiência intelectual. Atualmente, é pouco provável que todos os pacientes se encaixem perfeitamente nesses três grupos, sendo a sobreposição de fatores genéticos, ambientais e socioculturais mais relevante em grande parte dos casos. As causas não são encontradas em cerca de dois terços dos casos leves e em um terço dos casos graves, o que revela a necessidade de mais pesquisas na área.

Fatores que atuam antes da concepção

Nesse grupo se encontram as causas genéticas, que podem ser de herança dominante, recessiva ou ligada ao gênero.

Patologias de herança dominante

Incluem inúmeras síndromes, frequentemente caracterizadas por deficiência intelectual associada a malformações ectodérmicas, mesodérmicas, musculares ou ósseas. São exemplos as neuroectodermatoses ou facomatoses, dentre as quais estão a esclerose tuberosa, caracterizada por lesões hamartomatosas em grande variedade de tecidos, principalmente pele e cérebro, a neurofibromatose, com áreas de hipo ou hiperpigmentação, manchas *café-au-lait* (seis ou mais), com ao menos 1,5cm de diâmetro, e as angiomatoses cerebrais (Sturge-Weber e Von Hippel-Lindau).

Citam-se ainda os quadros associados a alterações ósseas, como as disostoses craniofaciais, como a síndrome de Apert, caracterizada pela diminuição do diâmetro frontoccipital, fronte alta e abaulada, e a síndrome de Marfan, que apresenta alta estatura com membros longos e delicados, escassez de tecido adiposo, hipotonia muscular, frouxidão ligamentar, tórax em quilha, subluxação de cristalino e miopia.

Patologias de herança recessiva

Diversas alterações podem ser encontradas, principalmente no que se refere às alterações metabólicas. Podem ser citados os distúrbios do metabolismo lipídico, entre os quais

Quadro 14.1 Fatores etiopatogênicos na deficiência intelectual			
Ocorrência	**Tipo**	**Principais exemplos**	
Pré-natal	Genético	Distúrbios cromossômicos	Síndrome de Down Síndrome do X frágil Síndrome de Klinefelter Síndrome de Prader-Willi
		Desordens de gene único	Fenilcetonúria Mucopolissacaridoses Neurofibromatose Esclerose tuberosa Doença de Tay-Sachs Erros inatos do metabolismo (p. ex., galactosemia)
	Orgânico	Doenças maternas	Infecções (rubéola, sífilis, toxoplasmose, HIV, citomegalovírus)
		Idade dos pais Exposição à radiação Incompatibilidade Rh	
	Social	Má nutrição materna Pobreza Violência doméstica Uso de drogas Imaturidade dos pais	
Perinatal	Orgânico	Complicações da gravidez e do parto Prematuridade Hipoglicemia Septicemia	
	Social	Falta de acesso aos cuidados de nascimento Abandono da criança Rejeição dos pais	
Pós-natal	Orgânico	Lesão cerebral orgânica Má nutrição Meningoencefalites Distúrbios convulsivos e degenerativos	
	Social	Falta de estimulação adequada Abuso e negligência com a criança Doença crônica na família Institucionalização	

se encontram a doença de Tay-Sachs, a doença de Bielschowsky-Jansky, a doença de Spielmeyer-Vogt, a doença de Kufs, a doença de Normann-Wood, a síndrome de Niemann-Pick e a doença de Gaucher.

Encontram-se também as alterações do metabolismo de mucopolissacárides, entre as quais estão a doença de Hurler, a doença de Scheie, a doença de Sanfilipo e a doença de Maroteaux. Dentre os distúrbios do metabolismo glicídico estão a glicogenose (doença de von Gierke) e a galactosemia; no grupo dos distúrbios do metabolismo proteico está a fenilcetonúria, identificada no teste do pezinho, com prevalência ao redor de 1:15.000 e caracterizada por retardo mental, pele e pelos claros, além da presença de crises convulsivas.

Patologias de herança ligada ao gênero

Cerca de 50% dos abortos espontâneos são decorrentes de aberrações cromossômicas estabelecidas no zigoto em razão de falhas na produção dos gametas. Para facilitar o entendimento é possível classificar essas patologias em anomalias do número de cromossomos somáticos e dos cromossomos sexuais.

A mais importante anomalia dos cromossomos somáticos é a trissomia do cromossomo 21 (síndrome de Down), com frequência de 1 a cada 600 nascidos vivos, aumentando de acordo com a idade da mãe. Embora menos frequentes, a trissomia de Edwards (cromossomo 18) e a de Patau (cromossomos 13 a 15) também são de grande relevância clínica.

Entre as anomalias dos cromossomos sexuais, a síndrome de Klinefelter é caracterizada por displasia testicular tubular, cariótipo XXY, hipogonadismo e membros compridos; a síndrome de Turner ("disgenesia gonádica e oligofrênica") apresenta cariótipo X0 e fenotipicamente é expressada por baixa estatura, caixa torácica larga, disgenesia de ovários, linfedema congênito transitório e malformações ósseas. Por fim, podem ser descritas as chamadas superfêmeas, com cariótipo XXX, retardo mental, hipoplasia de terço médio da face e amenorreia inconstante.

Fatores pré-natais

Os fatores pré-natais são extremamente importantes tanto para a prevalência como para a prevenção da deficiência intelectual. Dentre eles se encontram as infecções, como a toxoplasmose congênita, caracterizada pela tétrade de Sabin (deficiência intelectual, microcefalia, calcificações intracranianas e coriorretinite), e a rubéola congênita, que ocasiona também deficiência sensorial (auditiva e visual). Também importante em nossa realidade, a sífilis congênita se expressa por malformações físicas, como tíbia em sabre, nariz em sela, fronte olímpica e dentes de Hutchinson. Dentre as viroses, destaca-se a causada pelo citomegalovírus.

A desnutrição causa, de modo indiscutível, fetos pouco desenvolvidos. Além disso, fatores físicos, como a exposição à radiação, e fatores imunológicos (por exemplo, incompatibilidade sanguínea) podem causar alterações no desenvolvimento fetal. As intoxicações pré-natais são caracterizadas principalmente pela síndrome alcoólica fetal, manifestada por retardo mental, deficiência no crescimento pré e pós-natal, microcefalia e alterações craniofaciais (epicanto, ponte nasal baixa, filtro hipoplásico e fácies achatada).

Transtornos endocrinológicos, como o diabetes e as alterações tireoidianas, podem aumentar o risco de malformações. A hipoxia intrauterina, causada por hemorragia uterina, insuficiência placentária, anemia grave, anestésicos e intoxicação por dióxido de carbono, também podem promover alterações no desenvolvimento fetal.

Fatores perinatais

Em nosso meio, estão entre os fatores mais importantes em virtude das inúmeras deficiências na assistência à saúde no país. Envolvem falhas no atendimento materno-infantil, representados principalmente por hipoxia/anoxia neonatal, incluindo-se nesse grupo as diversas complicações obstétricas, como os tocotraumatismos, além da prematuridade.

Fatores pós-natais

Devem ser considerados aqui as infecções, os traumatismos cranianos, fatores nutricionais e privações diversas. Entre as infecções, as meningoencefalites bacterianas (*H. influenzae* e *S. pneumoniae*) e virais (herpéticas) são as principais responsáveis.

As diversas privações (sensoriais, familiares, nutricionais) às quais a criança pode ser submetida devem ser vistas com cuidado, uma vez que se sobrepõem a outros fatores e por isso não podem ser identificadas como causas isoladas. Mesmo em serviços especializados, cerca de 30% dos casos de deficiência intelectual não têm etiopatogenia estabelecida, apesar dos recursos diagnósticos disponíveis.

QUADRO CLÍNICO

As principais manifestações são os atrasos no desenvolvimento intelectual e os déficits no funcionamento adaptativo social. Crianças com deficiência intelectual geralmente têm atraso no desenvolvimento da linguagem com dificuldades tanto na compreensão como na expressão.

Os indivíduos podem ser mais lentos para reagir a estímulos externos e apresentar dificuldades em discriminar detalhes, como cores e tamanhos. Além disso, o desempenho cognitivo (analisar, raciocinar, compreender, calcular e abstrair) é prejudicado de acordo com a gravidade do quadro. A capacidade de concentração é baixa com dificuldade para recordar, além de as memórias serem, muitas vezes, imprecisas.

As emoções são muitas vezes ingênuas e imaturas, sendo alguns pacientes tímidos e retraídos. A capacidade de autocontrole é pobre, e comportamentos impulsivos são comuns. Pacientes com deficiência intelectual muitas vezes apresentam pequena coordenação motora, podendo ser desajeitados e com movimentos exagerados. Comportamentos agressivos e autodestrutivos podem ser encontrados, além de movimentos sem sentido e estereotipados (por exemplo, balançar, bater a cabeça, puxar o cabelo).

Em comparação com outras crianças, as que têm deficiência intelectual correm risco maior de apresentar outros problemas de saúde. As condições mais prevalentes são: epilepsia (22%), paralisia cerebral (20%), transtornos de ansiedade (17%), transtorno desafiador opositor (12%) e transtorno autista (10%). São comuns sintomas como inquietude, falta de concentração, impulsividade, irritabilidade e choro frequente.

Alterações visuais e auditivas estão presentes em aproximadamente 5% a 10% das pessoas com deficiência intelectual. Esses problemas podem ser reduzidos, geralmente, com o uso de aparelhos auditivos e lentes corretivas ou até mesmo procedimentos cirúrgicos. Entretanto, pacientes com múltiplas deficiências continuam sendo um grande desafio na prestação de cuidados.

DIAGNÓSTICO E CLASSIFICAÇÃO

De acordo com o DSM-5 e a CID-10, três critérios básicos devem estar presentes para que ocorra o diagnóstico de deficiência intelectual:

a. Funcionamento intelectual significativamente abaixo da média (quociente de inteligência ≤ 70).

b. Déficits concomitantes ou prejuízos no funcionamento adaptativo em pelo menos duas das seguintes áreas: comunicação, autocuidado, vida doméstica, habilidades sociais/interpessoais, uso de recursos comunitários, autodireção, habilidades acadêmicas funcionais, trabalho, lazer, saúde e segurança.
c. Início antes dos 18 anos de idade (período de desenvolvimento).

O quociente de inteligência (QI) é um indicador derivado de alguns testes. Existem vários tipos de testes de QI que procuram medir habilidades gerais ou específicas: leitura, aritmética, vocabulário, memória, conhecimentos gerais, visual, verbal e raciocínio abstrato. O QI tem um componente hereditário importante, mas os fatores ambientais também têm um forte efeito. Embora possa mudar com o aumento da idade, o QI é um constructo surpreendentemente sólido e que é fortemente preditivo do desempenho ao longo da vida. As classificações psiquiátricas descrevem níveis de gravidade de acordo com o atraso no funcionamento intelectual e déficits na função adaptativa social e de QI:

- **Leve – QI entre 50 e 70:** representa cerca de 80% dos casos. O desenvolvimento é mais lento em relação às outras crianças, com marcos do desenvolvimento (por exemplo, sentar sem apoio, andar, falar) atrasados. Os pacientes estabelecem boa comunicação e são capazes de aprender habilidades básicas. A capacidade de usar conceitos abstratos, analisar e sintetizar é prejudicada, o que podem chegar atingir até o sétimo ano do ensino fundamental. São capazes de realizar atividades semiqualificadas ou pouco qualificadas. Em geral, necessitam de algum apoio.
- **Moderado – QI entre 35 e 49:** representa 12% de todos os casos. Os pacientes são mais lentos em adquirir os marcos do desenvolvimento. São capazes, sob supervisão, de exercer atividades não qualificadas ou semiqualificadas. Dificilmente passam do terceiro ou quarto ano do ensino fundamental.
- **Grave – QI entre 20 e 34:** responde por cerca de 3% a 4% dos casos. O desenvolvimento nos primeiros anos é extremamente atrasado, com dificuldade de pronunciar palavras e vocábulo pobre. As crianças podem adquirir habilidades básicas de autoajuda com o tempo e treinamento, mas precisam de apoio constante em suas atividades.
- **Profundo – QI inferior a 20:** responde pela minoria dos casos (1% a 2%). Os pacientes não podem cuidar de si próprios e não apresentam linguagem desenvolvida. Convulsões, deficiências físicas e expectativa de vida reduzida são comuns.

O diagnóstico exige uma avaliação completa da inteligência e do comportamento. As crianças com deficiência intelectual geralmente são levadas ao atendimento médico por questões comportamentais e não em virtude do atraso nos marcos do desenvolvimento ou do baixo QI. As formas moderadas e graves são diagnosticadas mais precocemente, pois diferem significativamente do desenvolvimento esperado. Formas mais leves são diagnosticadas no período escolar, quando as crianças apresentam dificuldades de aprendizado, ou até mesmo na adolescência.

O diagnóstico diferencial deve ser feito com cuidado, especialmente com transtornos específicos do desenvolvimento e baixo rendimento escolar. As crianças podem apresentar dificuldade em determinada habilidade (por exemplo, leitura ou cálculo), porém apresentam QI dentro da média ou podem apresentar desempenho inferior à média em decorrência de outros transtornos, como ansiedade ou depressão.

AVALIAÇÃO CLÍNICA
Anamnese

Durante a anamnese é fundamental a coleta de dados relacionados com os antecedentes pessoais, como desenvolvimento neuropsicomotor, comportamento, interação social e desempenho escolar. Outros aspectos importantes são medicações e outros tratamentos já realizados, assim como a qualidade de vida do indivíduo.

Na avaliação dos antecedentes familiares deve ser realizada a procura por parentes com distúrbios genéticos ou neurocomportamentais e investigada a consanguinidade entre os genitores (associada a risco aumentado de doenças genéticas).

A história materna de abortamento ou morte neonatal e os dados do pré-natal (uso de álcool durante a gestação) podem oferecer pistas de possíveis causas de deficiência intelectual, como infecções congênitas e hipoxemia.

Exame físico

O exame físico pode ser útil na elucidação etiológica e na identificação de comorbidades clínicas. Atenção especial deve ser dada aos seguintes aspectos:

- Medidas de peso, altura, circunferência cefálica, velocidade do crescimento.
- Dismorfias corporais, pois sugerem etiologias genéticas ou sindrômicas e podem guiar a escolha de testes genéticos.
- Exame cuidadoso dos ouvidos (incluindo otoscopia), do nariz e da orofaringe.
- Exame oftalmológico, incluindo fundo de olho, campo visual, acuidade visual e movimentos oculares extrínsecos.
- Avaliação cardiopulmonar, abdominal, do sistema geniturinário, do dorso, das extremidades e da pele.
- Exame neurológico completo, bem como avaliação do desenvolvimento neuropsicomotor.
- Observação detalhada do comportamento da criança, enfatizando atenção, impulsividade, atividade, afeto, motricidade (maneirismos), desordens na comunicação social, humor (ansiedade, depressão) e comportamento opositor/agressivo.
- Observar o comportamento e a interação dos pais a fim de avaliar características físicas (podem ser afetados por desordens genéticas), transtornos relacionados com estresse/sobrecarga do cuidador ou suspeita de maus-tratos.
- Investigação sensorial: crianças com deficiência intelectual têm risco aumentado para déficits visuais e auditivos. Por isso, devem ser incluídas avaliação oftalmológica completa e audiometria.

Exames complementares

Alguns testes genéticos podem ser úteis na elucidação diagnóstica e trazer implicações para toda a família, que pode se utilizar do aconselhamento genético. Na investigação diagnóstica, a escolha dos exames deve ser guiada pelos achados anormais identificados na anamnese e no exame físico. Nesses casos, testes genéticos específicos devem ser feitos, como para investigação da síndrome de Down e outras aneuploidias, síndrome do X frágil, síndrome de Rett e distrofias musculares.

Quando nenhuma causa genética é suspeitada, outros testes podem ser realizados. Pode-se iniciar pelo teste genético com a técnica de *microarray* (CMA), que pode levar ao diagnóstico de 15% a 20% dessas causas ainda não identificadas.

Outros exames:

- **Testes metabólicos:** deficiência intelectual pode estar presente em portadores de doenças metabólicas e a maioria dos afetados apresenta outras alterações clínicas, como convulsões, regressão do desenvolvimento, exame neurológico anormal e hepatomegalia. No Brasil, o teste do pezinho, realizado de rotina nos recém-nascidos, inclui o rastreio de algumas desordens metabólicas que são causas de deficiência mental, como hipotireoidismo, fenilcetonúria e galactosemia.
- **Exames de neuroimagem:** devem ser solicitados em pacientes com história ou avaliação física sugestiva de danos neurológicos (como microcefalia, convulsões, achados neurológicos focais, suspeita de doenças desmielinizantes).
- **Eletroencefalograma:** não é feito de rotina, mas pode ser útil em casos de convulsões, doença degenerativa ou regressão da fala.

TRATAMENTO

Algumas doenças, quando identificadas, necessitam tratamento imediato (por exemplo, fenilcetonúria, hipotireoidismo e hidrocefalia) e intervenções específicas a fim de evitar danos e consequências futuras. Este tópico tem por objetivo discutir o acompanhamento a longo prazo e o manejo de distúrbios clínicos mais comuns compartilhados por pessoas com deficiência intelectual das mais diversas etiologias.

O acompanhamento das crianças deve ser iniciado de maneira precoce, incluindo suporte familiar e ações que visem estruturar estratégias para reduzir o impacto das dificuldades cognitivas. Deve ter como objetivo a otimização do funcionamento em sociedade e ser feito de maneira multidisciplinar.

O acompanhamento nos serviços de saúde é semelhante ao das crianças com desenvolvimento habitual (periodicidade das consultas de puericultura, vacinação, avaliação do crescimento, prevenção de acidentes). Deve haver, entretanto, uma atenção especial a aspectos como desenvolvimento, desempenho escolar, interação social e qualidade de vida, com o objetivo de detectar e realizar intervenções quando apropriadas. Com suporte adequado, esses indivíduos podem fazer grandes progressos no aprendizado e na comunicação.

Alguns pacientes podem necessitar de intervenções precoces e continuadas em diversas áreas, como fonoaudiologia, terapia ocupacional, fisioterapia, intervenções comportamentais, suporte familiar, assistência escolar especial e avaliação do *status* nutricional (orientação para uma dieta apropriada).

Pessoas com deficiência intelectual apresentam risco aumentado para uma série de desordens clínicas, como catarata, deficiências visuais e auditivas, doenças cardíacas congênitas, convulsões e constipação intestinal. A identificação e o tratamento dessas comorbidades são fundamentais para melhorar o funcionamento do indivíduo.

Comorbidades

Pessoas com deficiência intelectual estão sob risco aumentado de apresentar não apenas diversos problemas sociais, mas também uma variedade de doenças clínicas e problemas físicos. As comorbidades mais frequentes são: convulsões, paralisia cerebral, distúrbios da motilidade gastrointestinal, doenças tireoidianas e transtornos comportamentais.

Distúrbios do neurodesenvolvimento e outras doenças mentais são comuns em indivíduos com deficiência intelectual. São exemplos o autismo, o transtorno do déficit de atenção e hiperatividade (TDAH), a depressão e a ansiedade. Alguns indivíduos também podem ter risco aumentado para ideação suicida e abuso de substâncias, quando comparados a outros com desenvolvimento típico. O manejo desses distúrbios deve ser feito por equipe multiprofissional e incluir orientação familiar e educacional, além de intervenções comportamentais específicas e tratamento farmacológico quando indicado. Apesar disso, o diagnóstico e o tratamento dessas condições comórbidas são muitas vezes tardios e inadequados.

Uma das queixas mais comuns relatadas pelos familiares aos profissionais de saúde refere-se às alterações comportamentais. Transtornos comportamentais incluem movimentos repetitivos de bater a cabeça, morder as mãos, autofricção e arranhões. Alguns comportamentos de hetero e autoagressão podem ocasionar riscos ao indivíduo ou a terceiros, necessitando intervenção farmacológica e, eventualmente, acompanhamento mais intensivo em regime de hospitalização.

As dificuldades de comunicação podem dificultar ainda mais a avaliação dos transtornos comportamentais, e qualquer alteração no comportamento habitual deve ser investigada. Explorar estressores como hipoxia, dor, intoxicação, infecção, trauma e abuso é indispensável, além de se realizar um exame físico detalhado para investigação de possíveis causas de desconforto (infecções do aparelho respiratório, pele ou urina). Uma dor pode ser proveniente de pequenas lesões, como uma irritação cutânea, ou de causas mais graves, como uma fratura óssea ou torção testicular.

Intervenções comportamentais

Muitas crianças podem se beneficiar de intervenções que visem melhorar as habilidades sociais, comportamentais e suas funções adaptativas. Técnicas comportamentais incluem oferecer opções de escolha e promover reflexões sobre atitudes e consequências.

Algumas técnicas comportamentais utilizadas em psicoterapias atuam em um problema específico (por exemplo, a maneira de manifestar frustrações ou necessidades).

Para adolescentes, a terapia em grupo pode ser útil para melhorar a interação social. Orientações individuais sobre sexualidade, transição para a vida adulta e preparação para uma vida independente na comunidade também podem ser realizadas.

Tratamento farmacológico

Caso as intervenções comportamentais e ambientais não sejam suficientes, a terapia farmacológica poderá ser empregada. O tratamento medicamentoso é mais usado quando há morbidades associadas, mas deve-se evitar o uso de múltiplos fármacos, embora possa ser necessário em situações mais graves.

Devem ser levados em consideração os efeitos colaterais e as interações medicamentosas. Medicações para os distúrbios comportamentais podem prejudicar a atenção, a concentração, o aprendizado e a qualidade de vida e causar distúrbios temporários ou permanentes dos movimentos. Certos psicofármacos podem levar ao aumento do peso, como antipsicóticos atípicos (risperidona, clozapina, quetiapina), antidepressivos tricíclicos (imipramina, amitriptilina), estabilizadores do humor e anticonvulsivantes.

A intervenção medicamentosa adequada pode melhorar a saúde mental, o funcionamento e a interação social, bem como reduzir o estresse dos cuidadores. Crianças com TDAH se beneficiam do uso de psicoestimulantes (como metilfenidato) e aquelas com comportamentos impulsivos podem se beneficiar de antipsicóticos atípicos, como a risperidona.

Doença convulsiva

A incidência de doença convulsiva é maior naquelas crianças com baixo QI e nos portadores de paralisia cerebral (chega a afetar até 50% destes). Está associada a aumento do risco de morte, e orientações específicas devem ser dadas aos cuidadores.

Muitas vezes, faz-se necessário o uso de mais de um anticonvulsivante para controle das crises. Dosagens séricas de anticonvulsivantes podem ser uteis para manutenção dos níveis terapêuticos e prevenção de toxicidade.

Paralisia cerebral

A paralisia cerebral refere-se à presença de comprometimento motor não progressivo, acometendo mais de um terço desses pacientes. Associa-se a uma série de alterações, como espasticidade, imobilidade, estrabismo, baixa acuidade visual, disfunções esfincterianas, alterações do crescimento e desnutrição.

O tratamento farmacológico para a espasticidade inclui o uso de relaxantes musculares como o Baclofen®, que é menos sedativo. O bloqueio de nervos periféricos com toxina botulínica pode ser usado em casos de disfunções em grupamentos musculares específicos e com falha medicamentosa. Cirurgias ortopédicas podem ser necessárias.

Cuidados especiais devem ser direcionados aos pacientes com imobilidade prolongada e deficiência nutricional a fim de prevenir problemas como úlceras de pressão e risco de fraturas decorrentes de queda (em razão da desmineralização óssea).

Distúrbios do sono

Distúrbios do sono são frequentes e podem prejudicar o aprendizado. A avaliação inicial consiste na exclusão de doenças clínicas (como apneia obstrutiva do sono, convulsões, refluxo gastroesofágico) e na orientação de boa higiene do sono (criar uma rotina adequada e evitar comportamentos prejudiciais, como atividades estimulantes antes do horário de dormir – televisão, computador).

Algumas condições genéticas apresentam distúrbios característicos, como nas síndromes de Prader-Willi e Down, que têm risco aumentado de apneia obstrutiva do sono. Muitas vezes, exigem avaliação com polissonografia.

Demência e declínio cognitivo

Os adultos com deficiência intelectual apresentam maior risco de declínio cognitivo. Os pacientes com síndrome de Down apresentam risco maior de desenvolver doença de Alzheimer. Entretanto, ainda não existem critérios padronizados para avaliação da memória e da cognição nesses pacientes.

Para o diagnóstico de demência deve haver evidência de piora das funções cognitivas em relação ao funcionamento prévio (por exemplo, mudança na participação em atividades da vida diária, atividades de lazer). É importante excluir ainda causas tratáveis de declínio cognitivo, como efeitos adversos de medicações, distúrbios do sono, fatores estressores sociais e distúrbios metabólicos.

Doenças gastrointestinais

- **Disfagia:** pode ser causada por dismotilidade do trato gastrointestinal alto, refluxo esofágico e desordens do esvaziamento gástrico. Podem ser necessários métodos para diminuir o risco de broncoaspiração, como modificar a consistência dos alimentos (comida pastosa, substituir líquidos por alimentos de consistência mais encorpada), dieta em decúbito elevado e em pequenas porções. O uso de gastrostomia ou jejunostomia pode ser avaliado para diminuir o risco de broncoaspiração e para suporte calórico adequado. A dieta pode ser dada à noite, enquanto o paciente dorme para evitar desconfortos. Convém lembrar de elevar a cabeceira do leito a 30 graus para evitar refluxo do conteúdo gástrico.
- **Constipação:** comumente secundária à imobilidade e à falta de atividade física, pode também ser causada por disfunções gastrointestinais decorrentes de desordens clínicas, como hipotireoidismo e uso de medicações anticolinérgicas (psicotrópicos). O tratamento inadequado pode ocasionar bolo fecal impactado, obstrução intestinal e até mesmo o óbito. Estratégias incluem aumento da ingesta de líquidos e dieta laxante. Pode ser necessário o uso de laxativos, supositórios e enemas a cada 3 dias.

Higiene oral

A doença periodontal é comum. Sedação leve (por exemplo, com o uso de lorazepam) pode ser necessária para o tratamento dentário em crianças não cooperativas. Sedações mais profundas, que necessitam monitoração cardiorrespiratória, podem ser necessárias em casos extremos.

Obesidade e sobrepeso

A obesidade é mais prevalente nesse grupo. Alguns fatores de risco relacionados incluem hábitos alimentares inapropriados (presentes em algumas síndromes genéticas), menor atividade física, doenças crônicas associadas e o uso de psicofármacos.

Deve-se proceder ao acompanhamento do peso, da altura e do índice de massa corporal e à reavaliação dos fatores de risco. É necessário o estímulo para hábitos de vida saudável com a prática regular de exercícios físicos e dieta equilibrada. Na escolha do tratamento medicamentoso, o potencial risco de ganho de peso de alguns psicofármacos deve ser levado em consideração.

CONSIDERAÇÕES LEGAIS

- **Sexualidade:** esta é uma área negligenciada nesse subgrupo da população, muitas vezes em virtude da crença errônea de que os indivíduos com deficiência intelectual não apresentam desejo sexual. Atenção especial deve ser dada ao controle de natalidade e doenças sexualmente transmissíveis.
- **Violência:** essa população apresenta risco maior de sofrer violência física e sexual. Outra questão relevante é que essa violência muitas vezes é proveniente de pessoas próximas, como familiares e cuidadores.
- **Educação inclusiva:** no Brasil é crescente a visão de que a educação escolar de alunos com vários tipos de deficiência deva ser realizada dentro da escola comum, que deve estar preparada para atender às necessidades especiais.
- **Benefício de prestação continuada (BCP):** pessoas com deficiência intelectual de qualquer idade com impedimentos de longo prazo e que têm baixa renda familiar podem ter direito a receber esse benefício.

Bibliografia consultada

AAMR. Retardo mental: definição, classificação e sistemas de apoio. 10. ed. Porto Alegre: Artmed, 2006.

APA. Diagnostic and statistical manual of mental disorders. 5. ed. Arlington, VA, American Psychiatric Assotiation, 2013.

Harris JC. Intellectual disability: understanding its development: causes, classification, evaluation, and treatment. New York, NY: Oxford University Press, 2006.

Kwok HW, Cui Y, Li J. Perspectives of intellectual disability in the People's Republic of China: epidemiology, policy, services for children and adults. Current Opinion in Psychiatry 2011; 24:408-12.

Maulik PK, Mascarenhas MN, Mathers CD et al. Prevalence of intellectual disability: a meta-analysis of population-based studies. Research in Developmental Disabilities 2011; 32:419-36.

Oeseburg B, Dijkstra GJ, Groothoff JW et al. Prevalence of chronic health conditions in children with intellectual disability: a systematic literature review. Intellectual and Developmental Disabilities 2011; 49:59-85.

Organização Mundial da Saúde. Mental retardation: meeting the challenge. Geneve, 1985.

Rey JM. IACAPAP e-Textbook of Child and Adolescent Mental Health. International Association for Child and Adolescent Psychiatry and Allied Professions. Geneva, 2015.

Sadock BJ, Sadock VA. Compêndio de psiquiatria: ciência do comportamento e psiquiatria clínica. 9. ed. Porto Alegre: Artmed, 2007.

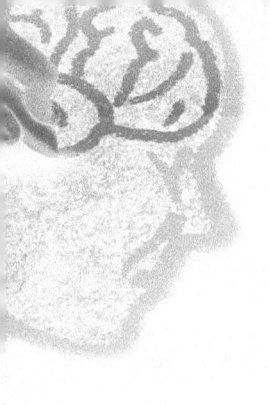

15
Transtornos do Controle dos Impulsos

Dennysson Teles Correia

INTRODUÇÃO

Impulsividade e processo volitivo

A impulsividade é uma característica do comportamento humano que pode ser mais acentuada em algumas pessoas. Essa característica pode em alguns momentos ser benéfica, quando, por exemplo, a capacidade de agir por impulso nos permite aproveitar uma oportunidade valiosa. Em outros momentos esse "agir sem pensar" nos leva a tomar atitudes desastrosas e prejudiciais para o cotidiano. Entende-se que, à medida que esses comportamentos impulsivos assumem grande frequência e intensidade ou causam prejuízos à vida do indivíduo, eles passam a ser considerados patológicos.

Por diversas vezes a impulsividade foi definida como um comportamento sem consideração adequada, a tendência a agir com menos prudência do que a maioria dos indivíduos de igual capacidade e conhecimento ou uma predisposição para reações rápidas. Essa tendência de agir de maneira precipitada é reflexo da influência desse agir sobre o processo volitivo ou decisório.

Nobre de Melo (1979) dividiu o processo volitivo/decisório em quatro fases (Figura 15.1).

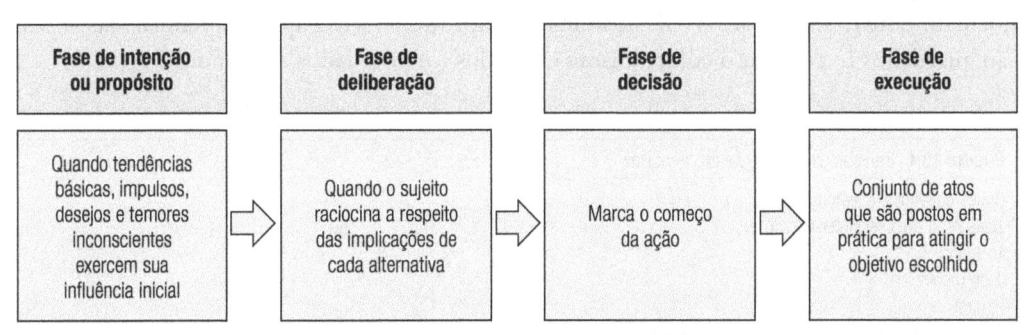

Fase de intenção ou propósito	Fase de deliberação	Fase de decisão	Fase de execução
Quando tendências básicas, impulsos, desejos e temores inconscientes exercem sua influência inicial	Quando o sujeito raciocina a respeito das implicações de cada alternativa	Marca o começo da ação	Conjunto de atos que são postos em prática para atingir o objetivo escolhido

Figura 15.1 Fases do prodesso volitivo/decisório.

Em oposição à ação voluntária, Dalgalarrondo (2008) define os atos impulsivos como uma espécie de "curto-circuito do ato voluntário", na qual o indivíduo vai da fase de intenção à de execução sem passar pelas fases intermediárias.

Desse modo, a impulsividade consiste na realização de determinado ato de maneira rápida, sem que ocorra um planejamento e sem que suas consequências sejam avaliadas de maneira plena. Pode ser entendida também, de modo dinâmico, como a incapacidade do indivíduo de inibir os impulsos, seja pela grande intensidade do impulso, seja pela falha dos freios inibitórios do próprio indivíduo.

Impulsividade e transtorno mental

A impulsividade é um traço hereditário do temperamento que se mantém relativamente estável ao longo da vida. Exemplos importantes do referido traço ocorrem nos transtornos de personalidade do *Cluster B,* como os transtornos de personalidade *borderline,* histriônica, narcisista e antissocial. Pode surgir também após lesões do sistema nervoso central, como nas lesões corticais frontais.

Comportamentos impulsivos também podem se apresentar na forma de sintoma em alguns outros transtornos psiquiátricos, como o transtorno do déficit de atenção e hiperatividade (TDAH), o transtorno afetivo bipolar, os transtornos por uso de substâncias e os transtornos alimentares.

Vale ressaltar que formas brandas de comportamentos impulsivos não caracterizam uma patologia em si, na medida em que não causaram nenhum sofrimento ao indivíduo ou às outras pessoas.

Dentre os transtornos nos quais a impulsividade é a característica mais marcante destacam-se os **transtornos do controle dos impulsos**, caracterizados por atos repetidos, sem motivação racional clara, incontroláveis e que vão, em geral, contra os interesses do próprio indivíduo ou de outras pessoas. Os principais representantes desse grupo estão citados no Quadro 15.1.

No mais recente *Manual Diagnóstico e Estatístico dos Transtornos Mentais* da Associação Americana de Psiquiatria (DSM-5) algumas modificações foram realizadas, as quais serão discutidas ao longo deste capítulo.

CLEPTOMANIA

A cleptomania caracteriza-se pela dificuldade em resistir ao impulso de furtar objetos normalmente desnecessários e destituídos de valor monetário e que, na maioria das vezes, são guardados (é comum o colecionismo), jogados fora ou dados a alguém.

Quadro 15.1 Transtornos do controle dos impulsos
Roubo patológico (cleptomania)
Transtorno explosivo intermitente
Tricotilomania
Jogo patológico
Piromania
Transtorno do controle dos impulsos sem outra especificação

O indivíduo experimenta uma tensão crescente antes do ato, seguida de alívio e gratificação após sua realização, as quais, na maioria dos casos, são seguidas de culpa, vergonha e arrependimento. Alguns pacientes negam sentir-se culpados ou envergonhados, definindo o ato como "automático".

Os furtos não são planejados nem envolvem outras pessoas, e o indivíduo desconsidera a possibilidade de ser apanhado. Muitas vezes, entretanto, eles são flagrados ou presos e, apesar das humilhações, acabam reincidindo. O objetivo não é o objeto em si, mas o ato de furtar.

Epidemiologia

A prevalência na população é estimada em 0,6% a 0,8%. Amostras clínicas estimam uma relação de três mulheres para cada homem acometido. Não foram encontradas diferenças entre as classes socioeconômicas. Segundo estatísticas da Associação Americana de Psiquiatria, 5% dos que furtam em lojas apresentam cleptomania.

Etiopatogenia

A etiopatogenia desse transtorno, bem como dos outros transtornos do controle dos impulsos, ainda não é completamente conhecida.

Fatores psicossociais, como perdas, separações e término de relacionamentos, podem precipitar o início ou a piora dos sintomas da cleptomania. Alguns psicanalistas entendem o roubo patológico como uma expressão de agressividade ou como a procura por autopunição.

Alterações no polimorfismo de receptores dopaminérgicos e distúrbios no metabolismo das monoaminas, como a diminuição de metabólitos da serotonina e a hiperatividade do sistema noradrenérgico, foram evidenciadas em diversos pacientes com comportamento impulsivo.

Diagnóstico

O diagnóstico é dado pela história de furtos repetidos de objetos, aparentemente sem valor para aquele indivíduo, precipitados por um impulso recorrente e irresistível, seguido, após alívio da tensão, de arrependimento, culpa ou sintomas depressivos e ansiosos. Pessoas com cleptomania têm prejuízo significativo no funcionamento social e profissional, podendo, por exemplo, faltar a turnos do trabalho ou chegar atrasadas em casa para cometer furtos. Os critérios adotados pelo DSM-5 são apresentados no Quadro 15.2.

Diagnóstico diferencial

Furtos podem ocorrer ocasionalmente em quadros psicóticos relacionados com mania, depressão ou esquizofrenia, motivados por elevação do humor, alucinações de comando ou delírios. Indivíduos com personalidade antissocial exibem claro ganho pessoal com o furto e premeditam e planejam seus "quadros de cleptomania" para escapar da Justiça. Alguns idosos portadores de doença de Alzheimer podem sair com objetos de lojas sem pagar, mas isso ocorre sem uma intencionalidade, fruto do déficit de memória. Pequenos furtos em lojas são comuns também entre pessoas sem nenhuma desordem psiquiátrica, em especial durante a infância.

> **Quadro 15.2** Critérios diagnósticos para a cleptomania segundo o DSM-5
>
> A. Fracasso recorrente em resistir a impulsos de furtar objetos que não são necessários para uso pessoal ou em razão de seu valor monetário
> B. Sensação crescente de tensão imediatamente antes de cometer o furto
> C. Prazer, gratificação ou alívio no momento de cometer o furto
> D. O ato de furtar não é cometido para expressar raiva ou vingança e não ocorre em resposta a um delírio ou alucinação
> E. O ato de furtar não é mais bem explicado por um transtorno da conduta, por um episódio maníaco ou por transtorno da personalidade antissocial

Tratamento

Por ser relativamente raro, as descrições de tratamento tendem a ser fundamentadas em casos isolados ou séries de casos. Dentre as psicoterapias, a **terapia cognitivo-comportamental** parece ser a mais eficaz. As técnicas mais indicadas pela literatura são a dessensibilização por imaginação e a sensibilização encoberta.

Não existem medicações aprovadas pelo Food and Drug Administration (FDA) para cleptomania. Antidepressivos tricíclicos, inibidores da recaptação de serotonina, estabilizadores do humor e antagonistas opioides têm sido largamente estudados. Os fármacos **fluvoxamina**, **fluoxetina** e **nortriptilina**, **valproato** e **lítio**, em monoterapia ou associados, mostram resultados positivos em séries de casos.

A **naltrexona**, um antagonista opioide, na dose média de 145mg/dia, pode promover redução significativa na urgência de furtar, assim como nos pensamentos e comportamentos relacionados com o ato.

Curso e prognóstico

Mais comumente se inicia no final da adolescência, porém a maioria das crianças e adolescentes que cometem pequenos furtos não se tornarão cleptomaníacos quando adultos. As mulheres estão mais propensas a buscar avaliação psiquiátrica e a se submeter a tratamento, enquanto os homens são presos com mais frequência.

O curso do transtorno tende a ser crônico, com períodos de melhora e piora. Alguns pacientes que passam meses ou anos sem episódios cleptomaníacos podem em determinado momento relatar vontade irresistível de cometer um furto. A recuperação espontânea ainda é desconhecida.

TRANSTORNO EXPLOSIVO INTERMITENTE

O transtorno explosivo intermitente (TEI) consiste em episódios periódicos de incapacidade para controlar impulsos agressivos, que se expressam na forma de comportamentos destrutivos, resultando em agressões físicas, verbais ou destruição de patrimônio.

Desencadeados por estímulos desproporcionais à ação, esses comportamentos não são planejados e podem causar prejuízos à vida social e profissional do indivíduo. Usualmente, após os episódios, é experimentada sensação de culpa e autorreprovação.

A perda do controle não deriva de um quadro de esquizofrenia, personalidade antissocial ou *borderline*, nem muito menos de mania disfórica, transtorno de conduta ou intoxicação por substâncias.

Epidemiologia

Estudos epidemiológicos demonstram uma prevalência ao longo da vida de 1% a 7%, a depender da população estudada (em média 3% dos pacientes ambulatoriais e 6% dos internados).

Com frequência, o transtorno tem início em idade precoce, em uma faixa etária média variando dos 14 aos 18 anos. A maioria dos pacientes é constituída por homens, numa proporção de 4:1 em relação às mulheres.

Não está claro se há alguma relação entre a presença do transtorno e o estado civil, o nível educacional ou a renda do indivíduo.

Etiopatogenia

A etiopatogenia do TEI ainda não está totalmente estabelecida. Parentes de primeiro grau de indivíduos com o transtorno apresentam taxas mais altas tanto desse como de outros transtornos do controle dos impulsos, além do abuso de substâncias.

Estudos de ressonância nuclear magnética funcional (RNMf) em pacientes com TEI mostram maior ativação da amígdala e menor ativação do córtex pré-frontal orbitofrontal em relação a controles saudáveis. Uma atividade serotoninérgica reduzida e concentrações elevadas de testosterona sérica estão relacionadas com comportamentos agressivos e violência.

A presença de um ambiente desfavorável na infância, associada a eventos traumáticos, como violência física ou sexual e negligência, também pode ter grande relação com a gênese do processo mórbido.

Diagnóstico

Pacientes com TEI, após estímulos estressores mínimos, reagem de maneira súbita, agredindo física ou verbalmente outras pessoas. Isso se dá em diferentes graus de intensidade, e em alguns casos a pessoa pode até mesmo quebrar objetos ou machucar animais. Tipicamente os episódios duram menos de 30 minutos, sendo precedidos de grande tensão e dificuldade em controlar os impulsos agressivos. Em certos contextos, são antecedidos ainda por sintomas somáticos, como parestesias, palpitações e tremores (Quadro 15.3).

Diagnóstico diferencial

O diagnóstico diferencial deve ser realizado com a exclusão de outros transtornos psiquiátricos que cursem com explosões de agressividade. Transtornos psicóticos, personalidade antissocial e *borderline*, mudanças de personalidade em virtude de uma condição médica em geral, intoxicação por substâncias, epilepsia, tumores cerebrais, doenças degenerativas e condições endocrinológicas, entre outras, são exemplos de condições que devem ser descartadas.

Tratamento

Psicoterapia associada à farmacoterapia mostra melhores resultados que o uso de ambos isoladamente. A meta do tratamento é a remissão, que pode ser definida como a melhora até o ponto em que restem no máximo um ou dois sintomas de intensidade leve.

> **Quadro 15.3** Critérios diagnósticos para o TEI segundo o DSM-5
>
> A. Explosões comportamentais recorrentes representando uma falha em controlar os impulsos agressivos, conforme manifestado por um dos seguintes aspectos:
>   1. Agressão verbal (p. ex., acessos de raiva, injúrias, discussões ou agressões verbais) ou agressão física dirigida à propriedade, a animais ou a outros indivíduos, ocorrendo em uma média de duas vezes por semana, durante um período de 3 meses. A agressão física não resulta em danos ou destruição de propriedade nem em lesões físicas em animais ou em outros indivíduos
>   2. Três explosões comportamentais envolvendo dano ou destruição de propriedade e/ou agressão física envolvendo lesões físicas contra animais ou outros indivíduos, ocorrendo dentro de um período de 12 meses
> B. A magnitude da agressividade expressa durante as explosões recorrentes é grosseiramente desproporcional em relação à provocação ou a quaisquer estressores psicossociais precipitantes
> C. As explosões de agressividade recorrentes não são premeditadas (i.e., são impulsivas e/ou decorrentes de raiva) e não têm por finalidade atingir algum objetivo tangível (p. ex., dinheiro, poder, intimidação)
> D. As explosões de agressividade recorrentes causam sofrimento acentuado ao indivíduo ou prejuízo no funcionamento profissional ou interpessoal ou estão associadas a consequências financeiras ou legais
> E. A idade cronológica é de pelo menos 6 anos (ou nível de desenvolvimento equivalente)
> F. As explosões de agressividade recorrentes não são mais bem explicadas por outro transtorno mental (p. ex., transtorno depressivo maior, transtorno bipolar, transtorno disruptivo da desregulação do humor, um transtorno psicótico, transtorno da personalidade antissocial, transtorno da personalidade *borderline*) e não são atribuíveis a outra condição médica (p. ex., traumatismo craniano, doença de Alzheimer) e aos efeitos fisiológicos de uma substância (p. ex., droga de abuso, medicamento). No caso de crianças com idade entre 6 e 18 anos, o comportamento agressivo que ocorre como parte do transtorno de adaptação não deve ser considerado para esse diagnóstico
>
> **Nota:** esse diagnóstico pode ser feito em adição ao diagnóstico de transtorno de déficit de atenção/hiperatividade, transtorno de conduta, transtorno de oposição desafiante ou transtorno do espectro autista nos casos em que as explosões de agressividade impulsiva recorrentes excederem aquelas normalmente observadas nesses transtornos e justificarem atenção clínica independente.

Para os que não atingiram a remissão, uma meta razoável é a obtenção de melhora maior ou igual a 50% no número, intensidade e frequência dos sintomas, visando à manutenção da segurança do paciente e dos outros.

Psicoterapias individuais ou em grupo se mostraram úteis e têm como objetivo fazer com que o paciente reconheça e verbalize seus pensamentos e sentimentos que precedem os acessos de explosão, evitando assim executá-los.

Técnicas específicas de terapia cognitivo-comportamental, como a reestruturação cognitiva, o treino de relaxamento e o treinamento de habilidades de enfrentamento, e a prevenção de recaída ensinam ao indivíduo como lidar com estímulos estressores do cotidiano.

Algumas medicações têm mostrado eficácia no tratamento de comportamentos e impulsos agressivos no TEI ou em outros transtornos psiquiátricos. Estudos randomizados em pacientes com TEI associado a transtornos da personalidade (obsessivo-compulsiva, *borderline*, paranoide) mostram melhora moderada em grande parte dos sintomas com o uso de fluoxetina (66% contra 29% do grupo placebo). Ainda em relação à fluoxetina, uma metanálise com 3.992 pacientes observou redução significativa dos impulsos e comportamentos agressivos em indivíduos com TEI. Pacientes refratários podem se beneficiar de outras medicações, como fenitoína ou oxcarbazepina. Estudos recomendam a manutenção da medicação após remissão por um período de pelo menos 2 anos ou a depender de fatores como a presença de sintomas residuais, permanência de estressores psicossociais, história de tentativas de suicídio ou comportamentos autoagressivos, grande número de episódios de explosão e a duração do transtorno.

Curso e prognóstico

O TEI pode começar em qualquer fase da vida, sendo mais comum no final da adolescência ou no início da idade adulta. Seu curso pode ser episódico ou crônico, e em muitos casos, com o passar dos anos, a intensidade dos episódios diminui. Por outro lado, o aparecimento de doenças orgânicas, com o avançar da idade, pode intensificar a frequência e a intensidade dos sintomas agressivos.

TRICOTILOMANIA

A tricotilomania como comportamento está presente desde os escritos de Hipócrates, mas ganhou notoriedade médica apenas em 1889, após a descrição de um caso clínico pelo dermatologista francês François H. Hallopeau. O nome deriva dos vocábulos gregos *thrix* (cabelo), *tillein* (arrancar) e *mania* (loucura).

Consiste no comportamento recorrente de arrancar cabelos (ou pelos), que resulta em perda capilar perceptível. O paciente experimenta uma sensação de tensão crescente, seguida de alívio, prazer ou satisfação após realizado o ato de arrancar o fio. O distúrbio causa sofrimento significativo e prejuízo social ou ocupacional.

A fenomenologia da tricotilomania é variável. Com frequência, múltiplos locais são acometidos, mas alguns estudos mostram certa preferência, em ordem decrescente, por couro cabeludo, cílios, sobrancelhas, região púbica, extremidades, axilas e abdome.

Fatores estressores, como dificuldades acadêmicas, tensões na escola, morte na família, menstruação, divórcio dos pais, nascimento ou rivalidade de irmãos, bem como estados afetivos negativos e sedentarismo, podem desencadear o início do transtorno ou podem ser responsáveis pela piora do comportamento de arrancar cabelos.

Pacientes com essa condição costumam sentir vergonha e embaraço, evitando situações sociais. Procuram disfarçar a perda de pelos mediante o uso de perucas, lenços, bonés e penteados. A evitação, por vezes, adia a procura por tratamento médico e psicológico adequado.

Além dos danos estéticos e psicossociais, podem ainda ocorrer complicações clínicas, como o tricobezoar, obstrução do intestino delgado decorrente da ingestão de pelos. Essa característica está presente em até 40% dos portadores de tricotilomania e pode levar a quadros graves, como pancreatite e abdome agudo.

Epidemiologia

Pesquisas mais recentes sugerem que a prevalência da tricotilomania é maior do que se acreditava anteriormente. A partir dos achados desses estudos foi sugerida a prevalência de tricotilomania nos EUA de aproximadamente 1%. No Brasil não há estudos epidemiológicos até o momento.

A tricotilomania é mais comum em mulheres que em homens, numa proporção de 9 para 1. Essa grande diferença entre os gêneros pode representar um possível subdiagnóstico no gênero masculino em razão da maior aceitabilidade social ou, ainda, de uma maior propensão e facilidade em esconder a alopecia.

Transtornos do humor, transtorno obsessivo-compulsivo, transtornos de ansiedade e abuso de substâncias estão associados de maneira recorrente à tricotilomania.

Etiopatogenia

Vários modelos etiológicos têm sido propostos sem que se chegue a um consenso. É multideterminado, mas sabe-se que o surgimento de até um quarto dos casos está ligado a situações de estresse.

Familiares de indivíduos com tricotilomania frequentemente apresentam história de tiques, outros transtornos de controle dos impulsos ou sintomas obsessivo-compulsivos, dando suporte a uma hipotética predisposição genética.

Estudos genéticos demonstraram polimorfismo (T102C) no receptor de serotonina 5-HT2A em regiões de gânglios basais, mas esses estudos ainda precisam ser replicados.

Diagnóstico

O diagnóstico é estabelecido em pessoas que, antes de iniciarem o comportamento de arrancar cabelos, experimentam uma sensação crescente de tensão, aliviada apenas após executado o ato. Algumas chegam a relatar sensação prazerosa durante a ação. No Quadro 15.4 estão listados os critérios diagnósticos adotados no DSM-5:

Vale lembrar que na última edição do *Manual Diagnóstico e Estatístico dos Transtornos Mentais* (DSM-5) a tricotilomania foi deslocada para o capítulo denominado "Transtorno Obsessivo-Compulsivo e Outros Transtornos Relacionados". A ideia é de que os transtornos que acometem predominantemente a área da vontade (volição) e especificamente em relação ao controle dos impulsos se manifestam por alguns comportamentos compulsivos e impulsivos que podem ser agrupados no mesmo tronco patológico que os transtornos relacionados com o transtorno obsessivo-compulsivo (TOC).

Diagnóstico diferencial

É importante diferenciar a tricotilomania de outras condições que cursem com perda de cabelo, sejam clínicas ou psiquiátricas.

O ato de arrancar cabelos de maneira repetitiva deve ser diferenciado também de uma compulsão executada em resposta a um pensamento obsessivo ou de acordo com regras que devem ser rigidamente aplicadas, como ocorre no TOC. Pacientes com transtorno factício simulam a perda de cabelo com intuito de se submeterem a procedimentos e cuidados

---

Quadro 15.4 Critérios diagnósticos para a tricotilomania segundo o DSM-5

A. Arrancar o próprio cabelo de maneira recorrente, resultando em perda de cabelo
B. Tentativas repetidas de reduzir ou parar o comportamento de arrancar o cabelo
C. O ato de arrancar o cabelo causa sofrimento clinicamente significativo ou prejuízo no funcionamento social, profissional ou em outras áreas importantes na vida do indivíduo
D. O ato de arrancar o cabelo ou a perda de cabelo não se deve a outra condição médica (p. ex., uma condição dermatológica)
E. O ato de arrancar o cabelo não é mais bem explicado pelos sintomas de outro transtorno mental (p.ex., tentativas de melhorar um defeito ou falha percebidos na aparência, no transtorno dismórfico corporal)

médicos. Nos transtornos mentais que cursam com estereotipias motoras, como autismo, os pacientes não costumam parecer angustiados por esse comportamento.

Em casos mais complexos, podem ser necessárias biópsias para diferenciar a tricotilomania de condições dermatológicas, como alopecia *areata*, lúpus discoide ou *Tinea capitis*.

Tratamento

No tratamento psicoterapêutico, diversas técnicas comportamentais, como *biofeedback*, exercícios aversivos, extinção, hipercorreção e prevenção de resposta, se mostram eficazes na redução dos sintomas. O uso da hipnoterapia pode ser útil em pacientes muito sugestionáveis, e a psicoterapia breve orientada para o *insight* pode ser tentada em quadros mais crônicos.

Em relação ao tratamento medicamentoso, os inibidores seletivos da recaptação de serotonina (ISRS) são as medicações mais estudadas em virtude da comorbidade com transtornos ansiosos e depressivos e da proximidade fenomenológica com o TOC. A clomipramina é o antidepressivo tricíclico mais utilizado e também se mostrou eficaz. Baixas doses de agentes antipsicóticos em associação aos ISRS aumentaram de maneira significativa a eficácia do tratamento em alguns estudos.

A associação das duas modalidades de tratamento costuma ser mais efetiva a longo prazo do que cada modalidade isoladamente.

Curso e prognóstico

Na maior parte dos acompanhamentos clínicos o curso tende a ser mais crônico, sem que ocorra a remissão completa. Comumente começa antes dos 17 anos, sendo o prognóstico melhor ou pior a depender da idade de início. Alguns autores sugerem que quadros iniciados na infância podem assumir formas benignas de fácil resolução; em contrapartida, quadros surgidos mais tardiamente tendem a apresentar maior gravidade.

JOGO PATOLÓGICO

Desde os primórdios, o ato de jogar faz parte do comportamento humano. Os registros mais antigos dessa atividade datam de 3.000 a.C. na Babilônia. O jogo faz parte do repertório de atividades lúdicas auxiliares ao neurodesenvolvimento da criança e nos adultos pode envolver valor competitivo, como nos jogos de azar.

Segundo estatísticas internacionais, cerca de 80% da população já se envolveram em jogos de aposta, mas apenas cerca de 4% destes apresentam algum prejuízo decorrente da atividade.

A partir de 1980 o jogo patológico passou a ser reconhecido como um transtorno, sendo classificado pela primeira vez na terceira edição do *Manual Diagnóstico e Estatístico dos Transtornos Mentais* (DSM-III). Shaffer, Hall e Vander Bilt (1999) propuseram uma classificação acerca da gravidade dos problemas com o jogo:

- **Nível 0:** pessoas que não praticam qualquer tipo de aposta.
- **Nível 1:** pessoas que praticam alguma forma de aposta com frequência variada, mas não apresentam problemas decorrentes dos jogos de azar.

- **Nível 2:** pessoas que jogam e apresentam problemas decorrentes das apostas, mas que ainda não preenchem todos os critérios para a formulação do diagnóstico de jogo patológico.
- **Nível 3:** engloba jogadores patológicos, sendo o nível mais grave quanto à ocorrência de problemas decorrentes do jogo.

Os jogadores patológicos costumam apresentar um padrão progressivo, oscilando ao longo do tempo entre os níveis 2 e 3.

A característica central do jogo patológico é a prática persistente e recorrente a despeito de problemas econômicos e prejuízos na vida pessoal, social e ocupacional.

O principal fator de risco relacionado e que predispõe ao desenvolvimento do jogo patológico é o tempo decorrido entre a realização da aposta e seu resultado. Quanto menor esse tempo, maior o potencial para desencadear o "vício", pois permite sucessivas apostas imediatas e facilita uma prática contínua, além da sustentação de um estado prolongado de alheamento e estimulação. Por essa razão, acredita-se que os caça-níqueis têm maior potencial, dentre todos os jogos de azar, de causar dependência.

Epidemiologia

Estudos populacionais bem conduzidos, realizados nos EUA, mostram prevalência de problemas relacionados com o jogo de aproximadamente 3% a 5% com até 1% das pessoas apresentando critérios para o diagnóstico de jogo patológico.

O problema é mais comum em homens e jovens que em mulheres e idosos. Comumente o indivíduo inicia o comportamento de jogar na adolescência, mas pode começar em qualquer idade. Mulheres mostram perfil de evolução mais rápida para o jogo patológico que os homens, preferência maior pelos jogos eletrônicos e alta comorbidade com depressão.

Dados do ambulatório de Jogo Patológico do Instituto de Psiquiatria da Universidade de São Paulo mostram que o perfil do paciente que procura tratamento é o de homem ou mulher por volta de 45 anos com ensino médio completo. Em geral, são chefes de família, o que acentua a gravidade do problema.

Nas últimas décadas as taxas de jogo normal e patológico têm aumentado de modo exponencial, especialmente em locais onde o jogo é legalizado. Os mais populares tipos de jogos são as loterias, máquinas de bingo, jogos de cassino, carteado e apostas em cavalos.

Pacientes em tratamento para abuso de substâncias mostram taxas maiores de prevalência de jogo patológico que a população em geral, podendo chegar de 10% a 18% em estudos conduzidos em serviços especializados em dependência química.

História familiar de jogadores patológicos está relacionada com aumento na taxa de abuso de substâncias (particularmente alcoolismo) e de depressão. Sugere-se ainda uma predisposição maior ao jogo em círculos familiares que estimulam a competitividade e o materialismo e que associam o dinheiro a um símbolo de sucesso.

Etiopatogenia

Vários fatores psicossociais se associam ao transtorno, como a perda de um parente por morte, divórcio, saída de casa precocemente, disciplina parental inapropriada (ausência, aspereza, falta de limites), exposição excessiva a jogos na adolescência e falta de orientação familiar a respeito de planejamento financeiro.

Estudos especulam que sujeitos impulsivos teriam dificuldade em aprender com as consequências negativas de suas escolhas em virtude de uma deficiência no funcionamento de estruturas do córtex pré-frontal ventromedial, responsável pelas funções executivas de planejamento, tomada de decisão e automonitoramento.

A teoria da deficiência de gratificação cerebral sugere que receptores dopaminérgicos (D1, D2 e D4) menos sensíveis, em razão de polimorfismos gênicos, necessitariam de maior estimulação para ativar o centro de recompensa cerebral. Em vista disso, os afetados se envolveriam em comportamentos como o jogo patológico ou a dependência de substâncias a fim de compensar o estado crônico de subgratificação.

Diagnóstico

Na avaliação psiquiátrica consideram-se os critérios apresentados no Quadro 15.5 para o diagnóstico de jogo patológico, de acordo com a CID-10.

Cabe lembrar que os critérios para o jogo patológico o estruturam mais como um transtorno relacionado com o uso de uma substância do que como um transtorno do controle dos impulsos, com a necessidade de jogar maior quantidade de dinheiro para conseguir a excitação desejada (tolerância) e sentimentos de irritabilidade e agitação ao tentar reduzir ou parar de jogar (abstinência). Assim, no DSM-5 o jogo patológico foi incluído no capítulo "Transtornos Relacionados com Substâncias e Transtornos Aditivos".

Diagnóstico diferencial

O ato de jogar socialmente se diferencia do jogo patológico por algumas características, como jogar na presença de amigos, em ocasiões especiais, com perdas toleráveis e predeterminadas.

Episódios maníacos podem estar acompanhados de perda do julgamento com consequente jogar patológico; no entanto, a anamnese evidencia oscilações do humor e sintomas associados, como ideias de grandeza e aceleração do pensamento.

Quadro 15.5 Critérios diagnósticos para o jogo patológico segundo a CID-10

A. Comportamento de jogo problemático persistente e recorrente levando a sofrimento ou comprometimento clinicamente significativo, conforme indicado pela apresentação de quatro (ou mais) dos seguintes em um período de 12 meses:
 1. Necessidade de apostar quantias de dinheiro cada vez maiores a fim de atingir a excitação desejada
 2. Inquietude ou irritabilidade quando tenta reduzir ou interromper o hábito de jogar
 3. Fez esforços repetidos e malsucedidos no sentido de controlar, reduzir ou interromper o hábito de jogar
 4. Preocupação frequente com o jogo (p. ex., apresenta pensamentos persistentes sobre experiências de jogo passadas, avalia possibilidades ou planeja a próxima quantia a ser apostada, pensa em modos de obter dinheiro para jogar)
 5. Frequentemente joga quando se sente angustiado (p. ex., sentimento de impotência, culpa, ansiedade, depressão)
 6. Após perder dinheiro no jogo, frequentemente volta outro dia para ficar quite ("recuperar o prejuízo")
 7. Mente para esconder a extensão de seu envolvimento com o jogo
 8. Prejudicou ou perdeu um relacionamento significativo, o emprego ou uma oportunidade educacional ou profissional em razão do jogo
 9. Depende de outras pessoas para obter dinheiro a fim de saldar situações financeiras desesperadoras causadas pelo jogo

B. O comportamento de jogo não é mais bem explicado por um episódio maníaco

Indivíduos com transtorno da personalidade antissocial podem apresentar problemas com jogo. Quando ambos os transtornos estiverem presentes, ambos deverão ser diagnosticados.

Tratamento

Os jogadores raramente procuram tratamento voluntariamente. Dificuldades legais, pressões da família ou outras comorbidades psiquiátricas levam os jogadores ao médico ou psicólogo. Predominam as psicoterapias, existindo poucas evidências conclusivas de eficácia das medicações. No entanto, em virtude da alta taxa de comorbidades, é extremamente importante a avaliação psiquiátrica.

O tratamento medicamentoso visa tratar as comorbidades e sintomas específicos, como a abstinência e a fissura (*craving*). Antagonistas opioides, como a naltrexona, estão sendo estudados para o tratamento do jogo patológico, com alguns estudos mostrando eficácia ao compará-los com placebo. O mecanismo de ação seria a diminuição indireta da atividade dopaminérgica nos circuitos reforçadores do comportamento. Estabilizadores do humor, como o lítio, só mostram benefício em casos com verdadeira comorbidade com transtornos do espectro bipolar.

Várias abordagens psicoterapêuticas são possíveis, como programas de psicoeducação, terapias individuais e de grupo, com orientação psicodinâmica ou cognitivo-comportamental. Técnicas comportamentais, como a exposição por imaginação e a exposição *in vivo*, podem ser utilizadas. Na primeira, guiado pelo terapeuta, o paciente imagina uma cena de oportunidade de jogo e opta por resistir e executar outra atividade, combinando técnicas de respiração e relaxamento. Na segunda, gradualmente, ele é levado a uma situação real de exposição (por exemplo, ficar na frente de um caça-níquel) com prevenção de sua resposta. A confecção pelo indivíduo de um diário, no qual relata seus pensamentos, sentimentos e gatilhos relacionados com o ato de jogar, facilita a identificação de distorções cognitivas e sua correção.

Curso clínico e prognóstico

O começo do transtorno é mais precoce em homens, normalmente na adolescência, sendo um pouco mais tardio em mulheres. Três fases costumam ser observadas:

1. **Fase da vitória:** inicia-se normalmente com maiores possibilidades de ganho, optando-se por jogos que exigem mais habilidade. As vitórias frequentes causam excitação e alimentam a fantasia de portar habilidades excepcionais para o jogo. Essa fase pode durar meses ou anos. Em mulheres usualmente não existe uma fase em que os ganhos são maiores; normalmente elas usam o jogo como uma maneira de escapar dos problemas.
2. **Fase da perda progressiva:** nessa fase o paciente passa a estruturar sua vida em função do jogo, jogando com um senso de urgência maior, o que diminui sua habilidade. Passa então a desconsiderar os riscos de perdas, apostando quantidades cada vez maiores de dinheiro. Isso causa rombos financeiros nas economias da família, e o paciente pega dinheiro emprestado, perde dias de trabalho e chega tarde em casa.
3. **Fase do desespero:** o jogador passa a se sentir pressionado pelas dívidas, e promessas de abstinência frustradas o deixam desesperado. Assume comportamentos ilegais ou imorais,

como não pagar dívidas, se envolver com agiotas e passar cheques sem fundos. Acredita que necessita de uma "grande vitória" para solucionar seus problemas. Com frequência surgem sintomas como isolamento, irritação, oscilações do humor e ideação suicida.

Estudos preliminares apontam que o jogo patológico é uma condição passível de tratamento. Alguns programas com 12 semanas de tratamento, utilizando o método dos 12 passos, aliados a grupos de autoajuda (Jogadores Anônimos), mostram que até 48% dos pacientes apresentam melhora significativa em 6 meses.

PIROMANIA

A piromania consiste no comportamento recorrente, deliberado e proposital de provocar incêndios. Tipicamente o paciente é descrito como fascinado pelo fogo desde a infância e por tudo relacionado. Tem prazer em testemunhar incêndios causados por terceiros ou mesmo por ele próprio. Em alguns casos, atuam como voluntários em brigadas de incêndio ou entram para o Corpo de Bombeiros.

Essa apresentação típica da piromania é rara e, atualmente, os interesses da comunidade científica têm se voltado para o comportamento incendiário, que acomete cerca de 1% da população nos EUA.

A piromania, bem como o comportamento de atear fogo a propriedades ou mesmo a pessoas e animais, tem grandes implicações legais e morais. Isso faz com que os indivíduos sejam reticentes e evitem a busca de tratamento.

Epidemiologia

Não há muitas informações disponíveis a respeito da prevalência da piromania como transtorno primário, acreditando-se que seja rara. Apenas uma pequena porcentagem dos adultos que provocam incêndios pode ser diagnosticada como piromaníaca. Mais comum em homens do que em mulheres, numa proporção de 8:1, está mais frequentemente presente naqueles com habilidades sociais deficientes e dificuldades de aprendizado. Estatísticas americanas mostram que mais de 40% dos incendiários identificados têm menos de 18 anos de idade.

Etiopatogenia

A etiopatogenia desse transtorno ainda é desconhecida. Teorias psicanalíticas associam a piromania à busca por prestígio e demonstração de força secundária a um senso físico, social ou sexual de inferioridade.

Foram demonstrados níveis significativamente baixos de ácido 5-hidroxi-indolacético e MHPG (metabólito da noradrenalina) no líquor de incendiários, o que sugere envolvimento dos sistemas serotoninérgico e noradrenérgico.

Diagnóstico

Pessoas com piromania costumam assistir a incêndios nas redondezas de suas casas, demonstram interesse por equipamentos relacionados com o fogo e podem, em algumas ocasiões, soar alarmes falsos de incêndio. Além disso, não costumam sentir qualquer re-

> **Quadro 15.6** Critérios diagnósticos para a piromania segundo o DSM-5
>
> A. Incêndio provocado de maneira deliberada e proposital em mais de uma ocasião
> B. Tensão ou excitação afetiva antes do ato
> C. Fascinação, interesse, curiosidade ou atração pelo fogo e seu contexto situacional (p. ex., equipamentos, usos, consequências)
> D. Prazer, gratificação ou alívio ao provocar incêndios ou quando testemunhando ou participando de suas consequências
> E. O incêndio não é provocado com fins monetários, como expressão de uma ideologia sociopolítica, para ocultar atividades criminosas, para expressar raiva ou vingança, para melhorar as circunstâncias de vida de uma pessoa, em resposta a um delírio ou alucinação ou como resultado de julgamento alterado (p. ex., no transtorno neurocognitivo maior, na deficiência intelectual, na intoxicação por substâncias)
> F. A provocação de incêndios não é mais bem explicada por transtorno da conduta, por um episódio maníaco ou por transtorno da personalidade antissocial

morso em relação a seus atos ou às consequências geradas por eles. O Quadro 15.6 mostra os critérios diagnósticos segundo o DSM-5.

Diagnóstico diferencial

O diagnóstico diferencial deve ser feito com outras causas de comportamento incendiário. Provocação intencional com intuito de vantagens financeiras, vingança, sabotagem, encobrir crimes ou para fins políticos (protestos e manifestações) são comuns.

Podem surgir dificuldades na diferenciação entre a piromania e a fascinação pelo fogo que boa parte das crianças tem ao longo do desenvolvimento (brincar com fósforos, isqueiros ou com fogo).

Prejuízos de julgamento, como em casos de demência, deficiência intelectual ou intoxicação por substâncias, podem levar a comportamentos de risco e incêndios provocados. O diagnóstico de piromania também não deve ser estabelecido quando o comportamento incendiário ocorre como parte de um transtorno de conduta, um episódio maníaco, transtorno de personalidade antissocial ou em resposta a um delírio ou alucinação.

Tratamento

O tratamento da piromania tem sido pouco estudado. Alguns motivos, como a raridade do transtorno como entidade primária e a baixa taxa de motivação dos portadores para procurar tratamento, podem ser citados com causa. Nenhum tratamento isolado se mostrou efetivo. Desse modo, uma série de modalidades, incluindo abordagens comportamentais, vêm sendo testadas. Em razão da característica crônica da doença, alguns indivíduos necessitam de supervisão contínua e, em quadros graves com alta recorrência, o encarceramento pode ser a única solução.

O comportamento incendiário em crianças exige cuidados intensivos e a adoção de intervenções terapêuticas precoces para prevenir casos de piromania. Adolescentes e crianças maiores também podem se beneficiar de terapia familiar.

Curso e prognóstico

Comportamentos incendiários costumam iniciar na infância; entretanto, não se sabe ao certo a idade de aparecimento da piromania. Quando começam na adolescência ou na idade adulta, os incêndios costumam ser deliberadamente destrutivos. Na piromania, o ato de provocar incêndios costuma ser episódico com fases de melhora e piora ao longo da evolução.

Quando tratado ainda na infância, o prognóstico é bom, tendo como meta a remissão total. Em adultos, porém, o prognóstico é reservado, dependendo de fatores como a frequência dos comportamentos incendiários, a aceitação ou recusa em procurar auxílio, a existência de comorbidades como uso de álcool e outras substâncias e o grau de *insight*.

CONSIDERAÇÕES FINAIS

Nos últimos anos as classificações dos transtornos relacionados com a impulsividade vêm mudando, o que reflete o interesse crescente, a partir da década de 1990, acerca do assunto. Os motivos são a grande prevalência e o sofrimento psíquico causado, seja pelos transtornos do controle dos impulsos propriamente ditos, seja pela impulsividade como sintoma. Ainda assim, permanecem desconhecidos por boa parte dos profissionais de saúde e do público em geral, o que mostra a importância de se avançar ainda mais no estudo desses fenômenos.

Novas condições relacionadas com a impulsividade, antes incluídas nos "transtornos do controle dos impulsos sem outra especificação", como oniomania (compras compulsivas), dermatotilexomania (escoriação compulsiva), dependência de internet, dependência de jogos eletrônicos e comportamento sexual compulsivo, já encontram nicho em diversos capítulos da última edição do *Manual Diagnóstico e Estatístico dos Transtornos Mentais* da Associação Americana de Psiquiatria (DSM-5).

Bibliografia consultada

Abreu CN, Tavares H, Cordás TA et al. Manual clínico dos transtornos do controle dos impulsos. 1. ed. Porto Alegre: Artmed, 2007.

American Psychiatric Association. DSM-5: manual diagnóstico e estatístico de transtornos mentais. 5. ed. Porto Alegre: Artmed, 2014.

Dalgalarrondo P. Psicopatologia e semiologia dos transtornos mentais. 2. ed. Porto Alegre: Artmed, 2008.

Miguel EC, Gentil V, Gattaz WF. Clínica psiquiátrica: a visão do Departamento e do Instituto de Psiquiatria do HCFMUSP. 1. ed. São Paulo: Manole, 2011.

Nobre de Melo AL. Psiquiatria. Rio de Janeiro: Civilização Brasileira, 1979.

Sadock BJ, Sadock VA, Ruiz P. Kaplan & Sadock's synopsis of psychiatry: behavioral sciences/clinical psychiatry. Philadelphia: 11. ed. 2015.

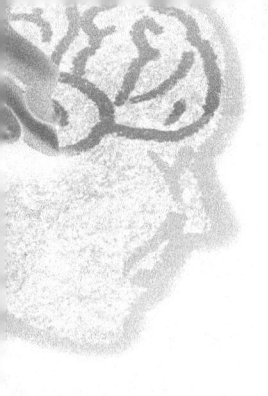

16
Transtornos do Espectro Autista

Paula Roberta Monteiro Machado
Ana Carolina Leal Bezerra de Lima

INTRODUÇÃO

A palavra autismo é de origem grega e significa "voltar-se para si próprio". Foi utilizada pela primeira vez por Bleuler, em 1911, para caracterizar o isolamento social de crianças que na época tinham o diagnóstico de esquizofrenia.

Em 1943, Kanner desenvolveu um estudo com 11 crianças que tinham em comum a incapacidade de estabelecer contato afetivo, além de um comportamento introspectivo, movimentos estereotipados e emissão repetida de sons e palavras. Denominou esse quadro "distúrbio autístico do contato afetivo" e o considerava uma espécie de transtorno psicótico. Em 1976, Ritvo foi o primeiro a correlacionar o autismo a um déficit cognitivo. Somente a partir de 1978, em trabalho publicado por Rutter e cols., o autismo passou a ser considerado um transtorno do desenvolvimento, opondo-se à concepção anterior de psicose.

A partir dos anos 1980, novos trabalhos foram publicados por Asperger, que direcionou o foco de seu estudo aos indivíduos de "alto funcionamento", cuja inteligência era normal. A partir desse período surgiu a concepção de um amplo espectro clínico para o autismo, impulsionando estudos para as pesquisas de uma base genética.

Atualmente, sabe-se que o autismo não é uma doença única, mas um distúrbio de desenvolvimento bastante complexo com diferentes níveis de gravidade, sintomas clínicos e padrões comportamentais. Inicialmente enquadrado nos **transtornos globais do desenvolvimento (TGD)**, o autismo é classificado como **transtorno do espectro autista (TEA)**.

EPIDEMIOLOGIA

As mudanças nos critérios diagnósticos e o refinamento das técnicas de avaliação, bem como a maior conscientização do diagnóstico precoce, vêm ocasionando mudanças no perfil epidemiológico e aumento significativo do número de casos de TEA diagnosticados.

Na década de 1980 a prevalência de TEA era estimada em 4 casos para cada 10 mil nascimentos. Já os estudos atuais apontam para 11,3 casos para cada 1.000 crianças, o que torna o TEA o terceiro distúrbio do desenvolvimento mais frequente. Sua prevalência ultrapassa, hoje, as malformações congênitas, a síndrome de Down e o câncer infantil.

Em 2013, Bower descreveu em seu estudo que 1 em cada 88 crianças norte-americanas era autista. Afirmou ainda que essa prevalência variava em cada estado com predomínio do diagnóstico em crianças hispânicas e negras. Esse aspecto foi justificado por questões socioculturais e metodológicas.

O aumento de casos de TEA tem ocorrido em todo o mundo; entretanto, observa-se uma prevalência maior em países de maior poder aquisitivo e de língua inglesa. Acredita-se que esse fato esteja relacionado com a melhor qualidade dos profissionais e serviços de diagnóstico.

No Brasil há poucos estudos de prevalência de TEA. Em 2007, segundo dados do Instituto de Psiquiatria do Hospital das Clínicas de São Paulo, a estimativa era de aproximadamente 1 milhão de casos de TEA. Em 2011, Paula e cols. estimaram 1 caso para cada 360 pessoas.

Diante do atual perfil mundial de casos de TEA, torna-se imperativa a necessidade de aprimoramento de técnicas de diagnóstico e rastreio como modo de intervir precocemente na funcionalidade desses indivíduos.

ETIOPATOGENIA

A etiologia do TEA não está completamente estabelecida, mas diversos estudos apontam associações genéticas e neurobiológicas. Aproximadamente 100 *loci* cromossômicos vêm sendo estudados como responsáveis pelo autismo, sendo o cromossomo 7q31-q33 o mais fortemente relacionado.

A origem genética é reforçada por diversos estudos que apontam para a elevada concordância do diagnóstico em gêmeos monozigóticos. Além disso, existe aumento de 3% a 8% na chance de recorrência em famílias que têm um caso de autismo. Estudos no genoma humano têm sugerido que a ampla variedade de fenótipos do TEA pode estar relacionada com a combinação e interação de múltiplos genes. Existe uma forte associação do TEA a algumas síndromes, como esclerose tuberosa, síndrome do X frágil e síndrome de Down, embora nem todos esses pacientes apresentem características autísticas.

A disfunção do sistema nervoso central mais relacionada com o autismo é a epilepsia, presente em até um terço dos pacientes. O reconhecimento das crises muitas vezes pode ser dificultado, pois o padrão comportamental pode simular um tipo de crise. Estudos de neurofisiologia demonstraram alterações eletroencefalográficas na maioria dos indivíduos autistas, até mesmo nos que não apresentavam crises epilépticas. Aproximadamente 60% a 70% dos indivíduos com autismo apresentam retardo mental, enquanto os indivíduos com autismo leve apresentam faixa normal de inteligência e cerca de 10% dos indivíduos com autismo têm excelentes habilidades intelectuais para a idade.

É importante ressaltar o papel etiológico dos fatores ambientais na gênese do autismo. Os estudos mostram que as exposições a teratógenos, infecções perinatais, como citomegalovírus e rubéola, assim como meningites ou encefalites, atuam como desencadeandores em indivíduos predispostos geneticamente. A concepção de que o autismo poderia estar relacionado com a vacina tríplice viral não mostrou consistência em estudos controlados, sendo, portanto, desconsiderada no meio científico atual.

Alguns estudos de neuroimagem desenvolvidos em pacientes autistas demonstraram alterações do vérmis cerebelar em mais de 80% dos casos estudados, sugerindo que o cerebelo teria papel importante na gênese do autismo. Esses estudos, entretanto, permanecem controversos e não foram corroborados por achados anatomopatológicos posteriores. Alguns autores se utilizam de técnicas de neuroimagem funcional e estrutural para defender o papel da amígdala e do lobo frontal nos distúrbios socioemocionais observados em autistas.

O aumento rápido do perímetro cefálico observado em crianças autistas, sobretudo nos primeiros 6 a 14 meses de vida, é defendido por alguns autores como o responsável por conexões neuronais aberrantes, que explicariam o contexto clínico do TEA.

DIAGNÓSTICO

O diagnóstico precoce do espectro autista não é fácil. Baseia-se em critérios clínicos e ainda não há marcador biológico, o que, muitas vezes, demanda uma observação maior do paciente, podendo atrasar o diagnóstico definitivo e o início da intervenção.

Alguns instrumentos de triagem podem ser usados para guiar o diagnóstico desses transtornos, principalmente para médicos menos experientes ou nos casos atípicos.

A *Childhood Autism Rating Scale* (CARS, ou Escala de Pontuação para Autismo na Infância), de Schopler, é um dos instrumentos que podem ser usados para auxiliar o diagnóstico. Publicada em 1980, em 2007 foi traduzida para o português e validada para uso no Brasil. Trata-se de importante método para investigação de comportamentos associados ao autismo, sendo especialmente eficaz na distinção entre autismo leve-moderado e grave, além de diferenciar criança autistas daquelas com retardo mental sem autismo.

Vários quadros são englobados na categoria de transtornos do espectro autista, antes denominados transtornos globais do desenvolvimento. O TEA refere-se a um grupo de transtornos caracterizados por um espectro compartilhado de prejuízos qualitativos na interação social, associados a comportamentos repetitivos e estereotipados, além de restrição pronunciada dos interesses. Anteriormente, no DSM-IV, havia cinco transtornos incluídos nos transtornos globais do desenvolvimento: autismo, síndrome de Asperger, síndrome de Rett, transtorno desintegrativo da infância e transtorno invasivo do desenvolvimento sem outra especificação. No DSM-5, esses transtornos não são mais considerados diagnósticos distintos e foram incluídos na categoria dos transtornos do espectro autista, com exceção da síndrome de Rett, que, por mais se assemelhar a uma doença neurológica, foi excluída do grupo.

Os critérios diagnósticos atuais abrangem duas áreas principais: déficit na interação e comunicação social e alterações de comportamento, como padrões repetitivos ou fixos. Os atrasos na linguagem não estão mais incluídos, uma vez que podem ou não estar associados.

Os pacientes devem apresentar os seguintes déficits na interação e comunicação social:

- Problemas de interação com falta de reciprocidade social e emocional, como, por exemplo, dificuldade em estabelecer ou manter uma conversa sobre variados assuntos, além de falta de empatia.

- Problemas na comunicação verbal e não verbal, como dificuldade em entender e utilizar gestos para se comunicar, anormalidades no contato do olhar e na expressividade corporal.
- Incapacidade de fazer e manter relações de amizade adequadas para seu nível de desenvolvimento e de dividir interesses com seus pares.

Os pacientes também devem apresentar alterações de comportamento, como:

- Padrão repetitivo e estereotipado dos movimentos (girar sobre o próprio eixo, andar sobre os calcanhares, balanceio), no uso de objetos (alinhar brinquedos, brincar apenas com as rodas do carrinho) e no discurso (ecolalia, uso de frases idiossincráticas).
- Presença de rotinas inflexíveis e comportamentos ritualizados (fazer sempre a mesmo trajeto, ingerir sempre a mesma comida, dificuldade em lidar com pequenas mudanças).
- Restrição nos interesses (demonstra interesse excessivo apenas por um assunto, como por dinossauros, por guerras, negligenciando qualquer outro tema).
- Hiper ou hiporreatividade a estímulos sensoriais (como insensibilidade à dor e intolerância a sons ou necessidade de levar os objetos à boca para sentir seu sabor).

Somando-se aos sintomas principais, crianças autistas frequentemente podem apresentar outros distúrbios comportamentais mais graves em resposta às exigências do ambiente, como automutilação e agressividade.

Destacam-se, a seguir, alguns transtornos antes descritos no DSM-IV e ainda considerados na CID-10:

- A **síndrome de Asperger** era definida como um transtorno caracterizado por um repertório de interesses restrito, estereotipias e uma alteração qualitativa das interações sociais recíprocas, assim como no autismo. O que os diferenciava é que no Asperger não havia qualquer comprometimento clinicamente significativo na fala, na percepção da linguagem, no desenvolvimento cognitivo, no autocuidado, tampouco na curiosidade sobre o ambiente. Associava-se, geralmente, a incoordenação motora e interesses restritos, os quais ocupavam totalmente o foco da atenção com tendência a falar em monólogo. No DSM-5, essas características estão incluídas no grau leve do TEA.
- O **transtorno desintegrativo da infância** era descrito como um distúrbio caracterizado pela regressão de habilidades anteriormente adquiridas, o que ocorria geralmente em torno dos 3 a 4 anos de idade. A criança inicialmente apresentava um desenvolvimento normal, ou próximo ao normal, pelo menos nos primeiros 2 anos de vida, quando ocorria deterioração nos padrões sociais, intelectuais e de linguagem. Os pacientes apresentavam, ao fim do quadro, características semelhantes às de pacientes com autismo. Em alguns casos, essa condição era descrita após quadro de encefalopatia. Era também conhecida como **psicose desintegrativa** ou **síndrome de Heller**.
- O **autismo**, também conhecido como **autismo infantil**, era descrito como uma condição em que se observavam marcado e permanente prejuízo na interação social, alterações da comunicação e padrões limitados ou estereotipados de comportamentos e interesses. As anormalidades no funcionamento em cada uma dessas áreas deveriam estar presentes em torno dos 3 anos de idade.

Os critérios diagnósticos do DSM-5 englobam todos esses transtornos no grupo dos transtornos do espectro autista, classificando-os, de acordo com o grau de comprometimento, em leve, moderado ou grave.

TRATAMENTO

Sabe-se que o TEA consiste num grupo heterogêneo de etiologias distintas e há enorme variabilidade em termos de comportamento, cognição e mecanismos biológicos. Assim, cada paciente deve receber uma avaliação individualizada para a proposição da melhor composição de acompanhamento para o caso.

Ainda não há um tratamento que promova a cura do autismo. Uma intervenção precoce e adaptada nos planos comportamentais, educativos e psicológicos aumenta consideravelmente as possibilidades de aquisição de linguagem e de outros meios de comunicação não verbal, de interação social e de autonomia.

O paciente com TEA demanda assistência multidisciplinar com psiquiatras, pediatras, fonoaudiólogos, psicólogos, psicopedagogos e terapeutas ocupacionais. Programas educacionais demandam muitas horas semanais e demonstraram bons resultados. O mais conhecido é o ABA (*Applied Behavior Analysis*), que consiste na aplicação de métodos de análise comportamental com o objetivo de modificar esses comportamentos inadequados.

Os tratamentos visam tornar os indivíduos mais independentes em todas as áreas de atuação, favorecendo a melhora na qualidade de vida das pessoas com autismo e suas famílias.

O psiquiatra pode lançar mão do uso de alguns medicamentos a fim de reduzir sintomas comportamentais. Os antipsicóticos típicos, como o haloperidol, têm sido usados para controle de agressividade, estereotipias e impulsividade. A dose usada é em torno de 1 a 2mg/dia, mas deve-se manter atenção quanto aos efeitos colaterais que podem ser provocados por esses medicamentos. Os principais efeitos são os de origem extrapiramidal, como distonia aguda, acatisia e parkinsonismo. Também podem ocorrer alterações endocrinológicas, como aumento da prolactina sérica. Os antipsicóticos atípicos, como risperidona e aripiprazol, são os mais utilizados, pois causam menos efeitos extrapiramidais quando comparados aos típicos. No entanto, são mais comuns os efeitos metabólicos. Sonolência e ganho de peso podem ser decorrentes do uso da risperidona. Já insônia e inquietação inicial podem estar presentes quando do uso do aripripazol. A clomipramina, um antidepressivo tricíclico, pode ser usada para reduzir comportamentos ritualísticos e compulsivos. O médico deve estar atento aos efeitos adversos que podem ocorrer, como prolongamento de QT, crises epilépticas, retenção urinária, taquicardia, tremores e constipação.

Alguns anticonvulsivantes com propriedades estabilizadoras do humor têm sido usados para reduzir a instabilidade afetiva e a agressão impulsiva no autismo. Outras medicações podem ser usadas quando há comorbidades, como o metilfenidato nos autistas com transtorno do déficit de atenção e hiperatividade (TDAH).

CONSIDERAÇÕES FINAIS

O TEA é um distúrbio comportamental e de linguagem que exige observação clínica para o diagnóstico correto. O período de tempo decorrido entre os primeiros sinais e o diagnóstico definitivo não deve retardar o início da intervenção, pois sabe-se que, quanto antes for iniciado o tratamento, maiores serão os benefícios para o paciente. Terapias comportamentais, apoio psicossocial, inclusão e treinamento familiar são fundamentais para esses pacientes. Alguns sintomas demandam intervenção farmacológica, que deve ser manejada cuidadosamente, sempre pesando os benefícios e os riscos do uso das medicações.

Bibliografia consultada

Assumpção Jr FB, Kuczynski E. Tratado de psiquiatria da infância e adolescência. 2. ed. São Paulo: Atheneu, 2012.

Brentani H, de Paula CS, Bordini D et al. Autism spectrum disorders: an overview on diagnosis and treatment. Revista Brasileira de Psiquiatria 2013; 35(Suppl. 1):62-72.

Fonseca LF, Xavier CC, Pianetti G. Compêndio de neurologia infantil. 2. ed. Rio de Janeiro: Medbook, 2011

Halpern R. Manual de pediatria do desenvolvimento e comportamento. 1. ed. Barueri: Manole, 2015

Mercadante MT, Rosário MC. Autismo e cérebro social. São Paulo: Segmento Farma, 2009.

Ministério da Saúde. Diretrizes de atenção à reabilitação da pessoa com transtorno do espectro autista. Brasília-DF, 2014.

Netrval DAD. Proposta de modelo de indicadores de qualidade para o atendimento oferecido aos indivíduos autistas na cidade de São Paulo [Tese]. São Paulo: Faculdade de Medicina, Universidade de São Paulo, 2014.

Pereira AM. Tradução e validação da CARS (Childhood Autism Rating Scale) para uso no Brasil. [Dissertação]. Universidade Federal do Rio Grande do Sul, Faculdade de Medicina, 2007.

Rapin I, Goldman S. A escala CARS brasileira: uma ferramenta de triagem padronizada para o autismo. Jornal de Pediatria, 2008; 84(6):473-5.

Rosemberg S. Neuropediatria. São Paulo: Sarvier, 2010.

Rotta NT, Ohlweiler L, Riesgo RS. Transtornos da aprendizagem, abordagem neurobiológica e multidisciplinar. Porto Alegre: Artmed, 2006.

Sadock BJ, Sadock VA. Compêndio de psiquiatria: ciência do comportamento e psiquiatria clínica. 9. ed. Porto Alegre: Artmed, 2007.

Sato FP, Mercadante MT. Transtornos invasivos do desenvolvimento. In: Miguel EC, Gentil V, Gattaz WF. Clínica psiquiátrica: a visão do Departamento e do Instituto de Psiquiatria do HCFMUSP. São Paulo: Manole, 2011.

Stubbe D. Psiquiatria da infância e adolescência. Porto Alegre: Artmed, 2008.

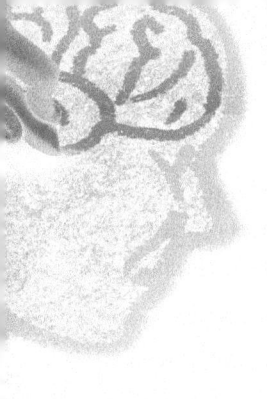

17
Transtorno do Déficit de Atenção e Hiperatividade

Josany de Souza Alves

INTRODUÇÃO

A primeira descrição médica detalhada sobre o **transtorno do déficit de atenção e hiperatividade (TDAH)** foi publicada em 1902 pelo pediatra George Frederick Still em seu trabalho sobre condições psíquicas anormais em crianças. No final da década de 1930 teve início o tratamento do TDAH, quando Bradley descreveu o efeito terapêutico de anfetaminas no controle de alterações comportamentais em crianças e mais tarde, na década de 1950, surgiu o metilfenidato.

Apesar da longa história de pesquisas e de achados consistentes sobre o assunto, esse transtorno tem sido foco de inúmeras controvérsias e debates científicos. Muitos o consideram uma "criação da indústria farmacêutica" para vender remédios ou ainda uma forma de medicalização de comportamentos culturalmente inaceitáveis.

O TDAH é um transtorno neurocomportamental caracterizado por desatenção e hiperatividade/impulsividade que frequentemente resulta em prejuízo funcional significativo. Com início na infância, trata-se de um dos transtornos psiquiátricos mais frequentes na infância e adolescência e é responsável por 30% a 50% dos encaminhamentos em saúde mental.

EPIDEMIOLOGIA

A prevalência mundial do TDAH em pacientes com menos de 18 anos de idade está em torno de 5,29% com variações entre as diferentes regiões geográficas. Atribuem-se essas diferenças regionais a questões metodológicas quanto aos critérios de cada pesquisa. No Brasil parece não haver diferenças significativas entre as taxas de prevalência do TDAH.

Alguns autores relatam que as taxas de prevalência do TDAH em crianças e adolescentes são maiores que nos adultos. Os estudos de prevalência em adultos são mais raros e se fundamentam em estimativas da proporção de casos da infância que persistem até a idade adulta ou em estimativas diretas de amostras discretas.

FATORES DE RISCO BIOLÓGICOS

Os crescentes estudos sobre TDAH têm mostrado que esse transtorno tem transmissão familiar. De acordo com estudos com gêmeos e crianças adotadas, os genes representam um importante papel na transmissão familiar, com herdabilidade estimada em torno de 0,76.

FATORES DE RISCO MATERNOS DURANTE A GRAVIDEZ

A exposição materna a tabaco, álcool, estresse e cafeína durante a gravidez pode ser associada a problemas comportamentais do desenvolvimento relacionados ao TDAH. Embora ainda sejam necessários estudos específicos sobre esses fatores de risco como componentes para o TDAH em adultos, o efeito da exposição aumenta o risco na infância e parece estar indiretamente vinculado ao transtorno no adulto.

Estudos realizados com animais indicam que a hiperatividade nos recém-nascidos é resultado de exposição pré-natal à nicotina, e seus efeitos parecem perdurar mais ao longo do desenvolvimento. Em seres humanos, existem evidências de correlação entre a exposição materna ao fumo durante a gestação e o baixo peso ao nascimento, o parto prematuro e a natimortalidade. O hábito de fumar durante a gravidez já foi associado a risco quatro vezes maior de TDAH durante o desenvolvimento, independentemente da presença do transtorno da mãe, o que se assemelha ao risco encontrado em casos de TDAH materno.

O uso de álcool etílico está associado ao risco de malformações congênitas, sendo reconhecido como fator teratogênico causador de disfunções do sistema nervoso central. Além disso, provoca prejuízo no funcionamento cerebral, incluindo o efeito fetal do álcool e a síndrome alcoólica fetal, que engloba sintomas centrais do TDAH.

O estado psicológico da mãe pode influenciar o desenvolvimento intrauterino ao alterar o fluxo sanguíneo no útero, impedindo, assim, o aporte nutricional ao feto. O estresse materno durante a gestação tem sido associado a malformações congênitas e mudanças nos níveis fetais de cortisol, hormônio associado ao estresse, à regulação da atenção na criança e ao comportamento social.

ETIOPATOGENIA

Em função dos prejuízos cognitivos de funções executivas e controle inibitório observados em pacientes com TDAH e das semelhanças encontradas entre pessoas com acometimento do lobo frontal, foi proposta a hipótese de que o transtorno estaria relacionado com uma desordem frontoestriatal. Do ponto de vista neuroanatômico essa desordem, caracterizada por alterações nas funções executivas, seria representada por alterações no circuito talamo-corticoestriatal. Projeções que se originam do córtex pré-frontal, especificamente da região dorsolateral, para o neoestriado (mais precisamente núcleo caudado) trafegam por meio de vias diretas e indiretas dos gânglios da base através do tálamo e retornam ao córtex pré-frontal. A atividade nesse circuito é mediada por glutamato e ácido gama-aminobutírico (GABA) e modulada pelas catecolaminas dopamina e noradrenalina. Evidências sugerem uma desregulação catecolaminérgica, dentre as quais se encontram as seguintes: (1) os sintomas do TDAH são reduzidos por agonistas dopaminérgicos e noradrenérgicos, como metilfenidato e anfetaminas; (2) há vários genes associados ao sistema catecolaminérgico que aumentam o risco do transtorno; (3) noradrenalina e dopamina estão presentes, de maneira significativa, nas regiões implicadas em déficits cognitivos do TDAH; (4) lesões nos circuitos dopaminérgicos são capazes de criar animais-modelo de TDAH. Entretanto, apesar das evidências relacionadas com a disfunção dopaminérgica, relações de causa e efeito são difíceis de demonstrar e existem interações complexas com sistema noradrenérgico, assim como com outros neurotransmissores.

Além do foco na disfunção frontoestriatal, estudos apontam a ocorrência de disfunções em outras áreas cerebrais, como lobos temporal, parietal e occipital, corpo caloso, amígdala e cerebelo.

O estudo da estrutura e funcionamento cerebral de pacientes com TDAH avançou de maneira significativa com a tecnologia, particularmente com a ressonância magnética. Estudos neuroanatômicos encontraram redução de cerca de 3% a 4% do volume cerebral total, sendo afetados todos os lobos cerebrais, o cerebelo e ambas as substâncias, branca e cinzenta. Também existem evidências que apontam para alterações corticais na região pré-frontal.

Um importante avanço no entendimento da neurobiologia do TDAH ocorreu a partir do estudo da evolução da maturação cortical em crianças e adolescentes com o transtorno por meio de exames seriados de ressonância magnética. Um estudo comparou a maturação de diferentes regiões cerebrais entre pacientes e controles, demonstrando que as crianças com TDAH apresentam atraso global para alcançar o pico de espessura cortical. Esse atraso é mais significativo em regiões importantes para o controle da atenção, especialmente no córtex pré-frontal lateral.

Estudos com ressonância magnética funcional têm buscado esclarecer mecanismos neurais subjacentes aos prejuízos comportamentais e executivos presentes no transtorno. Esses estudos se utilizam de paradigmas que envolvem a execução de tarefas, sendo possível identificar as regiões que são engajadas durante sua realização. De modo alternativo, a ressonância magnética funcional pode auxiliar a evolução do funcionamento cerebral em estados de descanso, sem que os indivíduos estejam realizando tarefas, e assim oferecer parâmetros neurofisiológicos independentes de processos cognitivos. Apesar da ênfase direcionada a disfunções em redes frontoestriatais no TDAH, esses estudos têm evidenciado o envolvimento de áreas parietais e temporais em funções executivas e controle atencional, como monitoramento de desempenho de tarefas, realocação da atenção, atenção visuoespacial e mapeamento motor.

SUBSTRATO NEUROPSICOLÓGICO

As disfunções executivas e na memória de trabalho foram amplamente estudadas em indivíduos com TDAH, de modo que prejuízos nessas funções caracterizam o modelo cognitivo proposto inicialmente como subjacente ao transtorno. Memória de trabalho é um sistema de processos e mecanismos que possibilita que informações relevantes a uma tarefa sejam temporariamente mantidas em um estado ativo para que sejam mais adiante processadas ou lembradas. Esse registro interno, atualizado continuamente por informações relevantes, controla a atenção e guia a tomada de decisões e o comportamento a cada momento. Essas funções são mediadas pela via mesocortical do sistema dopaminérgico, relacionada com centros de controle cortical, como o córtex pré-frontal dorsolateral. As funções executivas constituem o conjunto de capacidades que habilitam o ser humano a se engajar de modo independente e autônomo em toda e qualquer atividade dirigida a metas. Estudos que avaliam as diferentes funções executivas encontram associações entre TDAH e disfunções em vários domínios, como planejamento, vigilância, mudança de atenção diante de novas demandas e memória de trabalho verbal e visuoespacial. Entre as diversas funções executivas, o déficit central relacionado com o TDAH seria o prejuízo na resposta inibitória necessária para a regulação de todos os comportamentos e processos cognitivos. No transtorno costuma ocorrer uma resposta mais lenta e variada na instrução para ação e tempo de reação mais longo à instrução de parada. Um dos achados mais consistentes em pacientes com TDAH é a variabilidade do tempo de reação em tarefas que avaliam o tempo de resposta, as quais refletem altas frequências de respostas lentas, assim como de respostas rápidas antecipatórias. Contudo, embora seja identificado o modelo de prejuízos em funções executivas e controle inibitório no TDAH, outros estudos mostram que este não seria o único substrato cognitivo subjacente ao transtorno.

Um modelo alternativo às teorias cognitivas envolve disfunções motivacionais e propõe que o TDAH seria o desfecho de alterações neurobiológicas relacionadas com o poder e a eficiência da sinalização de contingências da ação presente e recompensas futuras. Essas alterações levariam a uma redução do controle exercido pela recompensa futura sobre o comportamento atual, surgindo um comportamento caracterizado por aversão à demora. Certas evidências embasaram, assim, a proposta de um modelo de dupla via sobre a etiopatogenia do TDAH.

A hipótese do modelo de via dupla, entretanto, não encerra todas as vias psicopatológicas e processos subjacentes ao TDAH, sendo propostos ainda outros modelos cognitivos.

QUADRO CLÍNICO E DIAGNÓSTICO

O TDAH é caracterizado por uma tríade sintomatológica: desatenção, hiperatividade e impulsividade.

Crianças e adolescentes

As crianças e adolescentes com esse transtorno podem ter dificuldades em manter a atenção em sala de aula, deixar tarefas escolares pela metade, cometer erros por não prestarem atenção aos detalhes, podem ser desorganizadas com seu material e, algo comum, podem perder seus objetos, como lápis e borrachas. Essas crianças frequentemente exigem atenção extra de seus professores e, no dia a dia, podem ser observados a dificuldade em seguir instruções e o esquecimento de tarefas diárias, como dar recados ou se esquecer de algo que iria fazer em determinado momento. Cabe destacar que crianças ou adolescentes com TDAH podem conseguir manter a atenção em algumas atividades com mais estímulos, como jogos de videogame ou computador, o que não exclui a presença de algum déficit de atenção.

A hiperatividade é caracterizada pela inquietação psicomotora excessiva, levando à dificuldade em permanecer por tempo prolongado em atividades mais longas ou que exijam pouca movimentação. É possível observar também a dificuldade de permanecerem sentadas na sala de aula ou em outras situações em que seria necessário que permanecessem quietas. As crianças comumente têm preferência por brincadeiras ativas e geralmente estão correndo ou escalando móveis, "a todo vapor". Podem falar em demasia, mesmo em momentos inadequados.

A impulsividade é caracterizada por uma dificuldade em refrear as reações, levando a situações de "agir sem pensar". Isso pode ser observado em suas respostas precipitadas, interrupções ou intromissões em assuntos alheios e dificuldade em aguardar a vez. Essas crianças também podem ter dificuldade em aceitar limites e/ou lidar com frustrações.

Vale lembrar que essas características, de maneira isolada, podem ser consequência de outros transtornos psiquiátricos ou de problemas ambientais (escolares, de relacionamento ou familiares). Para que seja estabelecido o diagnóstico de TDAH os sintomas não devem ser manifestações isoladas; precisam estar presentes ao longo da história de vida do indivíduo de modo persistente e causar prejuízos significativos em suas atividades diárias em mais de um contexto, como na escola, em casa e em atividades esportivas.

O diagnóstico do TDAH é clínico, fundamentado nos sintomas, não havendo, até o momento, marcadores biológicos para o transtorno.

Idade adulta

Não se observa nos adultos uma hiperatividade motora como nas crianças. Esse sintoma geralmente se manifesta, nessa faixa etária, como um excesso de atividades e/ou trabalhos, os quais podem ser deixados por terminar. A impulsividade pode aparecer em términos prematuros de relacionamentos ou na direção impulsiva de veículos, com frequentes infrações de trânsito, por exemplo. Os sintomas de desatenção em adultos se tornam mais evidentes em tarefas que exigem planejamento, organização, persistência e esforço mental por tempo prolongado ou mesmo em conversas.

COMORBIDADES

No TDAH, as comorbidades desempenham papel significativo, pois são muito prevalentes. Em crianças e adolescentes, as comorbidades mais comuns incluem o transtorno desafiador de oposição e os transtornos da conduta, de ansiedade e do humor. Nos adultos, vale destacar as seguintes comorbidades: transtornos do humor e da ansiedade, os transtornos por uso de substâncias e os transtornos do controle dos impulsos.

Transtorno desafiador de oposição e transtorno da conduta

O TDAH, o transtorno desafiador de oposição e o transtorno da conduta ocorrem simultaneamente em 30% a 50% dos casos, segundo estudos epidemiológicos e amostras clínicas. O transtorno desafiador de oposição caracteriza-se por um padrão de comportamento negativista, hostil e desafiador, enquanto comportamentos disruptivos mais graves são comuns no transtorno da conduta, como agressões, mentiras, roubos, destruições e ausências nas aulas. Esses transtornos costumam ter início na fase pré-puberal, e o diagnóstico precoce é de fundamental importância para que sejam evitados os prejuízos sociais, a delinquência e a cronicidade.

Transtornos de ansiedade

A taxa de transtornos de ansiedade encontrada na população com TDAH varia de 15% a 35%. Os sintomas de ansiedade se refletem nos campos cognitivo, afetivo, comportamental e fisiológico, levando a prejuízos ainda maiores. São comuns preocupações, pensamentos antecipatórios, ruminações, angústia e irritabilidade. Do ponto de vista comportamental, podem ser observados evitação, agitação e rituais, e no âmbito fisiológico podem estar presentes sintomas como tremores, palpitações e sudorese.

Transtornos do humor

Os transtornos do humor na infância e adolescência representam patologias crônicas, recorrentes e disfuncionais. O transtorno depressivo maior se manifesta em crianças como um humor deprimido ou irritável ou uma persistente perda de interesse ou prazer nas atividades antes prazerosas. Alguns sentimentos são comuns, como inutilidade ou culpa, dificuldade de concentração ou indecisão e lentificação do raciocínio. Nas crianças, algumas características, como recusa a ir à escola e agressividade, podem estar associadas.

O transtorno bipolar é caracterizado por episódios hipomaníacos ou maníacos. O humor pode se apresentar persistentemente elevado, expansivo ou irritável, com grandiosidade ou aumento da autoestima, pressão por falar, redução da necessidade de sono, distraibilidade, fuga de ideias, aumento das atividades e envolvimento excessivo em atividades prazerosas, dentre elas a erotização. A mania juvenil comumente está associada a episódios mistos, os quais são marcados por um período mínimo de tempo de 1 semana, durante o qual são satisfeitos os critérios tanto para episódio maníaco como para episódio depressivo maior, quase todos os dias.

Transtornos relacionados com o uso de substâncias

Os transtornos relacionados com o uso de substâncias psicoativas têm início geralmente na adolescência ou na idade adulta jovem, por experimentação, pressão do grupo ou como reforço negativo.

Adolescentes com TDAH têm risco duas vezes maior de se tornarem tabagistas. Jovens com TDAH e transtorno bipolar ou transtorno da conduta apresentam risco aumentado para uso precoce (antes dos 15 anos) de tabaco ou outras substâncias. Vale ressaltar que o tabagismo é um importante fator de risco para o desenvolvimento de transtornos relacionados com substâncias na idade adulta.

Outras comorbidades

Cabe salientar a importância de outras comorbidades no TDAH, como transtornos de tiques, transtornos de sono e transtornos globais do desenvolvimento.

DIAGNÓSTICO DIFERENCIAL

A importância de uma avaliação clínica completa, incluindo a história de desenvolvimento neuropsicomotor, precisa ser enfatizada. É sempre fundamental começar uma nova investigação desde o princípio, deixando de lado diagnósticos pregressos de contatos prévios com outros serviços de saúde mental. A presença de sintomas de TDAH deve ser investigada em conjunto com os sintomas dos diagnósticos diferenciais e possíveis comorbidades, avaliando-se o impacto desses transtornos nas várias áreas de funcionamento.

O diagnóstico diferencial do TDAH inclui transtornos do neurodesenvolvimento, como transtornos da aprendizagem e dificuldades de comunicação, transtornos de ansiedade e do humor, relacionados com uso de substâncias e da personalidade. Alguns clínicos também incluem exame físico e neurológico completo na avaliação, o que pode suscitar hipóteses sobre déficits ou distúrbios específicos, os quais podem ser estudados por meio de escalas e de avaliação neuropsicológica.

Em adultos, atenção especial deve ser dada a condições médicas e neurológicas que possam se assemelhar ao TDAH, como déficits auditivos e visuais, transtorno do sono, hipertireoidismo e epilepsia.

TRATAMENTO

O tratamento do TDAH inclui múltiplas abordagens focadas em aspectos específicos dos sintomas, padrões cognitivos ou comportamentais, prejuízos e repercussões, presença de comorbidades, transtorno psiquiátrico parental e situações familiares ou escolares associadas.

O planejamento terapêutico deve ser feito pelo médico e deve ser constantemente revisto em função das respostas do paciente às abordagens implementadas e de novas situações que possam surgir.

Tratamento psicoterapêutico

A psicoeducação é o elemento inicial no plano de tratamento e tem por objetivos: (1) garantir o entendimento do transtorno ao paciente e seus familiares; (2) envolvê-los no plano de tratamento e facilitar a adesão; (3) identificar as potenciais barreiras para a implementação do tratamento. Em crianças, a abordagem psicoeducacional deve abranger orientação aos pais e intervenções na escola. Pais e professores devem ser encorajados a estabelecer um compromisso com as crianças diagnosticadas, uma vez que elas necessitarão de um controle externo maior e um ambiente mais bem estruturado para que possam se desenvolver de maneira adequada. Práticas como advertências, punições ou críticas devem ser desencorajadas, pois estão associadas a maior prejuízo nas relações interpessoais, baixa autoestima e dificuldades em concluir tarefas e atingir objetivos.

Terapia comportamental e tratamento medicamentoso são as duas modalidades que se mostraram eficazes para o tratamento dos sintomas nucleares.

Dentre os enfoques da terapia comportamental estão a descrição específica dos problemas, o estabelecimento das contingências que os afetam e o monitoramento de sua ocorrência; desse modo, as consequências dos comportamentos indesejados são manipuladas para aumentar o comportamento desejado. O componente cognitivo pode ser adicionado à intervenção comportamental com o objetivo de auxiliar o paciente a entender as conexões entre pensamentos, sentimentos e comportamentos e como estes podem resultar em consequências inapropriadas ou prejudiciais.

Tratamento farmacológico

Diversas medicações, com diferentes formulações, tiveram sua eficácia e segurança demonstradas para o tratamento do TDAH e podem ser agrupadas em medicações estimulantes e não estimulantes.

As medicações estimulantes são utilizadas há várias décadas para o tratamento do TDAH, dentre as quais merecem destaque: metilfenidato, dexmetilfenidato, dextroanfetamina, sais mistos de anfetamina e lisdexanfetamina. Os psicoestimulantes são considerados a classe medicamentosa mais estudada na infância, com cerca de 200 ensaios clínicos mostrando sua eficácia no tratamento do TDAH na infância e adolescência. As diretrizes da Academia Americana de Pediatria apontam os estimulantes como as medicações de primeira escolha no tratamento do TDAH. No Brasil, estão disponíveis o metilfenidato e a lisdexanfetamina.

O metilfenidato é um estimulante com eficácia comprovada na redução dos sintomas do TDAH. Dentre as ações sobre o sistema nervoso central (SNC) destaca-se a inibição dos transportadores de dopamina no neurônio pré-sináptico, com consequente aumento da concentração de dopamina na fenda sináptica, que estaria relacionada com sua ação terapêutica. A formulação oral de liberação imediata é rapidamente absorvida, com pico de concentração ocorrendo em 1 a 3 horas; alcança rapidamente o SNC, e seus efeitos têm a duração de cerca de 4 horas. Os efeitos terapêuticos incluem: melhora da concentração, redução da impulsividade, diminuição dos comportamentos agressivos e/ou antissociais e diminuição da hiperexcitabilidade e da agitação motora. Seu uso pode ser iniciado com doses de 5mg, uma ou duas vezes ao dia, com incrementos semanais de 5 a 10mg, até se atingir uma dose média de 1mg/kg/dia, a qual deve ser individualizada de acordo com o quadro clínico. A dose diária máxima recomendada é de 60mg/dia. Principalmente na faixa etária pediátrica, é recomendável iniciar o tratamento com doses baixas, pois o começo cauteloso é a garantia de efeitos adversos mínimos ou inexistentes. Deve ser administrado pela manhã e no início da tarde, de preferência após as refeições.

Como alternativa ao metilfenidato de liberação imediata há formulações de liberação prolongada. Duas delas estão disponíveis no Brasil: metilfenidato SODAS (sistema esferoidal de absorção oral) e metilfenidato OROS (com sistema de controle osmótico de liberação). A apresentação SODAS libera 50% da dosagem imediatamente após a ingestão e 50% cerca de 4 horas após. Já a formulação OROS libera uma dose de metilfenidato logo após a ingestão e, por meio de controle osmótico, permanece liberando metilfenidato de maneira sustentável ao longo de 9 horas com efeitos comportamentais observados ao longo de 12 horas.

Os efeitos adversos mais comuns do metilfenidato são insônia, cefaleia, nervosismo, ativação, irritabilidade, tremor, redução do apetite e náuseas. Esses efeitos costumam ser leves, dose-dependentes e transitórios. O metilfenidato pode exacerbar tiques e precipitar sintomas psicóticos, maníacos e convulsões em indivíduos sob risco de apresentar essas condições; recomenda-se que essas condições sejam inicialmente controladas para posterior introdução do metilfenidato.

Em relação ao potencial de abuso, o metilfenidato pode ser usado de modo recreativo se ingerido por via inalatória ou injetável. Nesse sentido, em indivíduos com história de uso de drogas, prefere-se a utilização de liberações prolongadas, que não podem ser ingeridas por essas vias. Vale salientar que estudos de seguimento mostram que o tratamento com estimulantes não aumenta o risco de uso excessivo de substâncias e possivelmente protege contra o desenvolvimento ao longo do tempo dessa comorbidade.

A lisdexanfetamina é um componente inativo que se torna farmacologicamente ativo por meio da ação de peptidases na circulação sistêmica que a convertem em l-lisina, um aminoácido, e na forma ativa d-anfetamina. É considerada uma pró-droga (composto inativo) por ser desprovida de efeito farmacológico. Encontra-se disponível no Brasil e é aprovada para o tratamento de crianças a partir de 6 anos de idade, apresentando perfil de segurança semelhante ao de outros estimulantes de longa ação. A absorção de lisdexanfetamina ocorre em aproximadamente 1 hora e seu efeito terapêutico é de até 13 horas. Essa modalidade de liberação impede seu uso como droga de abuso, pois a lisdexanfetamina não alcança altos picos de efeito de maneira imediata (padrão encontrado nas substâncias de abuso).

Medicações não estimulantes também são eficazes para o tratamento do TDAH, entre as quais atomoxetina, bupropiona, antidepressivos tricíclicos, clonidina, guanfacina e modafinil. Entretanto, existem menos evidências em relação a essas medicações, e alguns estudos mostram menos efeito em comparação com as medicações estimulantes.

A atomoxetina é um inibidor seletivo da recaptação de noradrenalina potente com ação agonista leve indireta sobre o sistema dopaminérgico. Seu efeito terapêutico máximo ocorre em até 2 meses de uso. Dados de ensaios clínicos em crianças e adultos sugerem que a atomoxetina teria um importante papel em indivíduos com transtorno de ansiedade, atuando na diminuição dos sintomas. Também existem indicativos menos robustos para seu uso em pacientes com abuso/dependência de substâncias em comorbidade com o TDAH ou na presença de tiques. Eventos adversos da atomoxetina incluem: sintomas gastrointestinais transitórios, perda de apetite, alteração de sono e aumentos na frequência cardíaca e na pressão arterial.

Os antidepressivos, como a bupropiona e os tricíclicos, também são eficazes no tratamento do TDAH, embora não sejam a primeira escolha. Em geral, estão indicados nos casos em que não há resposta aos estimulantes ou à atomoxetina. Apresentam efeito potencial sobre a condução cardíaca (tricíclicos) e risco de convulsões (bupropiona).

A clonidina e a guanfacina são agonistas de receptores adrenérgicos alfa-2 e atuam principalmente no córtex pré-frontal. As evidências de eficácia no tratamento do TDAH são mais restritas em comparação às evidências disponíveis a respeito dos estimulantes e da atomoxetina. Essas medicações têm papel importante no tratamento de TDAH comórbido com transtorno de tiques, para os quais as evidências de eficácia são maiores. A clonidina é um agente anti-hipertensivo de ação central que apresenta pico de concentração de 2 a 6 horas após a administração, com meia-vida de 12 horas. Comumente, a dose de início é de 0,05mg ao dormir, com aumentos graduais até a dose máxima de 0,3mg/dia. Crianças menores de 5 anos podem necessitar de doses mais baixas, tanto de início como de manutenção. O uso da guanfacina (ainda não comercializada no Brasil) é semelhante ao da clonidina, com as vantagens de apresentar menos efeitos colaterais e meia-vida maior. Seu uso é recomendado a partir dos 12 anos de idade, e sua administração pode ser iniciada com doses de 0,5mg/dia, até a dose máxima de 4mg/dia. Essas medicações devem ser evitadas em casos de doença cardiovascular significativa e, quando utilizadas, é necessário monitoramento cuidadoso. O principal efeito colateral é a fadiga.

O modafinil, uma medicação não estimulante com eficácia demonstrada para o tratamento de narcolepsia, tem sido estudado para o tratamento do TDAH, havendo a demonstração de eficácia em alguns ensaios clínicos.

Uma vez iniciado o tratamento, recomenda-se o monitoramento periódico da evolução dos sintomas e dos efeitos adversos. Pausas no tratamento com estimulantes nos finais de semana podem ser realizadas, conforme indicação clínica, sem evidências de perda da eficácia com a reintrodução da medicação. A indicação de pausas pode ser necessária se a sintomatologia predomina na escola ou está associada a menos prejuízo funcional em casa ou se os efeitos adversos, como perda de peso, são significativos. A duração do tratamento é variável e será determinada pela evolução dos sintomas; entretanto, após um período assintomático, podem ser propostas a interrupção da medicação e a observação dos sintomas.

Bibliografia consultada

Ajarem JS, Ahmad M. Prenatal nicotine exposure modifies behavior of mice through early development. Pharmacology, Biochemistry and Behavior 1998; 59(2):313-8.

Barkley RA, Fischer M, Smallish L et al. The persistence of attention-deficit/hyperactivity disorder into young adulthood as a function of reporting source and definition of disorder. Journal of Abnormal Psychology 2002; 111(2):279-89.

Biederman J, Petty CR, Wilens TE et al. Familial risk analyses of attention deficit hyperactivity disorder and substance use disorders. The American Journal of Psychiatry 2008; 165(1):11-2.

Biederman J, Spencer TJ. Psychopharmacological interventions. Child Adolesc Psychiatr Clin N Am 2008; 17(2):439-58.

Castellanos FX, Lee DP, Sharp W et al. Developmental trajectories of brain volume abnormalities in children and adolescents with attention-deficit/hyperactivity disorder. JAMA 2002; 288(14):1740-8.

Castellanos FX, Sonuga Barke EJ, Milham MP, Tannock R. Characterizing cognition in ADHD: beyond executive dysfunction. Trends Cogn Sci 2006; 10(3):117-23.

Faraone SV, Biederman J. What is the prevalence of adult ADHD? Results of a population screen of 966 adults. Journal of Attention Disorders 2005; 9(2):384-91.

Faraone SV, Sergeant J, Gillberg L et al. The worldwide prevalence of ADHD: is it an American condition? World Psychiatry 2003; 2(2):104-13.

Kelly AM, Margulies DS, Castellanos FX. Recent advances in structural and functional brain imaging studies of attention-deficit/hyperactivity disorder. Curr Psychiatry Rep 2007; 9(5):401-7.

Kieling C, Gonçalves RR, Tannock R, Castellanos FX. Neurobiology of attention deficit hyperactivity disorder. Child Adolesc Psychiatr Clin N Am 2008; 17(2):285-307.

Mannuzza S, Klein RG, Truong NL et al. Age of methylphenidate treatment initiation in children with ADHD and later substance abuse: prospective follow-up into adulthood. Am J Psychiatry 2008; 165(5):604-9.

Milberger S, Bierderman J, Faraone SV et al. Is maternal smoking during pregnancy a risk factor for attention deficit hyperactivity disorder in children? American Journal of Psychiatry 1996; 153(9):1138-42.

Pliska SR. Comorbidity of attention deficit hyperactivity disorder with psychiatry disorder: an overview. The Journal of Clinical Psychiatry 1998; 59(7):50-8.

Pliska SR. Patterns of psychiatry comorbidity with attention deficit hyperactivity disorder. Child and Adolescent Psychiatry Clinic of North America 2000; 9(3):525-40.

Pliska SR. Practice parameter for the assessment and treatment of children and adolescents with attention-deficit/hyperactivity disorder. J Am Acad Child Adolesc Psychiatry 2007; 46(7):894-921.

Polanczyk G, de Lima MS, Horta BL, Biederman J, Rohde LA. The worldwide prevalence of ADHD: a systematic review and metaregression analysis. Am J Psychiatry 2007; 164:942-8.

Shaw P, Eckstrand K, Sharp W et al. Attention deficit/hyperactivity disorder characterized by delay in cortical maturation. Proc Natl Acad Sci USA 2007; 104(49):19649-54.

Shaw P, Rabin C. New insights into attention-deficit/hyperactivity disorder using structural neuroimaging. Curr Psychiatry Rep 2009; 11(5):393-8.

Sonnuga-Barker EJ. Psychological heterogeneity in ADHD – a dual pathway model of behavior and cognition. Behav Brain Res 2002; 130(1-2):29-36.

Spencer JT. ADHD and comorbidity in childhood. The Journal of Clinical Psychiatry 2006; 67(8):27-31.

Still GF. Some abnormal psychical conditions in children: excerpts from three lectures. Journal of Attention Disorders 2006; 10(2):126-36.

Swanson JM, Kinsbourne M, Nigg J et al. Etiologic subtypes of attention deficit hyperactivity disorder: brain imaging, molecular genetic and environmental factors and dopamine hypothesis. Neuropsychol Rev 2007; 17(1):39-59.

Taylor E, Sonnuga-Barker E. Disorders of attention and activity. In: Rutter M et al. (eds). Rutter's child & adolescent psychiatry. London: Wiley-Blackwell, 2008:521-42.

Visser SN, Lesesne CA. Mental Health in the United State – Prevalence of diagnosis and medication treatment for ADHD. United States, 2003.

Zimmerman FT, Burgemeister BB. Action of methyl-phenidylacetate (ritalin) and reserpine in behavior disorders in children and adults. The American Journal of Psychiatry 1958; 115(4):323-8.

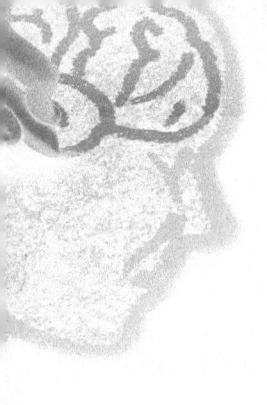

18
Transtorno de Oposição Desafiante e Transtorno de Conduta

Estácio Amaro da Silva Junior

INTRODUÇÃO

Os transtornos disruptivos incluem o transtorno de oposição desafiante (DSM-5) ou transtorno desafiador de oposição (CID-10) e o transtorno de conduta. Na quarta edição do *Manual Diagnóstico e Estatístico de Transtornos Mentais* (DSM), dos EUA, agrupavam-se no capítulo "Transtornos geralmente diagnosticados pela primeira vez na infância ou na adolescência", no subitem com o transtorno de déficit de atenção e hiperatividade (TDAH), tendo em vista a grande comorbidade existente entre esses transtornos. Já no DSM-5 houve uma modificação importante, e eles passaram a pertencer aos *Transtornos Disruptivos, do Controle de Impulsos e da Conduta* (englobam o transtorno de oposição desafiante, o transtorno explosivo intermitente, o transtorno de conduta, o transtorno da personalidade antissocial, a piromania e a cleptomania).

O **transtorno de conduta** (TC) está relacionado com a violação do direito dos outros ou das normas sociais vigentes. No **transtorno de oposição desafiante** (TOD), os sintomas são distribuídos de maneira mais uniforme entre as emoções (raiva e irritação) e os comportamentos (questionamento e desafio). Costumam ser diagnosticados na infância ou na adolescência e são mais comuns em indivíduos do sexo masculino que do feminino. O TOD é um fator de risco para o desenvolvimento de TC, especialmente em meninos, mas em um grande estudo epidemiológico não foi fator de risco para o desenvolvimento de TC em meninas, e os achados podem não ser generalizáveis em comparação com uma amostra clínica. Muito raramente os transtornos disruptivos têm início na vida adulta.

O comportamento disruptivo é responsável pela maioria dos encaminhamentos aos serviços de Psiquiatria da Infância e da Adolescência. Está associado a disfunções pessoais, familiares, sociais e no âmbito escolar/acadêmico. Pode estar relacionado com comportamento violento, principalmente o TC. Entretanto, não se pode ignorar que os sintomas do TOD muitas vezes estão também correlacionados em razão da dimensão de raiva/irritabilidade, de questionamento/desafio ou de índole vingativa embutida nesse transtorno. Atualmente, segundo o DSM-5, o diagnóstico de TOD pode ser realizado em jovens mais velhos, independentemente do diagnóstico de TC, e boa parte deles apresenta alguma outra comorbidade psiquiátrica, risco de suicídio ou envolvimento com a criminalidade. Estudos que avaliaram os efeitos dos maus-tratos a longo prazo demonstraram que indivíduos que sofreram abuso ou negligência na infância apresentaram maior probabilidade de cometer crimes.

Os jovens com transtornos disruptivos apresentam risco elevado de agressão reativa. Uma teoria sugere que isso seria decorrente de uma elevada sensibilidade de circuitos básicos de ameaça implicados em retaliação (amígdala/substância cinzenta periaquedutal) naqueles pacientes com esses transtornos e baixos níveis de insensibilidade/sem emoção e atividade regulatória disfuncional no córtex pré-frontal ventromedial nos jovens independentemente dos traços de insensibilidade/sem emoção.

Um novo diagnóstico surgiu com a quinta versão do DSM, o transtorno disruptivo da desregulação do humor, o qual, entretanto, está incluído no capítulo dos *Transtornos Depressivos*, por se assemelhar mais aos transtornos de humor, e sua característica central é a irritabilidade crônica grave (explosões de raiva). Portanto, não será discutido neste capítulo.

TRANSTORNO DE OPOSIÇÃO DESAFIANTE

O TOD é caracterizado por um padrão global de desobediência, desafio e comportamento hostil. Os pacientes discutem excessivamente com os adultos, não aceitam a responsabilidade por sua conduta inadequada, incomodam exageradamente os demais, demonstram dificuldade em aceitar regras e normas e se descontrolam com facilidade, além de exibirem um comportamento opositor (atuam de maneira contrária ao solicitado/esperado ou são "do contra").

Quanto ao diagnóstico, para as crianças com menos de 5 anos de idade o comportamento deve ocorrer na maioria dos dias, por um período de pelo menos 6 meses, com a exceção do comportamento vingativo. Já para aquelas com 5 anos de idade ou mais o comportamento deve ocorrer pelo menos uma vez por semana, durante pelo menos 6 meses, novamente com a exceção do caráter vingativo.

Os critérios para o diagnóstico de TOD não mudaram substancialmente no DSM-5. Caracterizam-se por comportamentos de oposição às normas, desobediência, provocação e hostilidade em relação aos adultos e aos colegas. A criança frequentemente discute com adultos, perde o controle, fica aborrecida facilmente e aborrece os outros. A incidência do transtorno é maior na faixa etária dos 4 aos 12 anos, atingindo mais meninos que meninas. Destacando tanto a sintomatologia emocional como a comportamental, os critérios são agrupados em: humor raivoso/irritável; comportamento argumentativo/desafiante; comportamento vingativo.

A prevalência do TOD varia de 1% a 11% (média de 3,3%). Outros dados mostram prevalência, em amostras da comunidade, de cerca de 6%. O transtorno pode ser classificado como leve, quando os sintomas são restritos a um único ambiente, moderado, quando os sintomas estão presentes em pelo menos dois ambientes, ou grave, quando presentes em três ou mais ambientes.

Crianças com TOD apresentam mais casos de disfunção familiar do que controles psiquiátricos e fazem uso de mais estratégias negativas diante do conflito. Em relação aos aspectos familiares, distinguem-se de controles clínicos por seus pais terem maior prevalência de transtorno da personalidade antissocial (conhecido, no senso comum, como "psicopatia") e de transtorno por abuso de substâncias, além da disfunção familiar. As mães se sentem menos competentes em seus papéis, encontram menos soluções para resolver os problemas comportamentais da criança, têm enfoque menos assertivo no seu manejo e também apresentam mais transtornos internalizantes (principalmente ansiedade e depressão) que as mães de crianças sem sintomas.

Em 2015, Granero realizou um estudo com 622 crianças pré-escolares da população em geral, com 3 anos de idade, considerando o *status* socioeconômico da família como variável independente para o TOD. Observou que o nível socioeconômico parece ser um bom indicador para a identificação das crianças sob alto risco para o encaminhamento a programas de prevenção e intervenção para TOD. Meninas com esse diagnóstico, em famílias de baixa renda, podem ser particularmente beneficiadas por práticas de formação de pais e treinamento em controle de inibição. Por outro lado, nos meninos a correlação é mais direta: baixo *status* socioeconômico, mesmo sem mediadores como o funcionamento executivo das crianças ou os estilos parentais, leva ao desenvolvimento do TOD.

Crianças com TOD apresentam taxas altas de transtornos internalizantes, são mais rejeitadas por colegas e exibem maiores índices de recusa escolar. Esse transtorno está associado também a mau prognóstico na vida adulta, expresso por um alto risco de depressão, tentativas de suicídio, abuso de substâncias e complicações legais.

Van Goozen e cols. demonstraram que os níveis de androgênios suprarrenais dos pacientes com TOD são mais altos que os dos controles normais ou de crianças com outros diagnósticos, incluindo TDAH. Eles também demonstraram que os pacientes com TOD apresentavam frequências cardíacas na linha de base mais baixas que os controles normais, mas suas frequências cardíacas foram mais altas após provocação e frustração. Os índices medianos de cortisol também eram mais baixos em pacientes diagnosticados que em controles. Todas essas características são congruentes com a hipoativação do sistema nervoso autônomo.

Em relação aos diagnósticos diferenciais do TOD, o TC é definido por violações mais graves, como roubo, agressão e crueldade com animais e pessoas; apresenta também alta taxa de comorbidade com o TDAH, estando presente em cerca de 50% desses pacientes; e o transtorno bipolar está associado a sintomas desafiadores e de oposição, já que a irritabilidade é comum em casos de bipolaridade pediátrica. No entanto, sintomas presentes no transtorno do humor bipolar, como grandiosidade, diminuição da necessidade de sono e pensamento de curso rápido, auxiliam o diagnóstico diferencial.

Fletcher e cols., ao compararem a interação entre mães e adolescentes com TDAH ou TDAH associado ao TOD com controles, observaram que as mães do grupo com comorbidade responderam de maneira mais negativa a seus filhos adolescentes. Outra pesquisa demonstrou que crianças com TOD apresentam maiores dificuldades com suas mães que crianças com TDAH ou crianças com ambos os diagnósticos.

Crianças com TOD e TDAH têm desempenho pior em termos de funcionamento social do que as somente com TDAH ou com TOD e do que controles sem esses transtornos. Crianças com TOD demonstram menor dificuldade no aprendizado do que crianças com

TDAH. Um estudo comparando crianças com TDAH com e sem TOD revelou que o subtipo de apresentação combinada do TDAH, em que há tanto a desatenção como a hiperatividade/impulsividade no mesmo indivíduo, com maior gravidade de sintomas de TDAH, foi mais comum no grupo comórbido.

TRANSTORNO DE CONDUTA

No TC há uma tendência permanente de apresentação de comportamentos que incomodam e perturbam, além do envolvimento em atividades perigosas e até mesmo ilegais. Os indivíduos não aparentam sofrimento psíquico ou constrangimento com as próprias atitudes e não se importam em ferir os sentimentos das pessoas ou desrespeitar seus direitos. Cabe lembrar também que o TC não deve ser confundido com "distúrbio da conduta", expressão utilizada no Brasil de modo muito abrangente e inespecífico para nomear problemas de saúde mental que causam incômodo no ambiente familiar e/ou escolar.

As características essenciais do diagnóstico do TC permanecem inalteradas no DSM-5: um padrão repetitivo e persistente de comportamento no qual os direitos básicos dos outros ou importantes regras sociais são violados. Manifesta-se com desrespeito às regras e às normas, comportamento antissocial, mentiras, furtos, fugas de casa, "matar" ou "gazear" aula, uso de substâncias, iniciar brigas físicas e violência com animais e/ou pares. Esse comportamento deve ser suficientemente grave, diferindo de travessuras infantis ou da rebeldia característica da adolescência. Esse transtorno está frequentemente associado a ambientes psicossociais adversos, como de instabilidade familiar, violência física e/ou sexual, violência familiar, alcoolismo e sinais de grave perturbação dos pais.

O DSM-IV descrevia dois subtipos de TC, dependendo de seu início ter ocorrido durante a infância ou na adolescência. O DSM-5 adiciona um novo especificador: com emoções pró-sociais limitadas. Esse especificador vai além da presença de um comportamento negativo e reflete um padrão típico de funcionamento emocional e interpessoal do indivíduo em múltiplos contextos. As pessoas com "transtorno da conduta com emoções pró-sociais limitadas" exibiriam empatia limitada e pouca preocupação com os sentimentos, desejos e bem-estar dos outros, como evidenciado por pelo menos dois dos seguintes itens: falta de remorso e culpa; falta de empatia; falta de preocupação com desempenho (por exemplo, não motivado ou preocupado com desempenho na escola ou trabalho); superficialidade ou deficiência de afeto (por exemplo, sentimentos ou emoções expressos são superficiais ou falsos). Esse atual especificador "com emoções pró-sociais limitadas" (similar ao construto "insensível e sem emoção") é o resultado de várias tentativas de encontrar características interpessoais, afetivas e comportamentais de "psicopatia" em crianças e adolescentes.

Ao se constatar a grande frequência de problemas familiares e sociais na história de vida dos delinquentes juvenis, formulou-se a hipótese de uma reação às adversidades encontradas tanto no ambiente familiar como na comunidade.

Do ponto de vista legal, a delinquência implica comportamentos que transgridem as leis. No entanto, nem todas as crianças ou jovens antissociais transgridem as leis, e o termo delinquente ficou restrito aos menores infratores. Os atos antissociais relacionados com os transtornos psiquiátricos são mais abrangentes e se referem a comportamentos condenados pela sociedade com ou sem transgressão das leis do Estado.

Um processamento empático deficiente é pensado para avaliar o TC. É importante para determinar em que medida a resposta neural está associada à percepção de dano a outrem ou se é insensível, demonstrando desprezo pelos outros. As crianças com mais sintomas de TC apresentam maior prejuízo na ínsula, uma região que desempenha um papel-chave na empatia e na consciência emocional.

O transtorno de personalidade antissocial é diagnosticado em indivíduos com 18 anos de idade ou mais, sendo uma evolução do TC em grande parte dos casos.

As estimativas de prevalência do TC variam de 2% a mais de 10%, com mediana de 4%, e danos leves, moderados ou graves podem ser causados aos outros, sendo assim especificada a gravidade. Pode ter início na infância (antes dos 10 anos de idade), na adolescência (apenas após os 10 anos de idade) ou não especificado (quando não se pode determinar o início do primeiro sintoma).

No Canadá, o TC atinge 5,5% dos indivíduos da população geral com idade entre 4 e 16 anos, com taxas variando de 1,8% (meninas de 4 a 11 anos) a 10,4% (meninos de 12 a 16 anos). Portanto, o TC é mais frequente no gênero masculino, independentemente da idade, e mais comum em crianças maiores (entre 12 e 16 anos) comparadas às menores (entre 4 e 11 anos), independentemente do gênero.

O comportamento desses jovens tem mais impacto sobre os outros do que sobre si próprios. Os comportamentos antissociais tendem a persistir, parecendo faltar a capacidade de aprender com as consequências negativas dos próprios atos.

Os critérios diagnósticos do DSM-5 para o TC incluem 15 possibilidades de comportamento antissocial: (1) frequentemente persegue, atormenta, ameaça ou intimida os outros; (2) frequentemente inicia lutas corporais; (3) já usou armas que podem causar ferimentos graves; (4) foi cruel com as pessoas, ferindo-as fisicamente; (5) foi cruel com os animais, ferindo-os fisicamente; (6) roubou ou assaltou, confrontando a vítima; (7) submeteu alguém à atividade sexual forçada; (8) iniciou incêndio deliberadamente com a intenção de provocar sérios danos; (9) destruiu propriedade alheia deliberadamente (não pelo fogo); (10) arrombou e invadiu casa, prédio ou carro; (11) mente e engana para obter ganhos materiais ou favores ou para fugir de obrigações; (12) furtou objetos de valor; (13) frequentemente passa a noite fora, apesar da proibição dos pais (início antes dos 13 anos); (14) fugiu de casa pelo menos duas vezes, passando a noite fora, enquanto morava com os pais ou pais substitutos (ou fugiu de casa uma vez, ausentando-se por um longo período); e (15) deixa de ir à escola sem motivo, matando aulas frequentemente (início antes dos 15 anos). Exige a presença de pelo menos três desses comportamentos nos últimos 12 meses e de pelo menos um comportamento antissocial nos últimos 6 meses que ocasione limitações importantes do ponto de vista acadêmico, social ou ocupacional.

Quando o início ocorre antes dos 10 anos de idade, observa-se com maior frequência a presença de TDAH, comportamento agressivo, déficit intelectual, convulsões e comprometimento do SNC em virtude da exposição a álcool e/ou drogas ilícitas no período pré-natal, infecções, uso de medicamentos, traumatismos cranianos, entre outros, além de antecedentes familiares positivos para hiperatividade e comportamento antissocial. O início precoce indica maior gravidade do quadro e maior tendência a persistir ao longo da vida.

O TC está frequentemente associado ao TDAH (43% dos casos) e a transtornos das emoções (ansiedade, depressão, obsessão-compulsão: 33% dos casos). A comorbidade com o TDAH é mais comum na infância, envolvendo principalmente os meninos, enquanto a comorbidade com ansiedade e depressão é mais comum na adolescência, envolvendo principalmente as meninas, após a puberdade.

Eventos de vida podem favorecer a persistência do comportamento antissocial na adolescência e na idade adulta. O ambiente escolar, dependendo de suas características, pode incentivar ou desestimular o comportamento antissocial. Já a falta de emprego é uma situação de estresse que o perpetua, enquanto um ambiente familiar harmonioso, com pessoas sem alterações de comportamento, tende a diminuí-lo.

Segundo Winnicott, quando crianças sofrem privação afetiva, manifestam-se os comportamentos antissociais no lar ou em uma esfera mais ampla. Do ponto de vista psicodinâmico, esses comportamentos demonstram esperança na obtenção de algo bom que foi perdido, sendo a desesperança a característica básica da criança que sofreu privação. O jovem experimenta um impulso de busca do objeto, de alguém que possa encarregar-se de cuidar dele, esperando poder confiar em um ambiente estável, capaz de suportar a tensão resultante do comportamento impulsivo. O ambiente é repetidamente testado em sua capacidade para suportar a agressão, tolerar o incômodo e impedir a destruição, preservando o objeto que é procurado e encontrado.

TRATAMENTO FARMACOLÓGICO

Em relação ao tratamento, não há psicofármaco cujo uso seja bem estabelecido para TOD ou TC. Foram realizados ensaios positivos com o uso de antipsicóticos típicos e atípicos, lítio, anticonvulsivantes (estabilizadores de humor) e clonidina para agressão ou mesmo sintomas de TOD. O efeito dos estimulantes para TOD não está tão claramente estabelecido quanto para o TDAH.

Há muitos relatos do efeito da medicação em caso de oposição e agressão, mas especialmente em pacientes que de fato têm TC ou TDAH comórbido. Além da comorbidade, a maioria dos estudos está focada na agressão ou em outros sintomas e não necessariamente em pacientes com o diagnóstico de TOD.

Não há evidência de que os psicoestimulantes ou a clonidina sejam eficazes para TOD não comórbido com TDAH, porém o metilfenidato é capaz de diminuir em 63% os sintomas de TOD em pacientes com TOD comórbido com TDAH e a clonidina também é significativamente eficaz em melhorar os sintomas de TOD em pacientes agressivos com TDAH. Os antipsicóticos e os estabilizadores de humor têm sido estudados em vários transtornos disruptivos graves, agrupando indistintamente TC e TOD.

O uso de risperidona foi investigado em casos de transtornos disruptivos, especialmente em pacientes com baixo coeficiente de inteligência, e foi considerado significativamente eficaz em melhorar a agitação ou mesmo a adesão. Uma série de casos relatou melhora em 82% dos pacientes com TDAH e TOD tratados com buspirona para seus sintomas de

TOD. No entanto, a eficácia desses medicamentos em um diagnóstico de TOD ainda não foi sistematicamente testada.

Parece haver risco genético para o TOD que interage com os fatores ambientais e é provavelmente dependente de diferentes subtipos de TOD, como com ou sem TDAH. Disfunções familiares e escolares estão certamente presentes no TOD. O enfoque terapêutico provavelmente deverá variar de acordo com a presença de comorbidades. Estimulantes e clonidina parecem ser efetivos nos sintomas de TOD comórbido com TDAH, e o metilfenidato é capaz de induzir a remissão de TOD em uma grande proporção de pacientes de TDAH com TOD comórbido. Ácido valproico, haloperidol, risperidona e lítio são provavelmente mais efetivos quando há instabilidade de humor observável.

O tratamento com psicofármacos faz-se necessário em algumas situações nas quais os sintomas-alvo (ideias paranoides associadas à agressividade, agitação psicomotora, convulsões ou alterações eletroencefalográficas, principalmente em regiões frontotemporais) ou outros transtornos psiquiátricos (TDAH, depressão) estão presentes. Recomenda-se cautela com o uso de antipsicóticos para o tratamento da agitação psicomotora e agressividade, pois os riscos podem superar os benefícios, como, por exemplo, a possibilidade de desenvolvimento da síndrome metabólica.

A hospitalização está indicada em casos de risco iminente para o paciente, como, por exemplo, suicídio, auto e heteroagressão ou mesmo homicídio. Sempre que possível, entretanto, deve-se optar por intervenções menos restritivas.

TRATAMENTO PSICOTERAPÊUTICO

Psicoterapias de diferentes orientações teóricas têm sido usadas, mas o maior corpo de evidência disponível na literatura atribui eficácia às abordagens cognitivo-comportamentais. Programas de treinamento de pais (TP) têm sido a base dos tratamentos cognitivo-comportamentais para TD de crianças, e a "resolução colaborativa de problemas" também se mostra eficaz.

Quanto mais jovem o paciente e menos graves os sintomas, maior a probabilidade de o indivíduo se beneficiar de uma psicoterapia. Quando se trata de um adolescente que já cometeu delitos, observa-se maior resistência à psicoterapia, podendo ser útil o envolvimento de profissionais especializados no manejo de jovens antissociais por meio de oficinas de artes, música e esportes. Nessas oficinas, o adolescente tem a oportunidade de estabelecer vínculo afetivo com os profissionais responsáveis pelas atividades, tomando-os como modelo, além de se perceber capaz de criar, o que favorece o desenvolvimento da autoestima. Sempre que possível, a família deve ser incluída no processo terapêutico, lembrando que, muitas vezes, os pais também necessitam de tratamento psiquiátrico.

De modo geral, os tratamentos citados na literatura são bastante variados, incluindo intervenções junto à família e à escola (psicoterapia familiar e individual, orientação dos pais, comunidades terapêuticas e treinamento dos pais e professores em técnicas comportamentais). Apesar disso, nenhum deles é completamente eficaz, principalmente como intervenção isolada, mas, quanto mais precocemente iniciados e quanto mais jovem o paciente, melhores são os resultados obtidos.

CONSIDERAÇÕES FINAIS

Algumas situações podem servir como desencadeantes do aparecimento dos transtornos disruptivos, seja um funcionamento familiar disfuncional, o ambiente onde há más influências ou o abuso de bebidas alcoólicas e de drogas ilícitas, a ausência de imposição de limites pelos pais e/ou cuidadores, com muita permissividade, e até mesmo inversão dos papeis, quando são os filhos que impõem as regras e as normas.

Comportamentos antissociais são frequentemente observados como sintomas isolados e transitórios no período da adolescência. No entanto, esses comportamentos podem surgir precocemente na infância e persistir ao longo da vida, constituindo quadros psiquiátricos de difícil tratamento. Fatores individuais, familiares e sociais estão implicados no desenvolvimento e na persistência de tal comportamento, interagindo de maneira complexa e ainda pouco esclarecida.

Os transtornos disruptivos são muito comuns na psiquiatria da infância e da adolescência. Não raramente, há importante comprometimento social, o que dificulta ainda mais o tratamento, podendo torná-lo frustrante em razão da dificuldade na obtenção dos resultados desejados, já que não há medicações específicas e a regra é a rejeição ou não adesão ao tratamento psicoterapêutico.

Bibliografia consultada

Aebi M, Barra S, Bessler C, Steinhausen HC, Walitza S, Plattner B. Oppositional defiant disorder dimensions and subtypes among detained male adolescent offenders. J Child Psychol Psychiatry 2016: 57(6):729-36.

American Psychiatric Association. DSM-IV-TR. Manual diagnóstico e estatístico de transtornos mentais. 4. ed. revisada. Porto Alegre: Artmed, 2000.

American Psychiatric Association. DSM-5. Manual diagnóstico e estatístico dos transtornos mentais. 5. ed. revisada. Porto Alegre: Artmed, 2014.

Classificação de Transtornos Mentais e de Comportamento da CID-10. World Health Organization. Porto Alegre: Artmed,1992.

Frick PJ, Nigg JT. Current issues in the diagnosis of attention deficit hyperactivity disorder, oppositional defiant disorder, and conduct disorder. Annu Rev Clin Psychol 2012; 8:77-107.

Fletcher KE, Fischer M, Barkley RA, Smallish L. A sequential analysis of mother-adolescent interactions of ADHD, ADHD/ODD, and normal teenagers during neutral and conflict discussions. J Abnorm Child Psychol 1996; 24(3):271-97.

Granero R, Louwaars L, Ezpeleta L. Socioeconomic status and oppositional defiant disorder in preschoolers: parenting practices and executive functioning as mediating variables. Front Psychol 2015 Sep 24; 6:1412.

Greene RW, Ablon JS, Goring JC. A transactional model of oppositional behavior: underpinnings of the Collaborative Problem Solving approach. J Psychosom Res 2003; 55(1):67-75.

Kadesjo C, Hagglof B, Kadesjo B, Gillberg C. Attention-deficit hyperactivity disorder with and without oppositional defiant disorder in 3- to 7-year-old children. Dev Med Child Neurol 2003; 45(10):693-9.

Machado JD, Caye A, Frick PJ, Rohde LA. DSM-5. Principais mudanças nos transtornos de crianças e adolescentes. In: Rey JM (ed.) IACAPAP e-Textbook of Child and Adolescent Mental Health Edição em português – Dias Silva F ed. Genebra: International Association for Child and Adolescent Psychiatry and Allied Professions, 2015.

Nadder TS, Rutter M, Silberg JL, Maes HH, Eaves LJ. Genetic effects on the variation and covariation of attention-deficit-hyperactivity disorder (ADHD) and oppositional-defiant disorder/conduct disorder (Odd/CD) symptomatologies across informant and occasion of measurement. Psychol Med 2002; 32(1):39-53.

Stringaris A, Goodman R. Longitudinal outcome of youth oppositionality: irritable, headstrong, and hurtful behaviors have distinctive predictions. J Am Acad Child Adolesc Psychiatry 2009; 48:404-12.

Van Goozen SH, Matthys W, Cohen-Kettenis PT, Buitelaar JK, Van Engeland H. Hypothalamic-pituitary-adrenal axis and autonomic nervous system activity in disruptive children and matched controls. J Am Acad Child Adolesc Psychiatry 2000; 39 (11):1438-45.

Van Goozen SH, Van den Ban E, Matthys W, Cohen-Kettenis PT, Thijssen JH, van Engeland H. Increased adrenal androgen functioning in children with oppositional defiant disorder: a comparison with psychiatric and normal controls. J Am Acad Child Adolesc Psychiatry 2000; 39(11):1446-51.

White SF, Van Tieghem M, Brislin SJ et al. Neural correlates of the propensity for retaliatory behavior in youths with disruptive behavior disorders. Am J Psychiatry 2016; 173(3):282-90.

Winnicott DW. Privação e delinquência. São Paulo: Martins Fontes, 1994.

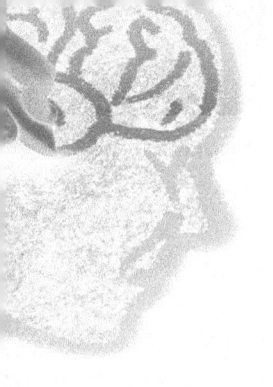

19

Transtornos do Sono/Vigília

Andréa Endriss Carneiro Campello
Dennys Lapenda Fagundes

INTRODUÇÃO

A prevalência dos transtornos do sono/vigília apresenta aumento crescente, principalmente no que se refere ao impacto na saúde e na qualidade de vida, tornando extremamente necessário seu conhecimento aprofundado. Em 2011, uma resolução do Conselho Federal de Medicina tornou a medicina do sono uma especialização médica reconhecida em todo o Brasil.

O DSM-5 (*Manual Diagnóstico e Estatístico de Transtornos Mentais*) dedica um capítulo inteiro aos transtornos do sono-vigília, que devem ter como características centrais o sofrimento e o prejuízo durante o dia (ou período de vigília). Contudo, antes de discorrer sobre esses transtornos faz-se necessária a elucidação dos conceitos de sono e vigília.

CICLO SONO-VIGÍLIA

Para o bem-estar humano é necessário um ciclo sono-vigília estruturado, influenciado por questões externas que adaptam o indivíduo ao relógio de 24 horas. Todavia, ainda não foram definidas quantas horas seriam necessárias em cada etapa desse ciclo.

Acreditava-se que o sono teria como principal função promover o repouso de todos os sistemas, inclusive o neurológico. Entretanto, sabe-se, graças à polissonografia, que as descargas neurais que ocorrem nesse período muitas vezes são mais intensas do que na vigília.

Assim, reconhece-se que o sono não é um estado homogêneo e que contém dois estados distintos que se alternam durante o ciclo: o **sono paradoxal ou REM** (do inglês *Rapid Eyes Movements*) e o **sono lento ou NREM** (*No REM*), sendo este último dividido em três fases (N1, N2, N3) e correspondendo a 80% do período total de sono.

O ciclo do sono tem início mediante o desbloqueio da glândula pineal, localizada na área dorsal do cérebro e comandada pelo hipotálamo, a qual tem sua função regulada pela luminosidade do dia, que a impede de produzir melatonina. Além de induzir o sono, a melatonina age como uma espécie de indicador para todos os outros ritmos biológicos. Se um nível ótimo de melatonina não é produzido no período próprio, o indivíduo não poderá experimentar uma qualidade de sono adequada. Na verdade, uma série de hormônios e neurotransmissores faz parte do ritmo biológico humano, sendo fundamental para o ciclo sono-vigília. Sabe-se que, além da melatonina, o ácido gama-aminobutírico (GABA) é também importantes, para o sono reparador e que a hipocretina (ou orexina), a histamina e a acetilcolina são fundamentais no período da vigília.

CLASSIFICAÇÃO DOS TRANSTORNOS DO SONO-VIGÍLIA

Queixas de insônia, insatisfação com a qualidade de sono, sonolência excessiva diurna ou fenômenos indesejáveis ocorrendo durante o sono são comuns na prática médica e podem caracterizar um distúrbio primário do sono, doenças clínicas ou psiquiátricas, sinais relacionados com o envelhecimento ou mesmo variações normais do sono. Existem, dessa maneira, várias tentativas de classificação desses transtornos, cabendo destacar aqui a Classificação Internacional dos Distúrbios do Sono (CIDS), já em sua terceira edição, porém ainda sem versão para o português, e o DSM-5, da Associação Americana de Psiquiatria, que receberá mais ênfase neste capítulo:

- **CIDS:** a Classificação Internacional dos Distúrbios do Sono, em sua segunda edição (CIDS II, 2005), se propõe a descrever todos os distúrbios do sono e do despertar (DSD) com base em evidências científicas e clínicas. Busca também apresentar os DSD em uma estrutura organizada, além de tentar relacionar os critérios de DSD com a CID-10 (Classificação Internacional de Doenças). A terceira edição da CIDS, de 2014 (ainda sem tradução para o português), é mais simplificada e não valoriza as causas secundárias dos DSD.
- **DSM-5:** a quinta edição do DSM buscou agrupar diagnósticos de modo mais amplo e simples. Assim, os transtornos do sono-vigília abrangem 10 distúrbios ou grupos de transtornos: transtornos de insônia, transtorno de hipersonia, narcolepsia, transtornos do sono relacionados com a respiração (apneia e hipopneia obstrutiva do sono; apneia central; apneia mista; hipoventilação relacionada com o sono), transtornos do sono-vigília do ritmo circadiano, transtorno do despertar do sono NREM, transtorno do pesadelo, transtorno do sono REM, síndrome das pernas inquietas e transtorno do sono induzido por substâncias/medicamentos.

MÉTODOS DIAGNÓSTICOS

Os métodos diagnósticos utilizados na investigação dos distúrbios do sono-vigília vão desde a avaliação subjetiva, por meio da aplicação de questionários específicos, até os registros actigráficos e à polissonografia, além, evidentemente, dos exames laboratoriais para exclusão de causas secundárias que possam levar aos transtornos do sono-vigília, como anemias, hiper ou hipotireoidismo e diabetes, entre outros.

Dentre os questionários, merecem destaque o *Sleep Disorders Questionnaire*, com questões de avaliação quantitativa e qualitativa; o *Pittsburgh Sleep Quality Index,* que determina a qualidade do sono no último mês; o *Mini-Sleep Questionnaire* (MSQ), que avalia a frequência e a intensidade nos últimos 3 meses com especificação quantitativa; a Escala de Sonolência de Epworth e a Escala de Sonolência de Standford, utilizadas para as hipersonias e insônias, facilmente aplicáveis em regime ambulatorial.

CARACTERÍSTICAS CLÍNICAS E TRATAMENTO

Os principais transtornos do sono em psiquiatria são: transtorno de insônia, hipersonias, narcolepsia, transtorno do ritmo circadiano, parassonias do sono REM e do sono NREM, síndromes das pernas inquietas e bruxismo.

Transtorno de insônia

A insônia é o principal distúrbio dentre os transtornos do sono, acometendo em torno de 10% a 22% da população europeia. A insônia primária é diagnosticada quando há dificuldade em iniciar ou manter o sono pelo período mínimo de 1 mês, independentemente de qualquer condição médica ou psiquiátrica ou em virtude do efeito fisiológico de substâncias. Há um prejuízo clinicamente significativo ou comprometimento funcional do indivíduo decorrente do sintoma.

As queixas são persistentes ao longo do tempo, mas pode haver variação na intensidade de acordo com a presença de eventos estressantes. A insônia é mais comum em mulheres, idosos e em centros urbanos e está com frequência associada a fatores psicológicos e comorbidades clínicas.

A expressão transtorno de insônia só pode ser aplicada a uma pessoa que desfrute de local adequado e oportunidade de tempo para dormir. Esse fator diferencia a insônia da privação voluntária de sono. As principais evidências científicas em relação às consequências do transtorno de insônia correspondem às disfunções de natureza individual e profissional, à redução da qualidade de vida, ao risco de acidentes no trabalho, à perda de produtividade, ao absenteísmo e às despesas com o tratamento. Os prejuízos são comparáveis aos de doenças como insuficiência cardíaca, diabetes, artrite e depressão. Nos EUA, estima-se que seu custo anual esteja entre 92 e 107 bilhões de dólares.

O DSM-5 especifica a insônia em: **episódica** (quando dura mais de 1 mês e menos de 3 meses), **persistente** (quando dura mais de 3 meses) ou **recorrente** (quando ocorrem dois ou mais episódios dentro do espaço de 1 ano). Pode ser ainda dividida quanto ao período do sono: **insônia inicial** (quando há dificuldade em iniciar o sono), **insônia intermediária** (quando ocorrem despertares frequentes ou prolongados durante a noite) e **insônia terminal** (quando o despertar se dá antes do habitual).

Como as queixas de insônia são frequentes, encontra-se disponível grande variedade de fármacos para seu tratamento. Contudo, mudanças nos hábitos de vida são fundamentais, destacando-se algumas medidas, como a higiene do sono, a terapia cognitivo-comportamental e o uso de técnicas de meditação. Os medicamentos mais usados para o tratamento da insônia são: os hipnóticos não benzodiazepínicos ou agonistas GABA-A (zolpidem e zopiclone); antidepressivos sedativos (mirtazapina, trazodona, agomelatina e doxepina); agonistas do receptor de melatonina (ramelteon) e melatonina; antipsicóticos atípicos em baixas doses (quetiapina e olanzapina); anticonvulsivantes (carbamazepina); fitoterápicos como a valeriana; e o mais recente grupo farmacológico aprovado nos EUA para a insônia, composto pelos antagonistas duais dos receptores da hipocretina. Assim, a escolha da medicação dependerá do perfil do paciente e de suas queixas.

Hipersonia

A hipersonolência é, segundo o DSM-5, um diagnóstico muito amplo, que inclui sintomas de quantidade excessiva de sono, qualidade deteriorada da vigília e inércia do sono. Características como sono não reparador, comportamento automático e dificuldade para acordar pela manhã podem ser observadas em uma variedade de condições, incluindo a narcolepsia que, no referido manual, corresponde a um grupo à parte. Por outro lado, na segunda edição da CIDS, a hipersonolência de origem central, não causada pelos distúrbios do ritmo circadiano nem pelos distúrbios respiratórios relacionados com o sono ou outras causas de sono noturno interrompido, inclui 14 subtipos, entre os quais a narcolepsia e a síndrome da hipersonolência recorrente ou síndrome de Klein-Levin. Em ambas as classificações são necessários uma anamnese detalhada e exames clínicos e de neuroimagem, além da polissonografia, para identificar se a hipersonolência é de causa primária ou secundária, bem como para avaliar a necessidade de tratamento medicamentoso com estimulantes do sistema nervoso central (SNC).

Narcolepsia

O termo narcolepsia significa ataques de sono (*narco:* estupor; *lepsia:* ataques), que podem ser acompanhados, em 70% dos casos, de cataplexia (atonia muscular generalizada). A narcolepsia não é uma doença rara, podendo ocorrer em até 0,5% da população com padrão bimodal de incidência com picos no final da adolescência e na quinta década de vida. Em geral, os sintomas iniciais são sonolência excessiva, alucinações hipnagógicas, sonhos vívidos e transtorno comportamental do sono REM.

Uma das teorias que tentam explicar a etiologia da narcolesia-cataplexia consistiria na morte das células do hipotálamo que produzem a hipocretina (orexina), provavelmente de causa autoimune, provocando deficiência sérica dessa substância. Segundo a CIDS II, a narcolepsia faz parte dos transtornos de hipersonias. De acordo com o DSM-5, entretanto, a narcolepsia é um transtorno à parte, além de ser subdividida em com ou sem cataplexia e por causas médicas. O referido manual também a classifica quanto à gravidade em: **leve** (quando a cataplexia é infrequente ou ocorre menos de uma vez por semana); **moderada** (quando a cataplexia ocorre uma vez por dia ou em intervalos curtos de alguns dias com sono noturno fragmentado); ou **grave** (cataplexia resistente a medicamentos com múltiplos ataques diários, sonolência constante e sono noturno fragmentado).

O tratamento desse distúrbio consiste em melhorar a higiene do sono, evitar situações de privação do sono e não fazer uso de medicações ou substâncias que desencadeiem o sono (bebidas alcoólicas, anti-histamínicos, sedativos e analgésicos). Quanto ao tratamento farmacológico, visando ao controle da hipersonolência, utilizam-se fármacos estimulantes do SNC, como **metilfenidato**, com dose recomendada de 10 a 60mg/dia, e **modafenil**, que apresenta menos efeitos colaterais e é administrada na dose média de 100 a 400mg/dia. Quando há cataplexia associada à narcolepsia, pode-se adicionar um antidepressivo tricíclico, como amitriptilina, em doses baixas, administradas à noite.

Transtornos do sono-vigília do ritmo circadiano

A CIDS II divide esse transtorno em nove subtipos, incluindo o **distúrbio de *jet lag***, ao passo que o DSM-5 estabeleceu três critérios diagnósticos, subdividindo o transtorno em apenas seis subtipos. Antes, porém, é mister deixar claro que a expressão ritmo circadiano é originária do latim *circadien,* que significa cerca de 1 dia ou com frequência próxima das 24 horas, ditando múltiplas funções fisiológicas, psicológicas e comportamentais, bem como suas variações.

Para o DSM-5, fazem parte do diagnóstico: (a) padrão persistente ou recorrente de interrupção do sono em razão, principalmente, da alteração no sistema circadiano ou do desequilíbrio entre o ritmo endógeno e os horários de sono-vigília impostos pelo ambiente físico, social ou profissional do indivíduo; (b) a interrupção do sono leva à sonolência excessiva ou à insônia, ou a ambas; (c) perturbação do sono que causa sofrimento clinicamente significativo ou prejuízo no funcionamento social, profissional e em outras áreas. No Quadro 19.1 são descritos os subtipos considerados no DSM-5.

Transtornos do sono relacionados com a respiração

Dentre os transtornos respiratórios do sono, os obstrutivos, em especial a síndrome da apneia obstrutiva do sono (SAOS), são os mais prevalentes, principalmente em homens entre a quarta e quinta década de vida. O DSM-5 traz uma subdivisão simplificada dos transtornos respiratórios: apneia e hipopneia obstrutiva do sono, apneia central e subtipos e, por fim, hipoventilação relacionada com o sono. Para o diagnóstico desses transtornos é fundamental a realização de polissonografia com prova de oxigênio com pressão positiva contínua das vias aéreas (CPAP).

Para o psiquiatra, cabe lembrar que algumas medicações, como benzodiazepínicos e sedativos, podem agravar a hipoventilação durante o sono. Os demais detalhes sobre esse transtorno respiratório específico do sono ficam a cargo dos pneumologistas e otorrinolaringologistas do sono ou mesmo dos futuros médicos do sono.

Parassonias

As parassonias são manifestações físicas e emocionais que ocorrem durante o sono e podem acometer o sistema nervoso autônomo, o locomotor e o cognitivo em combinações diferentes. As parassonias primárias (distúrbios do estado do sono por si) podem ser classificadas de acordo com o estado de sono em que ocorrem, merecendo destaque,

Quadro 19.1 Subtipos de transtornos do ciclo sono-vigília do ritmo circadiano segundo o DSM-5	
Subtipo	**Características clínicas**
I. Tipo fase do sono atrasada	Atraso no horário principal de sono em relação aos horários estipulados, causando insônia ou hipersonia
II. Fase do sono avançada	Adiantamento nos horários de início do sono e de vigília, causando prejuízos
III. Tipo sono-vigília irregular	Padrão desorganizado temporariamente
IV. Tipo sono-vigília não de 24h	Padrão não sincronizado no ritmo de 24h
V. Tipo trabalho noturno	Insônia no período de sono em razão de trabalho em turno não convencional
VI. Tipo não especificado	Episódico, persistente ou recorrente

de acordo com o DSM-5, o transtorno do despertar do sono NREM, que consiste em uma mistura de vigília e sono NREM, e o transtorno comportamental do sono REM, que representa grosseiramente uma mistura entre a vigília e o sono REM. Cabe mencionar que o referido manual apresenta em alguns pontos diferenças em relação à CIDS, como mostra o Quadro 19.2.

Parassonias do sono NREM ou transtornos do despertar do sono NREM

A principal característica desse transtorno é a ocorrência repetida de despertares incompletos no terço final do episódio principal do sono, podendo haver uma mescla dos fenômenos de despertar com confusão mental, sonambulismo e terror noturno. O diagnóstico é clínico, mas a polissonografia está indicada nos casos em que há dúvida diagnóstica, tendo como um dos diagnósticos diferenciais a epilepsia. Conforme o DSM-5, a parassonia do sono NREM engloba os terrores noturnos e o sonambulismo, podendo este último ser ainda subdividido em sonambulismo acompanhado de transtorno alimentar relacionado com o sono e sonambulismo com comportamento sexual relacionado com o sono (sexsonia). De acordo com o CIDS II, também está incluído entre as parassonias do sono NREM o despertar confusional, que representa uma situação de despertar interrompido semelhante a um quadro de embriaguez, por apresentar confusão mental, fala arrastada e sudorese, podendo durar no máximo 10 minutos e sendo bastante comum em crianças.

Assim, o DSM-5 estabelece a seguinte classificação:

- **Sonambulismo:** corresponde a episódios repetitivos com ampla variedade de comportamentos, desde, mais comumente, levantar-se da cama durante o sono e deambular, até a manifestação de comportamento inadequado ou choro inconsolável e agressividade. Os episódios duram de 1 a 10 minutos sem ativação autonômica, exceto sudorese. Esse distúrbio, muito comum, pode acometer cerca de 10% a 30% das crianças. O tratamento, em geral, é não farmacológico, fundamentado na higiene do sono e em medidas comportamentais.

Quadro 19.2 Classificação das parassonias de acordo com o DSM-5 e a CIDS II	
DSM-5 x CIDS II	**Parassonias**

DSM-5	1. **Transtornos do despertar do sono NREM:**
	   1.1 Sonambulismo
	   1.2 Terror noturno
	2. **Transtorno do pesadelo**
	3. **Transtorno comportamental do sono REM**

CIDS II	1. **Distúrbios do despertar do sono NREM:**
	   1.1. Despertar confusional
	   1.2. Sonambulismo
	   1.3. Terror noturno
	2. **Parassonias do Sono REM:**
	   2.1. Distúrbio comportamental do sono REM
	   2.2. Paralisia do sono isolada e recorrente
	   2.3. Distúrbios do pesadelo
	3. **Outras parassonias**

- **Terror noturno:** o despertar é súbito e o paciente pode emitir um grito estridente e agudo, sentando-se na cama com fácies de extremo terror. Tem a duração, em geral, de 5 a 20 minutos. A persistência ou o aparecimento na idade adulta tem as mesmas implicações fisiopatológicas do sonambulismo.

Parassonias do sono REM

- **Transtorno comportamental do sono REM:** caracteriza-se por comportamentos motores complexos que emergem principalmente durante o sono REM, podendo causar ferimentos ao paciente, ao cônjuge ou até mesmo danos materiais. Predomina no gênero masculino, em indivíduos com história de sono tumultuado anterior e mudanças nos conteúdos dos sonhos. Existem duas formas clínicas: a primária ou criptogênica e a secundária, que está relacionada com a retirada do álcool ou de antidepressivos.
- **Transtorno do pesadelo:** os pesadelos são caracterizados por sequências oníricas longas, elaboradas e semelhantes a uma narrativa real, gerando emoções disfóricas. Ocorrem quase que exclusivamente durante o sono REM, sendo por isso classificados pela CIDS II como uma parassonia do sono REM. Sua frequência é maior em crianças e mulheres, diminuindo com a idade. Conteúdos desagradáveis e assustadores são a regra. Os fatores predisponentes mais comuns incluem uso de medicamentos (L-dopa, propranolol), retirada de antidepressivos, hipnóticos ou abuso de álcool. Para o diagnóstico de transtorno do pesadelo é necessária a ausência de outro transtorno psiquiátrico, sendo seu tratamento fundamentado em técnicas de higiene do sono e, em alguns casos, é necessário o uso de psicofármacos, como hipnóticos benzodiazepínicos, antidepressivos tricíclicos ou inibidores seletivos da recaptação de serotonina (ISRS).

Outras parassonias

A CIDS II descreve um terceiro grupo de parassonias que não são incorporadas a nenhum dos grupos citados. Contudo, o DSM-5 não as menciona no capítulo dos transtornos do ciclo sono-vigília. Assim, enfatiza-se aqui a enurese ou micção noturna, um distúrbio mais prevalente na faixa pediátrica (até os 6 anos de idade), mais comumente encontrada em meninos. Apesar disso, sua prevalência em adultos pode representar até 2% da população em geral. A enurese pode ser primária, quando não há fatores orgânicos, englobando 90% dos casos. Vários fatores são sugeridos como causa: genéticos, comportamentais, redução da capacidade residual vesical, anormalidades reativas da dinâmica vesical, retardo no amadurecimento do controle vesical ou menor nível plasmático do hormônio antidiurético vasopressina. Quando envolve convulsões noturnas, transtorno urológico ou disfunção medular, a enurese é secundária.

História familiar de enurese noturna está associada ao quadro. O episódio ocorre em todas as fases do sono, sendo mais frequente no estágio NREM 2 e menos comum no sono REM. Normalmente, o controle miccional noturno deve acontecer aos 5 anos de idade; após essa idade, o descontrole esfincteriano é considerado patológico.

O tratamento pode consistir na adoção de medidas comportamentais e no uso de antidepressivos tricíclicos, como imipramina ou amitriptilina, nas doses de 10 a 50mg.

Síndrome das pernas inquietas (SPI)

Descrita clinicamente em 1945 pelo neurologista sueco Karl Axel Ekbom, a SPI é considerada atualmente uma síndrome neurológica prevalente e de pouco conhecimento médico. Critérios mínimos foram estabelecidos pelo Grupo de Estudos Internacionais da Síndrome das Pernas Inquietas e a Opinião de Especialistas Brasileiros de 2007:

1. Presença de necessidade compulsiva, irresistível e intensa de movimentar os membros inferiores.
2. Os sintomas começam ou pioram no período de repouso, com o paciente deitado ou sentado.
3. Atividade física, exercícios e massagens levam ao alívio temporário dos sintomas.
4. O quadro apresenta característica circadiana, ocorrendo no horário noturno, antes de dormir.

As alterações sensoriais podem ser descritas de diversas maneiras: queimação, formigamento, cãibras ou pontadas. A privação do sono pode agravar os sintomas, que podem melhorar em torno das 3 ou 4 horas da madrugada, fazendo o paciente ter poucas horas de sono sem sintomas. Em virtude dessa movimentação muscular, a CIDS II inclui a SPI em um grupo de distúrbios dos movimentos relacionados com o sono, acrescentando também o bruxismo, cãibras de pernas relacionadas com o sono e distúrbios dos movimentos periódicos dos membros.

Quase 100% dos pacientes apresentam resposta clinicamente significativa aos agentes dopaminérgicos, seja a um precursor da L-dopa, seja a um agonista dopaminérgico em doses baixas. Nenhuma das condições médicas conhecidas, que auxiliam o diagnóstico diferencial, responde ao agente dopaminérgico. A prevalência tende a aumentar na terceira idade, na proporção de 1,5 mulher para cada homem.

A teoria mais atual que tenta justificar sua etiopatogenia é a da deficiência de ferro no SNC, mais precisamente na substância negra. Assim, haveria na SPI um estado hipodopaminérgico sináptico, pois a redução de ferro levaria a uma queda da densidade de receptores D2 no estriado.

A terapia dopaminérgica nos casos de SPI pode causar, ao longo do tratamento, complicações relacionadas com o surgimento de transtornos do controle dos impulsos (jogo patológico, sexo compulsivo, compras compulsivas, ingestão alimentar compulsiva). A prevalência dos transtornos do controle do impulso na SPI é desconhecida, mas a de comportamentos sexuais e jogo patológico situa-se entre 4% e 6%. O diagnóstico é clínico, estabelecido a partir de relatos do paciente e dos familiares, mas a polissonografia com vídeo e a monitorização das pernas podem ser de grande auxílio.

Bruxismo

Apesar de o DSM-5 não classificar o bruxismo como um distúrbio do movimento relacionado com o sono, as CIDS II e III o mencionam e dão-lhe tanta importância que no Brasil passou a ser reconhecida uma especialidade odontológica do sono.

O bruxismo é caracterizado como um transtorno do movimento relacionado com o sono que apresenta atividade involuntária estereotipada e repetitiva da musculatura mastigatória, podendo provocar cefaleias e desgastes do esmalte dentário, entre outras complicações. A prevalência do bruxismo é igual em ambos os gêneros com redução gradual com o aumento da faixa etária. O diagnóstico é estabelecido a partir da história do paciente, cônjuge ou familiar, além do exame odontológico. Pode ser primário (sem causas) ou secundário (associado a transtornos neurológicos). O tratamento pode incluir desde o uso de próteses dentárias até a associação de antidepressivos tricíclicos.

São causas associadas ao bruxismo secundário: (1) demências; (2) doença de Parkinson; (3) discinesia tardia; (4) distonia oromandibular – síndrome de Meige; (5) síndrome de Gilles de La Tourette; (6) retardo mental; (7) TDAH; (8) hemorragia cerebelar; (9) transtornos alimentares (anorexia, bulimia nervosa); (10) medicamentos: antidepressivos, antipsicóticos, metilfenidato, flunarizina, lítio e antiarrítmicos; (11) fibromialgia e doença do refluxo gastroesofágico; (12) drogas: nicotina, cocaína, álcool e anfetaminas; (13) SAOS, SPI, roncos primários e transtorno comportamental do sono REM.

TRANSTORNOS MENTAIS E O CICLO SONO-VIGÍLIA

Os distúrbios do ciclo sono-vigília podem representar sinais ou sintomas de transtornos mentais, muitas vezes compondo, inclusive, seus critérios diagnósticos. Seguem alguns exemplos relevantes na clínica psiquiátrica:

Transtornos do humor

Alterações no sono estão fortemente relacionadas com a etiopatogenia e o quadro clínico dos transtornos do humor. Insônia e hipersonia fazem parte dos critérios para depressão, sendo a associação de sonolência diurna à insônia noturna mais comum no gênero feminino. Sintomas como insônia e hipersonia, além de achados no eletroencefalograma (EEG), podem surgir antes mesmo do quadro de humor e permanecer, em 45% dos pacientes, após a remissão do quadro principal:

- **Depressão:** a insônia é um desafio no tratamento da depressão, sendo um fator preditivo para recorrências e recaídas. Tem impacto importante na evolução e no desfecho clínico desse transtorno.
- **Transtorno afetivo bipolar (TAB):** a insônia pode atuar como fator precipitante de um episódio maníaco. Outra situação característica na elevação do humor ocorre quando o indivíduo passa dias sem dormir em virtude da redução da necessidade de sono. Os achados no EEG da polissonografia encontrados no TAB podem ser semelhantes aos da depressão.
- **Distimia:** pacientes distímicos apresentam queixas de insônia inicial, sono de má qualidade, despertares, fadiga e leve sonolência diurna.

Transtornos de ansiedade

Perturbações do sono são critérios para o diagnóstico do transtorno de ansiedade generalizada (TAG) e do transtorno de estresse pós-traumático (TEPT). Em geral, a dificuldade para manter ou iniciar o sono se desenvolve simultaneamente ao quadro ansioso. Apenas 18% dos quadros ansiosos são precedidos de insônia:

- **Transtorno de ansiedade generalizada:** calcula-se que até 60% dos pacientes com TAG apresentem sintomas crônicos de insônia ou sono de má qualidade. As queixas mais comumente relatadas são: preocupação constante, dificuldade para relaxar, múltiplos despertares e sensação de fadiga durante a vigília.
- **Transtorno do estresse pós-traumático:** além da insônia, pesadelos recorrentes relacionados com o evento traumático podem ocorrer em cerca de 80% dos casos.
- **Transtorno do pânico:** o quadro de crises durante o sono é semelhante durante a vigília. Cerca de 35% a 45% dos pacientes apresentam ataques noturnos e 3% a 4% têm esses ataques durante o sono. Até 60% dos indivíduos com pânico relatam insônia inicial ou fobia de dormir, com pensamento de morte durante o sono.

Transtorno obsessivo-compulsivo (TOC)

Pacientes com TOC geralmente não apresentam alterações na arquitetura do sono, podendo ocorrer atraso no início do sono em razão da presença dos rituais obsessivos.

Esquizofrenia

O indivíduo com esquizofrenia pode passar vários dias sem dormir ou apresentar inversão no ciclo sono-vigília. Uma eventual piora do padrão de sono, com pesadelos e alucinações hipnagógicas, pode ser um sinal precoce de um novo surto psicótico. Alterações secundárias provocadas pelo uso de álcool e tabaco e pela depressão também podem ocorrer. A inversão total do ciclo sono-vigília com a presença do sono durante o dia e a vigília durante a noite, padrão de sono polifásico e práticas de má higiene contribuem ainda mais para o isolamento social nos casos crônicos. Os efeitos das medicações antipsicóticas podem variar de acordo com a fase da doença. A olanzapina e a clozapina aumentam a quantidade de sono delta, enquanto os antipsicóticos típicos, com perfil bloqueador dopaminérgico mais incisivo, podem causar transtorno do movimento periódico de membros e síndrome das pernas inquietas, que deve ser diferenciada da acatisia.

Transtornos alimentares

Alterações patológicas do sono são relativamente comuns nessa população. Pessoas com anorexia nervosa apresentam redução do tempo total de sono e aumento do tempo de vigília. Pacientes com bulimia nervosa comumente apresentam sonambulismo e bruxismo associados. Alguns transtornos primários podem estar relacionados com transtornos alimentares, como sonambulismo em pacientes com bulimia nervosa que ao EEG não apresentam padrão específico de sono. A síndrome alimentar noturna diferencia-se do transtorno alimentar relacionado com o sono (TARS) porque naquela a ingestão alimentar excessiva ocorre exclusivamente à noite, entre o jantar e o horário do início do sono, e trata-se de uma ingestão consciente e não estranha como no TARS, não havendo associação aos transtornos do sono.

Transtorno do sono relacionado com o uso de álcool

O uso de álcool como sedativo costuma ser bastante praticado, principalmente nos EUA. Essa substância provoca aumento do sono NREM e redução do sono REM, resultando em um sono de má qualidade, despertares, pesadelos, taquicardia, sudorese, náuseas e risco maior de quedas e fraturas. Até 27% dos usuários crônicos de álcool, sem outras comorbidades médicas e psiquiátricas, apresentam insônia, o que reforça o uso do álcool com finalidade sedativa. O tratamento é realizado com antidepressivos sedativos, além de medicações para controlar os impulsos e adoção de medidas comportamentais.

Transtorno do déficit de atenção e hiperatividade

Problemas no sono são comuns e muitas vezes secundários à medicação. Os sintomas mais relatados são: sono agitado, enurese noturna, dificuldades para iniciar o sono, pesadelos, tempo total de sono mais curto, sonambulismo e bruxismo. Além disso, o tratamento dos sintomas do sono pode melhorar a desatenção e a hiperatividade dos pacientes. O especialista envolvido com o diagnóstico e tratamento de TDAH, tanto em crianças como em adultos, deve ter em mente que sintomas de sono são comuns, além de investigar indícios de SPI, parassonias, bruxismo e síndrome da apneia e hipopneia do sono.

PSICOFÁRMACOS E O CICLO SONO-VIGÍLIA

Todos os antipsicóticos, típicos ou atípicos, podem intensificar os sintomas da SPI. Os típicos de baixa potência, como tioridazina e clorpromazina, são mais sedativos que os de alta potência, como haloperidol. Dentre os atípicos, olanzapina, risperidona, clozapina e quetiapina costumam causar mais sedação e sonolência diurna. Os benzodiazepínicos podem desencadear distúrbios confusionais logo após sua retirada abrupta.

Alguns antidepressivos podem tanto aliviar como intensificar os problemas do sono na depressão: os inibidores da monoaminoxidase A e B do tipo irreversível (fenelzina e tranilcipromina) e do tipo reversível (moclobemida) podem causar insônia ou sedação. A maioria dos antidepressivos tricíclicos, como doxepina, amitriptilina, imipramina e clomipramina, causa sedação importante em virtude do perfil anti-histamínico-1, antiadrenérgico alfa-1, anticolinérgico e pelo bloqueio dos receptores 5-HT2. Os ISRS, como fluoxetina, sertralina, paroxetina, citalopram, escitalopram e fluvoxamina, provocam insônia persistente em 5% a 35% dos pacientes. Os antidepressivos duais, como venlafaxina, provocam sonolência em 7% a 31% e insônia em 4% a 20% dos indivíduos. A bupropiona tende a provocar insônia em 5% a 20% dos pacientes. Trazodona, mirtazapina e nefazodona apresentam efeitos sedativos mediados pelo bloqueio dos receptores histamínicos-1 e bloqueio dos receptores serotoninérgicos 5-HT2. A trazodona e a mirtazapina, em doses baixas, são mais sedativas que a nefazodona.

O uso ou a retirada de antidepressivos pode desencadear pesadelos, paralisia do sono, transtorno comportamental do sono REM e despertares confusionais. Os antidepressivos com maior ação serotoninérgica, como a clomipramina e os ISRS, podem causar ou intensificar sintomas de transtorno dos movimentos periódicos de membros durante o sono, bruxismo, sintomas de SPI e transtorno comportamental do sono REM, exceção feita à bupropiona e à duloxetina.

SONO E EXERCÍCIO FÍSICO

O exercício físico consiste em uma sequência de movimentos realizados pela musculatura esquelética de maneira planejada e estruturada sob a supervisão de um profissional qualificado. Além de contribuir com os diversos sistemas do organismo (imunológico, cardiovascular, musculoesquelético), há uma interação com os aspectos psicobiológicos, como sono, humor e memória. O exercício físico parece resultar em melhora substancial na qualidade do sono.

O resultado das alterações que o exercício físico promove no padrão de sono apresenta uma estreita ligação com os diferentes tipos de população e o tipo de exercício físico realizado. Dentre as principais alterações, estão o aumento do tempo total de sono (TTS), a diminuição da latência do sono, o aumento da latência para o início do sono REM e a diminuição do sono REM.

Distúrbios do sono e exercício físico

- **Síndrome das pernas inquietas e movimento periódico das pernas (MPP):** alguns estudos vêm demonstrando que a associação entre SPI e MPP e a atividade física pode reduzir os sintomas desses distúrbios do sono. Essas evidências apoiam o papel do exercício físico como uma intervenção não farmacológica para a SPI e o MPP, sendo considerado um complemento ao tratamento medicamentoso.
- **Síndrome da apneia obstrutiva do sono:** alguns dos principais fatores de risco para a SAOS são: obesidade, baixo nível de aptidão física, gênero masculino, idade entre 40 e 65 anos, tabagismo e consumo de álcool. Uma atividade física intensa, por pelo menos 3 horas semanais, está associada à redução da incidência de distúrbios respiratórios durante o sono. O tratamento mais utilizado para SAOS consiste no uso de CPAP (*continuous positive airway pressure*). Alguns autores registraram que a CPAP melhorou a aptidão física desses pacientes, porém outros estudos não apresentaram o mesmo resultado. Outros autores demonstraram que a gravidade da apneia do sono (determinada pelo índice de distúrbio respiratório) não estava relacionada com o bem-estar subjetivo, porém a atividade física regular foi significativamente correlacionada a maiores vitalidade e vigor com menos fadiga.
- **Insônia:** poucos estudos avaliaram a influência do treinamento físico em pacientes com insônia. Em um estudo epidemiológico foi demonstrado que pessoas fisicamente ativas têm menos queixas de insônia (27,1%) que as sedentárias (35,9%) e que a prevalência, a incidência e a persistência da insônia estão relacionadas com níveis baixos de atividade física. Sabe-se que após 4 semanas de treinamento físico há a tendência de aumento no TTS e de redução na latência do sono, assim como no tempo acordado após o início do sono em insones.

O principal mecanismo sugerido para explicar o efeito positivo do exercício físico na qualidade do sono é a redução da ansiedade. Acredita-se que exercícios aeróbicos de intensidade moderada a alta, assim como exercícios resistidos de intensidade moderada, podem reduzir o estado de ansiedade por até 5 horas após sua prática. De acordo com a teoria termorregulatória, o exercício físico promove aumento na temperatura corporal, o que ativa os mecanismos de perda de calor, ocasionando a redução da temperatura e a indução do sono. Os pacientes insones, assim como os depressivos, parecem apresentar importante prejuízo dessa redução da temperatura da corporal no início da noite e, desse modo, seriam beneficiados com a prática de exercícios físicos. Existem evidências de que a insônia é um fator de risco para depressão, assim como pacientes depressivos comumente desenvolvem insônia.

CONSIDERAÇÕES FINAIS

O conhecimento dos transtornos do ciclo sono-vigília é de suma importância para o psiquiatra e para o médico generalista. Ambos devem estar aptos a identificar, diagnosticar e tratar essas várias condições. Além disso, o diagnóstico diferencial, e por vezes comórbido, entre os transtornos do ciclo sono-vigília e os transtornos mentais se torna importantíssimo para a boa prática clínica.

Cabe mencionar, contudo, a imensa dificuldade para o estudo desses distúrbios, em parte em virtude da falta de consenso entre as classificações atuais. O reconhecimento dos transtornos do ciclo sono-vigília é muito recente, mas revela-se desde já como uma área bastante promissora da psiquiatria e da medicina em geral.

Bibliografia consultada

Adler L. Drugs for the treatment of sleep disturbances-neuroleptics and antidepressants. Zeitschrift fur Arztliche Fortbildung und Qualitatssicherung 2001; 95(1):27-31.

American Academy Sleep Medicine, International Classification of Sleep Disorders, Second Edition: Diagnostic and Coding Manual. Westchester, IL: American Academy Sleep Medicine, 2005.

APA. Diagnostic and statistical manual of mental disorders. 5. ed. Arlington, VA, American Psychiatric Association, 2013.

Associação Brasileira de Sono. Diretrizes para o diagnóstico e tratamento da insônia. Rio de Janeiro: Elsevier, 2009.

Axelsson J, Kecklun G, Akerstedt T, Lawden A. Low tolerant shift workers: effects on sleep and sleepiness. Shiftwork International Newsletter 1999; 16(2).

Bacelar A, Luciano RPJ. Insônia: do diagnóstico ao tratamento: III Consenso Brasileiro de Insônia. 1. ed. Associação Brasileira do Sono, 2013.

Gomes MM, Quinhones MS, Engelhardt E. Neurofisiologia do sono e aspectos farmacoterapeuticos dos seus transtornos. Revista Brasileira de Neurologia 2010; 46(1):5-15.

Miguel EC, Gentil V, Gattaz WF. Clínica psiquiátrica: a visão do Departamento e do Instituto de Psiquiatria do HCFMUSP. São Paulo: Manole, 2011.

Nunes ML. Distúrbios do sono. Jornal de Pediatria 2002; 78(supl.1):63-72.

Paiva T, Andersen M L, Tufik S. O sono e a medicina do sono. Instituto do Sono. São Paulo: Manole, 2014.

Sadock BJ, Sadock VA, Sussman N. Farmacologia psiquiátrica de Kaplan e Sadock. 5. ed. Porto Alegre: Artmed, 2013.

Sadock BJ, Sadock VA. Compêndio de psiquiatria: ciência do comportamento e psiquiatria clínica. 9. ed. Porto Alegre: Artmed, 2007.

Suarez EO. Ritmos circadianos: implicações clínicas. In: Reimão R (ed.) Sono: aspectos atuais. São Paulo: Atheneu, 1990.

Togeiro SMGP, Smith AK. Métodos diagnósticos nos distúrbios do sono. Revista Brasileira de Psiquiatria 2005; 27(supl.1):8-15.

Parte III

Tratamentos em Psiquiatria

20
Antidepressivos

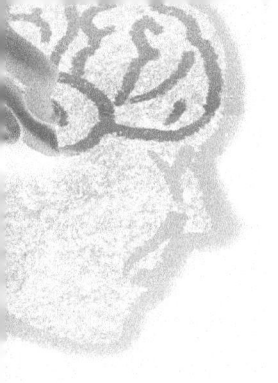

Jadiel Luis da Silva
Cleberson Galdino

INTRODUÇÃO

Os antidepressivos representam uma classe farmacológica extremamente importante na psiquiatria clínica, caracterizando-se como um grupo bastante heterogêneo que também costuma ser estudado, mesmo que em menor profundidade, pelo médico generalista em sua prática prescritiva.

Os primeiros fármacos antidepressivos de uso clínico surgiram nos anos 1950, sendo o primeiro deles um inibidor da enzima monoaminoxidase (IMAO), descoberto no início daquela década. Poucos anos depois, em 1958, a subclasse dos antidepressivos tricíclicos (ADT) passou a se destacar, após relatos do uso de imipramina no tratamento de quadros depressivos e de sua particular efetividade em casos de depressão melancólica (marcada por sintomas como retardo neuropsicomotor, anedonia e piora matinal das manifestações depressivas). A partir daí, e por cerca de 30 anos, os ADT foram tidos como o tratamento de primeira linha para depressão, *status* perdido somente com o advento dos inibidores seletivos da recaptação de serotonina (ISRS), cujo primeiro representante, a fluoxetina, foi aprovado pelo Food and Drug Administration (FDA) para uso no tratamento de depressão apenas em 1987.

Atualmente, as indicações para o uso de antidepressivos é vasta, variando de acordo com cada subclasse, mas indo, de forma geral, muito além do tratamento de depressão, englobando condições como transtorno de ansiedade generalizada, transtorno de pânico, transtorno de ansiedade social, transtorno de estresse pós-traumático, transtorno obsessivo-compulsivo, transtorno dismórfico corporal, bulimia nervosa, transtorno de compulsão alimentar, transtorno disfórico pré-menstrual, transtornos somatoformes, além de algumas condições médicas não psiquiátricas, como dor neuropática, fibromialgia, fogachos em mulheres pós-menopáusicas e profilaxia da migrânea e de cefaleias tensionais.

Diante de tanta utilidade e possibilidades de uso (em comparação à época em que sua indicação original deu nome à categoria), os antidepressivos representam uma classe farmacológica complexa, heterogênea e que tem seus medicamentos categorizados de maneiras distintas. Uma delas considera a estrutura química dos fármacos (por exemplo, ADT), uma outra suas propriedades farmacológicas (por exemplo, ISRS), e uma terceira é composta por medicamentos excluídos de outras categorias (antidepressivos atípicos). Neste capítulo serão descritas as três formas de categorização de acordo com o que for mais usual na prática clínica.

ANTIDEPRESSIVOS TRICÍCLICOS

Os ADT são medicamentos muito usados na prática clínica geral e historicamente estão entre os mais importantes no tratamento do transtorno depressivo nos últimos 30 anos. Inicialmente, a imipramina foi utilizada para tratar pacientes com depressão melancólica. Convém lembrar que é grande a eficácia dos ADT, sendo os efeitos colaterais o principal fator limitador de seu uso. Porque são chamados de antidepressivos tricíclicos? Observando-se a estrutura química, nota-se que esta é composta por três anéis, os quais, por sua vez, podem conter aminas terciárias ou secundárias. Essa diferença é fundamental, pois interfere tanto na ação terapêutica como na produção de efeitos colaterais (Quadro 20.1).

Os principais efeitos colaterais dos ADT estão relacionados com seus sítios de ação. De maneira geral, os fármacos dessa classe atuam em diversos receptores, e alguns apresentam mais especificidade para determinados sítios (como pode ser observado no Quadro 20.1). O bloqueio dos receptores muscarínicos M1 são responsáveis por boca seca, visão turva, retenção urinária e constipação intestinal, enquanto o bloqueio dos receptores histamínicos H1 causa sonolência e ganho de peso, e o bloqueio dos receptores alfa-1-adrenérgicos provoca hipotensão ortostática e tontura. Em menor proporção, os ADT bloqueiam os canais de sódio sensíveis a voltagem no coração e no cérebro, o que justifica a necessidade de maior atenção quanto à possibilidade de complicações cardíacas e convulsões.

Farmacocineticamente, os ADT são absorvidos no intestino delgado, sofrem o metabolismo de primeira passagem hepático, e 90% ficam ligados a proteínas no plasma, sendo apenas a parte livre ativa no organismo. São lipofílicos, o que possibilita uma boa penetração no tecido cerebral. Seu metabolismo e excreção são realizados no fígado através dos citocromos (CYP) 2D6, 1A2, 3A4 e 1C19, principalmente, e têm meia-vida média de 24 horas. Cabe ressaltar que alguns dos metabólitos produzidos são ativos no organismo, a exemplo da amitriptilina, uma amina terciária que ao ser metabolizada converte-se em nortriptilina, amina secundária. A imipramina, por sua vez, metaboliza-se em desipramina.

Quadro 20.1 Antidepressivos tricíclicos	
Derivados de aminas secundárias	**Derivados de aminas terciárias**
Atuam mais na recaptação de noradrenalina	Atuam mais na recaptação de serotonina
Menos efeitos colaterais	Mais efeitos colaterais (anticolinérgicos e anti-histamínicos)
Exemplo: nortriptilina	Exemplos: amitriptilina, clomipramina, imipramina

As principais contraindicações são: infarto agudo do miocárdio recente (3 a 4 semanas), bloqueio de ramo cardíaco, glaucoma de ângulo estreito, prostatismo e íleo paralítico.

INIBIDORES SELETIVOS DA RECAPTAÇÃO DE SEROTONINA

Os ISRS se tornaram, provavelmente, o subgrupo de antidepressivos mais prescrito para o tratamento do transtorno depressivo em todo o mundo, além de desempenharem papel de destaque no manejo de outras condições psiquiátricas, como transtornos de ansiedade e transtorno disfórico pré-menstrual. Apesar de constituírem um grupo específico, cada medicamento apresenta características individuais, o que deve ser levado em consideração durante a escolha do mais adequado para o paciente.

Como o próprio nome sugere, a inibição dos transportadores de serotonina (SERT) é o mecanismo de ação responsável tanto pelos efeitos terapêuticos como pelos efeitos colaterais. Sabe-se que a ação terapêutica dos ISRS ocorre tardiamente, de modo que os primeiros sinais de percepção de melhora costumam aparecer após 15 dias de uso, enquanto o efeito terapêutico mais proeminente tende a surgir apenas depois de 3 a 4 semanas. Por outro lado, os efeitos colaterais podem aparecer logo na primeira semana de tratamento. Qual seria a causa dessa diferença de tempos?

Em pacientes deprimidos, os neurônios serotoninérgicos apresentam-se com suprarregulação de autorreceptores serotoninérgicos pré-sinápticos (5-HT1A), os quais inibem a liberação de impulsos responsáveis pelo aumento pós-sináptico de serotonina. Com a introdução da droga ocorre a inibição do SERT, levando ao aumento abrupto desse neurotransmissor na fenda pré-sináptica, o qual se liga aos autorreceptores, diminuindo sua quantidade nas regiões pós-sinápticas. Assim, essa quantidade aumentada de serotonina vai atuar nas áreas somatodendríticas mesencefálicas que não são o alvo do tratamento, mas que levam à produção dos efeitos desconfortáveis iniciais. Com o uso continuado dos ISRS, ocorrerão infrarregulação e dessensibilização dos autorreceptores, promovendo aumento significativo dos impulsos neuronais e, consequentemente, da serotonina liberada. Nesse momento ocorre a estimulação em várias vias serotoninérgicas cerebrais responsáveis pelos efeitos desejáveis. É interessante perceber que, no mecanismo de ação dos ISRS, o aumento inicial de serotonina age inibindo os neurônios serotoninérgicos através dos autorreceptores pré-sinápticos (5-HT1A) e, após certo período de tempo (que corresponde à demora para o início de seu efeito terapêutico), o aumento de serotonina que ocorre posteriormente corresponde ao incremento de atividade em vias serotoninérgicas.

Todavia, sabe-se que os ISRS apresentam eficácia e efeitos colaterais diferentes em cada indivíduo, o que torna necessário maior detalhamento da hipótese farmacodinâmica citada. Postula-se a existência de ligações secundárias feitas pela serotonina que levam a tamanha especificidade nos indivíduos.

Apesar de ser um subgrupo farmacológico geralmente bem tolerado, principalmente quando comparado com os ADT e os IMAO, os principais efeitos colaterais encontrados na literatura são: disfunção sexual (17%), sonolência (17%), ganho de peso (12%), insônia (11%), ansiedade (11%), tontura (11%), cefaleia (10%), boca seca (7%), borramento visual (6%), náusea (6%), *rash* (6%), tremor (5%), constipação intestinal (5%) e dor epigástrica (3%).

Farmacocineticamente, os ISRS são bem absorvidos no intestino, atingem pico plasmático em 8 horas, normalmente não sofrem influência dos alimentos e se ligam a proteínas para que sejam distribuídos pelo corpo, pois são lipofílicos. Têm excreção e metabolismo hepáticos e meia-vida em torno de 24 horas.

Algumas interações farmacológicas podem ocorrer, principalmente porque alguns ISRS inibem o citocromo P450 hepático, influenciando o metabolismo de algumas medicações. Contudo, nesse sentido, medicamentos como citalopram e escitalopram se mostram bastante seguros por apresentarem poucas interações medicamentosas. Quanto às contraindicações absolutas em geral, correspondem à hipersensibilidade ou ao uso concomitante de IMAO (ou mesmo dentro de 14 dias após a suspensão deste fármaco), pimozida ou tioridazina.

INIBIDORES DA RECAPTAÇÃO DE SEROTONINA E NORADRENALINA (IRSN)

Esses medicamentos têm a capacidade de potencializar os efeitos terapêuticos antidepressivos mediante a inibição da recaptação de serotonina e noradrenalina em diversas regiões cerebrais. Têm sido utilizados em diversas situações clínicas, como em casos de depressão, transtornos de ansiedade, síndromes álgicas e, de modo ainda não tão bem estabelecido, no tratamento de sintomas vasomotores da perimenopausa. Os IRSN, por vezes chamados de duais, na realidade apresentam mais do que duas monoaminas-alvo: a dopamina sofre efeito secundariamente mediante inibição dos transportadores de noradrenalina (NAT), elevando seus níveis no córtex pré-frontal.

Os principais IRSN utilizados são: **venlafaxina**, que apresenta um potencial mais serotoninérgico em doses mais baixas (< 150mg) e efeito serotoninérgico e noradrenérgico em doses mais altas; **desvenlafaxina**, um metabólito ativo da venlafaxina que apresenta potencial mais noradrenérgico; **duloxetina**, que age de modo apenas ligeiramente mais potente nos receptores serotoninérgicos que noradrenérgicos.

Farmacocineticamente, não sofrem influência negativa da ingesta com alimentos, a qual, pelo contrário, reduz a ocorrência de náuseas, um efeito colateral comum. Sofrem metabolismo hepático por citocromos como o 2D6, o 1A2 e o 3A4. Apresentam eliminação renal ou hepática com tempo de meia-vida variando de 8 a 12 horas.

A duloxetina, especificamente, apresenta potencial moderado de intenção medicamentosa com inibidores da P450 e CYP2D6, diferentemente dos outros fármacos da mesma classe.

Os principais efeitos adversos geralmente apresentados por todos os antidepressivos pertencentes a essa classe são: náuseas, disfunção sexual, tontura, diaforese, agitação, insônia e sonolência. Em relação às contraindicações, encontram-se a hipersensibilidade e o uso concomitante com IMAO (ou mesmo dentro de 14 dias após a suspensão desse fármaco); nesse caso, em virtude do risco de síndrome serotoninérgica (antes de se iniciar um IMAO, deve-se aguardar pelo menos 1 semana sem o uso de IRSN). Há contraindicações adicionais ao uso de duloxetina: insuficiência hepática, renal ou cardíaca grave e glaucoma de ângulo estreito não controlado.

ANTIDEPRESSIVOS ATÍPICOS

Nesse subgrupo se encontram antidepressivos com diferentes mecanismos de ação, fármacos que não são classificáveis nos outros subgrupos. Serão descritos os principais antidepressivos atípicos utilizados na prática clínica:

- **Agomelatina:** atua como agonista nos receptores de melatonina M1 e M2, além do antagonismo nos receptores 5-HT2C, o que é responsável pela elevação de noradrenalina e dopamina no córtex pré-frontal. Os efeitos decorrentes desse mecanismo de ação estão relacionados com a regularização do sono e dos ciclos circadianos, prejudicados na depressão em razão da baixa de melatonina à noite nos pacientes deprimidos. Os efeitos antidepressivos propriamente ditos estão mais relacionados com o antagonismo serotoninérgico. A agomelatina é metabolizada no fígado pelo citocromo P450 (CYP 1A2), devendo ser evitado o uso concomitante de medicações que inibam essas enzimas. A associação à fluvoxamina aumenta consideravelmente seus níveis séricos. Seis por cento dos pacientes apresentam tontura e 3%, insônia.
- **Bupropiona:** medicamento que atua como antagonista nos transportadores de noradrenalina (NAT) e dopamina (DAT), é uma boa alternativa para aqueles pacientes com afeto positivo muito prejudicado com sintomas de anergia, anedonia, perda de alegria, de vigilância e de autoconfiança. Por estarem envolvidas duas monoaminas com efeitos ativadores, o uso de bupropiona pode, algumas vezes, aumentar a ansiedade do paciente, mas não interfere na função sexual nem nas questões ponderais. Outro uso comum dessa medicação está relacionado com a cessação do tabagismo, e o mecanismo dopaminérgico envolvido está pautado na ocupação lenta e gradual dos receptores, de modo que não apresenta potencial de uso excessivo e diminui a fissura. Sofre metabolismo hepático pelo citocromo P450 (enzima 2B6), devendo ser evitado o uso concomitante de substâncias inibidoras dessa enzima. Alguns efeitos colaterais podem surgir, como tontura (que depende da dose administrada), boca seca, náusea, insônia e ansiedade.
- **Mirtazapina:** atua basicamente bloqueando receptores alfa-2-adrenérgicos pós-sinápticos, o que propicia a liberação de noradrenalina mediante a inibição de seus mecanismos inibitórios intracelulares, além de possibilitar a liberação acentuada de serotonina tanto pela ação direta da mirtazapina nos receptores alfa-2-adrenérgicos dos neurônios serotoninérgicos como pela atuação da noradrenalina nos receptores alfa-1-adrenérgicos dos neurônios serotoninérgicos, o que estimula a liberação de mais serotonina no córtex cerebral. Além desses receptores, a mirtazapina atua antagonizando o receptor 5-HT3, o que propicia um aumento na liberação de acetilcolina e noradrenalina por inibição dos interneurônios gabaérgicos, que por sua vez teriam ação inibitória sobre estes. A afinidade por receptores de histamina auxilia em caso de dificuldade de sono, assim como propicia ganho de peso. Em geral, não dispõe de grandes interações medicamentosas, pois não é um potente inibidor enzimático do citocromo P450. Como principais efeitos colaterais encontram-se boca seca, sonolência, sedação, aumento do apetite e ganho de peso.
- **Vortioxetina:** exerce ação direta ou indireta em múltiplos sistemas de neurotransmissão (serotoninérgica, dopaminérgica, glutamatérgica, gabaérgica). Destaca-se por ser

relativamente bem estudada como antidepressivo com efeito pró-cognitivo (com testes neurocognitivos).

MODULADORES DE SEROTONINA

Esse subgrupo de antidepressivos atua como antagonista dos receptores serotoninérgicos 5-HT2A e 5-HT2C, além de inibir a recaptação de serotonina. Contudo, para que as medicações apresentem esses dois mecanismos, e assim atuem como tratamento efetivo, é necessário que atinjam doses mais altas, pois em doses baixas (< 100mg) apresentam efeito apenas hipnótico, agindo somente nos receptores histaminérgicos H1, alfa-1-adrenérgicos e 5-HT2A. Sabe-se que a atuação da serotonina nos receptores 5-HT2A e 5-HT2C é responsável por alguns efeitos desconfortáveis dos ISRS, como ansiedade, insônia e disfunção sexual. Dessa maneira, o antagonismo em doses altas nesses receptores é benéfico para o tratamento. Contudo, como a sedação é um fator que limita seu uso, muitas vezes é indicado como hipnótico em associação a outros antidepressivos. Os principais representantes são a trazodona e a vilazodona. A trazodona apresenta como principais efeitos colaterais sonolência, tontura e boca seca, tanto nas apresentações de liberação imediata como nas de liberação prolongada, o que, segundo estudos randomizados, é causa importante de abandono do tratamento. Os moduladores de serotonina sofrem metabolismo no fígado (citocromo P450).

INIBIDORES DA ENZIMA MONOAMINOXIDASE

Os IMAO foram os primeiros fármacos que se mostraram efetivos no tratamento da depressão. Podem promover inibição enzimática reversível ou irreversível. A enzima é subdividida em MAO-A e MAO-B, as quais são encontradas no cérebro, no fígado, no intestino, na pele, na placenta, nas plaquetas e nos linfócitos (Quadro 20.2). A inibição dessas enzimas ocasiona aumento de determinadas substâncias, como serotonina, noradrenalina, dopamina e tiramina.

A enzima MAO-A se distribui pelo cérebro, intestino, fígado, pele e placenta e tem como substratos serotonina, noradrenalina, dopamina e tiramina. Já a MAO-B se distribui pelo cérebro, plaquetas e linfócitos, tendo como substratos dopamina, tiramina e feniletilamina. A inibição do subtipo A é responsável pelo aumento das principais monoaminas envolvidas na depressão, enquanto a inibição da MAO-B não resulta em efeito antidepressivo tão significativo. No entanto, a inibição de ambas resulta em elevação da dopamina, o que pode potencializar a ação antidepressiva (sobre os mais diversos sintomas depressivos, como afeto negativo aumentado e afeto positivo reduzido).

Algumas restrições dietéticas devem ser recomendadas aos pacientes que usam essa subclasse de antidepressivos, pois a inibição do metabolismo de tiramina provoca aumento de noradrenalina na circulação, podendo ocasionar crises hipertensivas graves. Esse efeito está relacionado com a inibição da MAO-A. Os principais alimentos a serem evitados são: alimentos envelhecidos, como alguns tipos de queijos, vagens largas, chope e cerveja não pasteurizada, marimite, chucrute, Kimchi, produtos de soja/tofu, casca de banana e suplementos nutricionais contendo tiramina.

Capítulo 20 Antidepressivos

Quadro 20.2 Doses e outras especificidades dos antidepressivos

Medicamento	Apresentações disponíveis	Dose inicial usual	Dose terapêutica usual	Dose máxima	Tempo de meia-vida	Efeitos colaterais mais comuns
Antidepressivos tricíclicos (ADT)						
Amitriptilina	**Nomes comerciais:** Tryptanol, Amytril, Tripsol (comprimidos de 25 e 75mg)	25mg	150 a 300mg	300mg	21h	Boca seca, constipação intestinal, ganho de peso, hipotensão postural, sedação, tontura, visão borrada
Clomipramina	**Nomes comerciais:** Anafranil, Anafranil SR, Clo, Clomipran e Fenatil (drágeas/comprimidos de 10, 25 e 75mg)	25mg	100 a 250mg	300mg	24h	Aumento do apetite, xerostomia, constipação intestinal, ganho de peso, ejaculação retrógrada, fadiga, prolongamento do intervalo QT, sonolência, tontura, visão borrada
Doxepina	Obtida somente em farmácias de manipulação	25mg	150 a 300mg	300mg	6 a 17h	Boca seca, constipação intestinal, ejaculação retrógrada, ganho de peso, hipotensão postural, sonolência, tontura, visão borrada
Imipramina	**Nomes comerciais:** Tofranil, Tofranil Pamoato, Depramina, Imipra, Mepramin e Uni Imiprax (drágeas/cápsulas de 10, 25, 75 e 150mg)	25mg	150 a 300mg	300mg	5 a 30h	Boca seca, constipação intestinal, hipotensão, tontura, visão borrada
Nortriptilina	**Nomes comerciais:** Pamelor, Nortrip (cápsulas/comprimidos de 10, 25, 50 e 75mg; solução oral a 2mg/mL)	25mg	50 a 150mg	150mg	12 a 56h	Boca seca, constipação intestinal, ganho de peso, visão borrada, hipotensão ortostática, tontura, tremor, sudorese, sonolência
Inibidores seletivos da recaptação de serotonina						
Citalopram	**Nomes comerciais:** Cipramil, Alcytam, Città, Maxapran e Procimax (comprimidos de 20 e 40mg)	20mg	20 a 40mg	40mg	33h	Náusea, sudorese, boca seca, cefaleia, sonolência, tremor, retardo na ejaculação, insônia, xerostomia, astenia
Escitalopram	**Nomes comerciais:** Lexapro, Esc, Exodus, Reconter e Espran (comprimidos de 10, 15 e 20mg; solução oral a 20mg/mL)	10mg	10 a 20mg	30mg	27 a 32h	Náusea, boca seca, coriza, diminuição ou aumento do apetite, inquietude, redução da libido, disfunção ejaculatória e/ou erétil, anorgasmia em mulheres, insônia, sonolência, sudorese, tremor, vômitos

(continua)

Quadro 20.2 Doses e outras especificidades dos antidepressivos (continuação)

Medicamento	Apresentações disponíveis	Dose inicial usual	Dose terapêutica usual	Dose máxima	Tempo de meia-vida	Efeitos colaterais mais comuns
Inibidores seletivos da recaptação de serotonina (continuação)						
Fluoxetina	**Nomes comerciais:** Prozac, Daforin, Fluxene, Verotina (cápsulas/comprimidos de 10 e 20mg; solução oral a 20mg/mL)	20mg	20 a 60mg	80mg	2 a 3 dias (Obs.: 7 a 9 dias para seu metabólito mais ativo [norfluoxetina])	Náusea, cefaleia, diminuição do apetite, dor abdominal, insônia, nervosismo, sudorese excessiva
Fluvoxamina	**Nome comercial:** Luvox (comprimidos de 50 e 100mg)	50mg	50 a 200mg	300mg	17 a 22h	Náusea, cefaleia, sonolência, astenia, boca seca
Paroxetina	**Nome comercial:** Pondera, Aropax, Deeplin e Roxetin (comprimidos de 10, 15, 20, 25, 30 e 40mg)	20mg	20 a 40mg	50mg	21h	Anorgasmia, astenia, boca seca, cefaleia, constipação intestinal, diarreia, diminuição da libido, retardo ejaculatório, sonolência, tremor, tontura
Sertralina	**Nomes comerciais:** Tolrest, Zoloft, Assert, Dieloft e Serenata (comprimidos de 25, 50, 75 e 100mg)	50mg	50 a 200mg	300mg	26 a 32h	Boca seca, cefaleia, diarreia, disfunção sexual, insônia, náusea, sonolência, tontura
Inibidores de recaptação de serotonina e noradrenalina						
Desvenlafaxina	**Nome comercial:** Pristiq (comprimidos de liberação controlada de 50 e 100mg)	50mg	50mg	200mg	11h	Náusea, boca seca, constipação intestinal, fadiga, tontura, insônia, sudorese, cefaleia, diarreia, diminuição do apetite
Duloxetina	**Nomes comerciais:** Cymbalta, Cymbi, Dulorgran, Neulox e Velija (cápsulas de 30 e 60mg)	30 a 60mg	30 a 120mg	120mg	12h	Sonolência, fadiga, náusea, boca seca, vômito, redução de apetite, sudorese noturna
Venlafaxina	**Nomes comerciais:** Efexor XR, Alenthus XR, Venlaxin, Venlift OD (cápsulas/comprimidos de 37,5, 50, 75 e 150mg)	(1) Venlafaxina de liberação imediata: 37,5 a 75mg (2) Venlafaxina XR: 37,5mg	(1) 75 a 375mg (2) 75 a 225mg	(1) 450mg (2) 375mg	5h (Obs.: 11h para o metabólito ativo [O-desmetilvenlafaxina – ODV])	Náusea, insônia, tremor, disfunção sexual (redução da libido, atraso ejaculatório, anorgasmia ou disfunção erétil), sudorese e boca seca

Antidepressivos atípicos					
Agomelatina	**Nome comercial:** Valdoxan (comprimidos de 25mg)	25mg	25 a 50mg	50mg	2 a 3h	Dor de cabeça, tontura, sonolência, insônia, enxaqueca, náusea, diarreia, constipação intestinal, dor abdominal superior, nasofaringite, hiperidrose, lombalgia, fadiga, ansiedade e aumento dos níveis das enzimas hepáticas
Bupropiona	**Nome comercial:** Wellbutrin SR, Zyban, Bup e Wellbutrin XL (comprimidos de 150mg)	(1) Bupropiona SR – 12h: 150mg (2) Bupropiona XL – 24h: 150mg	(1) e (2) 300mg	(1) 450mg (2) 300mg (Europa), 450mg (EUA)	(1) 14h (2) 20h (Obs.: 21 a 51h para os metabólitos ativos)	Boca seca, cefaleia, dor de garganta, fadiga, insônia, inquietude, náusea, perda de peso, taquicardia, tremor, vertigem, visão borrada
Mirtazapina	**Nomes comerciais:** Remeron Soltab, Menelat e Razapina (comprimidos de 15, 30 e 45mg)	15mg	15 a 45mg	60mg	21,5h	Aumento de apetite, boca seca, constipação intestinal, ganho de peso (menos comum em idosos), sedação excessiva, sonolência, tontura
Moduladores de serotonina						
Trazodona	**Nome comercial:** Donaren, Donaren Retard (comprimidos de 50, 100 e 150mg)	100mg	200 a 500mg	600mg	Liberação imediata: 5 a 9h Liberação lenta: 11h	Boca seca, cefaleia, coriza, fadiga, ganho de peso, gosto desagradável, hipotensão postural, irritação gástrica, náusea, sedação, sonolência, taquicardia, tontura, vertigem
Inibidores da enzima monoaminoxidase						
Tranilcipromina	**Nome comercial:** Parnate (comprimidos de 10mg)	10mg	30 a 60mg	60mg	1 a 3h	Insônia, ganho de peso, abstinência, agitação, cefaleia, bradicardia, dor abdominal, disfunção sexual, fadiga, fraqueza, hipotensão postural, mioclono, sedação, síndrome de fadiga ao entardecer, tontura, palpitação, vertigem

Além das interações alimentares, há interações medicamentosas importantes com agentes simpaticomiméticos (como descongestionantes nasais), levando à hipertensão arterial, e com ISRS, em razão do risco de síndrome serotoninérgica, o que representa uma situação de elevada gravidade para o paciente, o qual pode apresentar clônus, agitação, diaforese, tremores, hiper-reflexia, hipertonia e hiperpirexia (critérios de Hunter). No caso de anestésicos, deve-se evitar os que contêm vasoconstritores, como adrenalina. Em cirurgias eletivas, deve-se suspender o fármaco 10 dias antes do procedimento. A associação a ADT deve ser cautelosa, tendo em vista o potencial de aumento nos níveis noradrenérgicos.

FUNDAMENTOS DO MANEJO CLÍNICO DOS ANTIDEPRESSIVOS

Para a abordagem dos princípios do manejo clínico dos antidepressivos segundo as recomendações mais atuais são levantadas algumas questões essenciais: qual o papel dessa classe farmacológica no tratamento de suas principais indicações clínicas? Como se podem manejar os efeitos colaterais mais comuns causados pelo uso de antidepressivos?

Transtorno depressivo

O diagnóstico de transtorno depressivo é estabelecido quando ocorre pelo menos um episódio depressivo ao longo da vida na ausência de qualquer episódio prévio de mania ou hipomania. Algumas outras definições são importantes:

1. **Resposta terapêutica:** melhora clínica evidenciada por redução $\geq 50\%$ na pontuação obtida por meio de escalas padronizadas de avaliação clínica (como a Escala de Depressão de Hamilton), com a ausência de critérios para remissão.
2. **Remissão:** melhora significativa com resolução de todos ou de quase todos os sintomas do quadro depressivo, de modo que a melhora seja evidenciada por pontuação menor ou igual ao valor de corte estabelecido para a normalidade em escalas padronizadas de avaliação clínica. Para a Escala de Depressão de Hamilton com 17 itens, esse valor é ≤ 7 (HAM-$D_{17} \leq 7$).
3. **Recuperação:** temporalmente, pode-se fazer uma distinção entre remissão e recuperação, em que a primeira compreende um período maior que 2 semanas e menor que 6 meses, enquanto recuperação significa uma apresentação assintomática (HAM-$D_{17} \leq 7$) por mais de 6 meses.
4. **Recidiva ou recaída:** retorno do episódio depressivo (de maneira plena ou parcialmente) durante a resposta terapêutica ou no período de remissão.
5. **Recorrência:** surgimento de episódio depressivo durante a fase de recuperação.

O tratamento pode ser didaticamente dividido em fases aguda, de continuação e de manutenção. O tratamento da fase aguda visa à remissão dos sintomas, objetivando tanto a melhora da qualidade de vida e do funcionamento psicossocial do indivíduo como a redução da possibilidade de recidiva. Isso é importante porque a taxa de recidiva dos pacientes que melhoram do quadro depressivo, mas não apresentam remissão, é bem maior que a daqueles em remissão (respectivamente 60% *versus* 33% de chances de recidiva dentro de 12 meses de tratamento).

Entretanto, a natureza protetora contra a remissão aparenta desaparecer quando são necessários quatro tratamentos para alcançá-la (70% de chances de recidiva dentro de 12 meses de tratamento tanto para o paciente em remissão como para aquele que não atingiu remissão). Por que isso acontece? Talvez tenha alguma relação com os danos cerebrais causados pela depressão. Sabe-se que a doença é capaz de provocar lesão estrutural no cérebro, o que foi demonstrado por diversos estudos e mais recentemente por uma metanálise desenvolvida pelo grupo de trabalho *ENIGMA Major Depressive Disorder* e publicada no periódico *Molecular Psychiatry*. No estudo foram analisadas informações neurorradiológicas advindas de ressonância magnética de 1.728 pacientes com depressão e 7.199 controles saudáveis. Concluiu-se que os pacientes acometidos, exceto nos casos de episódio único da doença, apresentam volume hipocampal significativamente menor em relação aos que jamais tiveram um episódio depressivo, sendo essa diferença volumétrica mais proeminente nos casos recorrentes e com idade de início precoce ($\leq$ 21 anos).

Esses e outros achados levaram a modificações nos objetivos do tratamento ao longo do tempo. Anteriormente, o objetivo terapêutico era "apenas" o alívio do sofrimento psíquico, porém, com o surgimento de evidências cada vez mais robustas sobre a importância da remissão sintomatológica, o tratamento transformou-se em uma abordagem que, além de atuar sobre o quadro agudo, visa também à modificação do curso da doença.

Os antidepressivos representam a principal classe farmacológica para o tratamento da depressão, sendo os ISRS os mais utilizados por conta de sua efetividade e tolerabilidade, amplamente comprovadas em ensaios clínicos randomizados (ECR). Entre os ISRS, destacam-se a sertralina e o escitalopram, em virtude da eficácia/tolerabilidade, apesar de serem todos considerados boas opções. Outros antidepressivos são considerados de primeira linha: IRSN (venlafaxina, desvenlafaxina e duloxetina), bupropiona e mirtazapina (antidepressivo atípico). Convém ressaltar, porém, que ainda não existem evidências científicas suficientes que comprovem, com firmeza, a superioridade de um antidepressivo sobre outro.

Na prática, o objetivo do tratamento é a remissão de todos os sintomas. Quando se opta pela abordagem medicamentosa, deve-se aguardar um período de 2 a 4 semanas com a administração de dose terapêutica para avaliação da resposta. Caso a resposta seja pequena, mas com boa tolerabilidade, pode-se aumentar a dose; persistindo a pequena resposta após um novo período de 2 a 4 semanas, troca-se por outro antidepressivo. Quando ocorrem resposta significativa (sem remissão) e boa tolerabilidade, pode-se optar por aumento da dose ou acréscimo de fármaco adjuvante (por exemplo, lítio, olanzapina, risperidona, aripiprazol, quetiapina). Uma vez obtida a remissão dos sintomas, o paciente deve continuar usando o mesmo esquema medicamentoso (sem redução das doses) pelo período de 6 a 12 meses ou por mais tempo (cerca de 2 anos ou por período indeterminado), caso o risco de recorrência tenha avaliação desfavorável. Alguns dos fatores relacionados a maior probabilidade de recorrência são:

idade avançada, episódios prévios, episódios que apresentem certas características, como longa duração, sintomas psicóticos, episódios com risco de suicídio ou difíceis de tratar, presença de sintomas residuais e comorbidades (clínicas ou psiquiátricas) significativas.

Transtornos de ansiedade e transtornos do espectro obsessivo-compulsivo

Esses transtornos representam outras indicações muito frequentes para o uso de fármacos antidepressivos. ISRS e IRSN são as duas subclasses com ampla comprovação de efetividade no tratamento de transtornos ansiosos, como transtorno de ansiedade generalizada, transtorno de pânico, transtorno de ansiedade social e transtorno de estresse pós-traumático, bem como no tratamento do transtorno obsessivo-compulsivo e de outros transtornos relacionados, como transtorno dismórfico corporal, transtorno de escoriação e tricotilomania.

As doses utilizadas nos transtornos de ansiedade costumam ser semelhantes às usadas para depressão, porém maiores quando no transtorno obsessivo-compulsivo (TOC), podendo até mesmo ultrapassar a dose máxima comumente empregada em outras situações. No TOC, clomipramina e venlafaxina são consideradas opções terapêuticas de segunda linha, indicadas após a tentativa frustrada com ISRS.

Síndromes dolorosas

Os sintomas físicos dolorosos são mediados pela noradrenalina (NA) e, em menor grau, pela serotonina (5HT). Os antidepressivos IRSN (principalmente duloxetina) e os ADT (sobretudo amitriptilina) apresentam evidências de efetividade no tratamento de distúrbios álgicos, como fibromialgia, dor crônica e neuropatia diabética. As doses do IRSN costumam ser semelhantes às usadas para depressão, enquanto as do ADT costumam ser menores para o tratamento de distúrbios de dor.

Cessação do tabagismo

A bupropiona é um dos medicamentos de primeira linha para a cessação do tabagismo, ao lado da terapia de reposição de nicotina e vareniclina, que é um agonista de receptores nicotínicos. Uma metanálise de 44 ECR publicada em 2014 concluiu que a monoterapia com bupropiona aumenta a probabilidade de cessação do tabagismo (em cerca de 60%). Já a nortriptilina é considerada opção farmacológica de segunda linha, podendo, após insucesso do tratamento medicamentoso inicial, ser acrescentada ao esquema ou usada em monoterapia.

Transtornos alimentares

Antidepressivos podem ser usados no tratamento da bulimia nervosa, idealmente, em associação à reabilitação nutricional e à psicoterapia. Os ISRS são os antidepressivos de escolha, em doses geralmente maiores que as utilizadas para depressão, sendo a fluoxetina o fármaco com maior evidência de benefício. Em relação à anorexia nervosa, o uso de antidepressivos não faz parte da prática fundamentada em evidências, sendo preferível a associação de reabilitação nutricional e psicoterapia. Pode-se utilizar um ISRS como parte do tratamento em caso de comorbidade com depressão ou transtorno de ansiedade grave, sobretudo se não forem responsivos à primeira linha de tratamento para a anorexia nervosa. Indivíduos de baixo peso devem iniciar a medicação antidepressiva com baixas doses, pois estão sob risco maior de desenvolver efeitos colaterais. Convém lembrar que a bupropiona não deve ser usada na anorexia nervosa, pois está relacionada com maior incidência de convulsões, principalmente em casos de purgação.

Outras indicações

Alguns antidepressivos apresentam indícios de efetividade no tratamento de sintomas vasomotores na perimenopausa, como paroxetina, citalopram, escitalopram, desvenlafaxina e venlafaxina, geralmente em doses baixas. Embora alguns antidepressivos estejam associados a efeitos sexuais adversos, devido ao mecanismo serotoninérgico de ação, isso pode ser útil no tratamento de ejaculação precoce, de modo que os ISRS são medicações de primeira linha na abordagem dessa condição, enquanto a clomipramina tende a ser utilizada como uma opção subsequente. A bupropiona é às vezes utilizada para o tratamento de paraefeitos sexuais secundários ao uso de ISRS, embora apresente escassas evidências que corroborem essa indicação. A duloxetina foi aprovada na Europa para o tratamento de incontinência urinária de esforço, sendo uma ótima escolha a se considerar em caso de paciente depressivo que também apresente essa condição urológica.

Doses e outras especificidades

O Quadro 20.2 contém informações úteis para a prática prescritiva desses medicamentos, contemplando os principais antidepressivos comercializados no Brasil. A "dose terapêutica usual" se refere, particularmente, ao tratamento do transtorno depressivo.

Manejo de efeitos colaterais comuns aos antidepressivos

O uso de antidepressivos costuma cursar com algum efeito colateral, o qual, na maioria das vezes, tende a ser transitório. Mesmo os ISRS, medicamentos com bom perfil de tolerabilidade, habitualmente causam efeitos colaterais. Uma pesquisa com 401 pacientes tratados com ISRS para depressão mostrou que 55% deles relataram a ocorrência de algum efeito colateral incômodo durante os primeiros 3 meses de tratamento. Apesar de não acontecerem na maioria dos casos, os efeitos colaterais podem levar à suspensão do uso (voluntária ou sob orientação médica). ECR mostraram que a frequência de descontinuação por causa de efeitos colaterais foi menor para placebo (5% a 10%), intermediária para ISRS (10% a 20%) e maior para ADT (30% a 35%). O Quadro 20.3 aborda alguns dos efeitos colaterais mais comuns relacionados com o uso de antidepressivos, bem como oferece sugestões de manejo.

Quadro 20.3 Efeitos dos antidepressivos colaterais e seu manejo

Cardiovasculares	Sistema nervoso central	Endócrinos ou metabólicos	Gastrointestinais
Hipotensão postural: pode levar à queixa de tontura. É um efeito comum durante o uso de ADT (principalmente amitriptilina, imipramina e clomipramina), sendo um dos motivos mais comuns de descontinuação de ADT. Também comum com IMAO, rara com ISRS e aparentemente não associada ao uso de bupropiona. **Manejo:** orientações (mudança lenta de posição, evitar banhos quentes e prolongados, aumentar o consumo de água e sal, considerar o uso de meia elástica. Se for o caso, encaminhar ao especialista (para avaliar necessidade de tratamento medicamentoso) **Palpitação:** se paciente com alteração prévia de condução cardíaca, utilizar antidepressivo com menor cardiotoxicidade, como escitalopram ou sertralina. **Manejo:** considerar avaliação cardiológica **Hipertensão:** fármacos noradrenérgicos (ADT, venlafaxina, bupropiona), IMAO e ISRS. Os ADT tendem a produzir hipertensão em doses baixas (doses elevadas tendem a causar hipotensão). **Manejo:** redução de dose ou retirada do medicamento. Se a hipertensão estiver associada ao uso de IMAO, considerar o caso como uma emergência médica	**Ansiedade/nervosismo:** é frequente a ocorrência de ansiedade ou piora de sintomas ansiosos no início do tratamento com ISRS ou ADT, porém isso tende a ser transitório. **Manejo:** quando a psicopatologia do paciente em questão envolver ansiedade, convém ter o cuidado de iniciar o antidepressivo em dose baixa, realizando aumento gradual de dose. Pode-se associar BZD (benzodiazepínico) nas primeiras semanas de tratamento, enquanto se aguarda o efeito terapêutico antidepressivo **Cefaleia:** comum com o uso de ISRS, IRSN e bupropiona. **Manejo:** caracterizar a queixa e afastar outras causas. Quando é um efeito colateral dos fármacos citados, a cefaleia tende a melhorar com o tempo de uso. Pode-se usar analgésico (sintomático) ou trocar o antidepressivo, se não houver melhora **Insônia:** mais comumente é causada por ISRS, IRSN, IMAO e bupropiona. **Manejo:** em geral é transitória, limitada ao início do tratamento. Pode-se usar o medicamento pela manhã. Avaliar hábitos de sono e orientar a higiene do sono. Podem ser associadas pequenas doses de um antidepressivo mais sedativo (ADT, trazodona, mirtazapina); trocar o fármaco por um antidepressivo mais sedativo; prescrever BZD (para ser usado por curto período) ou indutor do sono (como o Zolpidem®) **Sonolência:** comum no caso de ADT (principalmente amitriptilina e doxepina), trazodona, mirtazapina e, em menor grau, imipramina, clomipramina, venlafaxina e paroxetina. **Manejo:** às vezes, é um efeito desejável. Deve-se alertar o paciente sobre a interferência desse efeito na condução de veículos e no exercício de outras atividades perigosas. Pode-se usar dose única noturna; reduzir a dose ou até trocar o fármaco	**Diminuição da libido:** pode ser causada por diversas subclasses de antidepressivos, como ADT, ISRS, IRSN ou IMAO. **Manejo:** avaliar se o sintoma é mesmo um efeito colateral ou se faz parte do quadro clínico que levou à prescrição do antidepressivo. Pode-se aguardar por 1 ou 2 meses a resolução do sintoma; reduzir a dose; trocar por antidepressivo menos associado a disfunção sexual (trazodona, mirtazapina, bupropiona); considerar, no caso de ISRS, a associação com bupropiona (150mg duas vezes por dia) **Ganho de peso:** costuma ocorrer em intensidade moderada com o uso de ADT (sobretudo amitriptilina, imipramina e clomipramina), duloxetina, IMAO, paroxetina, sertralina, trazodona ou venlafaxina. Já a mirtazapina causa, frequentemente, ganho ponderal ainda mais significativo (aumento de peso ≥ 7% em relação ao peso anterior ao tratamento). Não costumam causar ganho ponderal significativo: bupropiona, citalopram, desvenlafaxina, duloxetina, escitalopram, fluoxetina, fluvoxamina e nortriptilina. **Manejo:** pode-se optar por um antidepressivo com menor potencial de ganho de peso (como os ISRS, excluindo-se a paroxetina). Pode-se, ainda, fornecer orientações dietéticas (dieta hipocalórica, hiperproteica, rica em fibras e água); estimular a prática regular de atividade física (60 minutos diariamente, se o objetivo é a perda ponderal) **Diminuição de peso:** geralmente associada à redução de apetite. **Manejo:** descartar outras causas; revisar o hábito alimentar (e introduzir alimentos mais calóricos; se for o caso, solicitar ajuda de nutricionista)	**Náusea:** ocorre com a maioria dos psicofármacos. No caso dos antidepressivos, é um efeito comum no início do tratamento, sendo especialmente frequente com o uso de ISRS, desvenlafaxina, venlafaxina e duloxetina. **Manejo:** tende a diminuir gradualmente após as primeiras semanas de tratamento. Iniciar o antidepressivo em dose baixa e efetuar aumento da dose lentamente. Pode-se, ainda, recomendar a tomada do medicamento durante ou imediatamente após as refeições; no caso de náusea causada por venlafaxina, considerar o uso de cisaprida (5 a 10mg/dia) **Boca seca (xerostomia):** é um efeito colateral comum a vários psicofármacos, benigno, podendo se tornar incômodo (especialmente para pessoas que precisam falar por tempo prolongado) ou propiciar lesões dentárias (em caso de xerostomia crônica). Os ADT (sobretudo amitriptilina, imipramina e clomipramina) são os fármacos mais associados a esse efeito. Outros antidepressivos também podem causar xerostomia, como ISRS, IMAO e venlafaxina. **Manejo:** orientações (molhar com frequência a boca com pequenos goles de água; mascar chicletes ou chupar balas dietéticas; escovar os dentes com frequência, para evitar cáries). Pode-se prescrever betanecol (parassimpaticomimético disponível em farmácias de manipulação), em tabletes de 5 ou 10mg, sublingual, ou em cápsulas de 10 a 30mg (três vezes por dia) **Constipação intestinal:** mais associada ao uso de ADT (principalmente amitriptilina), podendo também ocorrer com ISRS (sobretudo paroxetina), venlafaxina, duloxetina, mirtazapina e bupropiona. **Manejo:** orientações dietéticas (dieta rica em fibras, aumento de ingesta hídrica); uso de laxativos (Metamucil®, 1 ou 2 envelopes/dia). Em casos de constipação prolongada: *Plantago ovata*, óleo mineral, abordagem em sala de emergência (se idoso)

Bibliografia consultada

Boyer EW. Serotonin syndrome (serotonin toxicity). UpToDate, 26 jan. 2016.

Cordioli AV, Gallois CB, Isolan L. Psicofármacos: consulta rápida. 5. ed. Porto Alegre: Artmed, 2015.

Feldman EL, McCulloch David K. Treatment of diabetic neuropathy. UpToDate, 10 dez. 2015.

Hirsch M, Birnbaum RJ. Antidepressant medication in adults: switching and discontinuing medication. UpToDate, 16 jan. 2015.

Hirsch M, Birnbaum RJ. Atypical antidepressants: pharmacology, administration, and side effects. UpToDate, 15 set. 2015.

Hirsch M, Birnbaum RJ. Monoamine oxidase inhibitors (MAOIs) for treating depressed adults. UpToDate, 8 dez. 2015.

Hirsch M, Birnbaum RJ. Selective serotonin reuptake inhibitors: pharmacology, administration, and side effects. UpToDate, 4 jan. 2016.

Hirsch M, Birnbaum RJ. Serotonin modulators: pharmacology, administration, and side effects. UpToDate, 4 jan. 2016.

Hirsch M, Birnbaum RJ. Serotonin-norepinephrine reuptake inhibitors (SNRIs): Pharmacology, administration, and side effects. UpToDate, 3 abr. 2014.

Hirsch M, Birnbaum RJ. Tricyclic and tetracyclic drugs: pharmacology, administration, and side effects. UpToDate, 8 fev. 2016.

Katzung BG, Masters SB, Trevor AJ. Farmacologia básica e clínica. 12. ed. Porto Alegre: Artmed, 2014.

Lukacz ES. Treatment of urinary incontinence in women. UpToDate, 6 jan. 2016.

Miguel EC, Gentil V, Gattaz WF. Clínica psiquiátrica: a visão do Departamento e do Instituto de Psiquiatria do HCFMUSP. São Paulo: Manole, 2011.

Rigotti NA. Pharmacotherapy for smoking cessation in adults. UpToDate, 12 jan. 2016.

Rosenquist EWK. Definition and pathogenesis of chronic pain. UpToDate, 9 jan. 2015.

Schmaal L, Veltmar DJ, van Erp TG et al. Subcortical brain alterations in major depressive disorder: findings from the ENIGMA Major Depressive Disorder working group. Molecular Psychiatry 2015; 1-7.

Simon G, Ciechanowski P. Unipolar major depression in adults: Choosing initial treatment. UpToDate, 23 dez. 2015.

Stein MB. Pharmacotherapy for social anxiety disorder in adults. UpToDate, 28 ago. 2015.

Sthal SM. Psicofarmacologia: bases neurocientíficas e aplicações práticas. 3. ed. Rio de Janeiro: Guanabara Koogan, 2013.

Walsh BT. Anorexia nervosa in adults: pharmacotherapy. UpToDate, 15 set. 2015.

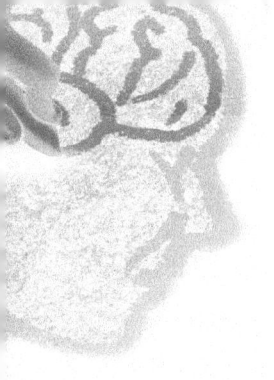

21
Ansiolíticos e Hipnóticos

Reuel Tertuliano Ferreira

INTRODUÇÃO

Vários são os tratamentos propostos para os transtornos de ansiedade e a insônia. Em virtude de sua relação com alguns dos sintomas mais frequentes na prática psiquiátrica, grande parte das pesquisas em saúde mental se detém em estudar os mecanismos fisiopatológicos, as implicações clínicas e os tratamentos possíveis para essas condições. Para o tratamento farmacológico da ansiedade é possível lançar mão de antidepressivos, anticonvulsivantes e de diversas outras substâncias com ação ansiolítica. Entretanto, os medicamentos historicamente mais associados a essas ações são, sem dúvida, os benzodiazepínicos.

Da mesma maneira, com relação à insônia, vários medicamentos podem ser utilizados para controle da sintomatologia, em especial alguns antidepressivos, anti-histamínicos, antipsicóticos e benzodiazepínicos. Particularmente no tratamento dessa condição, alguns fármacos se destacam com uma notável ação hipnótica, constituindo-se de moduladores específicos do subtipo ômega-1 do receptor gabaérgico. No Brasil, os representantes dessa classe são o zolpidem e o zopiclone, razão pela qual são popularmente conhecidos como "drogas Z".

Assim, como os outros grupos farmacológicos citados são alvo de estudo nos respectivos capítulos deste livro, neste capítulo serão abordados os benzodiazepínicos e a buspirona, agonista de receptor serotoninérgico 5-HT1A, como grupos medicamentosos de ação ansiolítica e as "drogas Z" como medicações de ação hipnótica. Serão discutidos os mecanismos de ação, as características farmacocinéticas, as indicações terapêuticas, os efeitos colaterais e as precauções para prescrição adequada desses compostos.

BENZODIAZEPÍNICOS
Introdução e histórico

Os benzodiazepínicos (BZD) são fármacos sintéticos que ocasionam diversos efeitos no organismo. Os principais e de maior relevância clínica são o ansiolítico, o hipnótico-sedativo, o anticonvulsivante e o de relaxamento muscular. Essa classe medicamentosa tem seu nome derivado da estrutura molecular comum a seus representantes, constituída de anéis benzeno associados a um anel diazepínico de sete membros.

As ações dessas medicações são inegavelmente efetivas, especialmente na prática clínica da psiquiatria. Induzem sonolência e promovem alívio rápido da ansiedade, percebidos já no primeiro dia de uso. São substâncias seguras no que diz respeito à toxicidade, uma vez que dificilmente causam danos irreversíveis ou morte em episódios agudos de ingestão excessiva, além de terem um antídoto eficaz e específico para uso em situações emergenciais, o flumazenil.

Por esses e outros benefícios, os BZD foram responsáveis por uma verdadeira revolução na terapêutica da insônia e dos transtornos de ansiedade assim que foram sintetizados. Os efeitos clínicos quase que imediatos, aliados à maior segurança em relação aos barbitúricos, os levaram a despontar rapidamente nas listas de medicações mais prescritas no mundo. Em 1959 foi lançado no mercado o clordiazepóxido, o primeiro BZD aprovado para uso clínico. Logo em seguida, em 1963, iniciou-se a comercialização do diazepam, o qual rapidamente se tornou campeão mundial de prescrições entre as décadas de 1960 e 1970, permanecendo o fármaco mais prescrito nos EUA até a década de 1990. Outros BZD continuaram a ser lançados e se tornarem muito populares. Até hoje, o clonazepam (Rivotril®) desponta entre as listas de medicamentos mais vendidos no Brasil. Estima-se que, no país, pelo menos 5,6% da população tenham feito uso de BZD alguma vez na vida.

Na contramão dessa revolução, alguns anos depois começaram a ser percebidos efeitos colaterais importantes e um considerável potencial de uso excessivo e de dependência. A cada dia tornou-se mais evidente o entendimento de que a relação entre o risco e o benefício das medicações deve nortear a intervenção médica, especialmente entre os BZD. Por conta desses riscos, foram desenvolvidos mecanismos de controle para a prescrição dessas medicações, a exemplo do que ocorre no Brasil, ao se exigirem a apresentação e a retenção da receita médica controlada (receituário B) para a compra. Ao mesmo tempo, algumas posturas um tanto radicais, fundamentadas em aspectos ideológicos, passaram a condenar o uso de BZD nos transtornos psiquiátricos, enfatizando os problemas decorrentes de seu uso indiscriminado.

Observam-se tentativas constantes de promover o uso mais racional possível dos BZD. Para tanto é necessário conhecer suas reais indicações terapêuticas, as diversas opções de tratamento dos transtornos mentais e as precauções que devem ser tomadas ao se prescrever um medicamento dessa classe farmacológica. Evita-se, dessa maneira, privar o paciente de usufruir de benefícios comprovadamente eficazes para sua condição, protegendo-o, entretanto, de uma utilização desnecessária ou prejudicial de determinado fármaco.

Mecanismo de ação

Os BZD atuam estimulando as ações do ácido gama-aminobutírico (GABA), principal neurotransmissor inibitório do cérebro.

O GABA, ao se ligar a seus receptores, exerce função inibitória sobre o neurônio pós-sináptico. Dos três tipos de receptores GABA, o de subtipo A, canal iônico sensível a ligantes, é alvo da ação de BZD. Quando o BZD se liga a determinado local do receptor

GABA-A, a combinação do GABA com o BZD aumenta ainda mais a abertura dos canais de cloro, que inibem os neurônios gabaérgicos. Com essa abertura a taxa de disparos neuronais e musculares é reduzida. Os BZD potencializam, por assim dizer, as ações inibitórias do GABA ao se ligarem a seus receptores.

Como há ampla distribuição do receptor GABA-A em diversos tecidos, as ações inibitórias potencializadas pelos BZD causam variados efeitos conhecidos, quais sejam: ansiolíticos, hipnóticos, relaxantes musculares e anticonvulsivantes. Particularmente com relação à ação dos BZD na ansiedade, que se configura como a indicação terapêutica mais comum desses fármacos, a inibição da atividade neuronal excessiva em neurônios da amígdala e das alças corticoestriadas-talâmicas-corticais é o que diminui sintomas ansiosos centrais, como as vivências de medo e preocupação.

Características farmacológicas

Com a exceção de algumas indicações específicas de cada fármaco ou da maior efetividade de um sobre o outro em determinado transtorno, os BZD comungam, em geral, das mesmas indicações terapêuticas e usos clínicos. Particularmente nesse grupo, as diferentes características farmacocinéticas de cada uma das substâncias são variáveis de extrema importância para orientar a decisão quanto à escolha do médico, no momento da prescrição, por determinado medicamento.

Essa afirmação é especialmente verdadeira com relação ao tempo de meia-vida de cada um dos BZD. Dependendo do efeito desejado, do conforto posológico que se queira obter ou da magnitude de efeitos colaterais a se evitar, algumas situações clínicas podem exigir a prescrição de um BZD de meia-vida curta, enquanto outras necessitem de um exemplar de meia-vida longa.

BZD de meia-vida longa diminuem a frequência de administração de doses ao longo do dia, reduzem os sintomas de descontinuação e tornam a abstinência menos grave, além de reduzirem a variação nas concentrações plasmáticas do fármaco. Em contrapartida, por se acumularem no organismo por períodos prolongados, alguns efeitos indesejados da classe são percebidos de modo mais intenso, como sedação diurna excessiva, síndrome desatencional e dificuldades de concentração e na operação de máquinas e veículos, dentre outros. A título de exemplo, esses efeitos podem inviabilizar a prescrição de um medicamento de meia-vida longa para o tratamento de insônia em pessoas que necessitem estar livres da presença dos efeitos descritos enquanto despertas. Da mesma maneira, os BZD com essa característica podem ser escolhidos para portadores estados ansiosos que demandem uma ação terapêutica ansiolítica prolongada, tanto diurna como noturna. Por sua vez, os fármacos de meia-vida curta podem causar amnésia anterógrada de maior intensidade, bem como insônia de rebote com maior frequência, embora reduzam o comprometimento psicomotor e a sedação diurnos.

A diferença entre os tempos de meia-vida dos BZD é uma característica farmacocinética tão importante para a prática clínica que fundamenta uma das principais e mais populares classificações desses medicamentos. Os representantes dessa classe podem ser divididos entre os de meia-vida curta (alprazolam e lorazepam), meia-vida intermediária (clonazepam e bromazepam) e meia-vida longa (diazepam e flurazepam). A meia-vida dos fármacos disponíveis no Brasil e sua respectiva classificação são mostradas no Quadro 21.1.

Outras características são compartilhadas pela grande maioria dos BZD. Em geral, os representantes dessa classe disponíveis no Brasil são absorvidos de maneira inalterada pelo trato gastrointestinal, demonstrando absorção e biodisponibilidade satisfatórias quando administrados por via oral. Diazepam, alprazolam, flunitrazepam, midazolam (especialmente em administrações parenterais) e estazolam têm início de ação mais rápido que os outros. Na maior parte dos casos, o pico de concentração plasmática encontra-se entre 30 minutos e 4 horas.

Em geral, esses fármacos são predominantemente lipossolúveis, capazes de atravessar a barreira hematoencefálica. Por isso, o principal determinante do início de ação farmacológica é a taxa de absorção intestinal. Demonstram altas taxas de ligação a proteínas plasmáticas (especialmente diazepam e flurazepam, com percentuais acima dos 95%). A alta taxa de ligação a proteínas plasmáticas pode ser clinicamente relevante em casos de pacientes com hipoalbuminemia, nos quais os efeitos do medicamento podem ser aumentados. A eliminação da maioria dos BZD é renal, com o triazolam e o clonazepam apresentando, também, eliminação fecal.

A metabolização da maior parte dos BZD é hepática, ocorrendo através de nitrorredução e acetilação. As enzimas do sistema CYP450 mais envolvidas são a CYP450 3A4 (alprazolam e midazolam), a CYP450 2D9 e a CYP450 2C19 (diazepam). Uma exceção clinicamente relevante a essa regra é o lorazepam (juntamente com o oxazepam e o temazepam, dois outros fármacos não disponíveis no Brasil), o qual não sofre acetilação, mas é metabolizado por meio de glicuronidação. Como a capacidade de glicuronidação não sofre grandes prejuízos com o avançar da idade ou com a insuficiência hepática, esse fármaco se constitui na melhor opção de tratamento para idosos e pacientes com algum grau de insuficiência ou doença parenquimatosa hepática.

Com exceção do diazepam e do midazolam, todos os outros BZD existentes no Brasil só se encontram disponíveis em formulações orais. Enquanto o uso do midazolam parenteral (intramuscular [IM] ou endovenoso [EV]) é mais indicado para sedação em ambientes de unidade de terapia intensiva ou durante procedimentos cirúrgicos e diagnósticos, o diazepam parenteral constitui um excelente instrumento terapêutico em tratamentos psiquiátricos, especialmente em casos de emergência. A utilização de diazepam IM ou EV é útil, entre outros, em casos de agitação psicomotora e no tratamento da abstinência alcoólica. A administração EV do diazepam deve ser lenta, em virtude do risco de depressão respiratória. A administração IM demanda cautela em virtude da possível absorção errática da medicação, porém pode ser mais confiável quando realizada no músculo deltoide.

O Quadro 21.1 relaciona algumas características farmacológicas dos BZD disponíveis no Brasil, bem como algumas peculiaridades de cada medicação, consideradas como especificidades práticas, a fim de facilitar a escolha no momento da prescrição.

Indicações terapêuticas e precauções para o uso

Os motivos que mais justificam a prescrição de BZD são, por excelência, os relacionados com o tratamento de condições ansiosas. Diversos são os transtornos de ansieda-

Capítulo 21 Ansiolíticos e Hipnóticos

Quadro 21.1 Benzodiazepínicos disponíveis no Brasil

Medicamento	Alguns nomes comerciais	Dose terapêutica usual	Apresentações disponíveis	Tempo de meia-vida	Classificação (meia-vida)	Especificidades práticas
Alprazolam	Frontal, Alfron, Altrox, Apraz, Constante, Neozolam, Teufron, Tranquinal, Zoldac	0,5 a 10mg/dia	Comprimidos de 0,25, 0,5, 1 e 2mg Comprimidos de liberação lenta de 0,5, 1 e 2mg Comprimidos sublinguais de 0,5mg	6 a 20h	Curta	Propriedades serotoninérgicas: uso aprovado em depressão maior e em transtornos mistos de ansiedade e depressão Risco de promover episódios de mania e hipomania Uso recomendado em transtorno de pânico Menor risco de sedação diurna se usado à noite Sintomas de retirada costumam ser intensos
Bromazepam	Lexotan, Bromalex, Bromopirin, Bromoxon, Fluxstar, Lexfast, Lezepam, Neurilan, Somalium, Sulpam (associado à sulpirida), Uni Bromazepax	1,5 a 18mg/dia	Comprimidos de 3 e 6mg Cápsulas de liberação lenta de 3 e 6mg Frascos com 2,5mg/mL	8 a 19h	Intermediária	Boa resposta em transtornos de ansiedade Efeito hipnótico não tão pronunciado quando comparado a outros BZD
Clobazam	Frisium, Urbanil	5 a 60mg/dia	Comprimidos de 10 e 20mg	18 a 40h	Longa	Mais utilizado, na prática clínica, como anticonvulsivante, inclusive em populações pediátricas Efeito ansiolítico um pouco superior ao diazepam
Clonazepam	Rivotril, Uni Clonazepax, Clonotril, Clopam, Epileptil, Navotrax	0,5 a 4mg/dia	Comprimidos de 0,5 e 2mg Comprimidos sublinguais de 0,25mg Frascos com 2,5mg/mL	18 a 50h	Intermediária	Um dos mais conhecidos BZD pela população geral Propriedades serotoninérgicas: utilizado no TOC Aprovado para tratamento de agitação na mania bipolar Bom equilíbrio entre as funções ansiolíticas e hipnóticas
Clorazepato	Tranxilene	15 a 60mg/dia	Cápsulas de 5, 10 e 15mg	35 a 200h	Longa	Atinge pico plasmático rapidamente Tem metabólito ativo de meia-vida longa Utilizado como anticonvulsivante adjuvante
Clordiazepóxido	Psicosedin, Limbitrol (associado à amitriptilina)	15 a 100mg/dia	Comprimidos de 10 e 25mg Ampolas de 100mg	5 a 30	Longa	Utilizado no tratamento da dependência e da abstinência alcoólica
Cloxazolam	Olcadil, Anoxolan, Eutonis	1 a 12mg/dia	Comprimidos de 1, 2 e 4mg	20 a 90h	Longa	Boa opção em estados ansiosos, pois combina início de ação relativamente rápido com meia-vida longa Menor ação depressora sobre o SNC

(continua)

Quadro 21.1 Benzodiazepínicos disponíveis no Brasil (*continuação*)

Medicamento	Alguns nomes comerciais	Dose terapêutica usual	Apresentações disponíveis	Tempo de meia-vida	Classificação (meia-vida)	Especificidades práticas
Diazepam	Valium, Calmociteno, Compaz, Dienpax, Dienzepax, Kiatrium, Menostress, Prest, Relapax, Santiazepam, Uni Diazepax	5 a 40mg/dia	Comprimidos de 5 e 10mg Ampolas com 2mL de 5mg/mL Enema pediátrico com 5mg	20 a 70h	Longa	Meia-vida longa e com metabólitos ativos Pode apresentar efeitos de sedação diurna
Estazolam	Noctal	0,5 a 4mg/dia	Comprimidos de 2mg	10 a 24h	Intermediária	Utilizado principalmente no tratamento da insônia
Flunitrazepam	Rohypnol, Rohydorm	0,5 a 2mg/dia	Comprimidos de 1 e 2mg	20 a 25h	Intermediária	Rápido início de ação Utilizado em insônia inicial Comumente utilizado de maneira ilícita
Flurazepam	Dalmadorm	15 a 45mg/dia	Comprimidos de 30mg	50 a 80h	Longa	Utilizado principalmente no tratamento da insônia Pode causar sonolência matinal Contém metabólitos ativos
Lorazepam	Lorax, Ansirax, Lorapan, Lorazefast, Max pax, Mesmerin	2 a 6mg/dia	Comprimidos de 1 e 2mg	10 a 20h	Curta	Maior potência (afinidade) pelos receptores BZD Pode ter efeitos amnésticos mais intensos Não tem metabólitos ativos Preferido em portadores de insuficiência hepática
Midazolam	Dormonid, Dormant, Dormire, Dormium, Fenelon, Hipnazolam, Induson, Midadorm, Sonolam, Zolidam	7,5 a 15mg/dia	Comprimidos de 7,5 e 15mg Ampolas com 3 e 10mL de 5mg/mL Ampolas de 5mL com 1mg/mL	1 a 5h	Curta	Utilizado principalmente como sedativo no âmbito de medicina intensiva e de anestesia Disponível em apresentação para uso parenteral
Nitrazepam	Sonebom, Nitrapam, Nitrazepol	5 a 10mg/dia	Comprimidos de 5mg	17 a 28h	Intermediária	Utilizado principalmente no tratamento da insônia Efeito anticonvulsivante mais potente que o diazepam, produzindo menos ataxia e relaxamento muscular

de nos quais está indicada a farmacoterapia com essas substâncias, mas sua utilização no transtorno de ansiedade generalizada (TAG) e no transtorno de pânico parece promover maiores evidências de sucesso. O rápido início de ação e o baixo custo desses medicamentos são importantes fatores que contribuem para essas indicações. O controle adequado da ansiedade promove melhor qualidade de vida e, possivelmente, até mesmo redução na morbimortalidade cardiovascular.

Entretanto, em virtude dos efeitos colaterais e dos riscos de dependência, não são considerados fármacos de primeira linha para o tratamento desses transtornos. Os antidepressivos inibidores da receptação da serotonina são utilizados com maior frequência nesses casos. Uma estratégia clínica atual e bastante comum consiste no uso de BZD em associação a esses medicamentos, os quais necessitam de 2 a 4 semanas de uso contínuo para que se verifiquem ações terapêuticas. Essa associação torna mais rápida a resposta. Em geral, após 4 a 12 semanas, a dose do BZD é reduzida gradativamente até a suspensão, enquanto o composto serotoninérgico permanece durante o tempo necessário, até o fim do tratamento.

O tratamento com BZD deve ser iniciado com doses baixas, buscando-se evitar sua utilização por longos períodos. Nesse sentido, reavaliações periódicas do quadro clínico são mandatórias, a fim de que se evite o uso desnecessário e se certifique dos resultados obtidos durante o tratamento.

Em geral, a maioria dos representantes dessa classe exerce ação sobre os sintomas ansiosos, tornando a escolha de determinado medicamento muito influenciada por suas propriedades farmacocinéticas. No entanto, alguns revelam especificidades que os tornam mais indicados para uma ou outra condição clínica em detrimento dos demais, sendo por isso aprovados para uso em determinada patologia por apresentarem eficácia maior do que seus pares.

Exemplo concreto ocorre com o alprazolam nos casos de transtornos mistos de ansiedade e depressão, nos quais sua eficácia foi suficientemente comprovada, a ponto de ser o único representante da classe aprovado para tratamento pela Food and Drug Administration (FDA). O alprazolam também é o único BZD indicado para uso no transtorno depressivo maior. Por outro lado, o clonazepam parece ser preferido para o tratamento do episódio maníaco agudo, de modo a controlar a agitação e a insônia. Esse fármaco, por também apresentar propriedades serotoninérgicas, é indicado por alguns pesquisadores para o tratamento do transtorno obsessivo/compulsivo.

Com relação ao controle da insônia, outro dos principais problemas que motivam a prescrição de BZD, alguns representantes como o flurazepam e o estazolam, em razão do início rápido de ação e do potencial hipnótico, também são aprovados para uso. Outros fármacos, como clonazepam, midazolam e alprazolam, também costumam ser utilizados com esse propósito. Embora sejam eficazes em iniciar e manter o sono, o uso dos BZD exclusivamente para esse fim é desencorajado por conta dos riscos inerentes à classe e das inúmeras alterações verificadas na qualidade e na arquitetura do sono, a exemplo do aumento do período de latência do sono REM e da redução dos estágios 3 e 4 do sono NREM. A causa da insônia deve ser investigada, com a busca intensa de patologias clínicas ou psiquiátricas subjacentes que justifiquem essa condição. Além disso, vários outros fármacos, como hipnóticos não benzodiazepínicos ("drogas Z"), alguns antidepressivos e antipsicóticos se constituem em alternativas farmacológicas importantes no tratamento dos transtornos relacionados com o sono.

Os BZD também têm importante papel na prevenção e no tratamento da síndrome de abstinência alcoólica. São utilizados para aliviar a tensão subjetiva, a agitação psicomotora e os episódios convulsivos associados à suspensão do uso do álcool, bem como se apresentam como principal arsenal terapêutico no manejo clínico do *delirium tremens*. Clordiazepóxido e diazepam são os mais prescritos com essa finalidade.

Os BZD exercem efeitos anticonvulsivantes por impedirem o desenvolvimento de surtos de potenciais de ação, sendo especialmente úteis em crises agudas atendidas em emergências. Diazepam, clonazepam e midazolam são os mais utilizados para esse fim. Também podem ser prescritos como adjuvantes no tratamento crônico das epilepsias, a exemplo do nitrazepam e do clobazam. Além disso, exercem efeitos de relaxamento muscular. Essa característica pode ser particularmente eficaz na redução de dores decorrentes da tensão muscular excessiva, comumente verificadas em estados ansiosos crônicos.

Além de todas essas indicações, o uso dos BZD tem sido cada vez mais investigado em outras situações. Há relatos consistentes que recomendam a administração de medicamentos dessa classe para tratamento da acatisia, importante desconforto psicomotor não raramente observado em usuários de psicofármacos. Episódios de catatonia podem responder satisfatoriamente ao lorazepam IM (ainda não disponível no Brasil). A associação de alprazolam a antipsicóticos pode ser útil para reduzir sintomas psicóticos não remitidos com a monoterapia.

Um dos principais motivos da exigência de cautela em sua prescrição é o potencial de abuso e dependência, o que pôde ser observado poucos anos depois do lançamento comercial dos primeiros representantes dessa classe. O uso excessivo ocorre, em geral, entre pessoas que também têm histórico de abuso de outras drogas. Esses casos estão relacionados principalmente com o uso recreacional, seja para potencializar efeitos euforizantes de outras substâncias, seja para aliviar sintomas de abstinência de álcool ou heroína.

Apesar da divulgação de que os BZD apresentam risco potencial de desenvolvimento de tolerância, esse efeito farmacológico tão comum às drogas de abuso é bastante controverso em relação a essas medicações. Acredita-se que possa ser desenvolvida com relação aos efeitos hipnóticos, sedativos e sobre a coordenação motora, mas não no que se refere aos efeitos ansiolíticos.

Quanto à síndrome de abstinência, a maioria dos autores concorda que possa haver sintomas transitórios com a retirada abrupta do fármaco, durante cerca de 3 a 10 dias com intensidade máxima em 7 dias, a depender da meia-vida de eliminação. Entre os sintomas habituais estão insônia, irritabilidade, disforia, hiperacusia, gosto metálico, tremores, sudorese, náuseas e vômitos, podendo ocorrer, em casos mais graves, crises convulsivas e alucinações. Em geral, o *craving*, desejo intenso de uso associado a comportamento obstinado para a obtenção da substância, é observado apenas em pequeno número dos pacientes. Apesar disso, alguns indivíduos, diante da falta da medicação, podem procurar obtê-la por meios ilícitos ou buscando convencer o médico a prescrevê-la mediante supervalorização dos sintomas, insistência ou recusa à utilização de agentes alternativos.

A dependência costuma ocorrer após longos períodos de uso, especialmente daqueles de alta potência e de meia-vida curta, como alprazolam, lorazepam e midazolam. Os BZD de meia-vida longa costumam causar menos sintomas de abstinência, tornando a troca de um representante de meia-vida curta por um de meia-vida longa uma estratégia eficaz para a programação do desmame da medicação.

A prática clínica sugere que muitos pacientes podem desenvolver dependência de BZD, mas nem sempre os estudos científicos conseguem evidenciar consistentemente essa afirmação. Ademais, os usuários desses fármacos em geral não preenchem critérios diagnósticos formais para dependência de BZD. Convém considerar que em muitos casos o uso crônico do BZD decorre do caráter recorrente do transtorno que se deseja tratar. Grande parte dos envolvidos na utilização contínua é formada por indivíduos com quadros depressivos e/ou ansiosos que experimentam uma reativação importante de sintomas à mínima diminuição da dose utilizada. Nesses casos, a dependência, por assim dizer, pode não ser propriamente da substância, mas do tratamento da doença. Por esse motivo, é necessária a adoção de estratégias terapêuticas eficazes a longo prazo que permitam ao paciente recuperar-se de seu quadro clínico sem necessitar do uso da medicação para o resto da vida.

Efeitos sobre o desempenho psicomotor e a memória também são importantes ao se considerar a prescrição de medicamentos dessa classe. Os BZD prejudicam a atenção e a vigilância de modo dose-dependente. Por esse motivo, recomenda-se evitar dirigir automóveis sob o efeito da substância, especialmente se o indivíduo é idoso e utiliza doses altas de medicações de meia-vida longa. Após a utilização aguda, pode haver efeitos de amnésia anterógrada do tipo episódica de longo prazo.

Vários estudos demonstraram que o uso crônico de BZD, por mais de 10 anos em média, provoca alterações irreversíveis no desempenho psicomotor e cognitivo. Em idosos, esses prejuízos cognitivos podem se tornar clinicamente ainda mais importantes. Ainda quanto aos idosos, outro efeito importante que justifica evitar o uso dessas medicações nessa população é o risco aumentado de quedas e fraturas. Essa possibilidade decorre da toxicidade cerebelar pronunciada em idosos, manifestada por ataxia e incoordenação postural, associada às propriedades sedativas desses fármacos. Idosos que usam BZD apresentam taxa de mortalidade mais alta que os que não os utilizam. Quando indispensável, recomenda-se a utilização de doses baixas, por períodos de tempo curtos, optando-se por aqueles de meia-vida curta a intermediária.

Apesar das controvérsias com relação à segurança e à efetividade, os BZD podem ser utilizados em populações pediátricas. Entretanto, os prejuízos cognitivos a médio e longo prazos e o potencial de dependência levam à preferência por outras classes medicamentosas. Quando necessário, geralmente são utilizados o diazepam, o midazolam e o clobazam, não se recomendando o uso de estazolam e bromazepam.

Em gestantes, há o consenso de que se deve evitar o uso próximo ao parto, a fim de evitar no recém-nascido tanto os sintomas de hipotonia, dificuldades de sucção, letargia, como os de abstinência, que se apresentam como irritabilidade, insônia e vômitos. Embora também não se recomende o uso no primeiro trimestre de gravidez, o risco de teratogenicidade parece ser baixo, especialmente com o diazepam, embora algumas malformações tenham sido verificadas após exposição ao alprazolam. Na lactação, a cautela repousa sobre o fato de que esses fármacos são secretados no leite materno, podendo causar sedação no lactente. Quando necessários, devem ser preferidas pequenas doses dos que não contêm metabólitos ativos, como o clonazepam e o lorazepam.

Nos pacientes com insuficiência hepática, prefere-se o lorazepam, em virtude de sua forma de metabolização. Na insuficiência renal, procura-se evitar o uso de BZD, uma vez que não são dialisáveis, são excretados predominantemente por via renal e têm tempo de meia-vida quase quadruplicado diante dessa condição. Caso o uso seja indispensável, a escolha mais uma vez recai sobre o lorazepam ou outros representantes que não contenham metabólitos ativos.

Em grande parte dos casos está contraindicado o uso de BZD em portadores de glaucoma de ângulo fechado, miastenia grave e com doenças pulmonares graves. Entre os portadores do vírus HIV em tratamento com antirretrovirais, evita-se o uso de alprazolam, diazepam e midazolam por conta das interações com inibidores de protease e inibidores não nucleosídios da transcriptase reversa, através do metabolismo hepático pela enzima CYP450 3A4. Prefere-se, portanto, o lorazepam por não se utilizar dessa via.

ANSIOLÍTICOS NÃO BENZODIAZEPÍNICOS: BUSPIRONA

Como relatado previamente, existem diversas medicações com efeito ansiolítico além dos BZD. Algumas delas, como antidepressivos e determinados anticonvulsivantes, serão abordadas em capítulos específicos desta obra. Neste tópico serão discutidos o mecanismo de ação, as propriedades terapêuticas e os efeitos colaterais da buspirona, singular ansiolítico com ação sobre a serotonina.

A buspirona é um agonista de receptores serotoninérgicos 5-HT1A, única representante da classe disponível no país. Acredita-se que sua ação se dê tanto sobre os autorreceptores serotoninérgicos pré-sinápticos como sobre os pós-sinápticos, causando alterações adaptativas nesses receptores após algumas semanas de uso. Essas alterações adaptativas estimulariam os impulsos serotoninérgicos que chegam à amígdala, inibindo consequentemente os impulsos ansiogênicos que dela partem.

Com eficácia semelhante à dos BZD no tratamento do TAG, a buspirona não é eficaz em outros transtornos, como o do pânico. Alguns psiquiatras utilizam-na para aliviar sintomas ansiosos associados a quadros depressivos ou mesmo como potencializadora de inibidores seletivos da recaptação de serotonina (ISRS). Outro uso comum consiste em sua associação aos ISRS para reduzir os efeitos colaterais na esfera sexual causados por estes, sendo uma alternativa viável à bupropiona ou a outras estratégias com essa finalidade.

No entanto, na prática clínica, grande parte dos médicos considera a buspirona um ansiolítico pouco eficaz. Alguns motivos seriam o fato de o efeito clínico ser verificado somente após cerca de 15 dias de uso, por vezes após 4 a 6 semanas, e a comprovação de que usuários prévios de BZD respondem de maneira insatisfatória.

As principais vantagens da buspirona são a ausência de risco de dependência e a seletividade com relação aos sintomas ansiosos. Não há efeitos hipnóticos, anticonvulsivantes ou de relaxamento muscular. Também não se verificam efeitos adversos sobre a cognição e a memória. É, portanto, opção importante em situações em que não se pode ou não se pretende usar BZD.

Em geral, a buspirona é bem tolerada e segura em superdosagem. Pode apresentar efeitos colaterais gastrointestinais, assim como tonturas, náuseas, insônia e sudorese. Não há relatos de teratogenicidade. O uso na lactação deve ser evitado. Crianças e idosos costumam tolerar bem o medicamento. A insuficiência renal é uma contraindicação relativa.

A dose média utilizada é de 15 a 40mg/dia, dividida em três tomadas diárias, em razão da meia-vida curta, entre 2 e 3 horas. Tem alta ligação a proteínas plasmáticas e rápida absorção intestinal. No Brasil está disponível em apresentações de uso oral com comprimidos de 5 e 10mg.

HIPNÓTICOS NÃO BENZODIAZEPÍNICOS: "DROGAS Z"

Assim como existem ansiolíticos não BZD, existem hipnóticos não BZD, conhecidos como moduladores específicos do subtipo ômega-1 do receptor gabaérgico ou simplesmente "drogas Z".

Essas medicações atuam preferencialmente nos receptores GABA-A centrais do subtipo ômega-1, os mais relacionados com as ações hipnóticas. Desse modo, não interferem nos sítios relacionados com os outros efeitos dos BZD (anticonvulsivantes, ansiolíticos e miorrelaxantes). Diferentemente destes, acredita-se que a ligação aos receptores ômega-1 não altere a conformação do receptor GABA-A, o que também pode justificar a ausência dos outros efeitos e o menor risco do desenvolvimento de tolerância e dependência.

A principal contribuição das "drogas Z" foi a seletividade quanto à ação hipnótica, não interferindo em outras condições, evitando-se consequentemente efeitos colaterais significativos sobre a cognição, a memória e a psicomotricidade. Além disso, não se verificou o desenvolvimento de dependência, embora os efeitos desses fármacos a longo prazo necessitem de mais investigações. A relativa semelhança farmacodinâmica com os BZD proporciona outros benefícios: a segurança em superdosagens e a existência de um antídoto eficaz, o flumazenil.

Como qualidade adicional, induzem a sonolência sem, entretanto, alterar de maneira significativa a arquitetura e a qualidade do sono. Reduzem o número de despertares noturnos e aumentam o tempo total em que o paciente está dormindo. São utilizados por períodos que variam de 2 a 5 dias nas insônias ocasionais, 2 a 3 semanas nas insônias transitórias ou por períodos maiores em estados mais crônicos. Sua meia-vida curta é responsável pela ausência de sonolência residual pela manhã. Por esse mesmo motivo, são mais úteis em promover início rápido do sono, revelando-se extremamente eficazes no tratamento da insônia inicial.

Os únicos representantes dessa classe no país são o zolpidem e o zopiclone. O zolpidem é uma medicação rapidamente absorvida por via oral, com meia-vida curta, de aproximadamente 1 a 3 horas. Tem altas taxas de ligação a proteínas plasmáticas e é metabolizado principalmente pela enzima do CYP450 3A4, desenvolvendo, portanto, interações com antidepressivos e outros fármacos. Sua eliminação é predominantemente urinária, necessitando ajustes de doses em pacientes com insuficiência renal e hepática. São necessários mais estudos sobre seu uso na gravidez e na lactação. Seu uso não é recomendado em crianças menores de 15 anos. Convém ter cautela ao prescrevê-lo para portadores de miastenia grave e doenças pulmonares severas. O uso em idosos é seguro. Geralmente é bem tolerado, podendo, entretanto, causar cefaleia, hipotensão e até mesmo alucinações hipnagógicas.

O zolpidem deve ser ingerido ao deitar, em virtude de seu rápido início de ação. Alguns laboratórios desenvolveram a formulação sublingual, a fim de acelerar ainda mais a indução do sono. Existem também formulações de liberação prolongada para o tratamento da insônia de múltiplos despertares e do despertar precoce. O zolpidem se encontra disponível em comprimidos de 5, 6,25, 10 e 12,5mg. A dose usual é de 5 a 20mg/dia, podendo inclusive ser utilizado apenas como "se necessário".

O zopiclone se diferencia do zolpidem por ter meia-vida ligeiramente mais longa (5 a 6 horas), contendo também metabólito ativo, o que pode ocasionar comprometimento psicomotor no dia posterior ao uso em doses maiores que 10mg. Por outro lado, pode ser mais útil que o zolpidem em manter o paciente dormindo. Encontra-se disponível em comprimidos de 7,5mg. A dose média costuma ser de 3,75 a 7,5mg/dia. Alguns estudos sugerem que possa causar mais alterações na arquitetura do sono que o zolpidem, embora essas alterações não sejam significativas.

Bibliografia consultada

Agência Nacional de Vigilância Sanitária (ANVISA). Lista de apresentações de medicamentos por subclasses terapêuticas. Brasil, 2015.

Barros H, Barros HMT. Medicamentos na prática clínica. Porto Alegre: Artmed, 2010.

Bernik MA. Benzodiazepínicos: quatro décadas de experiência. São Paulo: Editora da Universidade de São Paulo, 1999.

Carlini EA, Galduroz JCE, Noto AR, Nappo SA. II Levantamento domiciliar sobre o uso de drogas psicotrópicas no Brasil: estudo envolvendo as 108 maiores cidades do país. São Paulo: Páginas & Letras, 2005.

Cordioli AV, Gallois CB, Isolan L (Org.). Psicofármacos: consulta rápida. 4. ed. Porto Alegre: Artmed, 2011.

Diehl A, Cordeiro DC, Laranjeira R et al. Dependência química: prevenção, tratamento e políticas públicas. Porto Alegre: Artmed, 2011.

Magalhães PV. Uma reavaliação do diazepam intramuscular para emergências psiquiátricas. Revista de Psiquiatria Clínica 2009; 36(3):122-122.

Neto MRL, Elkis H. Psiquiatria básica. 2. ed. Porto Alegre: Artmed, 2007.

Sadock BJ, Sadock VA. Compêndio de psiquiatria: ciência do comportamento e psiquiatria clínica. 9. ed. Porto Alegre: Artmed, 2007.

Sthal SM. Psicofarmacologia: bases neurocientíficas e aplicações práticas. 3. ed. Rio de Janeiro: Guanabara Koogan, 2013.

Sukys-Claudino L, Moraes WAS, Tufik S, Poyares D. Novos sedativos hipnóticos. Revista Brasileira de Psiquiatria 2010; 32(3):288-93.

Wiszynski AA, Wiszynsky B. Manual of psychiatric care for the medically Ill. Arlington: APA Publishing, 2004.

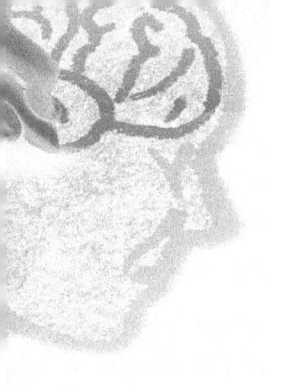

22
Antipsicóticos

Dennison Carreiro Monteiro

INTRODUÇÃO

Os antipsicóticos integram uma classe heterogênea de psicofármacos e têm indicações diversas em psiquiatria, como na esquizofrenia, no transtorno bipolar, em depressões resistentes, nas alterações comportamentais das demências e na agitação psicomotora. São largamente utilizados na prática clínica, mas, apesar disso, nem sempre o médico se sente apto a prescrevê-los de maneira correta e eficaz.

A clorpromazina foi o primeiro antipsicótico a ser sintetizado, em 1950, pelo cirurgião francês Henri Laborit, mas só teve seus efeitos sobre os delírios e alucinações demonstrados 2 anos após. Nessa época, acreditava-se no chamado "dogma neuroléptico", segundo o qual para que um fármaco fosse realmente eficaz sobre os sintomas psicóticos ele teria necessariamente de causar sintomas extrapiramidais (SEP), como rigidez, tremor, bradicinesia, discinesia tardia e distonia aguda.

A clozapina foi sintetizada em 1958, demonstrando potente ação antipsicótica sem causar efeitos extrapiramidais. Contudo, em virtude de efeito colateral potencialmente grave (agranulocitose) em pequena parcela dos pacientes, foi retirada do mercado em muitos países, só voltando a ser utilizada em 1988.

Entre os anos de 1960 e 1970 muitos outros antipsicóticos foram sintetizados, tendo como principal mecanismo de ação o bloqueio dos receptores dopaminérgicos D2 no sistema nervoso central (SNC).

VIAS DOPAMINÉRGICAS NA ESQUIZOFRENIA

Para o entendimento mais claro de como os antipsicóticos atuam no SNC é muito importante conhecer os possíveis processos etiopatogênicos envolvidos nas psicoses e em especial na esquizofrenia. Dos diversos mecanismos propostos até então, sem dúvida as alterações em vias dopaminérgicas específicas são os principais alvos terapêuticos dos fármacos disponíveis na atualidade:

- **Via mesolímbica:** estende-se da área tegmentar ventral (no mesencéfalo) ao núcleo *accumbens* (que compõe o sistema límbico). Nessa via haveria hipoteticamente uma hiperatividade dopaminérgica, responsável pelos sintomas positivos da esquizofrenia, como delírios e alucinações.
- **Via mesocortical:** estende-se da área tegmentar ventral (no mesencéfalo) ao córtex pré-frontal. Nessa via haveria uma hipotética hipoatividade dopaminérgica, responsável pelos sintomas negativos, afetivos e cognitivos, como retraimento social, embotamento afetivo, apragmatismo, ideação suicida, prejuízos na atenção, memória e funções executivas.
- **Via nigroestriatal:** nesta, que se estende da substância negra aos núcleos da base *(striatum)*, não há uma alteração primária na esquizofrenia. No entanto, a ação bloqueadora dos antipsicóticos nessa via leva à redução da atividade dopaminérgica, ocasionando aumento da liberação de acetilcolina e, consequentemente, sintomas extrapiramidais (SEP).
- **Via tuberoinfundibular:** estende-se do hipotálamo à glândula hipófise. Assim como na via nigroestriatal, não há uma alteração primária, mas quando são usados os bloqueadores dopaminérgicos há aumento significativo da liberação de prolactina, causando galactorreia e amenorreia em mulheres, ginecomastia nos homens e redução da libido em ambos os gêneros.

ANTIPSICÓTICOS TÍPICOS

Os antipsicóticos denominados "típicos", convencionais ou de primeira geração, foram os primeiros a ser sintetizados. Têm como característica marcante a promoção de muitos efeitos colaterais extrapiramidais em virtude de seu potente bloqueio dopaminérgico no SNC. Apesar disso, ainda são muito prescritos e eficazes no tratamento das psicoses, a um baixo custo financeiro.

Mecanismo de ação dos antipsicóticos típicos

A principal ação dos antipsicóticos típicos é o bloqueio dos receptores dopaminérgicos D2 no SNC. Por isso, são muito eficazes na redução dos sintomas positivos da esquizofrenia, diminuindo a atividade dopaminérgica na via mesolímbica. No entanto, não têm ação significativa sobre os sintomas negativos, afetivos e cognitivos, pois reduzem ainda mais a atividade dopaminérgica na via mesocortical, podendo até agravá-los.

Além disso, como atuam restringindo a atividade dopaminérgica nas vias nigroestriatal e tuberoinfundibular, são responsáveis por maior incidência de SEP e aumento da prolactina, respectivamente.

De acordo com sua capacidade de bloquear receptores D2, são subdivididos em antipsicóticos típicos de alta ou baixa potência. Dentre os antipsicóticos típicos de alta potência, os principais representantes são: haloperidol, flufenazina, trifuoperazina, pimozida e zuclopentixol. Os antipsicóticos típicos de baixa potência, também chamados de antipsicóticos sedativos, exercem bloqueio D2 mais fraco e, além disso, a maioria exerce forte ação anticolinérgica (bloqueio de receptores M1), anti-histaminérgica (bloqueio de receptores H1) e antiadrenérgica (bloqueio de receptores alfa-1). Sua ação anticolinérgica é responsável pelos efeitos colaterais de sedação, déficit cognitivo, boca seca, turvação visual e constipação intestinal. A ação anti-histaminérgica resulta em maior sonolência e ganho de peso. Os efeitos nos receptores alfa-1-adrenérgicos também contribuem para a sedação e podem causar hipotensão ortostática com aumento do risco de quedas, mais comumente em pacientes idosos. Alguns exemplos são: clorpromazina, levomepromazina e tioridazina.

Os antipsicóticos típicos, de maneira geral, podem reduzir o limiar convulsivo, sendo esse efeito colateral muito mais comum com os de baixa potência e em doses mais altas. Alguns, como a pimozida e a tioridazina, também aumentam o risco de alterações eletrocardiográficas, como prolongamento do intervalo QT, efeito potencialmente grave e associado a maior risco de morte súbita. Além disso, a tioridazina, quando usada em doses acima de 800mg/dia, pode causar um raro evento oftalmológico, a retinopatia pigmentar, com chances de evoluir para importante perda visual.

No Quadro 22.1 estão listados antipsicóticos típicos de alta e baixa potência com suas principais especificidades.

Quadro 22.1 Antipsicóticos típicos

Antipsicótico	Dose terapêutica usual	Apresentações disponíveis	Tempo de meia-vida	Efeitos colaterais (mais comuns)	Nomes comerciais
Haloperidol	5 a 15mg/dia	Comprimido: 1 e 5 mg Ampola: 5mg/mL Frasco (solução): 2mg/mL	24h	SEP, redução da libido, amenorreia, galactorreia, ginecomastia e sonolência	Decan haloper, Haldol, Haldol decanoato, Haloperidol, Haloper
Flufenazina	2,5 a 20mg/dia	Comprimido: 5mg Ampola (*depot*): 5mg/mL	24h	SEP, tremores finos, alopecia e sonolência	Flufenan e Flufenan *depot*
Pimozida	2 a 10mg/dia	Comprimido: 1 e 4mg	50 a 200h	SEP e prolongamento de intervalo QT	Orap
Zuclopentixol	10 a 75mg/dia	Comprimido: 10 e 25mg Ampola (*acuphase*): 50mg/mL Ampola (*depot*): 200mg/mL	20h	SEP, sedação, sonolência e boca seca	Clopixol, Clopixol acuphase e Clopixol depot
Trifluoperazina	5 a 30mg/dia	Comprimido: 2 e 5mg	–	Aumento do apetite, boca seca, constipação intestinal, disartria, hipotensão postural e sedação	Stelazine
Clorpromazina	50 a 1.200mg/dia	Comprimido: 25 e 100mg Ampola: 5mg/mL Frasco (solução): 40mg/mL (1 gota = 1mg)	24h	Aumento do apetite, boca seca, constipação intestinal, retenção urinária, sedação, redução do limiar convulsivo e agranulocitose	Amplictil, Clopsina, Clorpromaz e Longactil
Levomepromazina	50 a 1.000mg/dia	Comprimido: 25 e 100mg Ampola: 5mg/mL Frasco (solução): 40mg/mL (1 gota = 1mg)	–	Aumento do apetite, boca seca, constipação intestinal, hipotensão postural, sedação e fotossensibilidade cutânea	Levozine, Meprozin e Neozine
Tioridazina	100 a 800mg/dia	Comprimido: 10, 25, 50 e 100mg Frasco (solução): 30mg/mL, com dosador graduado em 10, 25, 50 e 100mg	7 a 9h	Aumento do apetite, hipotensão postural, prolongamento de intervalo QT, sedação, tremores finos e retinopatia pigmentar	Melleril e Unitidazin

Sintomas extrapiramidais induzidos por antipsicóticos

No dia a dia é comum se deparar com pacientes que fazem uso de algum antipsicótico e se apresentam "impregnados". Essa "impregnação neuroléptica", como é vulgarmente denominada, nada mais é que uma manifestação dos sintomas extrapiramidais induzidos por certos psicofármacos. Embora também possam decorrer do uso de antipsicóticos atípicos (por exemplo, risperidona) ou mesmo de alguns antidepressivos, esses sintomas são mais comumente associados aos antipsicóticos típicos, sendo os mais frequentes:

- **Parkinsonismo:** caracteriza-se por bradicinesia, tremor de repouso e rigidez muscular, com presença do sinal da roda denteada. Inicia nas primeiras semanas ou meses após a introdução da medicação. Acredita-se que esses efeitos estejam relacionados com o aumento da liberação de acetilcolina na via nigroestriatal secundário à redução da atividade dopaminérgica. Tanto o tratamento como sua profilaxia podem ser realizados com a associação de anticolinérgicos por via oral, como o biperideno (2 a 6mg/dia) ou a prometazina (25 a 75mg/dia), esta última com maior efeito sedativo. A amantadina, outro fármaco que aumenta a disponibilidade de dopamina no SNC, também pode ser utilizada na dose de 200 a 300mg/dia.
- **Distonia aguda:** efeito relatado como extremamente desagradável, manifesta-se com intensas contraturas espásticas, mais frequentemente da musculatura dorsal, cervical posterior e ocular extrínseca com duração de poucas horas. Tem início nos primeiros dias ou semanas após a introdução ou o aumento da dose do antipsicótico e pode ser tratada com biperideno intramuscular (uma ampola de 5mg), obtendo-se rápida resposta.
- **Acatisia:** é descrita como uma sensação de intensa inquietação, vivenciada de maneira subjetiva e expressa como incapacidade de permanecer parado. O indivíduo pode andar de um lado para o outro, não conseguindo ficar sentado e, quando de pé, mantém-se "andando sem sair do lugar". Desenvolve-se nos primeiros dias ou semanas após a introdução da medicação. Não se deve confundir a acatisia com uma agitação psicomotora provocada pela doença e assim optar pelo aumento da dose do antipsicótico, o que só agrava os sintomas. O tratamento consiste na redução da dose ou na suspensão do medicamento, podendo ser associados betabloqueadores (propranolol) ou benzodiazepínicos (lorazepam, clonazepam).
- **Discinesia tardia:** consiste no surgimento tardio de movimentos anormais, estereotipados e involuntários, principalmente em região oromandibular, mas também frequentes em tronco e membros. Pode surgir em indivíduos que fizeram uso prolongado de antipsicóticos (ao menos 3 meses). São comuns movimentos mastigatórios, protrusão de língua e caretas. Acredita-se que a acatisia seja causada pela hipersensibilização dos receptores dopaminérgicos na via nigroestriatal secundária a seu bloqueio crônico. Nesses casos, deve-se suspender a medicação e, se possível, trocá-la por um antipsicótico de segunda geração. Alguns estudos sugerem que o tratamento possa ser eficaz com a clozapina em monoterapia ou ainda com a adição de vitamina E. Anticolinérgicos, como o biperideno, não apresentam boa resposta na acatisia, podendo inclusive piorar os sintomas.

Síndrome neuroléptica maligna

A síndrome neuroléptica maligna (SNM) é uma grave complicação clínica que pode ser induzida por antipsicóticos (qualquer um deles) em 0,5% a 1,0% dos pacientes. Caracteriza-se por rigidez, hipertermia, instabilidade autonômica (labilidade da pressão arterial e sudorese), confusão mental, leucocitose e elevação da enzima creatinofosfocinase (CPK). A rigidez muscular pode causar intensa rabdomiólise e mioglobinúria com progressão para um quadro de insuficiência renal aguda. Pode ser fatal, com mortalidade estimada em 5% a 20%. Costuma se desenvolver logo no começo do tratamento e pode durar de 7 a 14 dias. Seu tratamento deve ser feito com a suspensão imediata do neuroléptico e suporte clínico adequado. Os fármacos indicados para o manejo são o dantrolene e/ou a bromocriptina; em situações mais graves, a eletroconvulsoterapia (ECT) é uma boa opção.

ANTIPSICÓTICOS ATÍPICOS (Quadro 22.2)

Os antipsicóticos chamados "atípicos" ou de segunda geração se diferenciam dos típicos pelo fato de clinicamente causarem menos SEP e se proporem a ser mais eficazes no tratamento dos sintomas negativos da esquizofrenia. Estudos mais recentes têm demonstrado

Quadro 22.2 Antipsicóticos atípicos

Antipsicótico	Dose terapêutica usual	Apresentações disponíveis	Tempo de meia-vida	Efeitos colaterais mais comuns	Nomes comerciais
Clozapina	200 a 900mg/dia	Comprimido: 25 e 100mg	10 a 17h	Sialorreia, sonolência, ganho de peso, agranulocitose e crises convulsivas (dose-dependente)	Leponex e Zolapin
Olanzapina	5 a 20mg/dia	Comprimido: 2,5, 5 e 10mg Orodispersível: 5 e 10mg Ampola: 10mg/ampola	21 a 54h	Aumento de peso, dislipidemia, hiperglicemia, sonolência e sedação	Zyprexa, Zyprexa Zydis, Zap, Axonium, Zopix, Zopina e Neupine
Quetiapina	25 a 800mg/dia	Comprimido: 25, 50, 100 e 200mg XRO: 50, 200 e 300mg	7 a 12h	Aumento de peso, dislipidemia, tontura, hipotensão, sonolência e sedação	Seroquel, Seroquel XRO, Quetros, Quet e Queropax
Risperidona	2 a 10mg/dia	Comprimido: 0,25, 0,5, 1, 2 e 3mg Frasco (solução): 1mg/mL Ampola com pó injetável + diluente: 25, 37,5 e 50mg	3 a 24h	SEP, aumento de peso, vertigem, fadiga, cefaleia, sialorreia, acatisia e hiperprolactinemia	Respidon, Risperdal, Risperdal consta, Zargus e Riss
Paliperidona	6 a 12mg/dia	Comprimido: 3, 6 e 9mg Suspensão injetável de liberação prolongada: 50, 75, 100 e 150mg	23h	SEP, cefaleia, taquicardia, acatisia, aumento de peso, sonolência, hipotensão ortostática e boca seca	Invega e Invega sustena
Ziprasidona	80 a 160mg/dia	Comprimido: 40 e 80mg Ampola: 20mg/mL	7h	Sonolência, náuseas, acatisia, dispepsia, cefaleia e prolongamento de intervalo QT	Geodon
Aripiprazol	2,5 a 30mg/dia	Comprimido: 10, 15, 20 e 30mg	75 a 94h	Acatisia, agitação, ansiedade, cefaleia, hipotensão ortostática, insônia, náuseas e vômitos	Abilify e Aristab

que a maior parte desses psicofármacos consegue causar redução apenas comparável à obtida pelos de primeira geração nos sintomas positivos. O protótipo dos antipsicóticos atípicos é a clozapina, que foi o primeiro a ser sintetizado e serve, até hoje, de modelo farmacológico para o entendimento dos mecanismos de ação dos demais. Na prática clínica, todos são largamente utilizados, não só no tratamento das psicoses em geral, mas também com significativa eficácia como estabilizadores do humor e potencializadores de antidepressivos. Os principais exemplos dessa classe de medicamentos são: clozapina, olanzapina, quetiapina, risperidona, asenapina, paliperidona, ziprasidona e aripiprazol.

Mecanismos de ação dos antipsicóticos atípicos

Os antipsicóticos de segunda geração têm mecanismo de ação muito mais complexo do que os de primeira geração, atuando em múltiplos receptores no SNC e, por isso, apresentam algumas propriedades particulares que lhes fornece sua "atipicidade", as quais serão expostas de maneira simplificada a seguir:

Antagonismo de receptores dopaminérgicos D2 e serotoninérgicos 5-HT2A

Assim como os antipsicóticos típicos, os atípicos também atuam bloqueando os receptores dopaminérgicos D2, mas de maneira menos intensa. Além disso, antagonizam receptores de serotonina 5-HT2A. Os receptores 5-HT2A, quando estimulados pela serotonina, inibem a liberação de dopamina pelos neurônios dopaminérgicos. Desse modo, esse antagonismo 5-HT2A, comum a quase todos os antipsicóticos atípicos (com exceção do aripiprazol), resulta na liberação de dopamina em vias encefálicas específicas, como a nigroestriatal, compensando o bloqueio D2 e diminuindo a frequência de aparecimento dos SEP. Na via tuberoinfundibular há uma ação recíproca da dopamina e da serotonina em relação à prolactina: quando os receptores D2 são estimulados, há inibição da liberação da prolactina; quando os receptores 5-HT2A são estimulados, há aumento de sua liberação. Assim, o antagonismo simultâneo de receptores D2 e 5-HT2A nessa via pode evitar que o indivíduo apresente hiperprolactinemia. Na via mesocortical, quando os receptores 5-HT2A são antagonizados, há liberação dopaminérgica e possível melhora dos sintomas negativos na esquizofrenia. Como na via mesolímbica há maior densidade de receptores D2, o bloqueio dopaminérgico é suficientemente intenso para melhorar os sintomas positivos.

Agonismo parcial de receptores dopaminérgicos D2

Outro mecanismo pelo qual os antipsicóticos atípicos podem atuar é mediante o agonismo parcial de receptores D2. Agonistas parciais se ligam ao receptor D2 e o estimulam de maneira menos intensa que a dopamina natural, mas de modo mais intenso que um bloqueador de D2. Assim, é possível reduzir a ação dopaminérgica em vias hiperativas, como a via mesolímbica, e aumentá-la nas que se encontram hipoativas, como a via mesocortical. Ocorrem então a esperada ação antipsicótica e a diminuição dos sintomas negativos, cognitivos e afetivos. Nas vias nigroestriatal e tuberoinfundibular, a liberação dopaminérgica permanece inalterada, sem o aparecimento dos efeitos colaterais indesejáveis.

Efeitos colaterais dos antipsicóticos atípicos
Alterações metabólicas

Não há dúvida que o desenvolvimento dos antipsicóticos atípicos tem revolucionado o tratamento da esquizofrenia e de outros transtornos mentais por serem altamente eficazes e muito mais toleráveis que os típicos. Entretanto, trouxeram consigo outros efeitos colaterais potencialmente relevantes que antes não eram motivo de grande preocupação: as alterações metabólicas, principalmente obesidade, o aumento de triglicerídeos e o desenvolvimento de *diabetes mellitus*.

As alterações metabólicas decorrentes do uso de antipsicóticos ainda são tema de inúmeras discussões e estudos clínicos, contribuindo substancialmente para o aumento da morbidade e mortalidade cardiovascular em pacientes esquizofrênicos. Acredita-se que o aumento do apetite em virtude do bloqueio de receptores histaminérgicos H1 e serotoninérgicos 5-HT2C leve à obesidade, tendo como consequências a elevação de triglicerídeos e a resistência à insulina, que pode evoluir para o *diabetes mellitus*. Além disso, há forte suspeita de que um fator independente do ganho de peso, ainda desconhecido, esteja diretamente relacionado com essas alterações. No entanto, nem todos causam alterações metabólicas com a mesma intensidade, sendo proposta em ordem decrescente de efeito, de acordo com as observações clínicas e estudos específicos, a sequência: clozapina, olanzapina, quetiapina, risperidona, ziprasidona e aripiprazol. Nesse panorama, é de extrema importância lembrar da necessidade, a cada consulta, de monitoramento dos parâmetros metabólicos dos indivíduos em uso dessas medicações com pelo menos aferições de peso, pressão arterial, circunferência abdominal e dosagens séricas da glicemia de jejum e dos triglicerídeos. É sempre importante estimular os pacientes a promoverem mudanças nos hábitos de vida, como cessação do tabagismo, melhora da alimentação e a prática regular de exercícios físicos. Nos casos em que se percebe o desenvolvimento relevante dessas alterações metabólicas, pode-se considerar, quando possível, a troca da medicação por outra com risco menor, como o aripiprazol ou a ziprasidona.

Efeitos sedativos/hipnóticos

Os efeitos sedativos/hipnóticos dos antipsicóticos atípicos são resultantes do bloqueio de receptores histaminérgicos H1, colinérgicos muscarínicos M1 e alfa-1-adrenérgicos. A sedação pode ser um efeito desejável em algumas situações, como no início do tratamento, em indivíduos francamente psicóticos ou com agitação psicomotora intensa. Todavia, na maioria das vezes torna-se um incômodo e causa frequente de descontinuação do tratamento, sendo considerados os mais sedativos a clozapina, a olanzapina e a quetiapina. Quando há intolerância a esse efeito, deve-se pensar em mudanças na posologia (por exemplo, passando a maior dose para a noite) ou até mesmo na troca por outro medicamento menos sedativo, como a ziprasidona ou o aripiprazol.

Alterações hematológicas

A clozapina, considerada atualmente o antipsicótico de escolha em casos de esquizofrenia refratária, na década de 1960 foi retirada do mercado de diversos países em virtude do risco de agranulocitose. Atualmente, estima-se que esse efeito colateral ocorra em menos de 0,5% dos pacientes. Para prevenção de uma possível neutropenia, os pacientes devem ser monitorados com hemogramas semanais nas primeiras 18 semanas de tratamento e, após esse período, mensalmente. A dose é aumentada lentamente, iniciando-se com 12,5mg e acrescendo-se 25mg a cada 2 dias até uma dose média de 300mg/dia. Caso a contagem de leucócitos caia para menos de 3.000/mm³ ou a de neutrófilos para menos de 1.500/mm³, a medicação deverá ser suspensa. Não é recomendável o uso de clozapina por indivíduos com contagem de leucócitos abaixo de 3.500/mm³ ou de neutrófilos abaixo de 2.000/mm³. Ainda é discutível se, após sua suspensão, a clozapina poderia ser novamente reiniciada, pois se acredita que o risco de recorrência dos efeitos hematológicos seja aumentado com maior possibilidade de desfecho fatal. Alguns autores sugerem que a clozapina possa ser reiniciada com o uso concomitante de estimuladores de colônias de granulócitos ou lítio.

Antipsicóticos atípicos nos transtornos do humor

Dentre as diversas indicações clínicas dos antipsicóticos atípicos, destaca-se seu uso como adjuvantes ou até em monoterapia para o tratamento dos transtornos do humor, em especial na depressão resistente e no transtorno afetivo bipolar.

Cerca de 30% a 40% dos indivíduos deprimidos não respondem aos antidepressivos e até 60% a 70% não conseguem alcançar a remissão completa dos sintomas. Na depressão resistente, os antipsicóticos atípicos têm demonstrado eficácia significativa quando associados a antidepressivos (como inibidores seletivos da receptação de serotonina ou inibidores seletivos da receptação de serotonina e noradrenalina). O mecanismo pelo qual exercem esse efeito é explicado pelo bloqueio de receptores 5-HT2A e 5-HT2C, além do agonismo parcial em 5-HT1A, que promovem em conjunto aumento da liberação de dopamina e noradrenalina, principalmente no córtex pré-frontal e no núcleo *accumbens*. As medicações que apresentam evidências mais consistentes para esse fim são a olanzapina, a quetiapina, o aripiprazol e a risperidona, que podem ser prescritas em doses mais baixas, como 5 a 10mg/dia de olanzapina, 100 a 300mg/dia de quetiapina, 2,5 a 10mg/dia de aripiprazol e 1 a 2mg/dia de risperidona.

No farmacoterapia do transtorno afetivo bipolar o lítio foi o primeiro medicamento a ser utilizado, sendo ainda hoje considerado o fármaco com maior evidência de eficácia. Outros medicamentos costumeiramente prescritos como estabilizadores do humor são os anticonvulsivantes, como a carbamazepina e o ácido valproico. Entretanto, nem sempre essas substâncias são suficientemente eficazes para tratar as fases agudas do transtorno ou mesmo para manter a eutimia. Os antipsicóticos atípicos têm sido largamente estudados e prescritos na prática clínica para esse fim, demonstrando bons resultados como estabilizadores do humor, em associação ou monoterapia, tanto nas fases agudas como no tratamento de manutenção. Os que apresentam maior evidência de sucesso são a olanzapina, a quetiapina, o aripiprazol e a clozapina. Uma associação classicamente prescrita é a da olanzapina à fluoxetina para o manejo da depressão bipolar, em geral com boa resposta. A quetiapina é um fármaco que exerce diferentes efeitos clínicos, a depender da dose utilizada: até 75mg/dia, tem ação apenas sedativo-hipnótica; 300mg/dia, ação antidepressiva; 600mg/dia, ação antimaníaca; 800mg/dia, ação antipsicótica.

ANTIPSICÓTICOS DE LIBERAÇÃO PROLONGADA

Alguns antipsicóticos, típicos e atípicos, também estão disponíveis em formulações de liberação prolongada, o que pode melhorar significativamente a adesão do paciente ao tratamento.

Dentre os antipsicóticos de primeira geração, as formulações de liberação prolongada mais utilizadas são a do haloperidol, a da flufenazina e a do zuclopentixol. O decanoato de haloperidol (Haldol decanoato®) está disponível em ampolas de 50mg/mL, podendo ser administradas de uma a quatro ampolas a cada 28 dias por via intramuscular (IM). A equivalência da dose oral pode ser calculada pela seguinte fórmula: dose oral × 15 a 20mg/mL = dose *depot* em 4 semanas. O enantato de flufenazina (Anatensol depot®) está disponível em ampolas de 25mg/mL, podendo ser administradas uma ou duas ampolas a cada 15 dias IM. A equivalência de dose pode ser calculada pela fórmula: dose oral × 2,5mg/mL = dose *depot* em 2 semanas. O decanoato de zuclopentixol (Clopixol depot®) está disponível em ampolas de 200mg/mL, com a administração de uma ou duas ampolas a cada 30 dias IM. Outra formulação do zuclopentixol é o Clopixol acuphase®, em ampolas de 50mg/mL, que podem ser administradas IM a cada 2 ou 3 dias, o que pode ser bastante útil no tratamento inicial de quadros psicóticos agudos.

Dos antipsicóticos de segunda geração, a risperidona e seu metabólito, a paliperidona, estão disponíveis em formulações de liberação prolongada. A risperidona de ação prolongada está disponível em ampolas de 25, 37,5 e 50mg, devendo ser administradas a cada 15 dias IM. A equivalência da dose oral é de, respectivamente, 2, 4 e 6mg/dia. Cabe lembrar que nas primeiras 3 semanas de uso é necessária a administração concomitante da medicação por via oral na dose correspondente. O palmitato de paliperidona está disponível em ampolas de 50, 75, 100 e 150mg, sendo aplicado mensalmente.

CONSIDERAÇÕES FINAIS

O advento dos antipsicóticos na prática médica representou uma luz no fim do túnel para o tratamento dos transtornos mentais graves. Desde o surgimento da clorpromazina, nos anos 1950, os pesquisadores têm buscado incessantemente novas substâncias capazes de melhorar a qualidade de vida e a capacidade funcional dos pacientes. Já é possível, por exemplo, que um indivíduo esquizofrênico tenha autonomia sobre seus atos e até mesmo exerça funções de destaque na sociedade. Entretanto, ainda há muitas limitações, como inúmeros efeitos colaterais e baixa resposta a certos sintomas; por isso, os estudos continuam e a esperança de que sejam encontrados tratamentos mais eficazes e seguros permanece estimulando profissionais em todo o mundo.

Bibliografia consultada

Abreu PB, Bolognesi G, Rocha N. Prevenção e tratamento de efeitos adversos de antipsicóticos. Revista Brasileira de Psiquiatria 2000; 22(Supl I):41-4.

Cordioli AV, Gallois CB, Isolan L. Psicofármacos: consulta rápida. 4. ed. Porto Alegre: Artmed, 2011.

Elkis H, Gama C, Suplicy H et al. Consenso brasileiro sobre antipsicóticos de segunda geração e distúrbios metabólicos. Revista Brasileira de Psiquiatria 2008; 30(1):77-85.

Elkis H, Neto MRL. Psicofarmacologia em psiquiatria: antipsicóticos. In: Miguel EC, Gentil V, Gattaz WF (eds.). Clínica psiquiátrica: a visão do Departamento e do Instituto de Psiquiatria do HCFMUSP. São Paulo: Manole, 2011.

Gama CS. Antipsicóticos atípicos. In: Sena EP, Miranda-Scippa AMA, Quarantini LC, Oliveira IR (eds.). Irismar: psicofarmacologia clínica. 3. ed. Rio de Janeiro: Medbook, 2011.

Kapczinski F, Gazalle FK, Frey B, Kauer-Sant'Anna M, Tramontina J. Tratamento farmacológico do transtorno bipolar: as evidências de ensaios clínicos randomizados. Revista de Psiquiatria Clínica 2005; 32(Supl 1):34-8.

Lacerda ALT, Soares JC, Tohen M. O papel dos antipsicóticos atípicos no tratamento do transtorno bipolar: revisão da literatura. Revista Brasileira de Psiquiatria 2002; 24(1):34-43.

Oliveira IR. Antipsicóticos atípicos: farmacologia e uso clínico. Revista Brasileira de Psiquiatria 2000; 22(Supl l):38-40.

Pinho ACCA, Moraes RMO, Miranda-Scippa AMA, Oliveira IR. Antipsicóticos típicos. In: Sena EP, Miranda--Scippa AMA, Quarantini LC, Oliveira IR (eds.) Irismar: psicofarmacologia clínica. 3. ed. Rio de Janeiro: Medbook, 2011.

Sadock BJ, Sadock VA. Compêndio de psiquiatria: ciência do comportamento e psiquiatria clínica. 9. ed. Porto Alegre: Artmed, 2007.

Sadock BJ, Sadock VA, Sussman N. Farmacologia psiquiátrica de Kaplan e Sadock. 4. ed. Porto Alegre: Artmed, 2007.

Sthal SM. Psicofarmacologia: bases neurocientíficas e aplicações práticas. 3. ed. Rio de Janeiro: Guanabara Koogan, 2013.

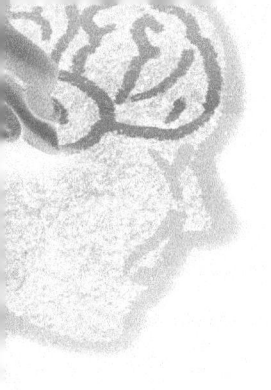

23
Estabilizadores do Humor

Heydrich Lopes Virgulino de Medeiros
Charlles Jean Lucena de Oliveira

INTRODUÇÃO

Os estabilizadores do humor, como o lítio e os anticonvulsivantes, compõem uma categoria farmacológica utilizada principalmente no tratamento do transtorno bipolar do humor (TBH). Antipsicóticos atípicos também têm mostrado eficácia em monoterapia nos casos de TBH. O estabilizador do humor considerado ideal seria aquele que obtivesse efeitos clínicos no paciente bipolar durante as fases agudas (depressão e mania), além de eficácia na prevenção de episódios depressivos e/ou maníacos. Seguindo estritamente essa definição, a ainda psiquiatria não dispõe dessa substância. Em linhas gerais, os estabilizadores do humor têm eficácia antimaníaca, mas com moderados resultados quanto ao polo depressivo. Essa limitação leva ao uso cada vez mais frequente de polifarmácia no tratamento de manutenção.

Neste capítulo serão descritos os principais estabilizadores do humor em dois grupos separados – o do lítio e o dos anticonvulsivantes – considerando especialmente os mecanismos de ação, as indicações e a eficácia em cada estágio do TBH, além dos principais efeitos adversos (Quadro 23.1).

LÍTIO

O lítio é um dos principais psicofármacos utilizados no tratamento do TBH. Apesar de a clorpromazina ter sido consagrada como o primeiro psicofármaco usado no tratamento psiquiátrico, essa primazia pertence ao carbonato de lítio. Em 1949, o psiquiatra australiano John Cade observou as propriedades antimaníacas do lítio o qual, contudo, só quase 20 anos depois veio a ser comercializado na Europa. Talvez por este motivo a clorpromazina se sobressaia nos relatos históricos como o primeiro psicofármaco a ser utilizado na medicina ocidental.

Muitos ensaios clínicos evidenciaram a superioridade do lítio na fase maníaca, quando comparado ao placebo. Além disso, o lítio apresenta moderada eficácia na fase depressiva.

Quadro 23.1 Estabilizadores do humor

Estabilizadores do humor	Dose terapêutica usual	Apresentações disponíveis	Tempo de meia-vida	Efeitos colaterais (mais comuns)	Nomes comerciais
Lítio	900 a 2.400mg	Comprimidos 300 e 450mg	18 a 24h	Acne, ganho de peso	Carbolitium, Carbolim
Ácido valproico/ valproato de sódio	500 a 2.000mg/dia	Comprimidos 250 e 500mg Xarope 50mg/mL	8 a 17h	Dispepsia, sedação, ganho de peso	Depakene, Depakote ER, Torval CR
Carbamazepina	400 a 1.600mg/dia	Comprimidos 200 e 400mg Suspensão 20mg/mL	8 a 12h	Sedação, náuseas, tontura	Tegretol, Tegretol CR, Tegretard
Oxcarbazepina	900 a 2.400mg/dia	Comprimidos 300 e 600mg	9h	Diplopia, tontura, fadiga, hiponatremia	Trileptal, Oxcarb, Oleptal
Lamotrigina	200 a 400mg/dia	Comprimidos 25, 50 e 100mg	25h	Cefaleia, sonolência, *rash* cutâneo	Lamictal, Lamitor, Neural
Topiramato	100 a 400mg/dia	Comprimidos 25, 50 e 100mg	19 a 23h	Perda de apetite, déficit cognitivo	Topamax, Amato, Toptil, Vidmax
Gabapentina	900 a 1.800mg/dia	Comprimidos 300, 400 e 600mg	5 a 7h	Tontura, sonolência fadiga	Neurontin, Gabaneurin

Mecanismo de ação

O mecanismo de ação do lítio ainda não é totalmente elucidado. Especula-se que atue modificando a concentração de neurotransmissores e modulando os sistemas de segundos mensageiros:

- **Neurotransmissores:** durante a fase maníaca parece haver excesso de atividade dopaminérgica. O lítio atuaria diminuindo a liberação sináptica desse neurotransmissor
- **Segundos mensageiros:** o lítio inibe a enzima inositol monofosfatase, diminuindo a formação de inositol trifosfato. Acredita-se que esse seja o principal mecanismo associado ao efeito estabilizador do lítio, que atua ainda inibindo a glicogênio sintetase cinase 3 (GSK3) e a fosfocinase C (PKC), proporcionando a regulação da plasticidade neuronal e a expressão de genes relacionados com os fatores de crescimento.

Indicações e eficácia

Mania aguda

O lítio é eficaz no tratamento da mania aguda, sendo considerado opção de primeira linha em monoterapia pelo *Canadian Network for Mood and Anxiety Treatments* (CANMAT). Já a última atualização do consenso britânico para o tratamento farmacológico do TBH considera o lítio o tratamento de primeira linha apenas nos episódios maníacos de moderada intensidade. Para casos graves, recomenda-se o uso de valproato ou antipsicóticos atípicos, especialmente em virtude do início de ação mais rápido.

A eficácia clínica do lítio tem relação direta com sua concentração plasmática. Para o tratamento da fase aguda (seja mania ou depressão), a litemia desejada varia entre 0,8 e 1,2mEq/L. Em geral, o lítio é iniciado em doses de 600mg/dia, divididas em duas tomadas, com litemia solicitada após 7 dias de uso. A litemia deve ser medida entre 10 e 14 horas após a administração do último comprimido de lítio. A apresentação de liberação retardada "CR" possibilita a administração do fármaco em dose única.

Antes da prescrição do lítio é necessária a avaliação de alguns parâmetros laboratoriais, como função tireoidiana, renal, eletrocardiograma (ECG) e alguns eletrólitos (cálcio e fósforo).

Depressão aguda

A eficácia do carbonato de lítio como fármaco de primeira linha também é observada na depressão aguda, especialmente em casos moderados. O intervalo para observação dos efeitos antidepressivos varia de 3 a 5 semanas. Por ser um longo intervalo, episódios depressivos graves devem ser tratados com outros fármacos, como lamotrigina, quetiapina ou mesmo eletroconvulsoterapia. Deve haver cautela quanto à prescrição de antidepressivos em razão do risco de ciclagem maníaca, algo que não foi observado com o carbonato de lítio.

Profilaxia

Apesar de a eficácia terapêutica e a tolerabilidade envolverem questões concernentes à individualidade do paciente, o lítio é considerado o fármaco mais eficaz para o tratamento de manutenção do TBH. A taxa de recaída entre pacientes não tratados é quase 20 vezes maior do que no grupo que recebe tratamento. A resposta profilática nos indivíduos que cursam com a sequência "mania-depressão-eutimia" tende a ser melhor do que nos que cursam com "depressão-mania-eutimia".

O lítio foi o primeiro fármaco a mudar sensivelmente o prognóstico do TBH, especialmente com a observação da redução da frequência com que os episódios maníacos ocorriam e a consequente diminuição no número de internamentos hospitalares. Além disso, o lítio é eficaz na prevenção de episódios depressivos, com diminuição nas taxas de suicídio, quando comparados grupos de paciente bipolares usando lítio *versus* pacientes que realizaram tratamento com outros estabilizadores do humor.

Assim como ocorre no tratamento da fase aguda, a eficácia clínica é atestada pela litemia. A faixa desejada se situa entre 0,6 e 0,8mEq/L. Alguns autores sugerem índices próximos a 1,0mEq/L para que seja considerado o efeito profilático. Contudo, quanto maior a litemia, maior o risco de efeitos adversos, devendo haver equilíbrio entre a eficácia clínica e a tolerabilidade. Inicialmente são necessárias dosagens semanais do lítio sérico, passando a mensais após estabilização do quadro clínico e, após 6 meses, podem ser semestrais.

Efeitos adversos

Os principais efeitos colaterais causados pelo lítio são acne, ganho de peso, poliúria, tremores e diarreia. Litemias acima de 1,5mEq/L podem cursar com disatria, tremores grosseiros e vômitos. Quando acima de 2,0mEq/L, os pacientes podem apresentar grave intoxicação, com ataxia, hiper-reflexia, turvação da consciência e até mesmo coma. Nesse estágio é necessária a realização de hemodiálise. Em 5% dos casos o lítio pode causar hipotireoidismo.

ANTICONVULSIVANTES

Os anticonvulsivantes começaram a ser prescritos para o tratamento do TBH na década de 1960. Foi sugerida para os episódios maníacos a mesma hipótese à época aplicada à epilepsia, ou seja, se episódios convulsivos poderiam desencadear novos episódios convulsivos, o mesmo ocorreria com as fases maníacas. Desse modo, esses também responderiam ao uso de anticonvulsivantes. Inicialmente, a carbamazepina e o valproato de sódio/ácido valproico mostraram efeitos clínicos positivos na mania aguda.

Atualmente, os anticonvulsivantes usados como estabilizadores do humor podem ter eficácia tanto na fase aguda do TBH (mania e depressão) como na de manutenção. Os principais anticonvulsivantes utilizados em psiquiatria como estabilizadores do humor são: ácido valproico/valproato de sódio, carbamazepina, oxcarbazepina e lamotrigina.

Mecanismo de ação dos anticonvulsivantes

O principal mecanismo de ação dos anticonvulsivantes reside em sua capacidade de intensificar a ações inibitórias do ácido gama-aminobutírico (GABA), especialmente por redução do fluxo de íons nos canais de sódio sensíveis a voltagem. Valproato e lamotrigina atuam ainda inibindo a liberação do glutamato, que é um neurotransmissor excitatório.

Atribui-se também ao valproato mecanismo de ação semelhante ao do lítio na cascata de transdução de sinais, inibindo a GSK3 e a PKC.

Apesar de atuarem de maneira similar no sistema nervoso central (SNC), esses fármacos apresentam eficácia clínica diferente de acordo com a fase da doença, bem como diferentes perfis de tolerabilidade.

Indicações e eficácia

Mania aguda

O valproato foi um dos primeiros anticonvulsivantes aprovados para tratamento do TBH. De eficácia semelhante à do lítio, é indicado como tratamento de primeira linha em monoterapia para mania aguda na última atualização do CANMAT. Níveis séricos entre 50 e 120mg/mL são considerados terapêuticos. Doses mais altas nos primeiros dias (30mg/kg) podem otimizar a resposta clínica e causar sedação, que pode ser um efeito colateral desejável no tratamento inicial da fase maníaca.

O CANMAT evidencia a eficácia da carbamazepina também na fase maníaca, mas como opção de segunda linha em monoterapia. Ambos (valproato e carbamazepina) têm apresentação de liberação prolongada, tornando possível a administração de dose única diária. A carbamazepina pode reduzir o próprio metabolismo após 3 semanas, sendo necessário ajuste posológico.

Em estudo de 12 semanas, a oxcarbazepina apresentou eficácia semelhante à do valproato na mania aguda. Contudo, uma revisão sistemática questionou essa eficácia. Por ser quimicamente similar à carbamazepina, e mais bem tolerada, a oxcarbazepina tem sido amplamente utilizada na prática clínica "fora da bula" para o TBH, especialmente na fase maníaca. A lamotrigina não apresenta eficácia quando usada em monoterapia na mania aguda.

Depressão aguda

A lamotrigina é o único anticonvulsivante indicado em monoterapia para a fase aguda da depressão bipolar. A posologia deve ser ajustada quinzenalmente até se atingir a dose de 100mg/dia (dose única noturna). Após esse período, aumentos mais incisivos na posologia podem ser feitos com menos risco de ocorrência de síndrome de Steven-Johnson (0,1% de ocorrência), visto ser este o efeito colateral mais temido relacionado com a lamotrigina. Exceto por esse risco, costuma ser um fármaco bem tolerado. Tem vantagem sobre os antidepressivos especialmente por não induzir virada maníaca, mas o ajuste lento pode promover demora no início dos efeitos clínicos, limitando seu uso em episódios depressivos mais graves.

O valproato pode ser associado a algum inibidor seletivo da recaptação de serotomina (ISRS) ou à bupropiona em terapia combinada. Passado o período de 2 a 3 semanas sem qualquer efeito clínico, é sugerida a troca do esquema em vigor.

Profilaxia

Tanto o valproato como a carbamazepina são indicados para tratamento de manutenção no TBH, especialmente no que concerne à atuação na prevenção de novas fases maníacas. A presença de ciclagem rápida e mania mista está associada a melhor resposta clínica com o uso de valproato. A associação ao lítio mostrou melhores resultados quanto às taxas de recaída quando comparada com o uso de lítio em monoterapia, mas também foi maior a incidência de efeitos colaterais. O valproato mostrou eficácia moderada na profilaxia de episódios depressivos, especialmente em bipolares tipo II.

A carbamazepina em monoterapia é adotada como tratamento de segunda linha na fase de manutenção do TBH. Trata-se de um psicofármaco com elevadas taxas de interação medicamentosa, o que pode ser um problema em bipolares, os quais frequentemente necessitam de mais de uma medicação para manutenção da estabilidade clínica. Mania mista e comorbidade com alcoolismo predizem boa resposta à carbamazepina.

Não há, até o presente momento, estudos que tenham avaliado a oxcarbazepina como monoterapia no tratamento de manutenção em pacientes bipolares.

A lamotrigina não tem efeitos profiláticos para a fase maníaca, mas apenas no que tange à prevenção de episódios depressivos. O ajuste posológico deve seguir a mesma regra utilizada durante o tratamento da depressão bipolar.

Efeito adversos

- **Valproato/ácido valproico:** sedação, ataxia, tremores, queda de cabelo, dispepsia, elevação das transaminases e ganho de peso.
- **Carbamazepina:** ataxia, diplopia, tontura, vômitos, náuseas, aumento das transaminases, anemia aplástica e *rash* cutâneo.
- **Oxcarbazepina:** hiponatremia, tontura, cefaleia, diplopia, sonolência e fadiga.
- **Lamotrigina:** *rash* cutâneo, vômitos, náuseas, sonolência, ataxia e acne.

Associações entre anticonvulsivantes

A ausência de um estabilizador do humor que atue com eficácia suficiente em todas as fases do TBH torna comum a associação de mais de um fármaco dessa categoria química durante o tratamento de manutenção, bem como a associação entre lítio e anticonvulsivantes. Como o valproato pode aumentar o nível sérico da lamotrigina, as doses desta última devem ser aumentadas lentamente com acompanhamento dos possíveis efeitos colaterais. A carbamazepina pode diminuir o nível sério tanto do valproato como da lamotrigina, o que pode tornar necessária a administração de doses maiores desses anticonvulsivantes para a obtenção do efeito clínico desejado. Como o valproato e a carbamazepina são usados com maior eficácia na prevenção das fases de mania, pode ser recurso útil sua associação à lamotrigina de modo a ampliar o poder de profilaxia no TBH.

Outros anticonvulsivantes

Topiramato e gabapentina também são usados como adjuvantes no tratamento do TBH. O topiramato tem prescrição sugerida em caso de comorbidade com algum transtorno do controle dos impulsos. Pode ainda amenizar o ganho de peso que medicações como lítio e valproato podem acarretar. A gapapentina pode ser utilizada em pacientes bipolares que sofram com elevados níveis de ansiedade, visto haver necessidade de cautela quanto ao uso de antidepressivos em virtude do risco de virada maníaca.

ANTIPSICÓTICOS ATÍPICOS

Os antipsicóticos atípicos também apresentam efeito estabilizador do humor. Risperidona, olanzapina, quetiapina, paliperidona, ziprasidona, aripiprazol e asenapina podem ser utilizados como monoterapia na mania aguda. A quetiapina apresenta ainda eficácia adicional na depressão bipolar e como tratamento de manutenção. O aripiprazol e a olanzapina também demonstram eficácia no tratamento de manutenção. A risperidona de depósito pode ser ainda utilizada como opção em monoterapia na profilaxia, sendo o único fármaco de depósito aprovado como primeira linha para esse fim.

Bibliografia consultada

Cordioli AV et al. Psicofármacos: consulta rápida. 4. ed. Porto Alegre: Artmed, 2011.

Juruena MF, Sena EP, Oliveira IR. Anticonvulsivantes em neuropsiquiatria. In: Sena EP, Oliveira IR. Manuel de psicofarmacologia clínica. 2. ed. Rio de Janeiro: Guanabara Koogan, 2006.

Kakkar AK, Rehan HS, Unni KE, Gupta NK, Chopra D, Kataria D. Comparative efficacy and safety of oxcarbazepine versus divalproex sodium in the treatment of acute mania: a pilot study. European Psychiatry 2009; 24(3):178-82.

Kapczinski F, Gazalle FK, Frey B, Kauer-Sant'Anna M, Tramontina J. Tratamento farmacológico do transtorno bipolar: as evidências de ensaios clínicos randomizados. Revista de Psiquiatria Clínica 2005; 32(Supl I): 34-8.

Lafer B, Nery FG, Brietzke E. Estabilizadores do humor. In: Miguel EC, Gentil V, Gattaz WF. Clínica psiquiátrica: a visão do Departamento e do Instituto de Psiquiatria do HCFMUSP. São Paulo: Manole, 2011.

Moreno RA. Princípios e diretrizes gerais do tratamento. In: Moreno, RA, Moreno DA. Da psicose maníacodepressiva ao espectro bipolar. 2. ed. São Paulo: Segmento Farma, 2008.

Moreno RA, Moreno DR, Ratzke R. Diagnóstico, tratamento e prevenção da mania e da hipomania no transtorno bipolar. Revista de Psiquiatria Clínica 2005; 32(Supl I):39-48.

Porto JAD, Versiani M. Transtorno bipolar: tratando o episódio agudo e planejando a manutenção. Jornal Brasileiro de Psiquiatria 2005; 54(2):84-8.

Rosa AR, Ceresér K, Franco C, Pascual EV. Tratamento farmacológico do transtorno bipolar. In: Kapczinski F, Quevedo J. Transtorno bipolar: teoria e clínica. Porto Alegre: Artmed, 2009.

Sadock BJ, Sadock VA, Sussman N. Farmacologia psiquiátrica de Kaplan e Sadock. 4. ed. Porto Alegre: Artmed, 2007.

Souza FGM. Tratamento do transtorno bipolar – Eutimia. Revista de Psiquiatria Clínica 2005; 32(Supl I):63-70.

Stahl SM. Psicofarmacologia: bases neurocientíficas e aplicações práticas. 3. ed. Rio de Janeiro: Guanabara Koogan, 2013.

Vasudev A, Macritchie K, Vasudev K, Watson S, Geddes J, Young AH. Oxcarbazepine for acute affective episodes in bipolar disorder. Cochrane Database Syst Rev 2011 Dec 7; (12):CD004857.

Yatham LN, Kennedy SH, Parikh SV et al. Canadian Network for Mood and Anxiety Treatments (CANMAT) and International Society for Bipolar Disorders (ISBD) collaborative update of CANMAT guidelines for the management of patients with bipolar disorder: update 2013. Bipolar Disorder 2013; 15(1):1-44.

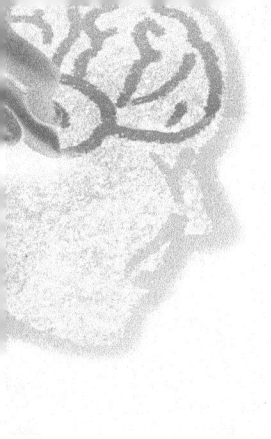

24
Outros Fármacos Usados em Psiquiatria

Kleber Varela dos Santos

INTRODUÇÃO

Neste capítulo serão abordados alguns dos fármacos de uso relevante em psiquiatria que não foram estudados nos demais. Trata-se de uma miscelânea de medicações que também inclui substâncias não classificadas no grupo dos psicofármacos, mas que são muito úteis na prática clínica diária. Serão descritos os psicoestimulantes (metilfenidato, lisdexanfetamina, atomoxetina), modafinil, anticolinérgicos (biperideno, prometazina), propranolol e hormônio tireoidiano (T3).

PSICOESTIMULANTES

Metilfenidato

O metilfenidato foi sintetizado em 1944 e utilizado, a princípio, para o tratamento da fadiga crônica, letargia, depressão e narcolepsia. Caracteriza-se como um estimulante do sistema nervoso central (SNC) derivado da piperidina e similar em sua estrutura à anfetamina. Atualmente, é indicado de modo consistente no tratamento do transtorno do déficit de atenção e hiperatividade (TDAH) em crianças, adolescentes e adultos, bem como em caso de sonolência excessiva diurna da narcolepsia.

Embora com evidências incompletas de indicação, seu uso ainda é considerado como adjuvante no tratamento de depressão em idosos, em pacientes com depressão e doença física associada (como AIDS e neoplasias) e em casos refratários, no manejo da fadiga relacionada com neoplasias, sarcoidose e doença de Parkinson, na reabilitação cognitiva após eletroconvulsoterapia, bem como no manejo sintomático de indivíduos com doença de Alzheimer.

O fármaco tem rápida absorção por via oral, a qual não é influenciada quantitativamente pelos alimentos. Na formulação de liberação imediata, seu efeito clínico já pode ser observado de 15 a 30 minutos após a ingestão, com pico plasmático entre 1 e 2 horas, meia-vida de 2 a 3 horas e duração do efeito entre 3 e 4 horas, podendo atingir no máximo

6 horas. Como consequência de seu curto efeito de ação, foram desenvolvidas apresentações de longa duração, de modo a diminuir as flutuações nos níveis séricos e o risco de dependência e facilitar a adesão terapêutica.

O metilfenidato sofre metabolismo hepático por efeito de primeira passagem, sendo um inibidor fraco de CYP 2D6 e apresentando, assim, reduzido potencial para interações medicamentosas. Quanto à sua excreção, ocorre sobretudo por via renal (97%), em 48 a 96 horas, sendo os 3% restantes eliminados pelas fezes. Sua ligação a proteínas plasmáticas é reduzida (cerca de 15%), ultrapassando a barreira hematoencefálica rapidamente, o que representa uma característica importante para um fármaco de ação central.

O metilfenidato atua inibindo a recaptação de dopamina e noradrenalina por meio do bloqueio das bombas de recaptação, aumentando, portanto, as concentrações desses neurotransmissores na fenda sináptica. Mais especificamente, atua bloqueando o transportador de noradrenalina (NET) no córtex pré-frontal e o transportador de dopamina (DAT) no *nucleus accumbens*. Trata-se de um inibidor mais potente e eficaz que a bupropiona quanto à sua ação sobre NET e DAT.

Essa característica é importante para o manejo do TDAH, por se tratar de uma condição em que os sinais dopaminérgicos e noradrenérgicos no córtex pré-frontal estão enfraquecidos. Além disso, vale salientar que o uso excessivo da substância, saturando o DAT, pode aumentar muito a disponibilidade sináptica de dopamina no *nucleus accumbens*, provocando reforço, recompensa, euforia e uso excessivo contínuo, sendo essa uma das maneiras de se compreender seu potencial de dependência.

O metilfenidato age também como liberador de dopamina nos neurônios pré-sinápticos, contribuindo para seu efeito. Por exercer relativo bloqueio sobre a enzima monoaminoxidase (MAO), deve ser utilizado com cautela em pacientes em uso de inibidores da MAO. Age, portanto, estimulando várias regiões do SNC, sobretudo o sistema reticular ativador ascendente, ativando o córtex e, em última análise, aumentando o nível de alerta do indivíduo.

Na população infantil, a dose recomendada é de 0,6 a 1mg/kg/dia (média de 0,7mg/kg/dia), costumando ser utilizado entre 0,4 e 1,3mg/kg/dia, dividido em duas a três tomadas. Apresenta os efeitos esperados, bem como perfil de efeitos colaterais, de maneira dose-dependente. Recomenda-se, em geral, iniciar com 5mg, uma a duas vezes ao dia, aumentando a dose em 5 a 10mg/dia por semana. Em razão de seu efeito ativador, recomenda-se não utilizá-lo após as 18 horas de modo a evitar a ocorrência de insônia, embora a conduta deva ser individualizada. Entre os pré-escolares, em virtude da metabolização mais lenta do fármaco, preconiza-se o uso de doses menores com aumento mais gradual. Em adultos, a dose se situa, em média, entre 60 e 80mg/dia.

Além da formulação de liberação imediata, dispõe-se no Brasil das formulações de liberação prolongada, que apresentam cerca de 8 ou 12 horas de ação. Trata-se de estratégia interessante, como referido, tendo em vista o curto intervalo de ação da droga, levando a potencial efeito abusivo. Ambas as formas demonstram tecnologias diferenciadas de liberação, podendo ser tomadas em dose única diária.

O uso a curto prazo não apresenta efeitos colaterais mais preocupantes. Quanto aos efeitos a longo prazo, apesar da disponibilidade ainda reduzida de dados na literatura, estes sugerem poucos efeitos graves. Está relacionado com discreto aumento dos níveis pressóricos e da frequência cardíaca a curto prazo, o que demonstra a importância de acompanhamento desses parâmetros antes e durante sua administração.

Quanto aos efeitos colaterais mais comuns, destacam-se: boca seca, redução do apetite, nervosismo, cefaleia, labilidade afetiva, tristeza, perda de peso, insônia, tontura, náuseas e agitação. Entre os menos comuns, devem ser ressaltados: possibilidade de abstinência, dependência, alucinações, psicose, *delirium*, sintomas obsessivo-compulsivos, convulsões, estado confusional, euforia, fadiga e sonolência com a retirada, anemia, leucopenia, trombocitopenia, ansiedade, angina, arritmia, hipertensão arterial, taquicardia, febre, *rash* cutâneo e retardo do crescimento.

Dentre suas contraindicações, além da hipersensibilidade ao fármaco, listam-se: ansiedade, agitação, glaucoma, discinesia, tiques, transtorno de Tourette, hipertireoidismo, arritmia cardíaca, angina de peito, hipertensão grave, uso de inibidor da MAO (ou antes de 14 dias da retirada) e psicoses.

Diante de casos de intoxicação, é esperada a ocorrência de hiperatividade simpática, levando a hipertensão, taquicardia e hipertermia, possivelmente associadas a psicose, irritabilidade e episódios convulsivos. Além do suporte clínico geral e do tratamento da hipertermia, o manejo nesses casos pode ser feito com propranolol, diazepam em caso de convulsões e antipsicóticos sedativos em caso de *delirium*.

O metilfenidato atravessa a barreira placentária, mas ainda não há estudos conclusivos sobre seu uso durante a gravidez. Sabe-se que é excretado no leite materno. A segurança de seu uso foi comprovada em crianças maiores de 6 anos de idade, devendo ser monitorados peso e altura durante o tratamento, pois está relacionado com atraso temporário no crescimento; quando surgem alterações nesse âmbito, é importante considerar períodos curtos sem o uso do medicamento, como finais de semana ou férias. Em idosos, quando usado em doses menores, apresenta bom perfil de tolerabilidade.

Recomendam-se, durante o uso prolongado, avaliações laboratoriais periódicas com hemograma e testes de função hepática. Além disso, convém adotar atenção especial nos casos de cardiopatas e portadores de outras comorbidades, com indicação individualizada.

Lisdexanfetamina

Recomendada para o tratamento de TDAH em crianças e adultos, a lisdexanfetamina (L-lisina-D-anfetamina), ou dimesilato de lisdexanfetamina, pertence às classes das anfetaminas e fenetilaminas. Por ser um pró-fármaco inativo, depois de ingerida ocorre sua ativação gradual, através de hidrólise, convertendo-se em D-anfetamina, uma amina simpaticomimética com atividade estimulante.

A lisdexanfetamina atua inibindo a recaptação de noradrenalina e dopamina no neurônio pré-sináptico através de uma inibição competitiva, atuando como pseudossubstrato dos transportadores NET e DAT, levando a aumento de sua liberação na fenda sináptica. Trata-se, portanto, de mecanismo de ação diferente do verificado com o metilfenidato, uma vez que este faz cessar as bombas de recaptação para que nada seja transportado, enquanto a D-anfetamina atua inibindo a recaptação de noradrenalina e dopamina para que ela mesma seja transportada.

Após a ingestão, é rapidamente absorvida, atingindo o pico de ação em 3,5 horas e ocorrendo a conversão em D-anfetamina após a primeira passagem hepática, o que a caracteriza como uma pró-droga. Seu efeito terapêutico dura, em média, 12 horas, podendo alcançar 14 horas. Sua administração como pró-fármaco inativo configura-se em característica interessante, já que sua conversão em droga ativa ocorre de maneira gradual, diminuindo seu potencial de abuso. Além disso, ao contrário de outras anfetaminas, é necessária a administração por via oral, fazendo com que sua ação estimulante não seja obtida por outras vias, como a endovenosa.

A dose recomendada é de 30mg/dia, administrada pela manhã de modo a evitar a ocorrência de insônia. Sua dose máxima é de 70mg/dia. Pode ser ingerida com ou sem alimentos, e o conteúdo da cápsula pode ser dissolvido em água, facilitando a administração em alguns casos.

Dentre os efeitos colaterais mais comuns, destacam-se: redução do apetite, insônia, boca seca, cefaleia e irritabilidade. Atenção especial deve ser dada a alguns efeitos menos comuns, como agitação, agressividade, ansiedade, euforia, alucinações, delírios, depressão, convulsões, tiques, tremores, retardo no crescimento, aumento da pressão arterial e da frequência cardíaca, infarto agudo do miocárdio e morte súbita.

Quanto às contraindicações, constam: hipersensibilidade a simpaticomiméticos, arteriosclerose avançada, doença cardiovascular sintomática, hipertensão arterial moderada a grave, hipertireoidismo, glaucoma, agitação, história de abuso de substâncias e uso concomitante de inibidores da MAO ou até 14 dias após interrupção. Essas contraindicações, no entanto, devem ser avaliadas em cada situação.

Em caso de intoxicação, os efeitos são variáveis, podendo ocorrer mesmo com doses baixas. São esperados efeitos de hiperatividade simpaticomimética, como inquietude, tremores, hiper-reflexia e taquipneia, com possibilidade de confusão mental, alucinações, pânico, hipertermia, rabdomiólise e, posteriormente, fadiga e depressão. Dentre os efeitos cardiovasculares, destacam-se: arritmias, hipertensão ou hipotensão arterial e colapso circulatório. São frequentes, ainda, náuseas, vômitos, diarreia e cólicas abdominais. Nos casos mais graves há risco de evolução para convulsões, coma e morte. Para o manejo, que é sintomático, realiza-se lavagem gástrica com carvão ativado, agentes catárticos e sedação. Em caso de hipertensão arterial, deve ser considerado o uso de fentolamina. É possível ainda o uso de clorpromazina como antagonista de seus efeitos centrais.

Não se recomenda o uso da lisdexanfetamina durante a gravidez em virtude do risco de parto prematuro e baixo peso ao nascer, bem como a ocorrência de sintomas de retirada. Não há estudos que embasem a segurança de sua utilização durante a lactação em razão da passagem para o leite materno. Seu uso não foi estudado em menores de 6 anos de idade nem em idosos.

Recomenda-se cautela em indivíduos com história de convulsões em virtude da potencial diminuição do limiar convulsivo. Além disso, é importante monitorar altura e peso, uma vez que, à semelhança do metilfenidato, é capaz de suprimir o crescimento durante tratamento prolongado.

Atomoxetina

Com evidências consistentes de eficácia no tratamento de TDAH em crianças, adolescentes e adultos, a atomoxetina é um inibidor seletivo da recaptação pré-sináptica de noradrenalina (ISRN), sendo o único fármaco dessa classe aprovada para esse uso terapêutico. Acredita-se que, por ser um ISRN, atue aumentando os níveis de noradrenalina no córtex pré-frontal, melhorando a função cognitiva no TDAH.

Em virtude de suas características farmacológicas, a atomoxetina não apresenta potencial de abuso, o que pode ser considerado uma vantagem quando comparada a psicoestimulantes como metilfenidato e lisdexanfetamina. Isso porque atua especificamente inibindo a recaptação de noradrenalina, agindo em seu transportador pré-sináptico (NET), no córtex pré-frontal. Uma vez que o córtex pré-frontal não apresenta concentração elevada de transportador de dopamina (DAT), a dopamina é recaptutrada nessa região pela ação do NET. Assim, como a atomoxetina age inibindo o NET, promove o aumento tanto de dopamina como de noradrenalina no córtex pré-frontal. Por outro lado, como há escassez de neurônios noradrenérgicos e NET no *nucleus accumbens*, sua inibição pelo fármaco não leva a aumento de noradrenalina ou dopamina nesse local. Portanto, ocorre aumento de noradrenalina e dopamina no córtex pré-frontal, sem aumento desses neurotransmissores no *nucleus accumbens*, o que seria associado ao fenômeno de dependência.

O fármaco tem rápida absorção após administração oral, sem sofrer interferência da alimentação. Seu pico plasmático ocorre em 1 a 2 horas, estando 98% da droga ligados a proteínas plasmáticas quando em concentração terapêutica. Sua meia-vida é em torno de 5 horas. Apresenta metabolismo hepático através da isoenzima CYP 2D6, sendo eliminada na forma inativa através da urina (80%) e das fezes (17%), e 3% são eliminados inalterados nas fezes. Apesar de seu metabolismo hepático, não interfere no sistema microssomal, o que leva a um baixo potencial de interações medicamentosas. No entanto, o uso concomitante de medicamentos que inibam a CYP 2D6, como fluoxetina e paroxetina, interferindo em seu metabolismo, deve ser realizado com cuidado, sendo recomendados ajustes de doses.

A dose terapêutica recomendada em crianças com peso inferior a 70kg é de 0,5 a 1mg/kg/dia, devendo ser iniciada com 0,5mg/kg/dia e aumentada em 5mg a cada semana ou de acordo com a tolerabilidade. Doses maiores não parecem promover benefícios e não se deve ultrapassar 1,3mg/kg/dia ou 80mg/dia. Em adultos, recomenda-se iniciar com 40mg/dia, até a dose máxima de 80mg/dia. Deve ser administrada em dose única, pela manhã, ou dividida em duas doses, pela manhã e no final da tarde. Embora seus efeitos possam ser percebidos na primeira semana de uso, sua efetividade deve ser avaliada após 8 semanas de tratamento.

Dentre seus efeitos colaterais mais comuns destacam-se, em crianças e adolescentes, dispepsia, náuseas, vômitos, dor abdominal, cefaleia, fadiga, redução do apetite, tontura e variações do humor. Efeitos menos comuns, mas de maior relevância, são: convulsões, pensamentos suicidas, psicose, sedação, priapismo e retardo no crescimento.

Em adultos, os efeitos colaterais mais comuns são constipação intestinal, boca seca, náusea, redução do apetite, tontura, insônia, diminuição da libido, disfunções ejaculatórias, impotência sexual, disúria, retenção urinária, dificuldade miccional e dismenorreia. Dentre os menos comuns, listam-se: psicose, aumento da frequência cardíaca e da pressão arterial, infarto agudo do miocárdio, doença hepática grave e priapismo.

Quanto às contraindicações absolutas, consta, além dos pacientes com hipersensibilidade, o uso concomitante de inibidores da MAO. Dentre as relativas, encontram-se indivíduos com glaucoma de ângulo fechado, risco de retenção urinária, doença cardíaca, hipertensão arterial não controlada, história de acidente vascular encefálico e ataques isquêmicos transitórios.

A intoxicação pode ocasionar vômitos, taquicardia e confusão mental. Embora haja poucos dados referentes à *overdose*, recomenda-se suporte clínico com monitoramento de sinais vitais, assim como lavagem gástrica e uso de carvão ativado para evitar sua absorção, se possível.

Os estudos na gravidez e na lactação ainda são em pequeno número e não possibilitam conclusões definitivas. Em crianças, em virtude da ausência de evidências clínicas para uso em menores de 6 anos, recomenda-se administração apenas a partir dessa idade, também com monitoramento das taxas de crescimento. Em idosos, ainda não se encontram disponíveis dados quanto à segurança, eficácia e tolerabilidade para o uso.

MODAFINIL

O modafinil faz parte do grupo dos promotores de vigília, derivado do adrafinil, sendo também conhecido como estimulante não anfetamínico ou atípico. Dentre suas indicações com evidências consistentes de eficácia constam narcolepsia, sonolência residual em portadores de apneia do sono tratados com CPAP e TDAH em crianças e adolescentes (neste último com segurança questionável em razão da possível associação a *rash* grave). Dentre as indicações com evidências incompletas listam-se TDAH em adultos e transtornos de ritmo circadiano do sono em trabalhadores com mudanças de turno recorrentes. Além disso, pode ser útil no tratamento de dependentes de cocaína por reduzir a fissura, os sintomas de abstinência e a euforia.

Trata-se de um composto racêmico com ligação às proteínas plasmáticas equivalente a 60%. Apresenta pico plasmático 2 horas após a administração por via oral, retardado em 1 hora se ingerido com alimentos. Com meia-vida de 11 a 14 horas, seus níveis séricos se tornam estáveis em 3 a 4 dias de uso. Metabolizado no fígado pela isoenzima CYP 3A4, sua excreção se dá em 90% através das fezes, após metabolismo hepático, sendo os outros 10% eliminados inalterados através da urina.

Evidências sugerem que o fármaco induz, de maneira fraca, a CYP 3A4 *in vitro*, sugerindo-se atenção na administração concomitante com fármacos por ela metabolizados. Além disso, inibe a CYP 2C19.

É possível sua associação ao metilfenidato, uma vez que não há alterações em suas farmacocinéticas. Essa combinação se configura como uma possibilidade nos casos de TDAH de difícil manejo, tomando-se as devidas precauções com ambos os fármacos, com atenção especial aos riscos cardiológicos.

Recomenda-se a dose de 200mg/dia, administrada pela manhã, podendo ser aumentada para 400mg/dia, a depender da resposta clínica. Para aqueles pacientes com mudanças frequentes no turno do trabalho, recomenda-se a dose de 200mg 1 hora antes do início das atividades laborais.

O mecanismo de ação do modafinil permanece controverso. Seu local de ligação mais provável é o transportador de dopamina (DAT), inibindo sua recaptação pré-sináptica de maneira fraca. Apesar de ser um inibidor fraco, sua concentração sérica atinge níveis suficientes para alcançar o efeito esperado sobre o DAT, levando, além disso, a um baixo potencial de abuso. Há ainda outros mecanismos associados, como a consequente liberação de histamina e orexina e a redução do efeito inibitório gabaérgico, relacionados com a regulação sono-vigília, levando a seu efeito ativador. É possível, também, que atue estimulando os sistemas glutamatérgicos, no hipotálamo, serotoninérgicos, no hipotálamo e no córtex pré-frontal, e noradrenérgicos, no núcleo pré-óptico ventrolateral. Essas particularidades em seu mecanismo de ação justificam a exclusão do fármaco do grupo dos psicoestimulantes.

Os efeitos colaterais mais comuns do modafinil são: cefaleia, ansiedade, náusea, diarreia e perda do apetite. Dentre os menos comuns, destacam-se: possibilidade de psicose, mania, aumento da frequência cardíaca e da pressão arterial, agranulocitose, *rash* cutâneo e síndrome de Stevens-Johnson. São contraindicações absolutas, além da hipersensibilidade ao fármaco, doenças cardíacas, como infarto do miocárdio prévio, arritmias, prolapso de valva mitral, angina e hipertrofia ventricular. Como contraindicações relativas observam-se hipertensão arterial descontrolada e uso de inibidores da MAO.

Apresenta relativa segurança em caso de ingesta de doses elevadas, evoluindo com insônia, agitação, taquicardia e aumento da pressão arterial, recomendando-se acompanhamento dos parâmetros e manejo sintomático.

O uso na gravidez e na lactação, em virtude da ausência de estudos de segurança, não é recomendado. Considerando-se que não há dados de segurança para uso em menores de 16 anos e em razão do risco de *rash* cutâneo grave, seu uso em menores de 18 anos é proscrito pela FDA (Food and Drug Administration). Sua segurança em idosos não foi determinada, sendo recomendadas doses menores nesse grupo.

Atenção especial deve ser dada ao uso concomitante de anticoncepcionais hormonais, em razão da potencial perda do efeito contraceptivo. Além disso, recomenda-se interromper o uso em caso de lesões de pele e mucosas, em virtude da possibilidade de *rash* grave. Além disso, é importante pesquisar a ocorrência de ideação suicida, embora seja evento incomum.

ANTICOLINÉRGICOS
Biperideno

De uso recorrente na prática psiquiátrica em geral, o biperideno é um fármaco anticolinérgico e antiparkinsoniano potente utilizado sobretudo no manejo de efeitos extrapiramidais de antipsicóticos. Além dessa indicação, atua em indivíduos com reações distônicas agudas e naqueles com parkinsonismo. Considera-se seu uso em outros contextos, como em pacientes com nevralgia do nervo trigêmeo, espasticidade após concussão cerebral e espinal, traumatismo cranioencefálico, espasmo brônquico e intoxicações por nicotina e organofosforados.

O biperideno apresenta boa absorção através do trato gastrointestinal e metabolismo hepático. Sua ação anticolinérgica se dá principalmente por intermédio de receptores muscarínicos tipo 1 (M1). Para compreensão de seu efeito sobre o manejo de efeitos extrapiramidais de antipsicóticos é preciso relembrar, brevemente, os efeitos dessas drogas. Considerando que a dopamina suprime a atividade da acetilcolina e que os antipsicóticos promovem bloqueio dopaminérgico significativo, principalmente os de primeira geração, os antipsicóticos provocam aumento relativo de acetilcolina no sistema nigroestriatal. Logo, esse aumento é responsável pelos indesejados efeitos colaterais. O biperideno age corrigindo esse desequilíbrio nos níveis de acetilcolina e promovendo um bloqueio colinérgico nos gânglios da base.

Nesses casos, a dose inicial recomendada é de 2mg/dia, divididos em duas doses, via oral, podendo ser aumentada diariamente em 2mg e não devendo ser ultrapassada a dose máxima de 16mg/dia. No entanto, vale ressaltar que deve ser buscada a menor dose eficaz, bem como sua utilização provisória, apenas enquanto são corrigidos os efeitos colaterais dos antipsicóticos, seja mediante redução da dose, seja pela troca do fármaco que originou o problema. Na prática, porém, o que se percebe muitas vezes é a adição do anticolinérgico por tempo indeterminado, o que frequentemente não se faz necessário. Assim, após algumas semanas a dose deve ser reduzida gradualmente até sua descontinuação, exceto nos casos em que essa redução não seja possível.

Nas distonias agudas, o uso inicial pode ser parenteral, a depender da gravidade do quadro, recomendando-se meia ou uma ampola de 5mg intramuscular (preferencialmente) ou endovenosa, com reaplicações possíveis a cada 30 minutos, até a dose máxima de 20mg/dia. Superado o quadro agudo, pode ser feita a manutenção por via oral durante algumas semanas. Em relação à acatisia, porém, não parece apresentar eficácia.

Embora haja controvérsias quanto a seu uso profilático, é possível considerá-lo durante o início do tratamento de indivíduos com maior risco de desenvolver efeitos colaterais extrapiramidais, como jovens do sexo masculino, utilizando antipsicóticos de alta potência. Essa aplicação se justifica porque esses efeitos, sobretudo as reações distônicas agudas, tendem a incomodar bastante e levar à interrupção do tratamento. Uma vez que o risco desses efeitos é maior no início, particularmente nos primeiros 4 dias de uso do antipsicótico, a utilização do biperideno pode ser reduzida a partir do décimo dia, objetivando sua interrupção, que deve ser sempre gradual. Vale ressaltar, porém, que essa indicação é controversa, devendo ser considerado o uso de antipsicóticos de segunda geração em doses iniciais baixas com aumento gradual de acordo com a clínica, priorizando-se, sempre que possível, o uso de antipsicóticos sem a adição de anticolinérgicos.

Em relação aos efeitos colaterais do biperideno, boca seca, constipação intestinal e visão borrada destacam-se como os mais comuns, o que é compreensível em razão de sua ação anticolinérgica. Efeitos menos comuns, porém relevantes, são agitação, confusão mental, alucinações, *delirium*, déficit cognitivo e de memória, sedação, cefaleia, tontura, disfunção sexual, epigastralgia, náuseas, hipotensão postural, taquicardia, retenção urinária e precipitação de glaucoma.

São contraindicações absolutas: história de obstrução intestinal, glaucoma de ângulo fechado e hipersensibilidade à substância. Casos em que seu uso deve ser cuidadoso ou evitado configuram as seguintes contraindicações relativas: doenças prostáticas com prostatismo, insuficiências hepática, renal e cardíaca, *delirium*, estenose mecânica do piloro, megacólon, arritmias cardíacas, discinesia tardia e miastenia grave.

A *overdose* por biperideno tende a se apresentar com quadro semelhante ao de intoxicação atropínica com febre, midríase, taquicardia sinusal, retenção urinária e boca seca, podendo evoluir para coma, parada cardiorrespiratória e morte. O manejo em casos de superdosagem deve ser o usual, com lavagem gástrica e suporte clínico, considerando-se ainda o uso de benzodiazepínicos para a agitação, sondagens urinárias de alívio, fisostigmina para reverter complicações cardiovasculares e pilocarpina para reverter a midríase.

Se possível, o uso de biperideno deve ser evitado no primeiro trimestre gestacional, com cuidadosa avaliação de sua indicação após esse período. Quanto à lactação, uma vez que agentes anticolinérgicos podem suprimi-la e que, além disso, o biperideno é excretado no leite materno em concentração similar à sérica, seu uso deve ser evitado durante esse período.

Em crianças, há relatos de uso transitório nas distonias secundárias a medicamentos, como neurolépticos e metoclopramida, e o biperideno pode ser utilizado, de acordo com a faixa etária, a partir de 1 ano de idade. Quanto aos idosos, são recomendadas doses menores em virtude do maior potencial de efeitos colaterais, como intoxicação atropínica, precipitação de glaucoma e piora de déficits de memória, sendo sua retirada associada à melhora cognitiva nessa população.

Prometazina

Em razão do baixo custo e da disponibilidade no Sistema Único de Saúde, a prometazina é um fármaco de uso relativamente comum, sobretudo pela população de baixa renda. Trata-se de um anti-histamínico de uso sistêmico, derivado fenotiazínico de cadeia alifática, sem propriedades antipsicóticas e com efeitos sedativo, antiemético e anticolinérgico. Sua ação anti-histamínica ocorre mediante antagonismo competitivo.

A prometazina é utilizada de modo consistente no manejo de insônia e na potencialização de efeitos sedativos de antipsicóticos na agitação psicomotora. Além disso, também de maneira consistente, pode ser utilizada no tratamento de náuseas, vômitos e alergias. Sugere-se, ainda, a possibilidade de uso no tratamento de efeitos extrapiramidais provocados por antipsicóticos e como adjuvante na sedação pré-operatória em crianças.

Ao ser administrada por via oral, a prometazina é absorvida rapidamente com início de efeito após cerca de 20 minutos, efeito máximo em 1 hora e ação ao longo de 4 a 6 horas. Sua concentração plasmática máxima é atingida em 1,5 a 3 horas com meia-vida plasmática entre 10 e 15 horas. Seu metabolismo é sobretudo hepático, havendo também a participação renal em menos de 1% do total. Metabólitos que correspondem a cerca de 20% da dose são eliminados através da urina, sendo 1% eliminado inalterado, cabendo às fezes a maior parte da eliminação.

A dose usual, como sedativo, varia entre 25 e 100mg por via oral. Por via intramuscular, no manejo da agitação psicomotora, em nosso meio é frequente sua associação a antipsicóticos, sobretudo o haloperidol.

Dentre seus efeitos colaterais mais comuns destacam-se sonolência, boca seca, epigastralgia, retenção urinária, tontura e visão turva. Entre os menos comuns constam *delirium*, excitação, fadiga, hipotensão postural, taquicardia, tremores, alteração na contagem de hemácias e leucócitos, aumento do apetite, ganho de peso, eczema, urticária, constipação intestinal, diarreia, náusea e vômitos.

Uma contraindicação absoluta, além da hipersensibilidade à substância ou a outros derivados fenotiazínicos, é seu uso em portadores de discrasias sanguíneas ou com história de agranulocitose com outras fenotiazinas. São contraindicações relativas: hipertrofia prostática, glaucoma de ângulo fechado, asma e mulheres em aleitamento materno.

Os casos de intoxicação variam de depressão leve do SNC e do sistema cardiovascular a hipotensão grave, depressão respiratória e coma. Paradoxalmente, pode ocorrer agitação, sobretudo em idosos. Podem estar associados, ainda, boca seca, midríase, exantema e sintomas gastrointestinais. No tratamento devem estar presentes lavagem gástrica e suporte clínico, considerando-se o uso de naloxona para os efeitos depressivos e noradrenalina ou fenilefrina para hipotensão grave, devendo ser evitado o uso da adrenalina em virtude do risco de reduzir ainda mais a pressão arterial se utilizada em pacientes com bloqueio adrenérgico parcial.

A prometazina ultrapassa a barreira placentária e é excretada no leite materno. Em crianças, é possível sua utilização a partir dos 2 anos de idade, embora exista o risco de evoluir com excitação paradoxal, assim como depressão respiratória, apneia, distonia, convulsões e síndrome neuroléptica maligna. Em idosos, seu uso deve ser realizado com cuidado, em caso de indicação terapêutica, sendo preferidas doses menores em razão do risco de confusão mental, desorientação, sedação e hipotensão ortostática. Recomenda-se, portanto, evitar sua associação a outros anticolinérgicos, como antipsicóticos de baixa potência e antidepressivos tricíclicos.

PROPRANOLOL

Largamente utilizado em medicina como anti-hipertensivo, antiarrítmico e na profilaxia da enxaqueca, o propranolol também tem seu papel na psiquiatria, embora limitado. Caracteriza-se como um betabloqueador não seletivo com ação central e periférica, que atua nos bloqueios beta-1 e beta-2-adrenérgicos. Por ser o mais lipofílico de sua classe, é considerado o mais potente em nível central.

Entre suas indicações clínicas consistentes estão agitação ou agressividade pós-traumatismo cranioencefálico e sintomas autonômicos (como taquicardia e palpitações) em pacientes com ansiedade ou estresse, assim como em situações de exposição social (ansiedade de desempenho). Há ainda a possibilidade de uso para o manejo de sintomas autonômicos em síndromes de abstinência de álcool e drogas, na prevenção de estresse pós-traumático, no controle da agressividade em pacientes hospitalizados e no controle de efeitos colaterais de medicamentos, como o tremor induzido pelo lítio.

Após administrado por via oral, sua absorção é de quase 100%, apresentando meia-vida plasmática de 3 a 6 horas. Sua metabolização e excreção são hepáticas.

A posologia varia a depender da indicação: para estados ansiosos em situações de exposição social recomendam-se 10 a 40mg em dose única por via oral, 20 a 30 minutos antes do evento ansiogênico; para a agressividade da síndrome cerebral orgânica, 40 a 520mg/dia, divididos em duas a quatro doses; no manejo do tremor causado pelo lítio, a dose deve ser de 20 a 160mg/dia, em duas a três tomadas. Deve ser iniciado em doses baixas, de 10 a 20mg, duas vezes ao dia, com aumento gradual de acordo com a resposta clínica e os efeitos colaterais, com atenção à pressão arterial mínima (90/60mmHg) e à frequência cardíaca mínima (55bpm). A descontinuação também deve ser realizada lentamente em virtude do risco de hipertensão de rebote, sobretudo naqueles que utilizaram doses elevadas cronicamente.

Quanto aos efeitos colaterais mais comuns, destacam-se: alterações eletrocardiográficas, bradicardia, hipotensão, fadiga, fraqueza, sonolência, depressão e broncoespasmo. Como efeitos menos comuns podem ser encontrados: *delirium*, sintomas psicóticos, disforia, insônia, pesadelos, redução da libido, impotência, asma, constipação intestinal, diarreia, dor abdominal, náuseas, tontura, hipoglicemia, redução na circulação periférica, fenômeno de Raynaud, doença de Peyronie e síndrome de retirada.

As contraindicações estão relacionadas sobretudo com o sistema cardiovascular, como bradicardia sinusal, insuficiência cardíaca, choque cardiogênico, bloqueio atrioventricular a partir de segundo grau, assim como asma brônquica ou broncoespasmo, doença pulmonar obstrutiva crônica, *diabetes mellitus* insulino-dependente e fenômeno de Raynaud.

A intoxicação, que pode ocorrer com doses a partir de 160mg, engloba hipotensão, bradicardia, insuficiência cardíaca, desorientação, alucinações, depressão, fadiga, dor abdominal, náuseas e vômitos. Para seu manejo devem ser realizados, se possível, lavagem gástrica e uso de carvão ativado e laxante, além de suporte clínico intensivo. Caso necessário, devem ser realizados expansão volêmica, atropina (em caso de bradicardia significativa), infusão venosa de glucagon e dobutamina (em caso de hipotensão e insuficiência cardíaca).

Em gestantes, se possível, recomenda-se evitar o uso de propranolol em razão da escassez de grandes estudos controlados. No entanto, há estudos que o classificam como o mais seguro para prevenção de enxaqueca no período, além de ter sido utilizado no controle da hipertensão arterial durante a gravidez. Quanto à lactação, é excretado no leite e absorvido pelo bebê em dose correspondente a 0,1% da materna, sendo possível sua administração cuidadosa. Em crianças, seu uso é liberado, recomendando-se avaliação criteriosa da indicação clínica e controle a partir de eletrocardiograma.

O propranolol pode levar a alterações nos testes laboratoriais de função da tireoide, aumentando o T4 e o T3 reverso e levando à diminuição do T3.

HORMÔNIO TIREOIDIANO (T3)

Disponível no Brasil apenas em farmácias de manipulação, a tri-iodotironina, ou hormônio T3, é pouco utilizada pelos psiquiatras, provavelmente em virtude da dificuldade de acesso.

São consistentes as evidências de eficácia para uso como potencializador em pacientes com transtorno depressivo que não respondem aos antidepressivos tricíclicos. Além disso, considera-se seu uso, com evidências menos consistentes, para potencialização de outros antidepressivos além dos tricíclicos, assim como para redução do tempo do início da ação de um antidepressivo. Os pacientes que tendem a responder melhor são os do sexo feminino e aqueles com depressão associada a retardo psicomotor acentuado.

Após a administração oral, a absorção de T3 alcança cerca de 85%, sendo aumentada quando o indivíduo está em jejum. Uma vez que praticamente não se liga a proteínas plasmáticas, é rapidamente absorvido pelos tecidos. Apresenta meia-vida sérica em torno de 12 horas.

Associado a um antidepressivo, recomenda-se inicialmente a dose de 25µg/dia, sendo possível, após 1 semana de uso, aumentá-la para 37,5 ou 50µg/dia, a depender da resposta clínica. Caso não ocorra resposta após 2 a 3 semanas com o uso de 50µg/dia, considera-se outro tratamento. Se, ao contrário, a resposta for favorável, a dose deverá ser mantida por mais 2 meses, programando-se a diminuição de 12,5µg a cada 3 a 7 dias. Após 2 semanas sem o uso, convém reavaliar a função tireoidiana e, se necessário, acrescentar T4. É possível o surgimento de recaídas, tornando necessário o reinício do uso ou o aumento da dose. Como é possível perceber, essa dificuldade de manejo pode ser considerada outro motivo para a reduzida adesão em nosso meio.

O uso do T4 como alternativa ao T3 costuma ser questionado, tendo em vista sua difundida indicação, com sucesso, no tratamento de portadores de hipotireoidismo. De fato, à primeira vista essa alternativa pareceria óbvia, resolvendo o problema do acesso. Essa possibilidade também foi aventada pela comunidade científica, tendo sido realizados estudos cujas evidências mostram que o uso do T3 se revela realmente superior. Além disso, a utilização do T4 para esse fim necessitaria de doses suprafisiológicas. A indicação específica do T3 parece estar associada a teorias referentes à bioatividade do hormônio no SNC, à potencialização das neurotransmissões serotoninérgica e noradrenérgica, à correção dos déficits bioenergéticos no SNC e à alteração da transcrição de genes no SNC. Sabe-se que as doses recomendadas não alteram a farmacocinética dos antidepressivos. Entre outras hipóteses em investigação, é possível ainda que o próprio T3 atue como neurotransmissor.

Os efeitos colaterais mais comuns são ansiedade, inquietude, calorões, taquicardia e hipotensão. Dentre os menos comuns, listam-se: insônia, tremores finos, hipertensão, insuficiência cardíaca, angina, arritmias, infarto agudo do miocárdio, cefaleia, febre, flebite e irregularidades menstruais. Cabe ressaltar ainda o risco de desmineralização óssea em mulheres em uso prolongado do T3, assim como o aumento do catabolismo de fatores de coagulação vitamina K-dependentes, sendo necessário monitoramento criterioso naqueles pacientes em uso de anticoagulantes orais associados.

São contraindicações ao uso do T3: doença cardiovascular grave, hipertireoidismo e outros distúrbios endocrinológicos graves, insuficiência suprarrenal não controlada e insuficiência renal.

A superdosagem pode ser atingida a partir de 75µg, levando a sintomas semelhantes aos do hipertireoidismo e da tireotoxicose. Os pacientes apresentam-se, portanto, com insônia, ansiedade, angina, taquicardia grave, palpitações, tremores, febre e sudorese. Situações mais graves podem evoluir, ainda, com sintomas psicóticos, insuficiência cardíaca e morte.

Não é recomendado o uso do T3 como coadjuvante na gestação, uma vez que pode levar ao hipermetabolismo. Cabe destacar, porém, que as gestantes com hipotireoidismo prévio ou diagnosticado durante a gravidez devem ser devidamente tratadas. Em crianças, não há experiência que indique seu uso como potencializador. Quanto aos idosos, é preciso bastante cautela antes de usá-lo em razão da maior sensibilidade do grupo aos efeitos colaterais, sobretudo nos portadores de doenças cardiovasculares.

Em relação à avaliação laboratorial, não se verifica correspondência entre os níveis séricos da função tireoidiana e a resposta clínica esperada com a reposição. Naqueles em uso de T3 exógeno ocorre inibição da produção de T4 endógeno, dificultando sua avaliação. A concentração de TSH, por sua vez, não é afetada, a qual se mantém como excelente parâmetro para a avaliação da função tireoidiana.

Bibliografia consultada

Carlos Braz Saraiva CB, Cerejeira J. Psiquiatria fundamental. Lisboa: Lidel, 2014.

Carvalho AF, Nardi AE, Quevedo J. Transtornos psiquiátricos resistentes ao tratamento: diagnóstico e manejo. Porto Alegre: Artmed, 2015.

Cordioli AV, Gallois CB, Isolan L. Psicofármacos: consulta rápida. 5. ed. Porto Alegre: Artmed, 2015.

Miguel EC, Gentil V, Gattaz WF. Clínica psiquiátrica: a visão do Departamento e do Instituto de Psiquiatria do HCFMUSP. São Paulo: Manole, 2011.

Sthal SM. Psicofarmacologia: bases neurocientíficas e aplicações práticas. 3. ed. Rio de Janeiro: Guanabara Koogan, 2013.

25

Interações Medicamentosas dos Psicofármacos

Douglas Dogol Sucar

INTRODUÇÃO

O desenvolvimento científico da psiquiatria e a criação de novos e cada vez mais complexos medicamentos, cujas ações interferem em praticamente todo o organismo, obrigam a elevação do nível de conhecimento dos profissionais principalmente em relação à etiopatogenia, à neuropsicopatologia e à neuropsicofarmacologia. Um grande número de doenças de outras especialidades está direta ou indiretamente relacionado com as doenças psiquiátricas, o que exige do clínico muitas vezes uma ação conjunta com as diversas especialidades e apurado exame clínico para elaboração de um diagnóstico diferencial assertivo.

Os neuropsicofármacos são usados de maneira bastante frequente na grande maioria das outras especialidades, nos hospitais gerais, nas emergências e nas unidades de tratamento intensivo (UTI). Desse modo, os riscos de suas possíveis interações medicamentosas (IM) torna-se tema obrigatório de estudo não somente para o psiquiatra, mas para todos os demais especialistas, como uma maneira de prevenir efeitos adversos que possam causar danos ao paciente, utilizar os medicamentos de modo mais eficaz e aumentar a margem de segurança para o paciente e para o próprio clínico.

Tradicionalmente, o foco dos estudos sobre IM recai quase que exclusivamente sobre as questões relacionadas com o metabolismo hepático e suas isoenzimas do citocromo P450. No entanto, tem-se procurado quebrar esse paradigma em pesquisas e publicações. Embora este seja um fator muito importante, outros também o são e às vezes mais em função das consequências clínicas que produzem. Desse modo, o estudo sobre IM deve considerar com igual atenção todas as possibilidades de ocorrência de interferência entre os medicamentos administrados em um mesmo momento terapêutico, desde o que ocorre no recipiente, quando dois ou mais medicamentos são associados, até o local de absorção, a capacidade de ligação às proteínas plasmáticas, seu metabolismo e, principalmente, os efeitos biológicos. A polifarmácia ainda é prática comum em casos complexos e que exigem maior precisão terapêutica, gerando grave preocupação em relação às consequências, que podem variar de efeitos indesejáveis para morbidades relacionadas com os medicamentos ao aumento da mortalidade.

A psiquiatria como um todo tem hoje uma sólida base de cientificidade que sustenta seus conhecimentos e modelos de intervenção clínica. Uma grande contribuição é a exigência, para maior coesão do diagnóstico, de não se limitar apenas a uma observação fenomenológica de sinais e sintomas generalizados, mas também estabelecer o diagnóstico com base na observação e avaliação de sinais e sintomas em todos os campos de expressão: mentais, comportamentais e físicos, com suas devidas correlações neurobiológicas. Nesse contexto tem-se uma base clínica mais sólida para a elaboração de um planejamento farmacoterapêutico mais efetivo e seguro, principalmente quando incorporado aos cuidados e ao conhecimento sobre IM. Busca-se uma educação que leve a não medicar sintomas, e sim o conjunto do problema com suas devidas correlações etiopatogênicas, sabendo reconhecer potenciais riscos em relação à associação de medicamentos e assim associá-los dentro de um padrão cientificamente correto, observando seus perfis farmacológicos de compatibilidade.

Em alguns casos mais complexos ou graves, o benefício do tratamento se impõe de tal ordem que muitas vezes compensa para os riscos potenciais, principalmente quando não há alternativas mais seguras. No entanto, o clínico o faz dentro dos padrões de segurança e de redobrados cuidados para prevenir ou identificar em tempo hábil possíveis ocorrências indesejáveis.

Assim, pode-se dizer que as IM ocorrem quando um medicamento interfere direta ou indiretamente no efeito biológico e/ou farmacocinético do outro, de modo unilateral ou reciprocamente.

CLASSIFICAÇÃO

- **Quanto ao tipo de associação:** poderá ser pré-fixada, quando os medicamentos já são associados previamente em sua formulação; pós-fixada, quando são associados pelo médico em função da utilização de mais de um medicamento; ou ocasional, quando o paciente por iniciativa própria se automedica independentemente de estar fazendo uso de um ou mais medicamentos prescritos pelo médico.
- **Quanto ao local:** poderá ser externa, quando os medicamentos são associados no recipiente em que serão administrados ou na superfície da pele, ou interna, quando ocorre no interior do organismo.
- **Quanto ao mecanismo:** poderá ser farmacocinética, quando ocorre nas fases de ação direta do organismo sobre a passagem do medicamento por ele, ou farmacodinâmica, nas fases em que se dão os efeitos do medicamento sobre o organismo.
- **Quanto ao tempo:** poderá ser imediata, quando ocorre entre o início do uso até 1 semana, ou tardia, quando ocorre depois desse período.
- **Quanto ao fator de risco:** poderá ser menor, quando a ocorrência não causa alterações clínicas significativas e estas são facilmente corrigidas; moderado, quando provoca alteração clínica importante, alterando a estabilidade e o curso esperado para a doença; ou maior, quando a complicação é capaz de provocar danos e colocar a vida do paciente em risco (Sucar, 2010).

INTERAÇÕES MEDICAMENTOSAS FREQUENTES
Ansiolíticos/hipnóticos (A/H)

Um medicamento ansiolítico não deve ser associado a um hipnótico, pois poderá ocorrer maior risco de parada cardiorrespiratória, principalmente na eventual presença de uma intercorrência que dificulte a função respiratória, como em caso de traumatismo físico, uso de anestésico ou crise de uma doença prévia do sistema respiratório. Essa interação, quando ocorre, geralmente é grave em função do bloqueio de todas as subunidades do receptor gama-aminobutírico (GABA-A), provocando uma hiperestimulação na abertura dos canais de cloreto. Os antidepressivos inibidores seletivos da recaptação de serotonina (ISRS), os tricíclicos (ADT) e o divalproato de sódio são capazes de inibir o metabolismo hepático desses medicamentos e também deslocá-los de suas ligações às proteínas, elevando suas concentrações plasmáticas com consequente aumento dos efeitos sedativos. Propranolol, cimetidina, amiodarona, verapamil, omeprazol, eritromicina e ciprofloxacino, entre outros, poderão também diminuir o metabolismo hepático desses medicamentos. Já a carbamazepina, a fenitoína e a rifampicina poderão aumentar o metabolismo e diminuir suas concentrações plasmáticas.

Os analgésicos narcóticos, anestésicos, álcool e demais depressores do sistema nervoso central (SNC) poderão potencializar os efeitos sedativos dos A/H. Estes, por sua vez, poderão aumentar levemente o efeito vasodilatador dos anti-hipertensivos, principalmente o diazepam, em razão do aumento da deposição de adenosina nos tecidos decorrente da inibição de sua captação para o interior das células. Os A/H benzodiazepínicos de meia-vida longa, principalmente o diazepam, poderão diminuir a síntese de vitamina K e potencializar o efeito biológico dos medicamentos anticoagulantes. As xantinas, a cafeína e os medicamentos beta-estimulantes antagonizam os efeitos sedativos dos A/H.

Antidepressivos (AD)

Os AD não devem ser associados para atuar nos mesmos receptores, e sim em diferentes tipos, pois poderão ocorrer saturação, perda do efeito ou danos ao sistema de sinais de respostas da via núcleo-membrana celular. Os ISRS poderão aumentar o risco de aparecimento de efeitos extrapiramidais quando associados aos antipsicóticos de segunda geração, e os ADT poderão potencializar o efeito depressor do miocárdio da maioria dos antipsicóticos em virtude do alargamento do intervalo QTc, principalmente quetiapina, olanzapina, clozapina, tioridazina, ziprasidona, levomepromazina e clorpromazina. Cabe lembrar que os ADT e a paroxetina poderão potencializar de modo significativo os efeitos anticolinérgicos dos anti-histamínicos, analgésicos narcóticos e antiespasmódicos.

Antipsicóticos (AP)

Essa classe de medicamentos, principalmente os de primeira geração, tende a potencializar os efeitos depressores do álcool, dos analgésicos narcóticos, dos anestésicos e dos medicamentos com propriedades anti-histamínicas no SNC. Poderão ocorrer, consequentemente, insuficiência respiratória, letargia e alterações cognitivas. Os antiácidos em gel poderão diminuir a velocidade e a quantidade absorvida quando administrados simultaneamente. Todos os antipsicóticos poderão potencializar os efeitos depressores do miocárdio dos antiarrítmicos, embora o haloperidol pareça produzir esse efeito apenas quando administrado por via endovenosa com alargamento significativo do intervalo QTc no eletrocardiograma (ECG). Os mais implicados são: quetiapina, olanzapina, ziprasidona, pimozida, tioridazina e clozapina.

Os AP de primeira geração fenotiazínicos, assim como outros medicamentos com forte efeito anticolinérgico, poderão predispor o coração a arritmias e potencializar esse efeito quando associados a outros medicamentos com essas características. O efeito anticolinérgico poderá ressecar a cavidade oral e diminuir a velocidade de absorção dos medicamentos antianginosos administrados pela via sublingual e causar danos ao paciente. A varfarina tende a deslocar os AP de suas ligações às proteínas plasmáticas, principalmente o aripiprazol e a clozapina, aumentando seus efeitos terapêuticos, mas também tóxicos.

Os AP bloqueiam o receptor alfa-1-adrenérgico e potencializam os efeitos hipotensores dos anti-hipertensivos. Com o tempo, após a fase de titulação, a risperidona parece diminuir esse efeito e ser uma boa opção. A clozapina bloqueia também o receptor alfa-2-adrenérgico pré-sináptico e antagoniza de maneira direta a clonidina e a metildopa. Medicamentos que aumentem o metabolismo hepático deverão ser evitados com a clozapina, uma vez que diminuem suas concentrações plasmáticas e aumentam as de seu metabólito, a norclozapina, principal responsável por seu efeito depressor medular. Nesse sentido deverá ser evitada a associação à carbamazepina.

O uso prolongado e/ou doses elevadas de carbamazepina ou divalproato de sódio com AP poderão causar efeitos neurotóxicos variados. Desse modo, essas associações devem ser evitadas nesse formato ou utilizadas com os cuidados necessários. O divalproato de sódio tende a diminuir o metabolismo hepático, além de deslocar os AP de seus sítios de ligação às proteínas plasmáticas. Com a difusão do uso da quetiapina, têm aumentado os relatos de maior número de efeitos indesejáveis, como o prolongamento do intervalo do QT no ECG, e esse medicamento deve ser utilizado com cuidado em pacientes idosos e em uso de agentes antiarrítmicos.

Estabilizadores do humor (EH)

Os medicamentos antiácidos na formulação em gel tendem a diminuir a velocidade e a quantidade da absorção dos EH. Assim, somente deverão ser administrados a intervalos de 2 horas no mínimo. A cimetidina diminui o metabolismo hepático da lamotrigina, do divalproato de sódio e da carbamazepina, aumentando suas concentrações plasmáticas e a possibilidade de toxicidade. O uso da carbamazepina com a tranilcipromina deve ser evitado, pois poderão ocorrer hipertermia, delírios e convulsões. A carbamazepina apresenta efeitos bloqueadores alfa-1-adrenérgicos e depressores sobre o miocárdio, devendo ser evitada ou utilizada com a máxima prudência em pacientes que fazem uso de anti-hipertensivos em virtude da possibilidade de hipotensão ortostática. Deve-se ter cautela também com seu uso associado a antiarrítmicos e antipsicóticos, principalmente levomepromazina, tioridazina, pimozida, ziprasidona e quetiapina, em razão da possibilidade de maior efeito depressor sobre o miocárdio. A carbamazepina poderá ainda aumentar o metabolismo dos contraceptivos, ansiolíticos e hipnóticos, diminuindo seus efeitos terapêuticos, com exceção do lorazepam, do temazepam e do oxazepam, que não têm metabolismo hepático. Quando associada a diuréticos, principalmente hidroclorotiazida e furosemida, poderá aumentar significativamente a excreção renal de sódio e conduzir a um estado grave de hiponatremia.

O divalproato de sódio, quando associado a ADT, pode ocasionar acentuada inibição mútua de seus metabolismos. Os ISRS tenderão a diminuir o metabolismo hepático dos EH, principalmente a lamotrigina, exigindo do clínico cuidado redobrado, uma vez que poderá aumentar os riscos de aparecimento da síndrome de Stevens-Johnson. O citalopram apresenta perfil de inibição mais leve e geralmente sem importância clínica, dentro de condições usuais, e o lítio não sofre metabolismo hepático, sendo duas excelentes opções em alguns casos.

No caso do lítio, um cuidado deve ser observado quando de sua associação a qualquer antidepressivo ISRS, em relação às dosagens séricas, uma vez que seus efeitos serotoninérgicos poderão se somar, ocasionando o aparecimento da síndrome serotoninérgica, caracterizada por aumento da temperatura corporal, tremores e efeitos extrapiramidais

O lítio tende a dessensibilizar os receptores alfa-2 pré-sinápticos e diminuir a ação farmacológica da clonidina e da metildopa. Por outro lado, a metildopa tende a aumentar a captação celular do lítio, podendo levar à intoxicação com litemia normal e até baixa, além de diminuir seu efeito terapêutico. Os inibidores da enzima conversora da angiotensina e os diuréticos tiazídicos diminuem a excreção renal do lítio, podendo elevar a litemia a níveis tóxicos. Já os diuréticos osmóticos tendem a aumentar a excreção renal do lítio, diminuindo sua concentração plasmática e seus efeitos terapêuticos, o que pode ser útil nos casos de intoxicação. O diltiazem e o verapamil, e possivelmente todos os bloqueadores dos canais de cálcio, por um mecanismo ainda não esclarecido, poderão precipitar e potencializar efeitos neurotóxicos quando associados ao lítio.

Bibliografia consultada

Bazire S. Psychotropic drug directory. Salisbury: Bath Press, 2003.

Ciraulo, D, Shader R, Greenblatt D et al. Drug interactions in psychiatry. New York: Williams and Wilkins, 1995.

DeVane L, Nemeroff CB. Guide to psychotropic drug interactions. Primary Psychiatry 2002; 9:28-57.

Fitzgerald RJ. Medication errors: the importance of an accurate drug history. Br J Clin Pharmacol 2009; 67:671-5.

Hebel SK, Olin BR (eds.) Drugs: facts and comparisions. 54. ed. St. Louis: Books, 2000.

Hutzler M, Messing DM, Wienkers LC. Prediction drug-drug interactions in drug discovery: where a now and where are we going? Curr Opin Drug Discov Devel 2005; 8:51-8.

Kulkarni V, Bora SS, Sirisha S et al. A study on drug-drug interations through prescription analysis in a South Indian teaching hospital. Ther Adv Drug Saf 2013; 4(4):141-6.

Marcolin MA. Interações farmacológicas com drogas psiquiátricas. Rio de Janeiro: Medsi, 1998.

Ogawa R, Echizen H. Clinically significant drug interactions with antiacids: up update. Drugs 2011; 71(14):1839-64.

Paulino EI, Boovy ML, Gastelurrutia MA et al. Drug related problems identified by european community pharmacists in patients discharged from hospital. Pharm World Sci 2004; 26: 553-60.

Pilgrim JL, Drummer OH. The toxicology and comorbidities of fatal cases involving quetiapine. Forensic Sci Med Pathol 2013; 9(2):170-6.

Sayal KS, Duncan-McConnell DA, McConnell HW et al. Psychotropic interactions with warfarin. Acta Psychiatr Scand, 2000; 102:250-5.

Strain JJ, Chiu NM, Sultana K et al. Psychotropic drugs versus psychotropic Gen Hosp Psychiatry 2004; 26:87-105.

Sucar DD. Neuropsicofarmacologia: resolvendo problemas difíceis da prática clínica através das interações medicamentosas terapêuticas. 2. ed. São Paulo: Leitura Médica, 2010.

Sucar DD. Fundamentos de interações medicamentosas dos psicofármacos com outros medicamentos da clínica médica. 3. ed. São Paulo: Leitura Médica, 2011.

Sucar DD, Sougey EB, Cantilino A, Marinho R. Interações medicamentosas dos antidepressivos noradrenérgicos/serotoninérgicos. J Bras Psiquiatr 2003; 52:137-42.

Sucar DD. Inibidores seletivos da recaptação de serotonina (ISRSs): perfil das interações medicamentosas. J Bras Psiquatr 2000; 49:255-60.

Sucar DD. Interação medicamentosa de venlafaxina com captopril. Rev Bras Psiquiatr 2000; 22:134-7.

Sucar DD. Lítio x anti-hipertensivos: interações medicamentosas. Rev ABP/APAL 1996; 18:101-4.

Walsky RL, Gaman EA, Obach RS. Examination of 209 drugs for inhibition fo cytochrome P450. J Clin Pharmacol 2005; 45:68-78.

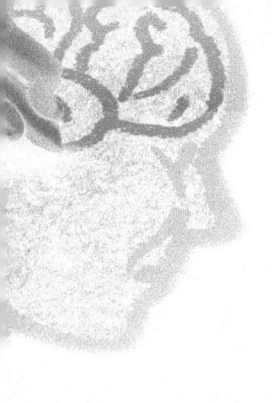

26
Terapia Cognitivo-Comportamental

Luiz Evandro de Lima Filho
Amaury Cantilino

INTRODUÇÃO

Como o próprio nome sugere, a terapia cognitivo-comportamental (TCC) surgiu da união das teorias comportamentais e cognitivas na década de 1960. Essas duas correntes ganharam destaque nos anos 1960 em virtude de um certo descrédito da psicanálise em obter resultados objetivos no tratamento dos transtornos mentais, bem como da busca de psiquiatras e psicólogos eminentemente clínicos por técnicas que favorecessem resultados mais rápidos e que pudessem ser avaliados de maneira mais precisa por meio do método científico positivista.

A TCC se caracteriza, principalmente, pela utilização de técnicas que ajudam o paciente a identificar e modificar seus pensamentos e comportamentos disfuncionais, bem como as emoções aflitivas a eles associadas. Ao final da terapia se espera que cada concluinte tenha conseguido a melhora de seus sintomas, tenha aprendido de modo mais aprofundado sobre o transtorno mental que o aflige, identifique as principais situações e pensamentos que propiciam o desencadeamento dos sintomas, assim como os comportamentos que favorecem a manutenção desses sintomas e, por fim, que possa agir de maneira crítica e questionadora em oposição a essas situações, tornando-se, desse modo, seu próprio terapeuta.

A TCC conquistou um grande espaço na psiquiatria em razão das crescentes evidências de sua boa capacidade em obter a redução dos sintomas de diversos transtornos mentais, bem como, por vezes, levando à remissão completa da síndrome com ou sem o uso de medicações associadas. Entretanto, nem todos os pacientes apresentam boa resposta à TCC, o que aponta para a necessidade de mais estudos com o objetivo de conhecer os principais fatores que dificultam o sucesso terapêutico. Além disso, convém salientar a necessidade, sempre presente na prática psiquiátrica, da escolha dos tratamentos mais apropriados às necessidades de cada indivíduo em particular, não havendo rigidez na indicação das diversas técnicas psicoterapêuticas com vistas ao bem-estar de quem procura alívio para seu sofrimento.

HISTÓRICO
Terapia comportamental

A terapia comportamental encontra suas bases teóricas nos estudos sobre o condicionamento clássico do fisiólogo russo Ivan Pavlov, na década de 1920. Pavlov observou a salivação de cães expostos a estímulos alimentares e identificou a existência de respostas comportamentais incondicionadas ou inatas, enquanto outras respostas são condicionadas, aprendidas mediante o emparelhamento com situações agradáveis ou desagradáveis simultâneas. Com a repetição sistemática desses emparelhamentos é possível criar ou remover respostas fisiológicas e psicológicas em animais e seres humanos.

Na década de 1940, a necessidade de uma terapia de curto prazo e eficaz para tratamento da ansiedade e da depressão tornou-se urgente em virtude das sequelas psicológicas causadas pela Segunda Guerra Mundial nos sobreviventes, fossem civis ou militares. Essa necessidade, associada às crescentes pesquisas sobre o comportamento, propiciou que pouco mais tarde, nos anos 1950, três grupos distintos dessem origem à terapia comportamental. O grupo de Joseph Wolpe (África do Sul) desenvolveu o condicionamento por dessensibilização sistemática, que obteve sucesso no tratamento das fobias. O grupo de B.F. Skinner (EUA) descreveu a teoria do condicionamento operante, muito útil na educação de crianças com retardo mental e autismo, além de ajudar a tratar, por exemplo, pessoas com depressão grave e fobia social. Finalmente, estudos foram realizados no Reino Unido por Stanley Rachman, sobre o tratamento do transtorno obsessivo-compulsivo (TOC), e Hans J. Eysenck, com um novo modelo para o desenvolvimento da personalidade.

Inicialmente os teóricos acreditavam que apenas o comportamento observável acompanhado pelas alterações fisiológicas e reações musculares voluntárias, em consequência a determinados estímulos, seria importante para compreensão do comportamento humano. Para ilustrar seu pensamento, Skinner comparou o cérebro a uma caixa-preta (*black box*), transferindo a importância dos pensamentos, vontades e desejos para um segundo plano.

Terapia cognitiva

A terapia cognitiva teve início na década de 1960 com os estudos de Aaron T. Beck para o tratamento da depressão. Beck dirigiu sua atenção à maneira como os deprimidos observam negativamente a si próprios, ao mundo e ao futuro. Essa visão negativa representaria uma distorção cognitiva que estaria estreitamente relacionada com o desencadeamento do transtorno depressivo. A correção dessa distorção do pensamento por meio de técnicas específicas estimularia os pacientes a pensarem de modo mais realista. Como resultado, eles se sentiriam emocionalmente melhor e adotariam um comportamento menos disfuncional. Quando os indivíduos mudaram suas crenças distorcidas sobre si próprios, seu mundo e as outras pessoas, a terapia resultou em mudança de longa duração e foi considerada efetiva no tratamento da depressão. Com esses bons resultados, a terapia cognitiva foi então expandida para os transtornos de ansiedade, alimentares e da personalidade.

O ponto principal que a diferencia da teoria comportamental é a ideia de que a interpretação que as pessoas fazem de suas vivências determina o modo como agem e sentem. Outro aspecto importante da teoria cognitiva é que mais recentemente esse modelo passou a não se deter nos aspectos cognitivos como únicos causadores dos transtornos mentais e passou a considerar a multiplicidade de fatores etiológicos envolvidos na gênese das doenças.

Terapia cognitivo-comportamental (TCC)

A teoria cognitiva inicialmente entrou em conflito com o behaviorismo em virtude das divergências na maneira como concebiam os fatores causadores dos transtornos mentais. Posteriormente, na década de 1970, houve uma verdadeira "revolução cognitiva" na psicologia, e as técnicas comportamentais foram incorporadas ao tratamento cognitivo, bem como ideias das teorias cognitivas foram incorporadas ao behaviorismo. Desse modo, as técnicas passaram a ser conhecidas como constituintes de uma terapia denominada cognitivo-comportamental. Tanto as técnicas cognitivas como as comportamentais são de importância indistinta para o sucesso da TCC, e neste capítulo iremos separá-las apenas para fins didáticos.

Nos últimos 40 anos a TCC vem se difundindo e demonstrando eficácia para o tratamento de vários sintomas e síndromes psiquiátricas. O aumento no número de terapeutas capacitados para aplicação da técnica e de centros universitários interessados nessa forma de tratamento tem favorecido o aumento do número de pesquisas e contribuído para consolidação de evidências científicas favoráveis à utilização da TCC na prática clínica. Além disso, a TCC pode ser aplicada em associação ao tratamento medicamentoso e a outras técnicas psicoterapêuticas com o objetivo de maximizar os benefícios dos tratamentos.

FUNDAMENTAÇÃO TEÓRICA E ESTRUTURAÇÃO PRÁTICA DA TCC

A TCC é fundamentada em um modelo de inter-relação entre cognição, emoção e comportamento (modelo tripartite) (Figura 26.1). De modo geral, um pensamento pode

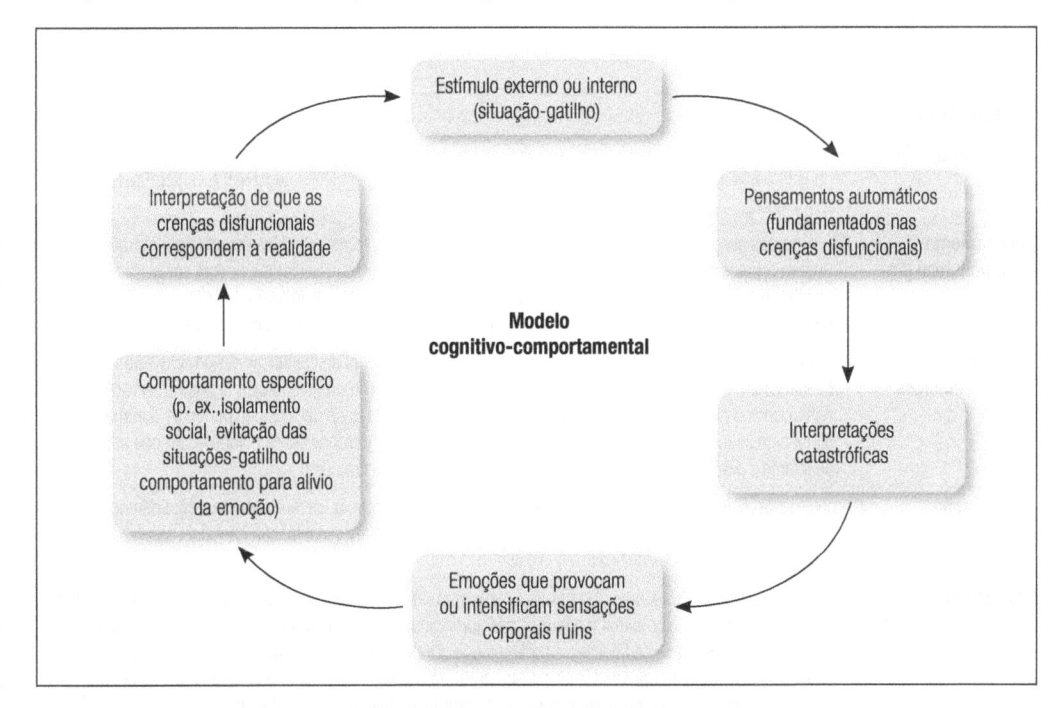

Figura 26.1 Modelo cognitivo-comportamental geral.

desencadear uma emoção e, consequentemente, uma ação. Assim, muitos transtornos mentais poderiam ser gerados ou agravados por pensamentos advindos de crenças distorcidas que causam grande desconforto emocional e motivam o indivíduo a adotar um comportamento mórbido habitual, geralmente reforçador dessas crenças.

Como forma de tratamento a TCC propõe o auxílio na identificação dos pensamentos disfuncionais com o objetivo de modificação desses pensamnetos por meio de técnicas que estimulam o indivíduo a questionar se seus pensamentos correspondem à realidade. Quando o indivíduo compreende que seus pensamentos disfuncionais podem ser questionados e seus comportamentos habituais podem ser modificados, passa a sentir menos desconforto emocional e tem a oportunidade de pensar e agir de maneira diferente.

A TCC pode ser aplicada por terapeutas com nível superior e que tenham se submetido à formação específica. Em geral, é aplicada em sessões semanais com duração variável. Segundo pesquisas, realiza-se um total de 10 a 20 sessões de acordo com os protocolos de tratamento predeterminados. Na prática clínica, muitas vezes esse número aumenta, uma vez que novos objetivos podem ser alvos de intervenção. As primeiras sessões são direcionadas a ensinar os pacientes sobre sua patologia (psicoeducação), bem como sobre a forma de tratamento e as terminologias utilizadas pela TCC (Quadro 26.1). As sessões seguintes são destinadas ao treinamento das técnicas cognitivas e comportamentais e à pactuação sobre exercícios a serem executados fora do ambiente de tratamento, geralmente no domicílio. Para que o tratamento funcione adequadamente, essas tarefas devem ser praticadas com regularidade e com o paciente motivado a obter os resultados. Essas técnicas têm por objetivo reduzir a frequência e a intensidade dos pensamentos automáticos negativos e promover a modificação do comportamento habitual (geralmente reforçador e mantenedor desses pensamentos).

Quadro 26.1 Alguns conceitos em TCC	
Situação-gatilho	Refere-se a uma situação específica ou local determinado em que o indivíduo tem grande ativação dos pensamentos automáticos disfuncionais e, consequentemente, emoções negativas e comportamentos associados
Pensamento automático (PA)	Pensamentos surgem em situações diversas do cotidiano em razão de estímulos externos ou internos. Podem representar uma interpretação negativa (ou disfuncional) da realidade e podem ser tomados como absolutamente verdadeiros sem qualquer questionamento por parte do indivíduo (por exemplo, "Não vou passar no concurso", "Ele me elogiou apenas por educação", "Não consigo dirigir corretamente")
Crenças disfuncionais	As crenças são pensamentos mais profundos e rígidos, mais difíceis de identificar e modificar. São formadas a partir da interação do indivíduo com o mundo, sobretudo no contexto familiar e sociocultural. Assim, moldam a maneira de ser e agir do ser humano e são a base para os pensamentos automáticos disfuncionais (por exemplo, crença central – "Não tenho valor"; crença intermediária – "Eu não sou bom o suficiente"; pensamento automático – "Não consigo passar no concurso")
Habituação	A habituação é um fenômeno desejado que ocorre a indivíduos que, ao serem expostos repetidamente a uma determinada situação-gatilho, alcançam um estado em que essa situação não mais desencadeia PA disfuncionais e emoções aflitivas
Tarefas de casa	Para que a terapia funcione, além da participação sistemática do paciente durante as sessões, é necessária a aplicação dos conhecimentos e das técnicas aprendidas durante as sessões em suas atividades diárias fora do consultório, pois são nesses momentos que o indivíduo fica mais exposto às situações que causam maior ativação dos PA e maior desconforto emocional. A execução das tarefas de casa demonstra motivação e disciplina do paciente e geralmente promove melhores resultados da TCC

PRINCIPAIS TÉCNICAS COGNITIVAS

Identificação das crenças disfuncionais

Um dos principais momentos do tratamento é a identificação das crenças disfuncionais (Quadro 26.1). A investigação deverá ser realizada pelo paciente, em conjunto com o terapeuta, partindo dos pensamentos automáticos e se aprofundando até chegar às crenças intermediárias e nucleares. As crenças são tipos de pensamento mais profundos que influenciam a interpretação que os indivíduos fazem a seu próprio respeito e a maneira como interagem com o ambiente. Essa etapa facilita que o indivíduo perceba até que ponto seus sentimentos negativos são gerados por fatos reais e o quanto esses sentimentos são, na verdade, derivados de sua maneira enviesada de interpretar a realidade. Uma das técnicas que podem ajudar no reconhecimento das crenças é a da "flecha descendente", apresentada a seguir.

Flecha descendente

A **flecha descendente** possibilita a identificação das crenças a partir dos pensamentos automáticos. Na Figura 26.2 temos o exemplo de um jovem recém-formado que estava deprimido. Nesse caso, ele tentava decidir se faria ou não a prova do concurso de residência médica. O pensamento inicial era se faria inscrição no concurso, sendo questionado pelo terapeuta o que de pior poderia acontecer caso decidisse por se inscrever, e a resposta

```
Se eu fizer a prova do
concurso, não passarei
          ↓
Se eu não passar no concurso,
é porque não sou inteligente
          ↓
Eu jamais terei sucesso profissional
          ↓
Eu sou um fracasso
          ↓
Ninguém gostará de mim, eu serei
uma pessoa inútil para a sociedade
e eu não serei feliz
```

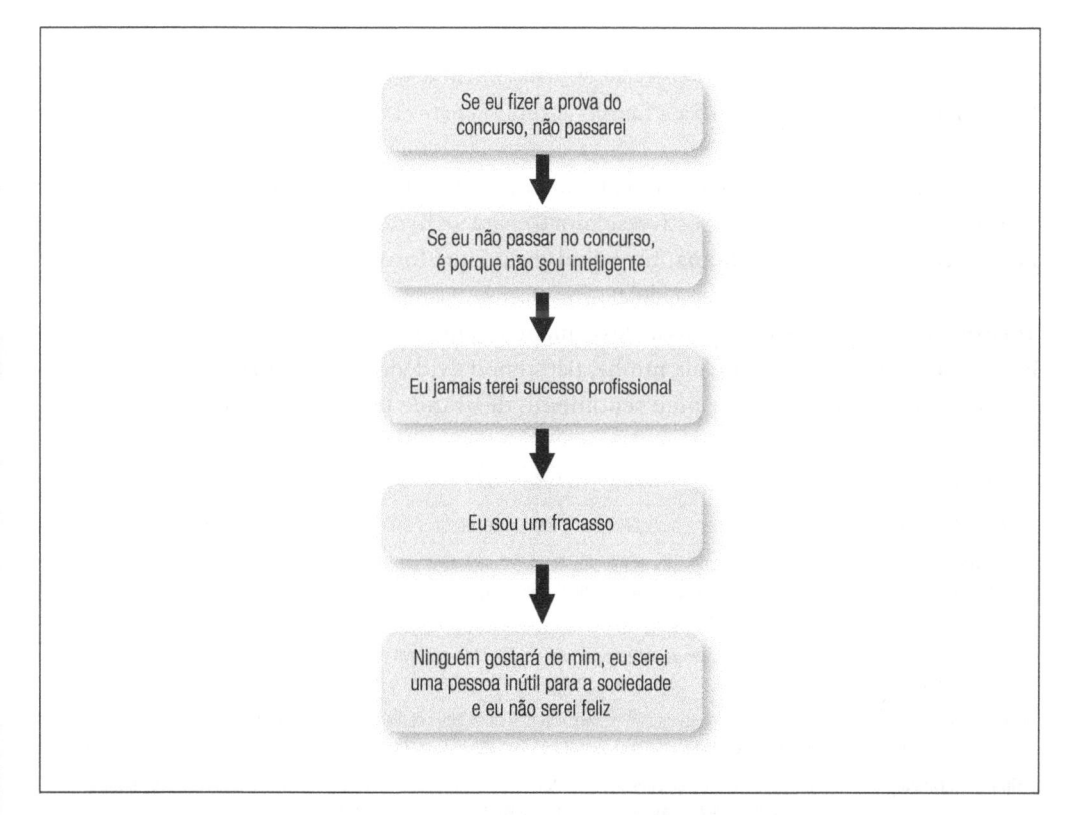

Figura 26.2 Técnica da flecha descendente na identificação das crenças.

inicia a sequência mostrada na figura. A cada resposta do paciente o terapeuta poderia perguntar "o que de pior poderia acontecer?" ou "se o que você acha fosse verdade, o que isso significaria para você?". Nesse caso específico o pensamento automático: "se eu fizer a prova, não passarei", quando questionado, revelou uma crença intermediária: "se eu não passar no concurso, é porque não sou inteligente", a qual pode estar ligada às crenças nucleares de desvalor – "serei uma pessoa inútil para a sociedade", "eu sou um fracassado" – e desamor – "ninguém gostará de mim".

Questionamento socrático (maiêutica socrática)

O objetivo principal dessa técnica é estimular o indivíduo a questionar suas crenças disfuncionais e pensamentos automáticos com base, principalmente, em distorções e na falta de funcionalidade dessas crenças. A falta de lógica é evidenciada como distorções cognitivas, algumas das quais estão descritas no Quadro 26.2. Com o questionamento haverá a possibilidade de novas maneiras de pensar. Como exemplo pode ser citado o caso abordado na técnica da flecha descendente. Nesse caso, o jovem médico acha que será um fracassado caso não passe no concurso. Pode-se questionar se considera um fracasso o fato de ter sido aprovado no vestibular e de se encontrar formado em um dos cursos universitários mais concorridos, se considera outros profissionais (muitos dos quais seus professores) fracassados por não terem sido aprovados no concurso da residência em alguma época e, se caso o mesmo fato viesse a acontecer com algum colega de turma, se o consideraria um fracassado.

Como exemplo de outro paciente deprimido, considere o seguinte diálogo:

Paciente: Eu sou um peso para a família e tenho certeza de que seria melhor para todos se eu estivesse morto.
Terapeuta: Caso tivesse um irmão ou familiar próximo na mesma situação que a sua, você preferiria que esse familiar estivesse morto para se livrar de prestar assistência?
Paciente: De maneira nenhuma. Eu o ajudaria no que fosse necessário. O mais importante para mim seria o bem-estar dele.
Terapeuta: O que fez você pensar dessa maneira então? Há outra interpretação possível?
Paciente: Acho que é uma ideia minha, não tenho evidências para afirmar isso. Provavelmente fui influenciado por meu sentimento de grande tristeza neste momento.

Quadro 26.2 Principais distorções cognitivas	
Catastrofização	Ocorre um exagero na probabilidade ou nas consequências de uma situação: "estou atrasado, serei demitido"
Pular para conclusões	A pessoa desconsidera as evidências, tirando conclusões precipitadas e inverossímeis: "não continuei no emprego porque sou um fracassado" (não considera que houve uma demissão coletiva e que a empresa se encontra quase falida)
Raciocínio emocional	Ocorre quando a pessoa utiliza seus sentimentos como prova de uma "realidade inquestionável": "se estou tendo sintomas de pânico para apresentar este seminário é porque esta é uma situação perigosa"
Pensamento "tudo ou nada"	Refere-se a uma interpretação equivocada das situações cotidianas como representantes de apenas duas categorias contrárias: "se não passar no concurso, eu sou um fracassado" (só existem perfeição e fracasso)
Hipergeneralização	Interpretação de situações específicas como representantes de um padrão frequente: "não sou atraente para as mulheres" (após uma única tentativa de namoro malsucedida)

PRINCIPAIS TÉCNICAS COMPORTAMENTAIS

Técnica de exposição

A técnica de exposição é bastante eficaz no tratamento das fobias e de outras situações nas quais o desencadeamento de sintomas ansiosos pode estar associado a um objeto específico ou situação particular. O objetivo dessa técnica é demonstrar ao paciente que os objetos fóbicos não representam o perigo exagerado que ele imagina e com isso favorecer que se liberte dos sintomas de ansiedade vinculados a esses objetos, alcançando o fenômeno da habituação (Quadro 26.1).

A aplicação consiste na confrontação de maneira gradual, repetida e prolongada às situações ativadoras de ansiedade, podendo o indivíduo: (1) ser instruído a combater os sintomas com estímulos pareados que têm efeitos ansiolíticos, como, por exemplo, o relaxamento muscular e a respiração controlada (técnica da dessensibilização sistemática) ou (2) ser impedido de realizar o comportamento mórbido habitual com finalidade de redução da ansiedade, como, por exemplo, a compulsão (técnica da exposição e prevenção da resposta, também conhecida por EPR). O período de exposição considerado eficaz varia para cada pessoa e situação, mas geralmente se encontra no intervalo entre 15 e 45 minutos. O exercício deve ser repetido pelo menos uma vez ao dia, e os resultados podem ser anotados em planilhas para facilitar a percepção de redução dos sintomas a cada exposição. A habituação ocorrerá de maneira gradual: a cada repetição da técnica, a redução do grau de ansiedade será percebida pelo próprio paciente.

A título de exemplo, cabe citar o caso de um paciente com transtorno obsessivo-compulsivo que tem medo de contaminação e deverá se expor tocando com as mãos a maçaneta da porta de um hospital, sendo impedido de realizar a compulsão (lavagem de mãos) durante o período de exposição. Se esse paciente disser qual o grau de ansiedade que sente a cada período de tempo de sua exposição, será possível construir uma sequência de gráficos, demonstrando a redução da ansiedade, à semelhança do observado na Figura 26.3.

Nesse exemplo específico, pode-se observar que na situação "A" a ansiedade se reduz de modo lento: nos primeiros 15 minutos de exposição a intensidade do sintoma pouco se modificou, sendo observada diferença mais acentuada em relação ao estado inicial apenas após 45 minutos. Nas situações em que o sintoma é mais intenso, isso pode desencorajar o paciente a continuar o tratamento. Por esse motivo, recomenda-se sempre iniciar pelos sintomas que causam menos ansiedade para que ele adquira confiança na técnica e em sua

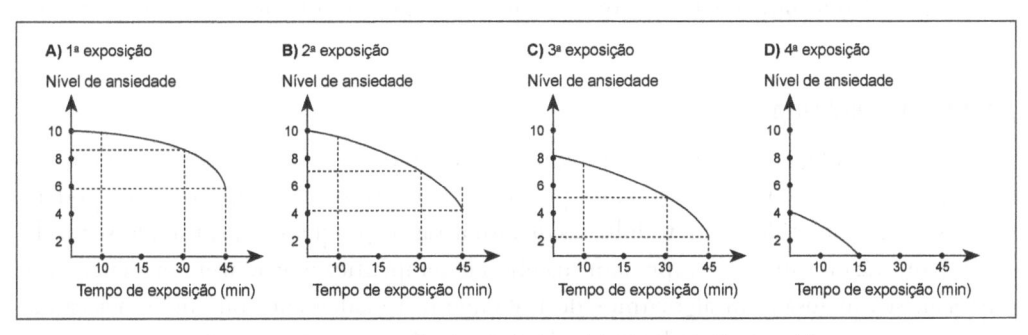

Figura 26.3 Exemplo de gráfico de redução da ansiedade após repetidas exposições.

capacidade de enfrentamento. Na situação "B", apesar de a ansiedade inicial ser ainda muito alta, a redução é mais acentuada. Na terceira exposição ("C"), a ansiedade inicial já não é tão intensa, e a redução dos sintomas ao final da exposição promove certa tranquilidade, se comparada às situações anteriores. Na situação "D", o nível de ansiedade inicial já é baixo e chega ao zero rapidamente. O próximo passo seria a habituação, quando a ansiedade inicial se iguala a zero.

Lista hierarquizada de sintomas de acordo com a escala de ansiedade

Para que a técnica da exposição seja aplicada com sucesso é necessário que o terapeuta e o paciente elaborem juntos uma lista de sintomas de maneira hierarquizada, partindo dos sintomas mais leves até os de maior gravidade, a qual servirá de guia para o tratamento. Os sintomas que causam mais ansiedade serão os últimos na lista de sintomas, bem como serão os últimos a serem enfrentados. Esses pacientes poderão graduar seus sintomas, por exemplo, atribuindo valores de 0 a 10 a cada um deles. Para que pontue de modo adequado os sintomas ansiosos, o indivíduo será esclarecido sobre o que é a ansiedade e como se manifesta no corpo em diferentes graus de intensidade. A ansiedade de grau 10 seria a mais próxima de um ataque de pânico, com tremores, sudorese, palpitações, dispneia, náuseas, tensão muscular e sensação de angústia intensa, enquanto a de grau 1 poderia ser associada a um sintoma que desencadeia apenas uma leve preocupação, sem sintomas físicos ou com sintomas físicos muito leves.

Como fazer então para aplicar a exposição aos pacientes com apenas um sintoma grave, como, por exemplo, fobia a sangue? Nesses casos, o sintoma pode ser fracionado. É possível imaginar que um profissional da saúde que tem fobia a sangue provavelmente terá mais ansiedade ao ver alguém sangrando ao seu lado que ao visualizar em sua mente a imagem de alguém sangrando e possivelmente menos ansiedade nessa ação que ao ver a foto de alguém sangrando no jornal. Pode-se criar uma lista de situações que envolvam, primeiramente, a imaginação de uma cena com sangue, a visualização de programas com cenas de sangramento durante alguns segundos (3, 5, 10, 15, 20, 30 segundos, 1 minuto) até que ele consiga assistir a todo o programa e posteriormente entrar em contato com líquido artificial de coloração vermelha, até que seja possível enfrentar uma exposição com ferimentos reais em seu ambiente de trabalho. Iniciar a exposição pelos sintomas mais graves pode favorecer mais a desistência do paciente do tratamento do que trazer algum benefício adicional. Uma analogia interessante é a de que ninguém que esteja aprendendo um novo esporte enfrentará campeões mundiais em suas primeiras competições.

APLICAÇÃO PRÁTICA

Uma das vantagens da TCC em relação a outras técnicas psicoterapêuticas é a possibilidade de avaliação de seus resultados por meio de instrumentos objetivos, que podem, com isso, ser submetidos às metodologias quantitativas de pesquisa científica. Desse modo, atualmente vários estudos comprovam sua eficácia terapêutica e produzem evidências que norteiam sua inclusão em algoritmos de tratamento, isoladamente ou em associação ao tratamento medicamentoso padrão para diversas patologias.

Ensaios clínicos controlados evidenciaram excelentes resultados com a aplicação das técnicas de TCC em casos de depressão, transtorno de ansiedade generalizada, transtorno do pânico (com ou sem agorafobia), transtorno de ansiedade social (antes conhecido como fobia social), TOC e transtornos do seu espectro, transtorno de estresse pós-traumático, transtorno de estresse agudo, transtorno de compras compulsivas, uso compulsivo da internet e transtornos de ansiedade e depressão na infância. Em alguns desses casos, houve resposta comparável à das medicações de escolha ou efeito sinérgico quando se empregou a TCC em associação a essas.

Outras aplicações da TCC, em certos estudos controlados, têm demonstrado resposta moderada no transtorno de déficit de atenção e hiperatividade (TDAH) associada ao tratamento farmacológico. Além disso, respostas de grande efeito foram encontradas em estudos não controlados com bulimia nervosa e esquizofrenia. Mais recentemente, a TCC tem sido empregada com sucesso para o alívio de sintomas de doenças orgânicas, como na dispneia de pacientes com doença pulmonar obstrutiva crônica (DPOC), nos casos de dor crônica, na insônia primária, nos transtornos de ansiedade e depressão dos portadores do HIV e da síndrome de Parkinson.

CONSIDERAÇÕES FINAIS

A TCC surgiu como uma modalidade de psicoterapia em uma época em que o tratamento psicofarmacológico era ineficiente e a psicanálise dominava. Seu principal objetivo é a redução dos sintomas de problemas específicos. Tem sido demonstrado que a TCC é capaz de atingir os objetivos a que se propõe em diversas pesquisas científicas. Seus efeitos positivos podem ser mantidos por longos períodos após o término do tratamento. Apesar das vantagens, ainda é pouco conhecida em nosso meio e, consequentemente, poucas vezes indicada. Entretanto, a técnica vem sendo amplamente estudada em todo o mundo, e sua divulgação é crescente.

Atualmente, acredita-se que a TCC esteja passando por um terceiro momento de expansão (conhecido por terceira onda) a partir da incorporação de novas abordagens, como a terapia de aceitação e compromisso (ACT) e a *Mindfulness*. A ACT pode ser entendida como um esforço (compromisso) para o emprego de ações que possam melhorar a vida pessoal e aumentar a capacidade do indivíduo de conformar-se (aceitação) com situações da vida que não dependem de si. Uma técnica fundamental da ACT é a *Mindfulness*, que tem origem em técnicas de meditação e é definida como uma maneira de manter a atenção no momento atual, intencionalmente e sem julgamento.

Os avanços tecnológicos na área da computação proporcionaram simuladores de realidade virtual bastante convincentes que já vêm sendo utilizados para promover o enfrentamento com exposições em situações de mais difícil acesso com mais segurança, como o interior de aviões, ferimentos com sangue, condução de automóveis, apresentação de aulas para plateias lotadas, entre outras. Nos próximos anos, espera-se que o conhecimento envolvendo o uso da TCC aumente, que sua utilização se popularize e que novos dispositivos tecnológicos sejam incorporados ao tratamento, contribuindo para o aumento de sua eficiência.

Bibliografia consultada

Butler AC, Chapman JE, Forman EM, Beck AT. The empirical status of cognitive-behavioral therapy: a review of meta-analyses. Clinical Psychology Review 2006; 26(1):17-31.

Cordioli AV. Psicoterapias: abordagens atuais. 3. ed. Porto Alegre: Artmed, 2008.

Cuijpers P, van Straten A, van Oppen P, Andersson G. Are psychological and pharmacologic interventions equally effective in the treatment of adult depressive disorders? A meta-analysis of comparative studies. Journal of Clinical Psychiatry 2008; 69(11):1675-85.

Hofmann SG, Asmundson GJ, Beck AT. The science of cognitive therapy. Behavior Therapy 2013; 44(2):199-212.

Leahy RL. Técnicas de terapia cognitiva: manual do terapeuta. Porto Alegre: Artmed, 2006.

Livermore N, Dimitri A, Sharpe L, McKenzie DK, Gandevia SC, Butler JE. Cognitive behaviour therapy reduces dyspnoea ratings in patients with chronic obstructive pulmonary disease (COPD). Respiratory Physiology & Neurobiology 2015. [Epub ahead of print].

McKay D, Sookman D, Neziroglu F et al. Efficacy of cognitive-behavioral therapy for obsessive-compulsive disorder. Psychiatry Research. 2015; 227(1):104-13.

Rangé B. Psicoterapias cognitivo-comportamentais: um diálogo com a psiquiatria. 2 ed. Porto Alegre: Artmed, 2011.

Spies G, Asmal L, Seedat S. Cognitive-behavioural interventions for mood and anxiety disorders in HIV: a systematic review. Journal of Affective Disorders 2013; 150(2):171-80.

Thomas N, Hayward M, Peters E et al. Psychological therapies for auditory hallucinations (voices): current status and key directions for future research. Schizophrenia Bulletin 2014; 40(Suppl 4):202-12.

Trauer JM, Qian MY, Doyle JS, W Rajaratnam SM, Cunnington D. Cognitive behavioral therapy for chronic insomnia: a systematic review and meta-analysis. Annals of Internal Medicine 2015. [Epub ahead of print].

Vidal R, Castells J, Richarte V et al. Group therapy for adolescents with attention-deficit/hyperactivity disorder: a randomized controlled trial. Journal of the American Academy of Child & Adolescent Psychiatry 2015; 54(4):275-82.

Wersebe H, Sijbrandij M, Cuijpers P. Psychological group-treatments of social anxiety disorder: a meta-analysis. PLoS One 2013; 8(11):e79034.

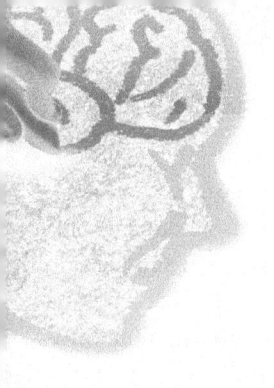

27
Terapia Psicanalítica

Tiago Durães Araújo

INTRODUÇÃO

A psicanálise é, ao mesmo tempo, um corpo próprio de teoria psicológica, uma técnica de tratamento do desequilíbrio mental e uma visão de mundo. Nasce a partir das experiências de Sigmund Freud no cuidado de pacientes histéricos, embora outras personalidades, como Joseph Breuer e Jean-Martin Charcot, tenham auxiliado e influenciado Freud em suas descobertas iniciais. Por meio do uso da hipnose nesses pacientes, Freud pôde compreender a correlação entre sintomas histéricos e experiências traumáticas, cuja associação o paciente não podia recordar na vida de vigília, mas que, sob hipnose, passava a poder. A recordação, acompanhada do afeto correspondente (ab-reação), era então capaz de influenciar a expressão dos sintomas, muitas vezes fazendo-os desaparecer.

No decorrer de seu trabalho, no entanto, Freud percebeu que a hipnose, a despeito de conseguir modificar o sintoma, não promovia a cura, especialmente porque não favorecia a compreensão, pelo enfermo, dos mecanismos determinantes de sua dificuldade em recordar as conexões entre seus sintomas e seus traumas. Por conseguinte, ele elaborou uma nova técnica, a da **associação livre**, na qual o enfermo fala "tudo o que lhe vem à cabeça, sem qualquer tipo de censura", e o analista vai, então, apontar os momentos em que esse processo falha, quando o paciente exibe evidente incapacidade de recordar.

Muitos outros psicanalistas, ao longo do tempo, ofereceram contribuições valiosas à teoria freudiana: Melanie Klein, com sua teoria das relações de objeto; Wilfred Bion, com seus conceitos sobre o pensamento e o pensar; Jacques Lacan, que ressignificou a teoria freudiana a partir de seus estudos sobre a linguagem; André Green, com suas ideias sobre o trabalho do negativo e o narcisismo de morte.

Este capítulo discutirá os conceitos básicos e mais importantes da teoria e técnica freudianas, visto que ainda constituem os pilares da maioria das teorias ulteriores, bem como da prática dos psicanalistas e psicoterapeutas de orientação analítica.

FUNDAMENTOS DA PSICANÁLISE

De início, expõem-se dois princípios fundamentais para a compreensão da teoria psicanalítica. O primeiro, o do determinismo psíquico, afirma que não há casualidade na vida mental e que, portanto, todo e qualquer processo de atividade psíquica tem um sentido para a mente e é sobredeterminado por outro processo mental. O segundo diz respeito à ideia de conflito. Para Freud o aparelho psíquico é composto de sentimentos, pensamentos e impulsos muitas vezes contraditórios e que o lidar com essas contradições constitui a função básica desse aparelho. A teoria freudiana, portanto, se assenta todo o tempo em um caráter dual: sempre duas ideias, impulsos ou sentimentos entram em conflito na mente, produzindo aumento de tensão. O aparelho psíquico se utiliza, então, de mecanismos diversos para estabilizar essas tensões, reduzindo-lhes ao máximo a intensidade.

Isso pontuado, passe-se agora à discussão de algumas ideias que dão sustentação teórica às técnicas psicanalíticas, a saber: o desenvolvimento psicossexual infantil, o inconsciente e a transferência (os dois primeiros constituem conceitos-chave para a compreensão da formação dos sintomas psíquicos e da transferência).

O desenvolvimento psicossexual

Pode-se afirmar, sem incorrer em erro, que a psicanálise foi a primeira área do conhecimento a reconhecer a existência de uma sexualidade infantil. Em sua obra *Três ensaios sobre sexualidade*, de 1905, Freud demonstrou como a chamada pulsão sexual – uma tendência de movimento, inerente a todas as pessoas, que busca satisfação de caráter sexual – se desenvolve a partir de fases distintas da organização psicossexual, ao longo do crescimento do bebê (Quadro 27.1). Convém lembrar que quando se fala em sexualidade na infância não se está se referindo à sexualidade adulta, uma vez que a criança não tem o mesmo amadurecimento físico e psicológico do adulto, mas às formas rudimentares de obtenção de prazer sexual, como a satisfação do lactante ao sugar o seio materno, ao mordê-lo, ao ser tocado e olhado pela mãe; com a retenção de fezes, quando do aprendizado do controle esfincteriano, ou com sua expulsão; ou com a manipulação dos genitais. A agressividade inclusive, argumenta Freud, também pode ser empregada com a finalidade de se conseguir prazer sexual. Para ele, essa pulsão sexual, ou a libido, constantemente demanda à criança ser satisfeita. No início, fica o infante governado pelo então postulado **Princípio do Prazer** – o acúmulo de libido não satisfeita provoca aumento da tensão no aparelho psíquico

Quadro 27.1 Fases do desenvolvimento psicossexual	
Fases	**Características**
Oral	Primeira fase; zona erógena: lábios e mucosa bucal; satisfação obtida pela sucção; objetivo de incorporação do seio
Anal	Segunda fase; zona erógena: mucosa anal; satisfação obtida pela retenção e/ou expulsão das fezes; desenvolvem-se o sadismo e o controle do objeto
Fálica	Terceira fase; zona erógena: órgão genital masculino; satisfação obtida pela manipulação, escopofilia e exibição dos genitais; fase de estruturação do Complexo de Édipo e o termo de castração
Latência	Quarta fase; supressão do conflito edipiano com a repressão do desejo infantil; fase de progressivo ganho intelectual
Adolescência	Desenvolvimento da genitalidade; revivescência, a partir do inconsciente, da influência do Édipo na construção da identidade do sujeito; predomínio genital da satisfação sexual

que, então, a descarrega de modo imediato e de qualquer maneira. Vai-se instituindo em oposição ao princípio do prazer, com o passar do tempo e o amadurecimento mental, o **Princípio de Realidade**. A criança começa por perceber que a satisfação imediata nem sempre é possível e vai-se tornando capaz de adiá-la, de acordo com a oportunidade de descarga oferecida pelo mundo real. Esses desenvolvimentos acontecem em paralelo, vale dizer, com o desenvolvimento neurológico.

Após um período de autoerotismo, quando a criança ainda não se pode diferenciar completamente de seu ambiente e o prazer advém principalmente do que entende ser o seu corpo, passa ela a reconhecer gradualmente a existência de outras pessoas ao seu redor, as quais constituem significativa fonte de satisfação sexual. São a mãe inicialmente e em seguida o pai e os irmãos. Entre os 3 e os 5 anos de idade Freud situa o período no qual ocorre o famigerado **Complexo de Édipo**. Essa etapa consiste em um momento da organização psicossexual marcado por fortes sentimentos ambivalentes, contraditórios, por ambas as figuras parentais. Se a criança deseja satisfazer seus impulsos sexuais com um de seus genitores, percebe no outro um rival, e vice-versa, de maneira que ambos podem representar, nessa fase, tanto o sentido do amor como o da hostilidade para o infante. E pode-se imaginar a ameaça que se associa a esses desejos – sua realização põe de pronto em risco a existência e o amor de seus pais. E não só isso: a criança passa a vivenciá-lo como perigo para si própria. Sua hostilidade é percebida também como proveniente do genitor rival, o qual, na fantasia infantil, passa a ameaçá-la com a amputação da parte de seu corpo mais valiosa para o prazer nessa etapa: seus genitais. Configura-se, então, o **temor de castração**.

Todo esse turbilhão de sentimentos e todas as experiências infantis vividas até então, com ele relacionadas, sucumbem, ao final desse período, a um processo indispensável para a compreensão da psicanálise: a **repressão**. Nesse mecanismo, a pulsão sexual, ora investida nas figuras parentais, se dissocia e passa então a pertencer ao enigmático campo do inconsciente. A criança renuncia, pois, ao amor parental, mas de saída se identifica com seus pais, em especial com seu genitor de sexo oposto, no desfecho mais frequente. Há o esforço, na teoria psicanalítica, para diferenciar aspectos específicos do desenrolar psicossexual e do complexo edipiano no menino em contraposição ao da menina. Por exemplo, o menino demonstra fortes tendências libidinais na direção da mãe e equivalente hostilidade paterna, solucionando seu conflito com o abandono da corrente sexual materna e a identificação com seu pai. Na menina, o processo se inverte, embora seja um tanto mais complicado.

A partir daí, segue-se um período de latência, rico em progressão intelectiva, que dura até a puberdade. A adolescência, consecutiva, consiste na etapa de consolidação da identidade sexual do indivíduo, quando toda a conflitiva edipiana anterior retorna e é revivenciada. Mas aí, e mesmo depois do período juvenil, todo o contexto do Édipo continua a exercer influência inconsciente determinante nas escolhas objetais, isto é, das pessoas, com quem o sujeito irá relacionar-se afetivamente, bem como nas distintas maneiras de vivenciar esses relacionamentos. Tudo isso porque o material submetido à repressão, o reprimido, persiste fazendo pressão por expressar-se pela consciência e comportamento do indivíduo ao longo de sua vida.

O inconsciente e a teoria estrutural

A construção do conceito de inconsciente é, sem dúvida, um dos mais significativos fundamentos para o desenvolvimento da psicanálise. Para dar conta da compreensão dos fenômenos que estudava empiricamente em sua clínica Freud se viu forçado a justificar a existência de uma vida psíquica, cujo conteúdo e mecanismos ocorriam fora do alcance da mente consciente. Em um primeiro momento, quando o processo de repressão já se fazia bastante claro, Freud equivaleu o inconsciente apenas às ideias reprimidas; justo aquelas que produziam acúmulo de tensão por não poderem ser satisfeitas e que, portanto, tinham de ser banidas da consciência do indivíduo. Propôs ele, ainda, a existência de uma força responsável pela manutenção dessas ideias no inconsciente: a resistência. Nessa época, a psicanálise criou uma teorização topográfica da mente, a qual seria dividida em: **consciente (Cs)**, correspondente às imagens, representações e percepções no foco da consciência atual; **pré-consciente (Pcs)**, correspondente às representações e lembranças, as quais estariam momentaneamente fora do campo consciente, mas que seriam passíveis de recuperação pela consciência, quando preciso fosse; e, por último, o **inconsciente (Ics)**, sede das ideias e representações reprimidas que não podiam ser acessadas pela consciência.

Com a evolução de sua prática, a psicanálise pôde identificar outros componentes do inconsciente, anteriormente desconhecidos. Freud instituiu-o como o lugar das pulsões e descreveu a existência de outros fenômenos inconscientes, como a própria resistência, as defesas psíquicas empregadas contra o retorno do reprimido e alguns sentimentos marcantes, como o sentimento inconsciente de culpa. Em 1923, publica *O Ego e o Id*, onde propõe uma nova caracterização topográfica da mente, a teoria estrutural. Nela, Freud divide o aparelho psíquico em três partes: o **Id**, que seria todo o inconsciente, onde se situariam as pulsões e o reprimido; o **ego**, com uma porção consciente e outra inconsciente, o "palco" em que os processos mentais se desenrolam; e, por fim, o **superego**, o derivado do Complexo de Édipo infantil, representante do processo de identificação parental estabelecido ao final desse período, que, como o ego, teria uma parte consciente e outra inconsciente e corresponderia à instância psíquica dos valores culturais transmitidos ao indivíduo com a propriedade de censurar seus atos e comportamentos. Ao ego caberia a função de administrar os conflitos entre as exigências da pulsão sexual de um lado, no Id, quase sempre incompatíveis com os valores e a censura do superego, de outro lado, e, ainda, gerenciar ambas as demandas de acordo com as oportunidades, oferecidas pela realidade, de satisfazê-las ou não.

Formação de sintomas e transferência

A partir desta exposição fica mais fácil entender agora o que, para Freud, representa o sintoma psíquico. Em primeiro lugar, ele acredita que uma frustração qualquer, no mundo real, pode determinar um aumento ainda maior da pressão por satisfação do reprimido. Como alternativa à frustração, a pessoa refugiar-se-ia (por regressão) em seu desejo sexual infantil inconsciente, que forçaria uma tentativa de realizar-se. Entretanto, como à época da infância a pulsão sexual não se pôde descarregar, ela agora reaparece com a marca do impedimento, com um "disfarce", que garante uma satisfação, ao menos parcial, e protege o indivíduo de estar cônscio de toda a tensão imanente ao reprimido. Freud denominou esse processo de **solução de compromisso**, e todo ele aconteceria inconscientemente. Vale salientar que ele o estudou principalmente nos quadros neuróticos, em especial na histeria, nas fobias e nas neuroses obsessivas (quadro hoje denominado "transtorno obsessivo-compulsivo"). Nesses quadros, de uma perspectiva estrutural, o ego, de modo inconsciente, é o responsável pelo "disfarce" e, assim, ele atende parcialmente às demandas do Id (reprimido), sem se atritar tanto com o superego.

Também agora se pode descrever uma outra ideia-base da psicanálise, a qual ajudará na compreensão da técnica analítica. Para Freud, se tudo no psiquismo tem um sentido, e ele se associa a outro evento psíquico, o sofrimento atual do paciente, seu sintoma, tem associação fundamental com as experiências conflitivas da primeira infância. No entanto, o paciente vivencia esse sofrimento como se ele pertencesse somente ao tempo presente, sem conseguir estabelecer qualquer relação entre o passado infantil e a atualidade, dada a natureza inconsciente do processo. Daí, é conceito primordial da psicanálise que o paciente irá reproduzir, também com o analista, toda essa sorte de experiências, as quais pertencem tanto a sua vida de hoje quanto à vida que levava junto aos pais e irmãos, durante seus primeiros anos de vida. A essa repetição do reprimido, sempre a repetição dos mesmos tipos e qualidades de relacionamento, dá-se o nome de **transferência**. Consiste na influência duradoura das vivências do Édipo, por exemplo. E Freud insiste que a transferência não se trata de um fenômeno exclusivo da psicanálise, mas que acontece em todos os relacionamentos do indivíduo. A técnica psicanalítica apenas a evidencia e a analisa, em profundidade, e é sobre isso que se irá falar no próximo tópico.

A transferência apresenta ainda outra propriedade, aqui, digna de nota: seu caráter de resistência. Enquanto o indivíduo repete, sem consciência, suas experiências no tempo presente, atribuindo ao analista e aos demais um papel determinado na atuação de suas vivências e desejos, como outrora fora com seus pais, ele se defende de recordar toda sua conflitiva inerente a seu passado infantil. Essa questão também é importante para a estruturação da técnica analítica.

TÉCNICA PSICANALÍTICA

Pode-se dizer, de modo geral, que o objetivo da técnica analítica consiste na tentativa de fazer o indivíduo redesignar seu sofrimento atual para o passado, ao qual, segundo o corpo teórico da psicanálise, pertence. A potencialidade de compreender e elaborar os sintomas, conflitos e transferências a partir de sua própria história confere ao indivíduo autoconhecimento. E é ele o instrumento que possibilita tornar o sofrimento menos intenso e menos influente em sua vida.

Para isso, começa a análise com somente uma regra, a fundamental. O analista diz ao paciente: "você me dirá tudo que vem à sua cabeça, sem qualquer tipo de censura." Já se espera que o enfermo não possa obedecer a essa regra integralmente. Surgem nele, de maneira espontânea, expectativas e temores sobre como o analista sente e entende todo seu material, e o discurso, então, trava. Nesse ponto, fica ilustrado o mecanismo no qual a produção de novos sintomas do transtorno cessa e os sintomas passam a ficar atribuídos ao analista e ao tratamento, na transferência. Por conseguinte, diz Freud, toda a análise vai propiciar o desenvolvimento da **neurose de transferência**, onde toda a sorte de formação sintomática estará para e em relação com o tratamento.

Quando do estabelecimento dessa neurose de transferência, facilita-se a tarefa do analista. Agora ele pode reconhecer a conflitiva, o reprimido infantil, na experiência da sessão, no aqui e agora, junto dele e em referência a ele. Com a **interpretação**, tanto da transferência para o analista como da transferência para os demais de seu convívio atual, o paciente pode começar a reconstituir seu passado, discernindo-o de sua vida no presente. Interpretar, afirma Freud, consiste no ato de revelar o que está oculto, disfarçado no discurso e na realidade atual. Interpretando a transferência, o analista denuncia ao paciente o desejo dele, inconsciente, de reexperimentar sua vida de criança, outorgando o desempenhar de papéis específicos às pessoas de sua relação, na atualidade, em consonância com os papéis que seus pais e irmãos tiveram para ele. A interpretação denuncia ainda, dessa maneira, que a transferência do sujeito significa também uma resistência, no sentido de que apresenta dificuldades em abandonar seu desejo infantil, preferindo atuá-lo em vez de remontá-lo à sua história.

Além da interpretação, a psicanálise abarca outra função terapêutica importante. Ao concentrar seus sintomas e conflitos na figura do analista pela transferência, como já foi dito, o indivíduo reviverá, com ele, o desejo e as lembranças de sua vida de criança. No entanto, diferentemente de como atuaram seus pais e outras pessoas significativas à época, os quais reagiram, de maneira mais provável, reprimindo-lhe ou censurando-lhe os desejos, tenta o analista receber e suportar essa dimensão da pulsão sexual, na relação com seu analisando, permitindo-lhe, assim, experimentar, reconhecer e elaborar mais e mais o conteúdo de sua vida mental inconsciente. Essa atitude analítica visa à interrupção da tendência constante de repetir o mesmo padrão de relacionamento, a transferência, ao longo de sua existência.

Ao final da análise, por meio do desenvolvimento da transferência e de sua regular interpretação, pode o indivíduo se conscientizar de seu desejo infantil e de sua tendência a confundir o presente com o passado. Pela via estrutural, isso implica ao ego uma maior ciência das expressões do Id e do superego, ampliando-lhe o potencial de dominar essas instâncias e reduzir o conflito. Passa a haver, pois, uma identificação com o analista, quando o sujeito "internaliza o método psicanalítico" e passa a exercê-lo, por si próprio, na compreensão de seu comportamento, pensamento e reações. Isso confere ao analisando maior capacidade de domínio e entendimento de sua vida mental.

Instrumentos técnicos da psicanálise

Além da "regra fundamental", a qual preconiza que o "paciente informe tudo o que lhe vem à cabeça", a psicanálise dispõe de outros recursos técnicos instituídos para facilitar a emergência de associações do paciente, o desenvolvimento da "neurose de transferência" e a interpretação. Indicado o tratamento analítico, comumente se combina com o analisando uma frequência de sessões que varia conforme cada caso, mas que costuma situar-se entre três e seis sessões por semana. Quanto maior a frequência dos encontros, em geral, mais rápida se estabelece a situação analítica com a neurose de transferência.

Existe grande discussão, entre os psicanalistas, a respeito dos critérios de indicação para análise, embora, de modo superficial, se entenda que o paciente de análise precisa apresentar significativa disposição para o autoconhecimento e capacidade de tolerar frustração, além da capacidade de pensar de maneira abstrata e simbólica. Ainda assim, isso é bastante questionável e, a despeito de demonstrarem mais dificuldades no processo, pacientes que não se mostram com essas características também podem ser submetidos à psicanálise, segundo vários analistas.

No início, há também a combinação do valor para pagamento da sessão, e o paciente é convidado a utilizar o divã, uma espécie de cama, onde se deita, ficando o analista fora de seu campo visual. A técnica admite que o divã favoreça a produção das associações e, sem poder ver o analista, o paciente não consegue adivinhar-lhe as reações ao seu discurso, o que ajuda na revelação paulatina de seu desejo.

Em comparação a outras abordagens psicoterapêuticas, a psicanálise consiste em técnica na qual o analista assume uma atitude muito mais passiva para com seu analisando, apenas se utilizando do método interpretativo. Adota ele uma postura, em consonância com as associações livres do enfermo, de **atenção livremente flutuante**, em que direciona o foco para as suas próprias associações, a fim de acessar, com isso, o inconsciente do paciente. Aconselhamentos, aí, quase nunca ocorrem.

Todos esses instrumentos técnicos – o número de sessões, o horário, o divã, a associação livre, o pagamento, entre outros – configuram o *setting* analítico. O analista precisa atentar para esse *setting*, pois, durante a análise, é frequente que o paciente tente furar os limites ligados a ele. Essa situação costuma representar **uma atuação** do analisando, na transferência, e, quando acontece, sinaliza, para o analista, uma oportunidade de interpretação.

PSICANÁLISE *VERSUS* OUTRAS ABORDAGENS SEMELHANTES
Psicoterapia de orientação analítica

A chamada psicoterapia de orientação analítica faz uso do corpo teórico psicanalítico, porém sua técnica emprega algumas estratégias diferentes. Em primeiro lugar, a frequência de sessões é consideravelmente menor: cerca de uma a duas vezes por semana. O divã fica de fora, e o paciente, em geral, fica sentado frente a frente com seu terapeuta. Este incorpora uma atitude mais ativa, em comparação com o psicanalista, e suas intervenções não se restringem apenas às interpretações. Confrontações e esclarecimentos compõem seu leque de instrumentos terapêuticos. Enquanto o tratamento psicanalítico tende a durar anos, a psicoterapia de base analítica pode apresentar duração um tanto mais breve, como de meses, a depender do caso.

Embora ambas se orientem para promover a elaboração psíquica dos sintomas, mostrando a influência do inconsciente no mecanismo de formação sintomática, a psicoterapia de base analítica preocupa-se menos em fazer isso a partir da história infantil e mais em promovê-lo através da sua vida de relações atual. Para isso, a interpretação da transferência, que o paciente faz para o terapeuta, é levada menos em conta, quando se compara com a psicanálise, em favorecimento da interpretação do comportamento do indivíduo em seus relacionamentos interpessoais do presente. Ao final, a psicoterapia de base analítica possibilita algum autoconhecimento e uma reorganização da personalidade e das defesas, ainda que de maneira parcial, quando do alcance da remissão dos sintomas.

Psicoterapia de apoio

As técnicas de psicoterapia de apoio podem se embasar em alguns conceitos teóricos psicanalíticos. Entretanto, sua práxis é sensivelmente distinta. No apoio, o objetivo central consiste no alívio da situação conflitante, com o terapeuta buscando ativamente reduzir o nível de tensão e reforçar as defesas atuais do paciente em sua tentativa de solucionar os conflitos; a psicanálise, ao contrário, especialmente nas fases iniciais do tratamento, pode provocar aumento da ansiedade. A interpretação e a atitude neutra do analista, na psicoterapia de apoio, perdem seu lugar para medidas como conselhos e elogios, intervenções caracterizadas pelo fato de prescreverem e reforçarem atividades do enfermo, respectivamente, acarretando a perda de sua autonomia. O foco também sai do inconsciente para as experiências reais da consciência, funcionando o terapeuta como um ego auxiliar para ajudar o paciente a lidar com os estresses diários. Análise da transferência raramente se dá. As sessões acontecem uma vez por semana, ou menos, e o divã fica contraindicado. Indica-se a psicoterapia de apoio principalmente no contexto de casos nos quais se percebem graves transtornos, com o paciente demonstrando amplas dificuldades para administrar conflitos, tolerar frustrações ou inabilidade para a abstração e o pensamento simbólico.

CONSIDERAÇÕES FINAIS

Quando bem indicadas e conduzidas, a psicanálise e a psicoterapia de orientação analítica mostram eficácia na assistência aos pacientes com transtornos psíquicos. Promovem o autoconhecimento, fragilizam a estrutura dos sintomas e munem o paciente de um método, o pensamento e a interpretação, que os auxilia no processo de elaboração desses sintomas, reduzindo-lhes a influência em sua vida. As pesquisas científicas, no geral, apresentam grande dificuldade em estabelecer essa eficácia das técnicas psicanalíticas por se tratar de tratamentos de longo prazo e com compreensão e objetivos distintos das abordagens quantitativas, mais difundidas no meio científico atual. Faz-se importante que os profissionais de saúde mental, em geral, tomem conhecimento desses fatos para não desconsiderarem a indicação das técnicas analíticas, quando necessário, e para utilizarem seus conceitos e fundamentos de significativa utilidade na clínica e terapêutica dos transtornos mentais.

Bibliografia consultada

Etchegoyen RH. Fundamentos da técnica psicanalítica. Porto Alegre: Artes Médicas, 1987.

Freud S (1905). Três ensaios sobre sexualidade. In: Freud S. Edição standard brasileira das obras psicológicas completas de Sigmund Freud. v. 7. Rio de Janeiro: Imago, 2006.

Freud S (1915). O inconsciente. In: Freud S. Edição standard brasileira das obras psicológicas completas de Sigmund Freud. v. 14. Rio de Janeiro: Imago, 2006.

Freud S (1923). O ego e o Id. In: Freud S. Edição standard brasileira das obras psicológicas completas de Sigmund Freud. v. 19. Rio de Janeiro: Imago, 2006.

Freud S (1912). A dinâmica da transferência. In: Freud S. Edição standard brasileira das obras psicológicas completas de Sigmund Freud. v. 12. Rio de Janeiro: Imago, 2006.

Freud S (1914). Recordar, repetir e elaborar. In: Freud S. Edição standard brasileira das obras psicológicas completas de Sigmund Freud. v. 12. Rio de Janeiro: Imago, 2006.

Neto MRL, Elkis H. Psiquiatria básica. 2. ed. Porto Alegre: Artmed, 2007.

Sadock BJ, Sadock VA. Compêndio de psiquiatria: ciência do comportamento e psiquiatria clínica. 9. ed. Porto Alegre: Artmed, 2007.

28

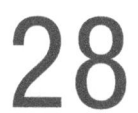

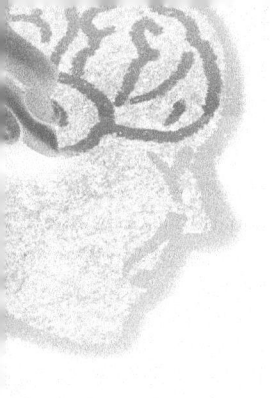

Eletroconvulsoterapia

Dennison Carreiro Monteiro
Edésio Lira
José Marques Costa Filho

INTRODUÇÃO

A eletroconvulsoterapia (ECT) é um procedimento que consiste na aplicação de uma corrente elétrica controlada e de baixa intensidade no cérebro, induzindo uma crise convulsiva tônico-clônica generalizada com finalidade terapêutica.

Em 1934, Ladislas Meduna, um psiquiatra húngaro, foi o primeiro a tratar um indivíduo catatônico com crises convulsivas induzidas inicialmente pela cânfora e logo depois pelo cardiazol. Quatro anos depois, em 1938, dois pesquisadores italianos, Ugo Cerletti e Lucio Bini, fizeram experimentos bem-sucedidos em Roma, desencadeando convulsões com choques elétricos em pacientes com esquizofrenia. Isso permitiu que o procedimento se tornasse mais controlável e seguro, pois o "choque cardiazólico" estava comumente associado à vivência de um intenso desconforto, conhecido como "terror cardiazólico", além de ser de mais difícil manejo.

Nos anos 1950 surgiram os primeiros psicofármacos, o que levou a uma redução vertiginosa do uso da ECT, mas a técnica nunca deixou de ser indicada. Como muitos pacientes ainda se mostravam resistentes aos tratamentos medicamentosos, nos anos 1970 a ECT voltou a ter um lugar de grande importância na psiquiatria. Dessa vez foi desenvolvida a "técnica modificada", que inclui o uso de anestesia, relaxante muscular, monitoração da crise e oxigenação, tornando o procedimento mais confortável e seguro.

Algumas correntes "antipsiquiátricas" chegaram a se opor ao uso da ECT, negando até mesmo a existência da doença mental. Esses movimentos se baseavam primordialmente em ideias político-filosóficas, acabando apenas por aumentar a estigmatização do tratamento. Apesar disso, a partir de 1985 foram elaborados diversos consensos contendo normatizações e orientações para seu uso correto, contribuindo para a minimização do desconhecimento e do preconceito acerca do tema.

A técnica foi trazida ao Brasil pelo psiquiatra Antônio Carlos Pacheco, sendo as primeiras sessões realizadas em 1941, no Hospital das Clínicas da Universidade de São Paulo.

No estado de Pernambuco é realizada há pelo menos quatro décadas, sendo em 1983 inaugurado o serviço de ECT do Hospital das Clínicas da Universidade Federal de Pernambuco. Um importante avanço no cenário nacional se deu em 2002, quando o Conselho Federal de Medicina publicou a Resolução 1.640/2002, que normatizava o uso da ECT no Brasil e exigia que fosse executada exclusivamente por médicos devidamente treinados, em ambiente hospitalar e com acompanhamento anestésico.

De todos os tratamentos biológicos introduzidos na psiquiatria na primeira metade do século XX, como a ECT, a insulinoterapia, a febre malárica e a lobotomia frontal, a ECT é o único que ainda tem um lugar inquestionável na prática clínica moderna.

INDICAÇÕES

A ECT tem eficácia demonstrada no tratamento de diversos transtornos mentais graves ou resistentes às abordagens farmacológicas. A Associação Americana de Psiquiatria (APA) menciona a ECT como tratamento de primeira escolha quando há necessidade de melhora mais rápida e consistente, os riscos de outros tratamentos são maiores que os da ECT há história de boa resposta prévia à ECT e, ainda, quando é a preferência do paciente. Sua indicação já está bem estabelecida nos seguintes casos:

- **Depressão:** está indicada na depressão bipolar ou unipolar, com sintomas psicóticos, intensa ideação suicida, com importante deterioração clínica do indivíduo, na presença de sintomas catatônicos ou falha medicamentosa. Estudos mostram taxa de resposta terapêutica em até 80% dos pacientes com depressão, comparável apenas ao uso de inibidores da monoaminoxidase (IMAO).
- **Mania:** pacientes bipolares em fase maníaca, com ou sem sintomas psicóticos, se beneficiam da ECT, em especial quando estão presentes graves alterações comportamentais que põem em risco suas vidas.
- **Esquizofrenia:** o primeiro relato de tratamento com ECT foi em um indivíduo que estava há 4 anos catatônico. Até hoje a ECT é considerada a abordagem mais efetiva para a esquizofrenia catatônica, mostrando-se superior aos antipsicóticos e benzodiazepínicos. Pacientes com exacerbação do quadro psicótico e importantes sintomas positivos tendem a responder de maneira favorável à ECT, enquanto indivíduos com quadro mais crônico e sintomatologia negativa não apresentam tantos benefícios.
- **Síndrome neuroléptica maligna (SNM):** a SNM é um quadro grave e potencialmente fatal desencadeado pelo uso de antipsicóticos. A ECT é uma opção terapêutica quando outras abordagens falharam, como o dantrolene ou a bromocriptina, com resposta após poucas sessões.
- **Epilepsia refratária:** apesar de não ser uma indicação usual, a ECT se mostra eficaz no controle de crises epilépticas refratárias em virtude de sua propriedade de elevar o limiar convulsivo. É especialmente útil em estados de mal convulsivo, quando não há melhora a despeito da abordagem farmacológica.
- **Populações especiais:** idosos e gestantes constituem grupos nos quais os psicofármacos podem apresentar risco especial, como efeitos colaterais intoleráveis e teratogênese, respectivamente. A ECT tem demonstrado segurança em indivíduos idosos, sendo

necessária apenas maior atenção com o risco de efeitos indesejáveis sobre a cognição. Em gestantes, é recomendada em todos os trimestres, sem qualquer evidência de que possa induzir um trabalho de parto prematuro.

CONTRAINDICAÇÕES, EFEITOS COLATERAIS E RISCOS

Atualmente não há qualquer contraindicação absoluta à ECT, sendo todas relativas. Essas condições podem aumentar o risco do procedimento, mas, se devidamente controladas, não costumam promover desfechos indesejáveis. Consideram-se contraindicações relativas: hipertensão intracraniana ou processos expansivos cerebrais; hemorragias recentes no sistema nervoso central; doenças cardiovasculares agudas ou descompensadas, como infarto agudo do miocárdio, hipertensão arterial sistêmica não controlada e arritmias graves; coagulopatias; e patologias ortopédicas, como fraturas recentes não consolidadas.

Os efeitos colaterais são, em sua maioria, transitórios e benignos. Um déficit leve de memória para eventos que ocorrem imediatamente antes ou depois de cada sessão é a queixa mais comum, mas tende a melhorar em alguns dias. Sintomas físicos, como cefaleia, náuseas e dor muscular, também ocorrem com frequência e costumam melhorar com o uso de medicamentos sintomáticos. Alguns indivíduos podem apresentar quadro de confusão mental e agitação psicomotora logo após a crise convulsiva, devendo ser tratados com propofol endovenoso.

A segurança da ECT está bem estabelecida, com taxa estimada de mortalidade de 0,002% por sessão e de 0,01% por paciente, sendo a maioria dos casos decorrente de complicações cardiovasculares, como arritmias. Apesar disso, o uso de marca-passo cardíaco não contraindica a ECT. Em razão do aumento transitório da pressão intracraniana durante a aplicação do estímulo, existe um risco hipotético de herniação cerebelar e consequente parada respiratória caso haja outra condição predisponente. Há possibilidade de sangramentos intracranianos por causa do aumento abrupto, mas fugaz, da pressão arterial, sendo necessário cuidado especial em indivíduos já suscetíveis. Fraturas e luxações são cada vez mais raras em virtude do uso de relaxantes musculares durante a crise. Convulsões prolongadas, principalmente com mais de 3 minutos de duração, podem ser lesivas ao encéfalo, devendo ser abortadas com diazepam endovenoso, sendo raro o desencadeamento de estados de mal com a ECT.

ASPECTOS TÉCNICOS

Avaliação pré-ECT

Antes da realização da ECT, o paciente deve obrigatoriamente passar por uma detalhada avaliação clínica, que inclui exames físico geral e neurológico minuciosos, além da solicitação de exames complementares, como hemograma, ionograma, coagulograma, eletrocardiograma, radiografia de tórax e neuroimagem, sendo preferível a ressonância nuclear magnética de encéfalo, quando disponível, à tomografia computadorizada de crânio. Esses cuidados têm como objetivo a identificação de possíveis alterações médicas gerais que porventura possam elevar os riscos do tratamento e que devem ser devidamente controladas. Uma avaliação odontológica também é recomendável para afastar qualquer alteração que venha a obstruir as vias aéreas no momento da crise convulsiva. Outros exames, como eletroencefalograma (EEG), devem ser solicitados de acordo com as particularidades de cada caso. Não há necessidade de internamento hospitalar exclusivamente para a realização da ECT, e o procedimento pode ser feito em regime ambulatorial, a menos que a indicação advenha da condição mental do sujeito. É indispensável a assinatura de um termo de consentimento, constando todos os esclarecimentos necessários, pelo próprio paciente ou, na impossibilidade de o paciente responder por si, de seu familiar ou responsável.

Realização do procedimento

A ECT deve ser obrigatoriamente realizada em bloco cirúrgico ou ambiente similar. Durante todo o procedimento o paciente permanece ao menos sob monitoração eletrocardiográfica e oximetria de pulso. A monitoração com EEG e eletromiografia é opcional, sedo mais frequentemente realizada em contextos de pesquisa.

Oxigenação a 100% é oferecida no transcurso do procedimento, exceto no momento da aplicação do estímulo elétrico. Na maioria dos casos, a intubação orotraqueal não se faz necessária. O anestésico ideal deve ter curto tempo de ação e influenciar pouco o limiar convulsivo. Os fármacos mais usados no Brasil são o etomidato e o propofol, o qual aumenta substancialmente o limiar convulsivo, mas diminui a chance de confusão mental após a crise. Para redução do risco de broncoaspiração do conteúdo gástrico, é obrigatório o jejum de sólidos por pelo menos 8 horas e de líquidos por 4 horas.

Um bloqueador neuromuscular, como a succinilcolina, também é administrado, inibindo a atividade motora excessiva decorrente do estímulo. Em muitos serviços, lança-se mão de um esfigmomanômetro para "garrotear" o membro superior ou inferior logo após a infusão do anestésico e imediatamente antes da administração do bloqueador neuromuscular. Esse artifício impede que essa substância chegue ao membro "garroteado", tornando mais evidente a atividade motora local.

A atropina é usada durante a ECT com o objetivo de minimizar os sintomas parassimpáticos, como liberação esfincteriana, hipersecretividade brônquica, hipotensão arterial e bradiarritmias, que podem ser intensos e até mesmo aumentar o risco de complicações clínicas.

Em geral, as sessões são realizadas duas a três vezes por semana, em dias alternados, na fase aguda, até um número médio de 6 a 12 sessões. Não existem diferenças significativas entre os dois métodos, mas é possível que aplicações mais próximas afetem mais o desempenho cognitivo do paciente. Recomendam-se aplicações quinzenais na fase de continuação e mensais na de manutenção, não havendo uma quantidade máxima determinada ao longo da vida.

Posicionamento dos eletrodos

O posicionamento dos eletrodos também tem sido considerado relevante nos estudos clínicos. No posicionamento bilateral, os eletrodos são colocados em cada lado da região frontotemporal do indivíduo. Para localização mais precisa, imagina-se uma linha que vai do *tragus* do pavilhão auditivo ao epicanto do olho ipsilateral e, a partir de seu ponto médio, cada eletrodo é posicionado 2,5cm acima. Essa técnica foi usada por Ugo e Cerletti em 1938 e permanece como a mais adotada.

No posicionamento unilateral, um dos eletrodos é colocado na região frontotemporal do lado não dominante (em geral o direito) e o outro cerca de 5cm à direita do vértex craniano.

A ECT unilateral foi desenvolvida na tentativa de se preservar o hemisfério cerebral mais relacionado com a linguagem e a memória (em geral o esquerdo), hipótese que se mostrou verdadeira. Apesar disso, essa técnica tem sido considerada menos eficaz que a aplicação bifrontotemporal, necessitando cargas substancialmente maiores para a obtenção de resultados semelhantes.

Uma técnica mais recente, ainda em fase de estudo, consiste na aplicação bifrontal, que poderia ser tão eficaz quanto a aplicação bilateral e com efeito cognitivo semelhante ao obtido com a unilateral. As pesquisas nessa área têm sido muito promissoras, mais ainda sem resultados definitivos.

Características da crise convulsiva

A expressão motora do estímulo elétrico deve ser uma crise convulsiva tônico-clônica generalizada com duração mínima de 20 segundos. Esse tempo é de certo modo arbitrário, pois não há evidências consistentes de que seja o tempo ideal de crise. A convulsão, apesar de não ser necessária, nem mesmo uma garantia de eficácia da aplicação, é uma demonstração da generalização do estímulo elétrico por todo o encéfalo. Quando se adota como parâmetro a atividade eletroencefalográfica, é considerada efetiva uma atividade epileptiforme com pelo menos 30 segundos de duração.

Há uma resposta autonômica característica com uma primeira fase parassimpática, que se dá logo após a liberação do estímulo elétrico, quando ocorrem principalmente redução da pressão arterial e bradicardia. Logo em seguida tem início uma segunda fase de resposta simpática reflexa com rápido e breve pico de pressão arterial com taquicardia. Estudos recentes evidenciam que a fase parassimpática ocorre independentemente da generalização da crise, ao contrário da fase simpática, sendo esta última possivelmente um bom preditor da eficácia do tratamento.

PARÂMETROS FÍSICOS

Os primeiros equipamentos de ECT emitiam um tipo de onda elétrica chamada sinusal ou sinusoidal (Figura 28.1), a qual se assemelhava às emitidas pelos aparelhos elétricos comuns. Esse tipo de onda, apesar de eficaz, liberava energia excessiva e desnecessária com maior propensão a causar efeitos danosos à cognição.

Mais recentemente, esses aparelhos têm sido substituídos pelos que emitem uma onda chamada quadrada (Figura 28.2), mais semelhante às ondas geradas nos neurônios e por isso mais fisiológica. A onda quadrada, além de mais eficaz que a sinusoidal, causa menos danos cognitivos, podendo ser composta por pulsos breves ou ultrabreves.

O conhecimento dos parâmetros físicos e de sua importância na realização da ECT é essencial para o entendimento do tratamento, sendo considerados os principais:

- **Corrente elétrica:** a corrente elétrica é definida como a quantidade de elétrons que passa por um meio em um determinado espaço de tempo, e sua medida é dada em ampère (A). Nos aparelhos atuais de ECT, a corrente é fixa em 0,8A nos modelos MECTA (Figura 28.3) e 0,9A nos THYMATRON (Figura 28.4), sendo do tipo alternada e bidirecional.
- **Duração do pulso:** a duração do pulso (em inglês *pulse width* ou Pw) corresponde ao tempo em que a corrente está fluindo e é medido em milésimos de segundo (ms). Os aparelhos

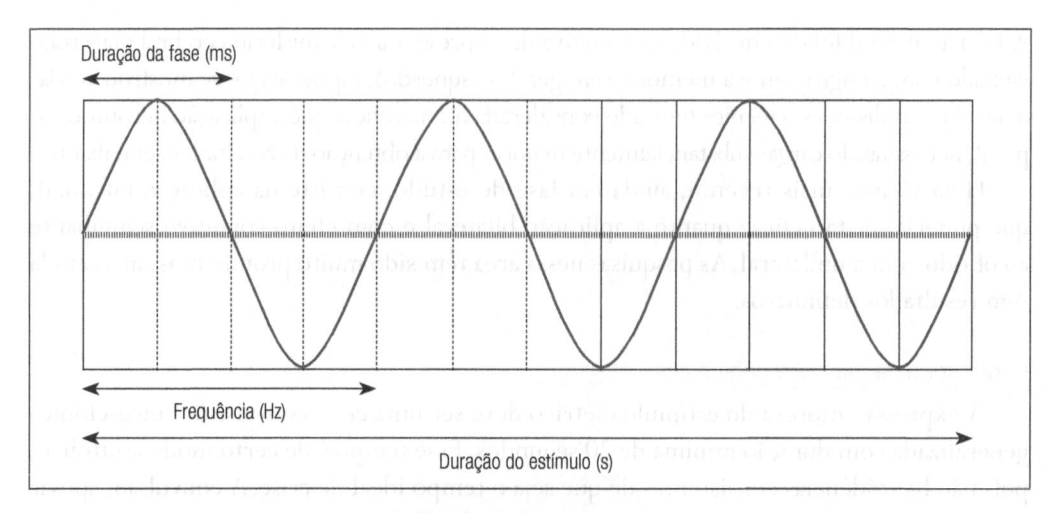

Figura 28.1 Onda sinusoidal.

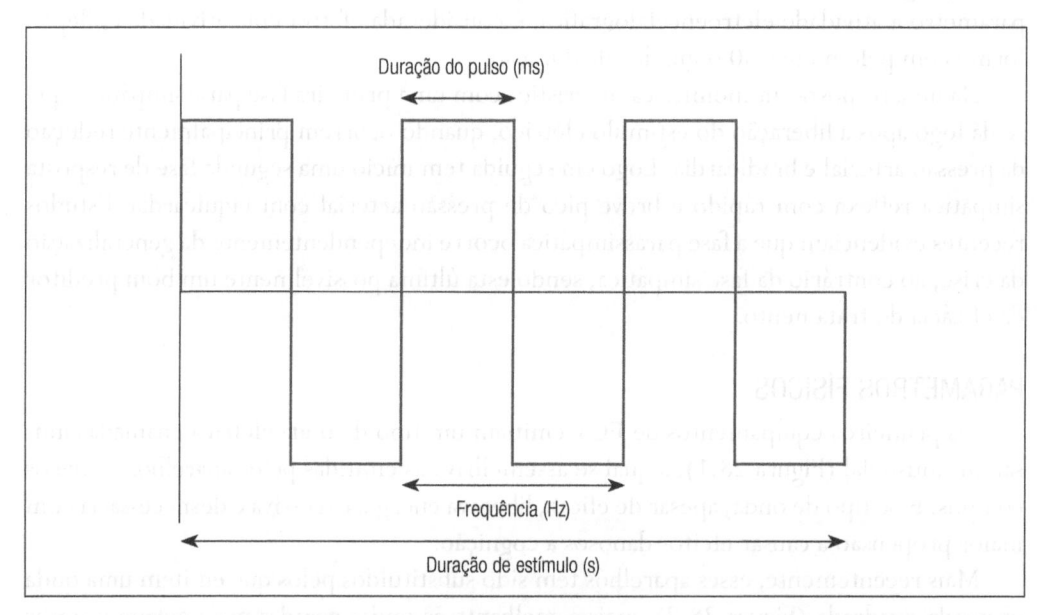

Figura 28.2 Onda quadrada.

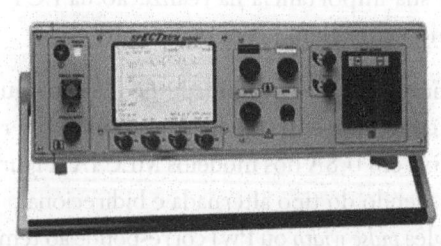

Figura 28.3 Aparelho de ECT, modelo MECTA spECTrum 5000Q®.

Figura 28.4 Aparelho de ECT, modelo THYMATRON SYSTEM IV®.

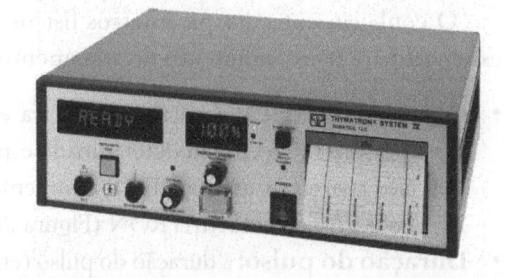

que emitem a onda quadrada trabalham também com o pulso breve, que vai de 0,5 a 2ms, ou ainda com o pulso ultrabreve, ou seja, menor que 0,5ms. Quanto maior a duração do pulso, mais energia é liberada e, consequentemente, maiores são os efeitos sobre a cognição.

- **Frequência:** a frequência se refere à quantidade de pulsos que se repetem ao longo do tempo e é medida em Hertz (Hz). Como os pulsos são bidirecionais, em uma frequência de 10Hz há 10 pares de pulsos em cada segundo, ou seja, 10 pulsos em cada direção por segundo de estímulo. A frequência pode variar de 10 a 140Hz.
- **Duração do estímulo:** é o tempo total de estimulação, que pode variar de 0,5 a 8 segundos. Costuma ser um dos primeiros parâmetros, juntamente com a frequência, a ser alterado quando se quer aumentar a carga do tratamento.
- **Carga:** a carga, ou dose elétrica, é medida em microcoulombs (mC) e resulta do ajuste dos demais parâmetros. É a referência na determinação do limiar convulsivo do paciente e pode chegar a 1.152mC em aparelhos de 200 joules do modelo MECTA.
- **Impedância:** a impedância diz respeito a todas as resistências que a corrente elétrica encontrará até chegar ao encéfalo. Calcula-se que apenas 10% do estímulo cheguem efetivamente ao cérebro, sendo a maior parte dissipada pelo escalpe e pela calota craniana. É medida em Ohms por metro e pode variar de acordo com a idade e o gênero do indivíduo, com o grau de contato dos eletrodos com a pele e, até mesmo, com o tamanho e a distância entre os eletrodos.
- **Limiar convulsivo:** o limiar convulsivo (LC) é, sumariamente, a menor carga necessária para desencadear uma convulsão tônico-clônica generalizada. Entre as diferentes maneiras de determiná-lo, as mais usadas na prática clínica são a de titulação do estímulo e a dosagem preestabelecida. Na primeira, inicia-se com pequenos estímulos, aumentando-os gradualmente até se chegar ao LC. Embora mais precisa, demanda mais tempo e pode aumentar o risco de efeitos colaterais em virtude da repetição da aplicação. Na segunda técnica é usada uma carga já estabelecida para as características do indivíduo com base em dados como idade, gênero e posicionamento dos eletrodos. Apesar de mais imprecisa, é mais usada em razão de sua praticidade. Outra maneira prática de determinar o LC consiste em multiplicar a idade do paciente por 2,5 para estimulação bilateral e por 5 para unilateral. A determinação do LC do paciente é importante para definição da carga inicial do tratamento, sendo de 1,5 a 2,5 vezes o LC para o tratamento bilateral e de 5 a 6 vezes para o unilateral. Muitos são os fatores que influem no LC do indivíduo (Quadro 28.1), havendo uma tendência natural de aumento a cada sessão de ECT.

Quadro 28.1 Fatores que influenciam o limiar convulsivo (LC) na ECT	
Fatores que diminuem o LC	**Fatores que aumentam o LC**
Gênero feminino	Gênero masculino
Idade jovem	Idade avançada
Hiperventilação	Hipoventilação
Psicoestimulantes	Propofol
Antipsicóticos	Anticonvulsivantes
Abstinência de benzodiazepínicos	Benzodiazepínicos
Cafeína e teofilina	Opioides

MECANISMO DE AÇÃO

Apesar de a ECT ser o método terapêutico há mais tempo usado em psiquiatria, seu mecanismo de ação ainda não foi completamente elucidado. Todavia, algumas teorias têm sido elaboradas na tentativa de esclarecer como o estímulo elétrico atua no cérebro e por que é muito mais eficaz que os outros tratamentos, como os psicofármacos:

- **Teoria pré-frontal:** acredita-se que o local de início das crises seja de grande importância e que aquelas iniciadas no córtex pré-frontal sejam as mais eficazes. Essa ideia tem estreita relação com o conhecimento de que vias que fazem conexão com as regiões pré-frontais estão diretamente relacionadas com a expressão de sintomas psicopatológicos, como na depressão e na esquizofrenia.
- **Teoria anticonvulsivante:** outra hipótese é a de que a ação da ECT se dê na medida em que quantidade elevada de neurotransmissores inibitórios, como o ácido gama-aminobutírico (GABA), é liberada logo após a crise convulsiva, autolimitando o episódio. Essa teoria condiz com estudos que mostram uma deficiência gabaérgica em indivíduos deprimidos e com a ação dos antidepressivos que atuam secundariamente aumentando sua disponibilidade sináptica.
- **Teoria da generalização da crise convulsiva:** essa teoria se atém aos mecanismos neurofisiológicos em detrimento dos neuroquímicos. Argumenta que a ECT pode ser mais eficaz na medida em que o estímulo elétrico seja capaz de atingir uma ampla região cerebral, de maneira inespecífica, e principalmente regiões mais profundas, como o diencéfalo.
- **Teoria neuroendócrina:** o funcionamento da ECT está diretamente relacionado com a liberação de substâncias cerebrais, como a prolactina, o neuropeptídeo Y, a arginina-vasopressina e o hormônio adrenocorticotrófico (ACTH). Acredita-se que a ECT seja responsável pela normalização dos níveis de cortisol, que estaria relacionado à melhora do humor, assim como ao aumento do BDNF (*Brain Derived Neurotrofic Factor*), ocasionando aumento da neurogênese hipocampal.
- **Teoria da reação ao estresse:** a mais aceita atualmente, postula que a ECT causaria um rompimento de sistemas neuronais patológicos, possibilitando uma reação de reorganização inespecífica e global do cérebro e restabelecendo, assim, estados anteriormente mais funcionais. Essa ideia explica ao menos em parte o fato de o tratamento ser eficaz em casos de transtornos com etiopatogenias a princípio antagônicas, como a depressão e a mania ou a esquizofrenia e as síndromes parkinsonianas.

CONSIDERAÇÕES FINAIS

A ECT é um recurso terapêutico seguro e altamente eficaz, e muitos pacientes podem se beneficiar do tratamento, obtendo melhora do prognóstico e da qualidade de vida. Suas indicações, riscos e efeitos colaterais foram muito bem estudados e estão apoiados por uma vasta base de evidências. Sem dúvida, a ECT pode ser considerada entre os procedimentos médicos mais pesquisados desde seu surgimento há quase 80 anos. Assim, não há razão para o adiamento ou a não indicação da ECT. O preconceito, ainda muito presente em nosso meio, só se justifica pela falta de informação ou por posicionamentos mais político-ideológicos do que propriamente com base em conhecimentos científicos.

Bibliografia consultada

American Psychiatric Association (APA). The practice of ECT: recommendations for treatment, training, and privileging (Task Force Report on ECT). Washington, DC: American Psychiatric Press, 2001.

Benbow SM, Crentsil J. Subjective experience of electroconvulsive therapy. The Psychiatric Bulletin 2004; 28:289-91.

Brasília, Conselho Federal de Medicina. Resolução CFM Nº 1.640/2002, julho de 2002.

Camacho RS, Cantinelli FS, Ribeiro CS et al. Transtornos psiquiátricos na gestação e no puerpério: classificação, diagnóstico e tratamento. Revista de Psiquiatria Clínica 2006; 33(2):92-102.

Coentre R, Barrocas D, Chendo I et al. Eletroconvulsoterapia: mitos e evidências. Acta Med Port 2009; 22:275-80.

Cretaz E, Rigonatti PS, Aratangy EW. Eletroconvulsoterapia. In: Miguel EC, Gentil V, Gattaz WF (eds.). Clínica psiquiátrica: a visão do Departamento e do Instituto de Psiquiatria do HCFMUSP. São Paulo: Manole, 2011:1303-18.

Fink M. Eletrochoque: restaurando a mente. São Paulo: Roca, 2003:31-78.

Mental Health Evaluation and Community Consultation Unit. Electroconvulsive therapy: guidelines for health authorities in British Columbia. Vancouver, BC: Mheccu 2002.

Perizzolo J, Berlim MT, Szobot CM, Lima AFBS, Schestatsky S, Fleck MPA. Aspectos da prática eletroconvulsoterapia: uma revisão sistemática. R. Psiquiatria (RS) 2003; 25(2):327-34.

Rigonatti SP, Rosa MA, Rosa MO (orgs.) Eletroconvulsoterapia. 1. ed. São Paulo: Vetor Editora, 2004.

Rigonatti SP. História dos tratamentos biológicos. Rev Psiq Clín 2004; 31 (5):210-12.

Royal College of Psychiatrists. The ECT handbook. 2. ed. London: Royal College of Psychiatrists, 2005.

Rosa MA, Rosa MO (orgs.). Fundamentos da eletroconvulsoterapia. 1. ed. Porto Alegre: Artmed, 2015.

Sadock BJ, Sadock VA. Compêndio de psiquiatria: ciência do comportamento e psiquiatria clínica. 9. ed. Porto Alegre: Artmed, 2007:1213-20.

Salleh MA, Papakostas I, Zervas I, Christodoulou G. Eletroconvulsoterapia: critérios e recomendações da Associação Mundial de Psiquiatria. Rev Psiq Clín 2006; 33(5):262-7.

Sougey EB, Carvalho TFR, Hounie AG, Pinto ASTV, Silva JJ. A prática da eletroconvulsoterapia: experiência de dez anos de tratamento. Inform Psiq 1995; 14(2):44-8.

Zahavi GS, Dannon P. Comparison of anesthetics in electroconvulsive therapy: an effective treatment with the use of propofol, etomidate and thiopental. Neuropsychiatric Disease and Treatment 2014; 10:383-9.

29

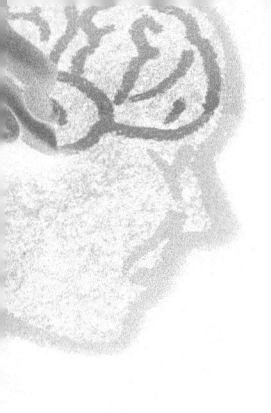

Estimulação Magnética Transcraniana

Rodrigo Coelho Marques

INTRODUÇÃO

A estimulação magnética transcraniana (EMT) é um método de neuromodulação não invasivo que se utiliza de um campo magnético para induzir alterações eletrofisiológicas em regiões localizadas do córtex cerebral. Atualmente, tem ganhado relevância em várias áreas da medicina e da neurociência com aplicações diagnósticas, terapêuticas e em pesquisa. Este capítulo tem por objetivo introduzir os conceitos básicos da EMT, além de descrever seu uso clínico em psiquiatria.

HISTÓRIA

A força eletromagnética é uma das interações fundamentais da natureza, ocorrendo entre duas partículas que contêm cargas opostas. Na forma de eletricidade, vem sendo investigada como método terapêutico ao menos desde o primeiro século da era moderna, quando o médico romano Scribonius Largus descreveu a aplicação da descarga elétrica do peixe-torpedo para o tratamento da dor de cabeça. No entanto, ao longo da história o uso das forças elétrica e magnética para fins medicinais esteve frequentemente associado à superstição e ao charlatanismo, como foi o caso do "magnetismo animal" teorizado por Franz Mesmer.

Os primeiros relatos científicos da aplicação do eletromagnetismo na medicina surgem em conjunto com as descobertas que tornaram possíveis o controle e o entendimento desse fenômeno. Vários experimentos realizados na Itália no século XVIII demonstraram claramente a relação do sistema nervoso com a eletricidade (Figura 29.1). Além disso, no ano de 1800, Alessandro Volta apresentou ao mundo a pilha voltaica, o primeiro método capaz de gerar corrente elétrica contínua para um circuito. Essas descobertas e invenções possibilitaram uma série de experimentos com a estimulação elétrica, inicialmente em cadáveres de animais e humanos, mas culminando no uso *in vivo* da eletricidade para estudos fisiológicos e terapêuticos durante o século XIX.

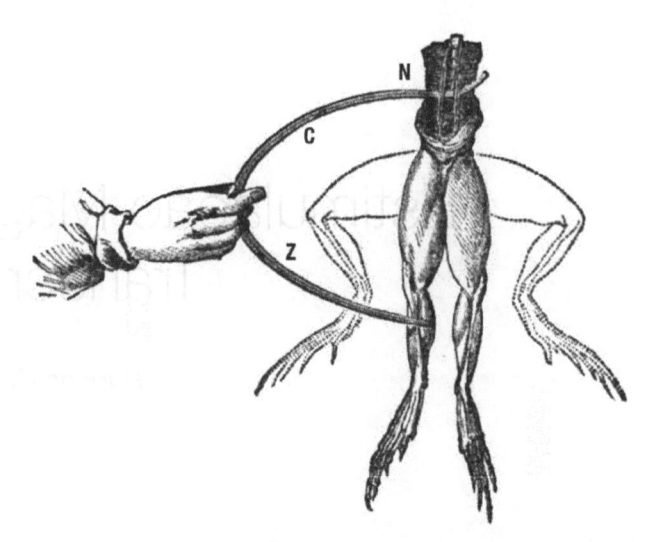

Figura 29.1 Experimento realizado por Luigi Galvani em 1780 demonstra a contração muscular causada pela passagem de uma corrente elétrica.

Em 1820, o dinamarquês Hans Christian Ørsted descobriu por acaso que é possível gerar um campo magnético ao se passar eletricidade por um condutor, estabelecendo a relação entre os dois fenômenos. Onze anos depois, coube ao cientista inglês Michael Faraday a revolucionária descoberta da indução eletromagnética: o surgimento de uma corrente elétrica em um circuito quando colocado sob efeito de um campo magnético variável (Figura 29.2).

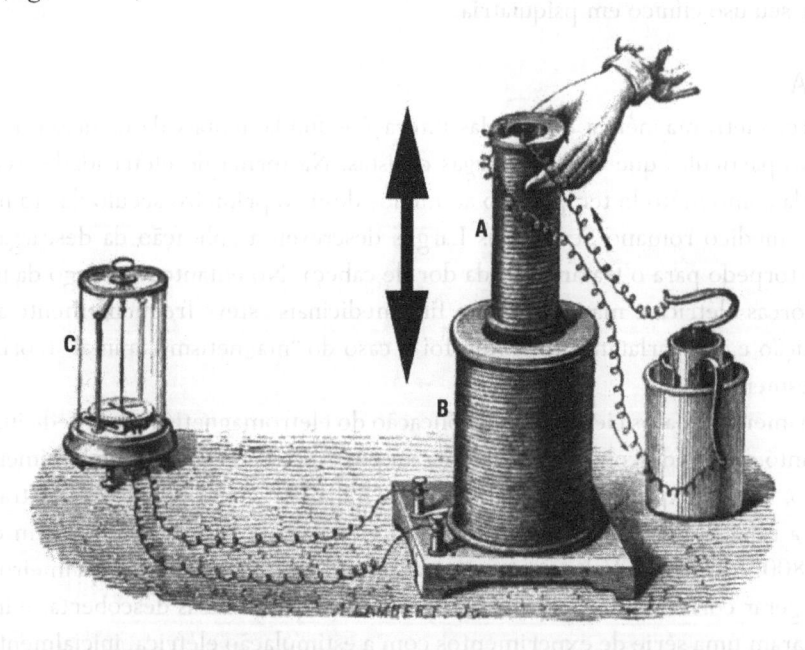

Figura 29.2 A corrente elétrica gerada por uma bateria passa pela bobina **A,** produzindo um campo magnético. Quando **A** é movimentada dentro da bobina **B,** esta passa a ter uma corrente elétrica, medida pelo galvanômetro **C,** mesmo sem haver contato entre as duas bobinas.

A indução magnética logo se tornou objeto de pesquisas envolvendo o sistema nervoso, inicialmente sem resultados de qualquer espécie. Entretanto, com o desenvolvimento da corrente alternada, na qual o sentido da corrente varia no tempo, produzindo portanto um campo magnético igualmente variável, o cenário começou a mudar. Em 1896, o médico francês Arsène d'Arsonval descreveu pela primeira vez efeitos de um campo magnético sobre o cérebro, relatando casos de fosfenas, tontura e mesmo síncopes ao posicionar a cabeça dentro de uma bobina alimentada por corrente alternada de 110 volts, 30 ampères e 42 Hertz.

Durante a primeira metade do século XX vários pesquisadores conseguiram reproduzir a sensação visual de fosfenas mediante a estimulação magnética da retina, do nervo óptico e do córtex occipital. Apenas em 1959 se obteve outro tipo de resposta de um tecido neural, quando Alexander Kolin e colaboradores demonstraram a contração intensa e sustentada de um preparado *in vitro* de nervo ciático e músculo gastrocnêmio de sapo. Mais um passo foi dado no sentido de se conseguir uma estimulação magnética controlada quando Bickford e Fremming, em 1965, produziram um pulso magnético único, ocasionando contração muscular momentânea à estimulação de nervos periféricos em sapos, coelhos e humanos.

Uma década depois, em 1976, Anthony Barker e outros pesquisadores da Universidade de Sheffield, na Inglaterra, começaram a estudar as possibilidades de aplicação clínica da estimulação magnética. Finalmente, no dia 12 de fevereiro de 1985 foi realizada com sucesso a primeira estimulação magnética transcraniana (EMT) com pulso único no córtex motor primário, verificando-se a contração do músculo abdutor do dedo mínimo em ambas as mãos, sem dor ou desconforto para os voluntários (Figura 29.3). Esse evento relativamente simples marca o início da era atual, quando desdobramentos da técnica empregada por Barker encontraram grande aplicabilidade em medicina e neurociência.

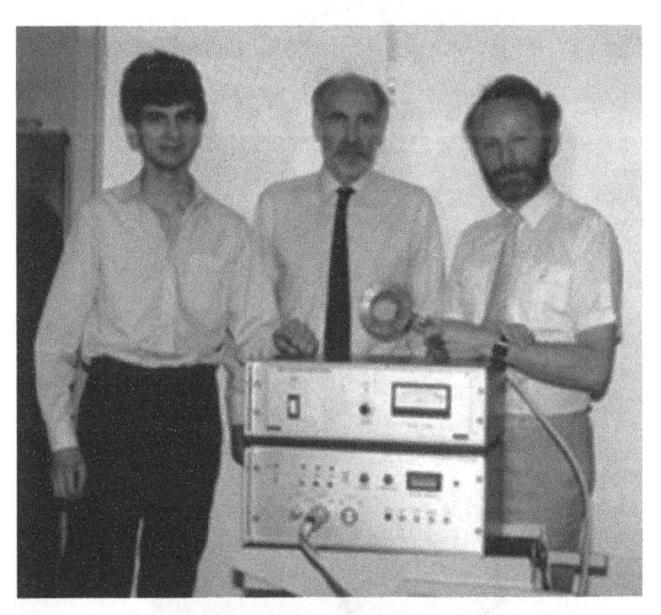

Figura 29.3 O grupo de Sheffield com a máquina que realizou a primeira estimulação magnética transcraniana. Da esquerda para a direita: Reza Jalinous, Ian Freeston e Anthony Barker.

PRINCÍPIOS FÍSICOS DA EMT: INDUÇÃO ELETROMAGNÉTICA

A EMT provoca alterações na excitabilidade neuronal mediante indução eletromagnética, conforme expressa pela Lei de Faraday: o fluxo de um campo magnético variável através de um circuito (no caso, o sistema nervoso) provoca uma corrente elétrica induzida. Essa corrente induzida surge em sentido oposto e em disposição paralela em relação à corrente original, conforme explicitado na Lei de Lenz.

A indução eletromagnética é menos efetiva na medida em que a corrente elétrica que produz o campo magnético se afasta do meio condutor no qual será induzida a nova corrente. Desse modo, a EMT tem alcance limitado e geralmente é aplicada sobre as camadas superficiais do cérebro. O campo magnético é influenciado pelas propriedades do material condutor e também por sua geometria, existindo, portanto, várias bobinas diferentes para a realização da EMT (Figura 29.4).

Funcionamento do aparelho

O aparelho de EMT é composto por uma unidade fixa e outra móvel. A unidade móvel consiste na bobina de estimulação, a qual é basicamente um enrolamento de fio de cobre, e em um cabo que a liga à parte fixa. Ao receber corrente elétrica, a bobina age como um eletroímã, gerando o campo magnético que permite a indução de correntes nos tecidos subjacentes. Na unidade fixa encontram-se o painel de controle e os circuitos responsáveis pela passagem da corrente para a bobina de maneira controlada (sistema de carga-descarga), produzindo um campo magnético com as características desejadas. Os componentes eletrônicos básicos de um aparelho de EMT estão resumidos no Quadro 29.1.

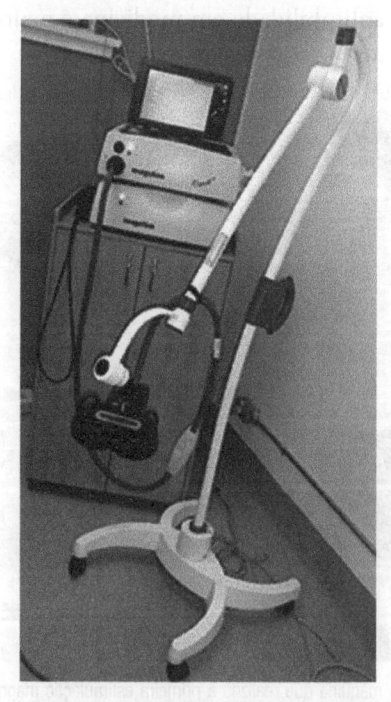

Figura 29.4 Exemplo de equipamento de EMT com bobina em 8 montada em um braço móvel.

Quadro 29.1	Componentes eletrônicos básicos de um aparelho de EMT
Unidade de carga	Gera em média uma corrente de 8kA dentro de aproximadamente 100ms
Banco de capacitores	Permite que múltiplos pulsos sejam gerados, armazenados e descarregados em rápida sucessão, com uma tensão média de 7,5kV
Modelação de pulso	Circuito utilizado para gerar pulsos monofásicos ou bifásicos
Recuperação de energia	Circuito que permite a recarga da unidade fixa após a descarga
Tiristor	Transferindo cerca de 500J entre o capacitor e a bobina em menos de 100ms (cerca de 5MW), aumenta o tempo de decaimento da corrente e elimina a corrente inversa

EFEITOS SOBRE O CÉREBRO

A corrente induzida pela EMT afeta principalmente os interneurônios do córtex cerebral em virtude de sua posição horizontal em relação à bobina usada na estimulação. Calcula-se que o campo magnético produzido tenha intensidade de 1,5 a 2T e alcance cerca de 2 a 3cm de profundidade, embora alguns métodos, como a bobina em H, consigam alcançar estruturas subcorticais (EMT profunda). No caso da bobina em formato de 8, atualmente a mais utilizada, a área de estimulação pode ser imaginada tridimensionalmente como um cone com seu ápice para baixo com um foco de aproximadamente 3 × 4cm.

Essas informações são significativas, pois possibilitam o planejamento para estimulação de regiões localizadas do córtex. Contudo, os efeitos da EMT devem ser compreendidos como secundários a uma complexa influência sobre várias regiões cerebrais em razão da conectividade intracortical, corticocortical e corticossubcortical.

Expandindo a técnica original de pulso magnético único, durante a década de 1990 foi desenvolvida a estimulação magnética de repetição (EMTr), cujas repercussões demonstraram ser mais duradouras, compreendidas em termos de aumento ou diminuição da excitabilidade neuronal. A estimulação com frequência de 1 pulso por segundo (1Hz) ou menos produz aumento do limiar de despolarização e aquelas maiores que 5Hz provocam redução do limiar, facilitando a despolarização. No entanto, a redução do limiar (aumento da excitabilidade) com frequências altas não é consensual, sendo uma propriedade sujeita a grande variabilidade individual.

Sabe-se desde o estudo de Day e cols., de 1989, que a EMT é capaz de alterar as funções do cérebro humano, nesse caso sendo observado retardo na resposta motora a um estímulo auditivo simples secundário à EMT sobre o córtex motor primário. Nos anos que se seguiram, vários estudos neuropsicológicos foram realizados, assimilando-se também a EMTr, como, por exemplo, no estudo de Pascual-Leone e cols. (1991) intitulado *Induction of speech arrest and counting errors with rapid-rate transcranial magnetic stimulation*.

Atualmente, com o aumento do interesse clínico pelo método, têm sido relatados muitos outros efeitos cerebrais da EMTr, incluindo influência sobre a neurotransmissão, a plasticidade sináptica e fatores neurotróficos e neuroprotetores. Alguns estudos demonstram ainda atuação sobre células da glia, como ativação da migração astrocitária.

APLICAÇÃO DA EMT E PARÂMETROS DO APARELHO

Os parâmetros a serem adotados variam de acordo com o objetivo da estimulação. Tendo em mente a EMTr como recurso terapêutico, devem ser estipulados pelo médico assistente a depender de fatores individuais do paciente e das recomendações dos protocolos clínicos. A observação dos protocolos é essencial, pois sua elaboração leva em conta uma ampla revisão das evidências quanto à segurança e à eficácia dos diferentes parâmetros que podem ser utilizados.

Entretanto, no âmbito das pesquisas clínicas verifica-se grande variação na escolha dos parâmetros, até quando tratam de um mesmo transtorno. Portanto, é difícil a comparação dos resultados. Apesar do corpo de evidências clínicas favoráveis à EMTr, do qual podem ser extraídas orientações gerais, a escolha dos parâmetros ideais para cada caso ainda é uma questão em aberto:

- **Intensidade:** a voltagem da corrente que passa pela bobina é ajustada a depender do limiar motor em repouso (LMR) do paciente. O LMR é definido como a menor intensidade de estímulo aplicada ao córtex motor primário que consegue provocar consistentemente contrações musculares do abdutor curto do polegar (*abductor pollicis brevis* – APB) contralateral. Também pode ser verificado o potencial evocado motor através de um eletrodo. Desse modo, tem-se uma estimativa da intensidade necessária para que haja a despolarização cortical. Nos estudos clínicos, a intensidade geralmente varia entre 80% e 120% do LMR.
- **Frequência:** é a quantidade de pulsos magnéticos gerados pelo aparelho no período de 1 segundo, medida em Hertz. Os protocolos podem adotar a baixa frequência, definida como inferior a 1Hz, ou a alta frequência, normalmente variando de 5 a 20Hz. A grande maioria dos estudos feitos com alta frequência utilizaram 10Hz, sendo essa a frequência mais comumente prescrita.
- **Duração da série de estímulos:** a EMTr de alta frequência é administrada em séries de estímulos de curta duração (poucos segundos) seguidas por pausas longas. Por exemplo, pode-se realizar um estímulo de 4 segundos com 10Hz (totalizando 40 pulsos) seguido de uma pausa de 26 segundos. Os protocolos de baixa frequência usam períodos de estimulação mais prolongados, e alguns adotam a estimulação contínua por 10 a 20 minutos.
- **Total de pulsos:** o total de pulsos aplicados em um tratamento e o número de sessões são parâmetros usados na comparação de estudos clínicos de EMTr. Algumas revisões sugerem que maior número de sessões e maior quantidade de pulsos podem estar associados a melhores resultados.
- **Localização:** para o tratamento dos transtornos psiquiátricos existem três métodos principais para se obter a localização desejada:
    - **Regra dos 5cm:** visa à localização do córtex pré-frontal dorsolateral (CPFDL – Figura 29.5), geralmente definido pelas áreas 9 e 46 de Brodmann. Primeiro, é necessário localizar o córtex motor primário, obtendo-se contrações do APB. Após a demarcação desse ponto, desloca-se a bobina 5cm na direção anterior, seguindo uma linha parassagital. Apesar de prático e muito utilizado, esse método é pouco preciso e em grande parte das vezes resulta na estimulação de regiões corticais mais posteriores e mediais em relação ao CPFDL.
    - **Método eletroencefalográfico:** a disposição de eletrodos conforme a padronização do sistema 10-20, utilizado para eletroencefalografia, serve como base para se

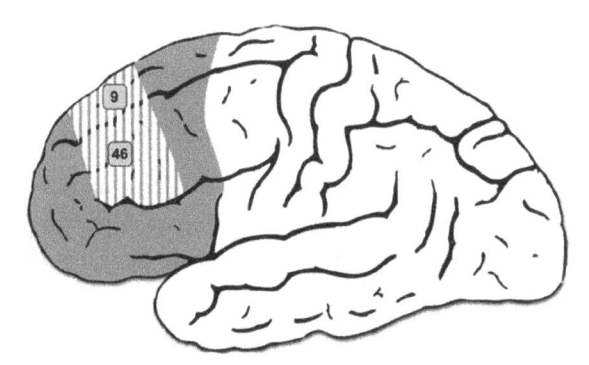

Figura 29.5 Representação esquemática da localização do córtex pré-frontal (área reticulada) e CPFDL (Brodmann 9 e 46 – área listrada).

calcular a localização do CPFDL. Por exemplo, o ponto F3 é considerado correspondente ao CPFDL esquerdo e F4, ao CPFDL direito. Com uma fita métrica obtém-se a distância entre o *nasion* e o *inion* no plano sagital e os pontos pré-auriculares (A1-A2) no plano coronal, calculando-se então a localização do ponto desejado (Figura 29.6).

- **Neuronavegação:** sistemas estereotáxicos semelhantes aos utilizados em neurocirurgia foram desenvolvidos para otimizar a localização das regiões que serão estimuladas. Quando associados à neuroimagem estrutural obtida por ressonância magnética, têm precisão milimétrica. A neuroimagem pode ser feita em tempo real (*online*) ou realizada com antecedência (*offline*) e depois processada por um *software* que a usará para guiar o posicionamento da bobina. Quando utilizados sem a neuroimagem, os sistemas estereotáxicos têm margem de erro na casa dos centímetros.

• **Orientação da bobina:** a corrente induzida no tecido neural tem fluxo em direção inversa à corrente que passa pela bobina. Essa característica faz com que a orientação da bobina possa recrutar diferentes grupos de neurônios corticais (por exemplo, interneurônios ou neurônios piramidais) e provocar a despolarização a partir de regiões

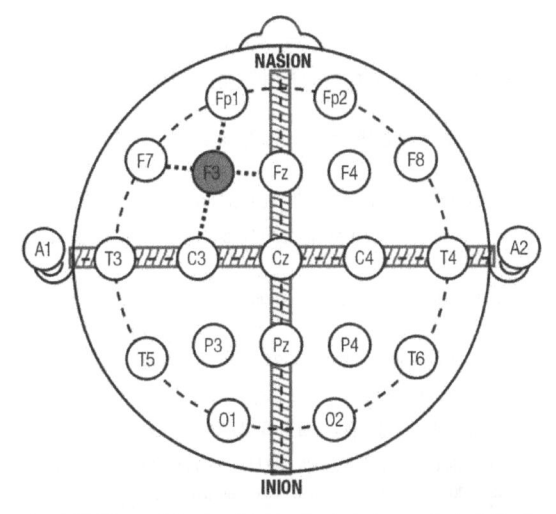

Figura 29.6 No sistema internacional 10-20 a posição dos eletrodos é calculada a partir da distância *nasion-inion* e A1-A2. F3 é equidistante a C3-Fp1 e Fz-F7.

diferentes das células. Às vezes, uma angulação da bobina suficiente para evitar a estimulação é utilizada como placebo para o grupo-controle de ensaios clínicos.

INDICAÇÕES CLÍNICAS (Quadro 29.2)

A Resolução 1.986/2012 do Conselho Federal de Medicina (CFM) reconhece a EMT como ato médico cientificamente válido com indicação para depressão (uni ou bipolar), alucinações auditivas na esquizofrenia e planejamento de neurocirurgias (associada a técnicas de neuronavegação).

Depressão

As evidências da EMTr como tratamento para a depressão talvez sejam as mais bem estabelecidas até o momento. Uma recente metanálise sobre protocolos de alta frequência para depressão maior (Berlim e cols., 2014) incluiu 29 estudos ($n = 1.371$), demonstrando resposta ao tratamento em 29,3% do grupo estimulado em comparação com 10,4% do grupo placebo (odds ratio 3,3 $p<0.0001$), rendendo um número necessário para tratar (NNT) igual a 6. A remissão do quadro foi verificada em 18,6% dos que receberam tratamento, em oposição a 5% do grupo placebo (odds ratio 3,3, $p<0.0001$; NNT = 8). Não houve diferença na descontinuação do tratamento entre os grupos.

A maior parte desses estudos avaliou a EMTr em depressões graves e/ou resistentes ao tratamento. Contudo, deve-se considerar que o método ainda é pouco disponível e tem custo maior que o tratamento farmacológico, o que o predispõe a ser ofertado a casos mais graves, mas não necessariamente seria essa sua indicação principal.

Quanto aos parâmetros utilizados, a média do número de sessões foi de 13,5 e a média do total de pulsos, 20.922. No Brasil, três protocolos são aprovados pelo CFM para o tratamento da depressão (Quadro 29.3). Em geral, a EMTr é realizada uma vez ao dia, 5 dias por semana. Recentemente, alguns estudos vêm mostrando a segurança, a tolerabilidade e a eficácia com a realização de duas sessões diárias.

Quadro 29.2 Evidências terapêuticas experimentais da EMTr para outras condições clínicas	
Transtorno do estresse pós-traumático	Possível efeito da EMTr de alta frequência aplicada ao CPFDL direito
Sintomas negativos na esquizofrenia	Provável efeito da EMTr de alta frequência aplicada ao CPFDL esquerdo
Tabagismo	Possível efeito da EMTr de alta frequência aplicada ao CPFDL esquerdo
Dor neuropática	Efeito analgésico bem definido da EMTr de alta frequência aplicada ao córtex motor primário (M1) contralateral à dor
Síndrome dolorosa regional complexa tipo I	Possível efeito analgésico da EMTr de alta frequência aplicada ao M1 contralateral à dor
Doença de Parkinson	Possível efeito antiparkinsoniano da EMTr de alta frequência aplicada bilateralmente sobre M1
Sequelas motoras do AVE	Provável efeito da EMTr de baixa frequência aplicada ao córtex motor contralesional
Epilepsia	Possível efeito antiepiléptico da EMTr de baixa frequência sobre o foco epiléptico
Zumbido (tinnitus)	Possível efeito de sessões únicas de EMTr de baixa frequência sobre o córtex auditivo contralateral ao zumbido ou sessões repetidas com estimulação do córtex parietotemporal esquerdo ou contralateral

Guideline – International Federation of Clinical Neurophysiology, 2014.
AVE: acidente vascular encefálico.

Quadro 29.3 Protocolos aprovados no Brasil para o tratamento da depressão			
Frequência	10Hz	5Hz	1Hz
Intensidade	110% do LMR	120% do LMR	80% a 100% do LMR
Duração das séries	5 segundos	10 segundos	20 minutos
Número de séries	25	25	1
Intervalo entre as séries	25 segundos	20 segundos	Não se aplica
Dias de tratamento	20 ou de acordo com avaliação	20 ou de acordo com avaliação	20 ou de acordo com avaliação
Total de pulsos	25.000	25.000	24.000
Localização	CPFDL esquerdo	CPFDL esquerdo	CPFDL direito

Eletroconvulsoterapia vs. EMT para depressão

Técnica de neuromodulação desenvolvida no final da década de 1930, a eletroconvulsoterapia (ECT) é uma das modalidades terapêuticas cientificamente comprovadas mais antigas em psiquiatria. Atualmente, a ECT apresenta mais eficácia no tratamento da depressão, chegando a haver resposta em até 80% dos casos, inclusive em depressões psicóticas e com estupor depressivo.

No entanto, a ECT é um procedimento doloroso e desconfortável para o paciente acordado, pois envolve a descarga direta de uma corrente elétrica sobre a cabeça de modo a provocar uma convulsão. Exige, portanto, sedação e bloqueio neuromuscular, procedimentos associados a riscos e complicações. Além disso, são conhecidos seus efeitos colaterais na esfera cognitiva, apesar de geralmente transitórios. A comparação de avaliações neuropsicólogicas de pacientes submetidos à ECT e à EMTr tornou possível verificar que o grupo que recebeu ECT demonstrou pior desempenho em testes de memória visual e fluência verbal. Em contrapartida, a EMTr sobre o CPFDL esquerdo demonstrou melhorar o desempenho de algumas funções cognitivas.

Outras diferenças entre os métodos seriam: (1) a EMTr usa o limiar motor em repouso como referência da intensidade do estímulo, enquanto a ECT usa o limiar convulsivo; (2) o estímulo magnético atinge sobretudo o córtex, enquanto a descarga elétrica da ECT pode chegar até o diencéfalo; (3) o sítio de estimulação é focal na EMTr e difuso na ECT.

Com base nas evidências disponíveis, a tendência seria indicar a EMTr como estratégia intermediária entre o uso de antidepressivos e a ECT ou em adjuvância a esses métodos.

Esquizofrenia

Apesar das evidências favoráveis em relação ao tratamento dos sintomas negativos da esquizofrenia, a EMTr é aprovada no Brasil apenas em casos de alucinações auditivas refratárias. Em especial, está indicada para indivíduos destros estabilizados em outros aspectos da doença, pois essa é a população mais estudada até o momento. Na medida em que aumenta o número de estudos sobre EMTr no tratamento das alucinações auditivas esquizofrênicas, as metanálises começam a demonstrar um tamanho de efeito menor do que inicialmente relatado. De qualquer modo, ainda há uma eficácia razoável e persiste a recomendação.

A estimulação é feita sobre o córtex temporoparietal ou giro temporal superior esquerdos (Figura 29.7) com baixa frequência (1Hz), intensidade de 80% a 100% do LMR e duração de

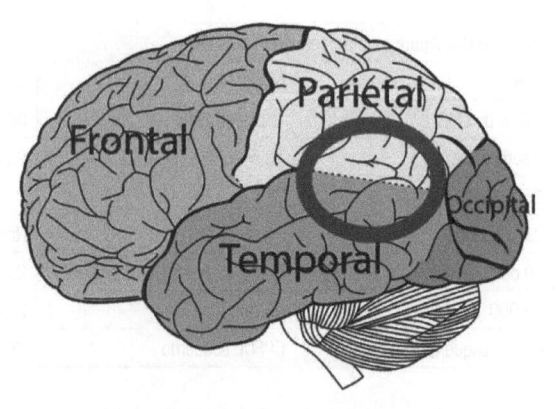

Figura 29.7 Córtex temporoparietal esquerdo.

20 minutos. Devem ser realizadas 10 sessões (a depender da avaliação individual), totalizando cerca de 12 mil pulsos.

RISCOS, EFEITOS COLATERAIS E CONTRAINDICAÇÕES

O perfil de tolerabilidade e segurança da EMT costuma ser bastante favorável. Os efeitos colaterais mais comuns são cefaleia (tipicamente transitória e responsiva a analgésicos convencionais) e dor ou incômodo facial (em virtude da contração muscular provocada pela estímulo magnético). O som emitido pela bobina ao ser energizada pode ultrapassar 140dB, e há relatos de aumento passageiro no limiar auditivo em pacientes submetidos à EMTr. Por esse motivo, todos os pacientes e profissionais devem usar protetores auriculares. Outra preocupação, em particular em protocolos de alta frequência, é com o aquecimento excessivo da bobina, a qual precisa ser às vezes resfriada ou trocada. Populações especiais, como gestantes, crianças e adolescentes, devem receber EMT com cautela, apesar de até o momento não haver relatos de efeitos deletérios detectáveis.

O efeito colateral mais grave da EMT é a possibilidade de induzir atividade epiléptica. Dezesseis casos foram relatados desde que foi iniciado o uso da técnica, na década de 1990. Desses, sete antecederam o primeiro protocolo de segurança publicado em 1998 por Wasserman e cols. Do total, apenas quatro casos ocorreram apesar dos parâmetros considerados seguros, e três desses pacientes estavam em uso de medicações que diminuíam o limiar convulsivo. Tendo em vista os milhares de pacientes que recebem rotineiramente EMT a cada ano, trata-se de um número pequeno de casos, e a crise epiléptica é considerada um efeito possível, mas bastante raro. Não obstante, deve ser feita a triagem dos pacientes, e alguns dados da história são especialmente relevantes na decisão de quem será submetido à EMT (Quadro 29.4).

Quadro 29.4 Antecedentes pessoais relevantes para avaliação de risco de crises epilépticas
Passado de crises epilépticas
Lesões cerebrais de qualquer etiologia
Uso de medicações que reduzam o limiar convulsivo
Privação do sono
Etilismo

A única contraindicação absoluta à EMT consiste na presença de artefato metálico implantado nas proximidades da área a ser estimulada, sejam eles aparelhos de estimulação, próteses, clipes de aneurisma ou outros. Estudos experimentais foram realizados com segurança nessas populações, mas não existem informações detalhadas quanto à distância segura para o estímulo magnético e sobre quais seriam os melhores parâmetros a utilizar, devendo a EMT ser indicada nesses pacientes apenas diante de justificativa médica bem ponderada e em caráter experimental rigorosamente controlado.

PERSPECTIVAS

Algumas técnicas ainda em desenvolvimento ou com aprovação pendente no Brasil têm potencial promissor para expandir a utilidade e a eficácia da EMT como recurso terapêutico.

EMT profunda

Tendo em mente estudos de neuroimagem e outras evidências que apontam para uma complexa fisiopatologia dos transtornos mentais envolvendo várias regiões do cérebro, as estruturas acessíveis à EMT sofrem limitação importante em virtude da falta de alcance do método. Assim, alguns tipos de bobinas foram pesquisados para a obtenção de uma estimulação mais profunda. Recentemente vem ganhando destaque a bobina em H, a qual é montada em um capacete e possibilita a estimulação mais eficaz de regiões mais profundas do cérebro. O modelo H1, que pode estimular regiões mediais e laterais do córtex pré-frontal, recebeu aprovação para uso nos EUA.

Theta burst stimulation

Os protocolos *theta burst stimulation* (TBS) tentam mimetizar um ritmo eletroencefalográfico que teoricamente está envolvido nos mecanismos de potenciação e depressão de longo prazo: o ritmo *theta*. A TBS foi aplicada em humanos pela primeira vez em 2005 por Huang e cols. Existem dois tipo de protocolos que distribuem temporalmente a aplicação de três pulsos de 50Hz. O primeiro provoca supressão da atividade cortical e é chamado de TBS contínuo, aplicando o trio de estímulos a cada 0,2 segundo (5Hz) por 20 ou 40 segundos, totalizando 300 ou 600 pulsos. O segundo está relacionado com a facilitação da atividade neuronal e é aplicado de maneira intermitente, permitindo 10 segundos de intervalo entre cada 2 segundos de estímulo, com a duração de 190 segundos (total de pulsos = 600). Mesmo com um tempo de estimulação bastante reduzido, os efeitos da TBS são duradouros e comparáveis aos da EMTr tradicional. Apesar de estudos demonstrarem tolerabilidade, segurança e eficácia, a TBS ainda não recebeu aprovação para uso clínico.

Pulso pareado

Na EMT com pulso pareado são usadas duas bobinas para a estimulação simultânea de locais diferentes do córtex. Por exemplo, tem sido investigada a associação dos protocolos de baixa e alta frequência para tratamento da depressão maior com aplicação concomitante de EMTr a 1Hz sobre o CPFDL direito e a 10Hz sobre o CPFDL esquerdo. Essa associação demonstrou ser mais eficaz que placebo. Espera-se que o desenvolvimento dos protocolos com pulso pareado promova maior eficácia que o pulso unilateral ou que seja uma opção para pacientes não responsivos ao protocolo tradicional.

Magnetoconvulsoterapia

Embora a indução de atividade epiléptica durante a EMT geralmente seja vista como um efeito colateral, ela também pode ser explorada terapeuticamente. Usando a mesma lógica da ECT, a magnetoconvulsoterapia (MCT) busca a produção de uma convulsão controlada para finalidades terapêuticas. No entanto, o estímulo que gera a convulsão tem propriedades muito diferentes da ECT, visto que se inicia em uma região localizada do córtex e não depende da aplicação direta de corrente. O perfil de efeitos colaterais cognitivos da MCT parece ser bem mais favorável que o da ECT, apesar de se tratar de uma técnica ainda em fase de desenvolvimento. A principal dificuldade é a alta intensidade necessária para gerar um campo magnético que consiga ocasionar a convulsão de maneira consistente, pois as máquinas atuais de EMT não foram construídas com esse objetivo.

Bibliografia consultada

Berlim MT, Van Den Eynde F, Tovar-Perdomo S, Daskalakis ZL. Response, remission and drop-out rates following high-frequency repetitive transcranial magnetic stimulation (rTMS) for treating major depression: a systematic review and meta-analysis of randomized, double-blind and sham-controlled trials. Psychological Medicine 2014; 44:225-39.

Berlim MT, Van den Eynde F, Daskalakis ZJ. A systematic review and meta-analysis on the efficacy and acceptability of bilateral repetitive transcranial magnetic stimulation (rTMS) for treating major depression. Psychological Medicine 2013; 43:2245-54.

Chervyakov AV, Chernyavsky AY, Sinitsyn DO, Piradov MA. Possible mechanisms underlying the therapeutic effects of transcranial magnetic stimulation. Front Hum Neurosci 2015; 9:303.

Conselho Federal de Medicina. Resolução 1986/2012, 2 de maio de 2012.

Cretaz E, Brunoni AR, Lafer B. Magnetic seizure therapy for unipolar and bipolar depression: a systematic review. Neural Plast 2015; 2015:1-9.

Epstein CM. Development of transcranial magnetic stimulation technology. In: Holtzheimer PE, McDonald WM (eds.). A clinical guide to transcranial magnetic stimulation. Oxford: Oxford University Press, 2014.

Fitzgerald PB, Daskalakis ZJ. Repetitive transcranial magnetic stimulation treatment for depressive disorders: a practical guide. Berlin, Heidelberg: Springer-Verlag, 2013.

Janicak PG, Dowd SM, Marcolin MA, Rosa MA. Transcranial magnetic stimulation versus electroconvulsive therapy for the treatment of more severe major depression. In: Marcolin MA, Padberg F (eds.). Transcranial brain stimulation for treatment of psychiatric disorders. Vol 23. Basel: Karger, 2007.

Krishnan C, Santos L, Peterson MD, Ehinger M. Safety of noninvasive brain stimulation in children and adolescents. Brain Stimulation 2015; 8:76e87.

Lefaucheur JP, André-Obadia N, Antal A et al. Evidence-based guidelines on the therapeutic use of repetitive transcranial magnetic stimulation (rTMS). Clinical Neurophysiology 2014; 125:2150-206.

Maixner D. Practical administration of transcranial magnetic stimulation in a clinical setting. In: Holtzheimer PE, McDonald WM (eds.). A clinical guide to transcranial magnetic stimulation. Oxford: Oxford University Press, 2014.

McGirr A, Van den Eynde F, Tovar-Perdomo S, Fleck MP, Berlim MT. Effectiveness and acceptability of accelerated repetitive transcranial magnetic stimulation (rTMS) for treatment-resistant major depressive disorder: An open label trial. Journal of Affective Disorders 2015; 173:216-20.

Nahas Z. Methods of administering transcranial magnetic estimulation. In: George MS, Belmaker RH (eds.). Transcranial magnetic stimulation in clinical psychiatry. Washington, DC: American Psychiatric Publishing, 2007.

Ren J, Li H, Palaniyappan L. Repetitive transcranial magnetic stimulation versus electroconvulsive therapy for major depression: A systematic review and meta-analysis. Progress in Neuro-Psychopharmacology & Biological Psychiatry 2014; 51:181-9.

Rossi S, Hallet M, Rossini PM et al. Safety, ethical considerations, and application guidelines for the use of transcranial magnetic stimulation in clinical practice and research. Clinical Neurophysiology 2009; 120:2008-39.

Rossini PM, Burke P, Chen R et al. Non-invasive electrical and magnetic stimulation of the brain, spinal cord, roots and peripheral nerves: Basic principles and procedures for routine clinical and research application. An updated report from an I.F.C.N. Committee. Clinical Neurophysiology 2015; 126:1071-107.

Rotenberg A, Horvath JC, Pascual-Leone A. The transcranial magnetic stimulation (TMS) device and foundational techniques. In: Rotenberg A, Horvath JC, Pascual-Leone A (eds.). Transcranial magnetic stimulation. New York: Springer Science, 2014.

Wagner T. Princípios físicos. In: Fregni F, Boggio PS, Brunoni AR (eds.). Neuromodulação terapêutica – princípios e avanços da estimulação cerebral não invasiva em neurologia, reabilitação, psiquiatria e neuropsicologia. São Paulo: Sarvier, 2012.

Walsh V, Pascual-Leone A. Transcranial magnetic stimulation: a neurochronometrics of mind. Cambridge, MA: A Bradford Book, 2005.

Wischnewski M, Schutter DJLG. Efficacy and time course of theta burst stimulation in healthy humans. Brain Stimulation 2015; 8:685-92.

Parte IV

Outros Temas Relevantes em Psiquiatria

Parte IV

Outros Temas Relevantes em Psiquiatria

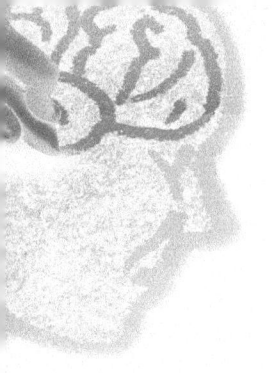

30
Emergências Psiquiátricas

Ezron Maia Emídio

INTRODUÇÃO

Cada especialidade médica apresenta características particulares ao determinar qual situação chamará de emergência ou mesmo urgência dentro de seu campo de saber. No entanto, uma característica é comum a todas: emergência e urgência são condições que põem em risco a vida, e o que diferencia as duas situações seria uma certa quantidade de risco de a condição determinar um desfecho letal ou morbidade irreversível. Como resposta derivaria a velocidade ou a intensidade com que devem ser empregadas as ações para evitar esses riscos e suas consequências.

O que caracteriza as especialidades é o órgão ou sistema do corpo humano a que se dedicam. No caso da psiquiatria, tem-se como área de estudo o construto conhecido como "mente". Esse termo é aqui usado para representar um epifenômeno do cérebro que se manifesta em várias funções, as funções mentais (consciência, pensamento, memória, inteligência, humor etc.).

Em linhas gerais, pode-se ver a mente acontecendo na vida humana através do comportamento, do pensamento e do sentimento. Na verdade, as três capacidades se interligam e se misturam em uma infinidade de possibilidades. Torna-se preocupante quando o resultado desse complexo jogo surge como uma carta bem conhecida e temida: "a morte".

COMPORTAMENTO AGITADO/VIOLENTO

Com certa frequência esse tipo de comportamento é encontrado em ambientes de emergência geral e psiquiátrica. São comportamentos que põem em risco o próprio paciente, os familiares ou outros que tenham contato com indivíduos com esse tipo de alteração, como a própria equipe assistencial.

O diagnóstico por trás dessa apresentação é variado e chegar a ele pode ser uma tarefa postergada para um momento de maior tranquilidade. Como o objetivo é diminuir os riscos, deve-se agir com presteza e para isso talvez seja necessário que a elaboração de um diagnóstico fique em segundo plano. Os diagnósticos mais prováveis são de intoxicação/abstinência de substâncias psicoativas, *delirium*, quadros maníacos e psicóticos, sem se esquecer de pacientes com traços de personalidade que os deixem mais impulsivos ou até mesmo um quadro de transtorno de personalidade completo, como pacientes *borderline* ou antissociais.

COMPORTAMENTO SUICIDA

Se a discussão sobre emergência gravita em torno do desfecho morte, no comportamento suicida esse é o intento do paciente. Também aqui um diagnóstico preciso pode ser adiado, mas a percepção de sintomas compatíveis com uma síndrome psiquiátrica pode ajudar na tentativa de notar se o indivíduo passa por uma síndrome depressiva, ansiosa, maníaca, psicótica ou se há alguma substância psicoativa em jogo ou outra condição clínica subjacente. Isso se torna importante pela maneira de se conduzir com relação ao paciente. Em busca de se estabelecer uma relação de empatia, pode-se proceder de maneira bem diferente com um paciente com sinais de mania e com outro com sintomas depressivos.

As tentativas de estabelecer um diálogo franco e rastrear fatores de risco e fatores de proteção são válidas para a determinação do diagnóstico final quanto à verdadeira natureza do risco de suicídio. São fatores de proteção: vínculos estáveis, como estar em um relacionamento, ter filhos, participar de algum círculo social, ter trabalho fixo. Convém considerar como fatores adjuvantes no risco: funções mentais alteradas; casos de suicídio na família, tentativas prévias, métodos violentos ou de alta letalidade utilizados; se no momento da avaliação, na última semana e no último mês teve pensamento de morrer, sumir ou desaparecer; se houve plano e se houve busca dos meios. Uma estimativa média desses dados pode auxiliar a decisão de como intervir.

DELIRIUM

Alterações comportamentais com alteração da consciência podem ser encaradas como *delirium*. Isso expressa a ampla gama de combinações de sintomas possíveis subjacentes a essa grande categoria. Além disso, as alterações de consciência podem ser profundas, mas também superficiais, a ponto de só ser notada uma alteração na atenção.

Mais do que em outros quadros, o *delirium* leva à necessidade de investigação acurada após o comportamento alterado ser controlado e promover a segurança do paciente. Em seguida, inicia-se um amplo rastreio de causas orgânicas que possam estar por trás dos sinais e sintomas observados. O motivo pode ser evidente em alguns quadros, mas nem tanto em outros, como em períodos pós-cirúrgicos, em caso de infecções ou quando da introdução de um novo fármaco na prescrição ou com a abstinência de substâncias de uso corriqueiro, como benzodiazepínicos.

O *delirium* é um quadro grave e está associado a aumento de mortalidade. Sinaliza a necessidade de aumento dos cuidados e apuro na avaliação clínica, sendo um verdadeiro desafio. É especialmente reconhecido em quadros de abstinência alcoólica como *delirium tremens*. O indivíduo nessas condições pode sofrer de sintomas autonômicos ou até mesmo apresentar convulsões. Trata-se de quadros reconhecidamente graves.

INTOXICAÇÃO/ABSTINÊNCIA DE SUBSTÂNCIAS PSICOATIVAS

Os quadros de intoxicação/abstinência ocorrem principalmente com drogas de abuso, como álcool, *crack* e cocaína, entre outras. Além desse grupo, os medicamentos podem ter tamanha ação no psiquismo a ponto de ocasionar alterações graves no comportamento, no pensamento e no sentimento.

As substâncias de dependência são separadas de acordo com o momento em que ações possam ser necessárias: o momento de intoxicação e o da abstinência. O paciente pode ficar "alterado" em virtude da ação de substância em seu cérebro, mas também por sua ausência. A ausência de substâncias estimulantes, que podem elevar ou acelerar as funções mentais, pode promover o rebaixamento dessas mesmas funções ou o contrário, embora não seja uma regra.

Os pacientes podem manifestar violência, com risco de suicídio, ou podem desenvolver um quadro psicótico, maníaco ou alteração grave da consciência. Entretanto, a atenção se volta para as alterações sistêmicas, podendo ser observadas alterações de sinais e funções vitais, como depressão respiratória, insuficiência renal, hepatite fulminante e alterações de condução cardíaca.

No caso específico de abstinência alcoólica é quase obrigatório o uso de benzodiazepínicos, os quais mimetizam os efeitos depressores do álcool. A principal escolha tem sido pelo uso de diazepam endovenoso em doses que podem chegar a ser surpreendentemente altas. A escolha se baseia na meia-vida longa do diazepam, promovendo maior estabilidade dos níveis séricos. Outro benzodiazepínico pode ser usado, na tentativa de evitar os de meia-vida curta, cujos efeitos podem somar-se aos da abstinência. O lorazepam é uma boa escolha por não ter passagem hepática, poupando os hepatopatas. Em casos de abstinências a outras drogas, pode-se medicar visando aos sintomas-alvo, como ansiedade (benzodiazepínicos), agitação psicomotora (benzodiazepínicos ou antipsicóticos), alucinações auditivas e visuais, bem como pensamentos paranoides (antipsicóticos).

PSICOSE

A psicose não é em si um diagnóstico, mas um conjunto de sintomas e está presente em vários dos transtornos psiquiátricos, como transtornos depressivo e bipolar, esquizofrenia e dependência química. Em sua definição reside o sentido de perda do contato com a realidade através de sensopercepção alterada ou do mundo das ideias (delírio). A mudança no comportamento pode ser muito intensa. Alucinações vívidas e de conteúdo amedrontador são capazes de motivar atos de suicídio, heteroagressão, autoagressão e procedimentos bizarros com base em crenças irreais, como a tentativa de retirar materiais de dentro do corpo (*chips*, radiotransmissores, câmeras secretas) ou os próprios órgãos por acreditar que eles estão se decompondo.

De início talvez não se consiga um diagnóstico preciso do transtorno subjacente que causa os sintomas. Em um primeiro momento a prioridade é promover e manter a segurança do paciente e de terceiros, lançando mão de tranquilização medicamentosa rápida, quando a verbal não logra sucesso, ou até mesmo a contenção mecânica em casos restritos e com indicação específica.

CATATONIA

O termo catatonia não é usado como diagnóstico, mas como um conjunto de sinais e sintomas que podem ter por base vários diagnósticos psiquiátricos, como esquizofrenia, transtorno depressivo maior e episódio depressivo em transtorno bipolar, entre outros. O quadro reúne três das seguintes características (DSM-5): estupor (ausência de atividade psicomotora sem relação ativa com o ambiente), catalepsia (aumento do tônus muscular), flexibilidade cérea (manutenção da postura ao ser posicionada pelo examinador), mutismo (resposta verbal ausente ou muito pouca [excluir com afasia conhecida]), negativismo (oposição ou resposta ausente a instruções ou a estímulos externos), postura (manutenção espontânea e ativa de uma postura contrária à gravidade), maneirismo (caricatura esquisita e circunstancial de ações normais), estereotipia (movimentos repetitivos, anormalmente frequentes e não voltados a metas), agitação não influenciada por estímulos externos, caretas, ecolalia (imitação da fala de outra pessoa) ou ecopraxia (imitação dos movimentos de outra pessoa).

No início da abordagem de quadros catatônicos deve-se fazer a avaliação dos sinais vitais e prestar suporte caso estejam alterados. Por exemplo, alguns indivíduos desidratam após ficarem dias sem ingerir líquidos em razão de seu comportamento negativista. Para os pacientes estáveis pode ser iniciada a busca de indícios do diagnóstico de base e estabelecido tratamento específico. Deve-se descartar o uso de substâncias psicoativas e outras condições clínicas por trás do quadro. Além dos sinais vitais, devem ser solicitados alguns exames iniciais para descartar quadros infecciosos e alterações hidroeletrolíticas, cardíacas e nefrológicas, entre outras. História de uso de antipsicóticos está relacionada com síndrome neurolética maligna e o de inibidores seletivos de serotonina, com síndrome serotoninérgica. Ambos entram no diagnóstico diferencial de catatonia.

Ainda que não se tenha estabelecido o diagnóstico específico, o tratamento do quadro catatônico é feito com eletroconvulsoterapia (ECT) ou com o uso de benzodiazepínicos. Em locais que não contam com ECT, o uso de benzodiazepínico é considerado válido e eficaz: 6 a 21mg/dia de lorazepam (doses até 30mg/dia podem ser necessárias e são consideradas seguras com o monitoramento de sinais vitais). Normalmente a melhora do quadro ocorre em 4 a 10 dias. O clonazepam é uma alternativa válida e pode ser usado nas mesmas doses, mas sem a opção endovenosa. O diazepam pode ser considerado em virtude da opção endovenosa. Também no início da abordagem é importante retirar os antipsicóticos em uso e postergar seu uso para após a melhora do quadro catatônico quando o transtorno envolvido for esquizofrenia.

MANIA

A mania também não pode ser considerada um diagnóstico específico, mas uma síndrome psiquiátrica. O estado de mania consiste em manifestações do humor eufórico e expansivo ou irritável com algum sinal de aumento de energia (taquilalia, inquietação ou aceleração do pensamento).

Os pacientes acometidos se expõem mais a atividades de risco, têm juízo crítico prejudicado e não conseguem avaliar o real perigo de suas ações. A intensidade das atividades a que se submetem pode ser danosa. Há relatos de indivíduos que andaram por horas ou até mesmo dias sem sentir a necessidade de alimentar ou hidratar e de outros que ficam dias sem dormir. O nível de atividade pode ser tão alto que eles podem chegar à extenuação ou apresentar alterações hidroeletrolíticas ou glicêmicas graves.

ANSIEDADE

Os quadros de ansiedade são muito comuns em unidades de emergência. Os pacientes relatam nervosismo, angústia, além de sintomas somáticos dentro do complexo da crise de pânico, como palpitação, dispneia, dor no peito, tremor de extremidades e a impressão de que vai perder o controle, enlouquecer ou morrer.

Encarar como "ansiosas" essas manifestações implica a necessidade de manejar o paciente na tentativa de acalmá-lo, fornecendo indícios de segurança e esforçando-se para deslocá-lo para uma ambiente mais sereno com um tom de voz que expresse essa tranquilidade e calma. Essas tentativas são válidas e podem ser realizadas imediatamente, às vezes dispensando a necessidade de ansiolíticos.

ABORDAGEM INICIAL NAS EMERGÊNCIAS PSIQUIÁTRICAS

Visando à busca de uma ação mais rápida e que possa afastar o paciente de condições que irão comprometer seu estado de saúde, a abordagem sindrômica pode ajudar a agilizar as ações do profissional. Um esquema interessante de manejo das emergências em psiquiatria consiste na resposta a uma sequência de perguntas, agindo de acordo com elas:

- **O paciente se encontra violento ou agitado?**
  - Manejo para tranquilização.
  - Identificar se há alteração de consciência. Em caso afirmativo, classificar como *delirium*.
  - Afastar sempre o uso de substância e outra condição clínica.
  - Classificar em grandes síndromes: agitação por estar psicótico, maníaco, depressivo, ansioso.
- **Existe risco de suicídio?**
  - Tomar medidas antissuicidas, como vigilância constante e colocar o paciente em quarto protegido.
  - Contatar familiares e cuidadores; deixar a equipe em alerta.
  - Evitar locais com material que tenha potencial para uso letal.
  - Avaliar a consciência e classificar como *delirium* se estiver alterada.
  - Avaliar o uso de substâncias, outras condições clínicas, psicose, mania, depressão e ansiedade.
- **Existem alterações de comportamento, ou alucinações ou delírio, associadas à alteração de consciência?**
  - Classificar como *delirium*.
  - Descartar inicialmente intoxicação ou síndrome de abstinência de substância.
  - Buscar causas clínicas.
- **Após descartados comportamento agitado/violento, risco de suicídio e *delirium*, o paciente necessita de atenção por exibir comportamento de al-**

gum modo alterado e/ou pensamentos pouco habituais ou estranhos e/ou percepção alterada e/ou expressa algum sentimento reconhecido como fora do normal?
– Iniciar descartando intoxicação/abstinência de substâncias.
– Afastar outra condição clínica subjacente.
– Se houver comprometimento significativo da motricidade, pensar em catatonia.
– Em caso de pensamentos pouco habituais ou sensopercepção alterada, avaliar se há psicose.
– Se houver euforia, irritabilidade ou aumento de energia, classificar como mania.
– Se houver expressão de tristeza, anedonia, anergia, hipobulia e alterações do sono e do apetite, classificar como síndrome depressiva.
– Em caso de relato de ansiedade, angústia, nervosismo, "gastura", "repuxamento dos nervos" e "agonia", associados ou não a sintomas somáticos, como palpitação, falta de ar, tremor de extremidades: classificar como síndrome ansiosa.

MANEJO DE SITUAÇÕES EMERGENCIAIS

Manejo verbal

A diferenciação dos sintomas iniciais é útil para a aproximação do paciente, criar empatia com ele e participar de seu sofrimento com a intenção de tirá-lo dessa situação, sem diminuir nem menosprezar o que ele sente. Essa atitude inicial pode capacitar o profissional a aproximar-se do paciente e proceder a uma abordagem verbal sem ter necessariamente de medicá-lo. Convém tentar estabelecer, quando possível, um mínimo de nexo entre os sintomas apresentados e seu juízo de realidade. Em quadros paranoides cabe tentar esclarecer os medos dos pacientes e, em caso de outros sintomas psicóticos, fornecer dados de realidade. Para pacientes ansiosos e depressivos, o profissional deve assegurar que quer ajudar. Para pacientes em *delirium*, fornecer dados de orientação no tempo e no espaço pode ser suficiente para organizá-los. Em caso de pacientes agressivos e agitados, até onde for possível e seguro, cabe mostrar as consequências de seus atos. Cabe ainda oferecer opções para que todos os pacientes se sintam em uso de sua liberdade, desde que essa liberdade não implique aumento de risco. Intervenções do tipo "o senhor não acha que ajudaria se fosse prescrita uma medicação?" podem resgatar áreas saudáveis do psiquismo do paciente e ainda preservadas.

Manejo farmacológico

As medicações têm um papel importante nas urgências/emergências. Ao selecionar as que serão usadas, devem permanecer em mente o quadro apresentado e os objetivos desejados.

Tranquilização rápida

A tranquilização rápida está indicada para pacientes agressivos e/ou agitados. Pode-se tentar contê-los o mais rápido possível em virtude do risco para si e para a equipe assistente. As opções e combinações podem variar, porém as mais frequentes passam pela combinação de drogas com efeito reconhecidamente sedativo. Quando se pensa em antipsicóticos, além do efeito sedativo, a ação em receptores dopaminérgicos acrescenta um efeito sobre a motricidade, além de promover benefício em quadros psicóticos. Os benzodiazepínicos são hipnóticos, além de ansiolíticos. A via de administração pode também variar e servir como uma tentativa de criação de vínculo com o paciente, além de imputar-lhe alguma responsabilidade por seus atos. Isso significa fazer uma proposta inicial para a administração oral. Testa-se a colaboração do paciente com propostas do tipo: "O senhor aceita tomar essa medicação para ajudar a controlar 'seus nervos', sua raiva?" Se o quadro permitir, deve ser explicada a necessidade de progressão para administração intramuscular e, se for necessário, contenção mecânica. Outra variável utilizada na escolha é o tempo de ação para o início do efeito desejado.

As opções a seguir são muito semelhantes em termos de eficácia e segurança:

- Haloperidol 5mg VO até a dose máxima diária de 15mg, respeitando o intervalo de pelo menos 30 minutos entre as doses (costuma ser associada uma segunda medicação com características mais sedativas, normalmente um benzodiazepínico).
- Clorpromazina 100mg VO até a dose máxima de 800mg/dia. Também se deve aguardar em torno de 30 minutos para acompanhar os efeitos (a clorpromazina tem a vantagem de promover um efeito sedativo importante sem a necessidade de outra medicação).
- Olanzapina 5mg, VO até a dose máxima de 20mg/dia (por ser um antipsicótico de segunda geração, induz menos efeitos extrapiramidais e apresenta boa potência sedativa).
- Clonazepam 2mg VO; a faixa de segurança com o uso de clonazepam é ampla, e a cada dose devem ser observadas alterações nos sinais vitais em razão do risco de depressão respiratória, por exemplo.
- Haloperidol 5mg + clonazepam 2mg VO (uso bem disseminado).
- Haloperidol 5mg + prometazina 25mg VO (o papel da medicação de maior sedação estaria sendo cumprido pela prometazina).

Em pacientes não colaborativos, as opções são semelhantes, mas a administração é feita por via intramuscular:

- Haloperidol 5mg IM em monoterapia ou associado a prometazina 50mg IM. As doses podem ser repetidas até três vezes ao dia.
- Clorpromazina 100mg IM ou olanzapina 10mg IM.

Contenção mecânica

Embora marcada por preconceitos e estereótipos, a contenção mecânica tem seu lugar dentro da progressão de esforços para conter condutas agitadas e violentas. Após o manejo verbal e o uso de medicação, na impossibilidade de seu uso ou para que esta possa ser usada, em alguns casos o paciente precisa ser contido mecanicamente. Talvez o erro de entendimento seja pensar em "agressão mecânica".

Atualmente, o procedimento deve ter indicação precisa com a manutenção de todos os parâmetros de segurança, como a necessidade de uma pessoa que mantenha os cuidados com o paciente, mudando sua posição periodicamente para evitar úlceras de pressão ou problemas circulatórios e suprindo suas necessidades fisiológicas, como hidratação e eliminações. Também se faz necessário manter uma avaliação constante para liberar o paciente da contenção assim que seja possível.

Em condições ideais, a contenção dever ser realizada por equipe preparada com cinco integrantes, mas podem ser necessárias mais pessoas, desde que consigam se coordenar bem. O mais importante não é a "força", mas envolver o maior número de profissionais disponíveis, que eles sejam treinados e ajam prontamente, uma vez que se tenha decidido pela contenção. Um profissional coordena a ação e, se houver o número mínimo de integrantes, cada um contém um membro do paciente. Deve-se dar preferência à posição em decúbito dorsal com a cabeça levemente elevada, assim como ao posicionamento dos membros de modo a facilitar o acesso venoso. Costumam ser usadas faixas resistentes, mas que não provoquem ferimentos, sendo opcional o uso de faixa peitoral. A descontenção pode ser feita de maneira gradual, liberando-se as pernas e a faixa peitoral e colocando o indivíduo na posição sentada. Todo o procedimento, além da indicação, deve ficar bem registrado no prontuário, inclusive com as devidas justificativas.

Exames complementares

Assim que possível, deve ser iniciada a coleta de informações de familiares e de outros que possam ajudar. Cabe sempre descartar outras condições médicas que possam estar ocasionando o quadro e o uso de substâncias psicoativas. Com essas informações iniciais, e devido a essa necessidade, solicitam-se exames de laboratório, como função tireóidea, função renal, enzimas hepáticas e glicemia. Desde o início do atendimento é importante o registro dos sinais vitais, os quais, quando alterados, podem explicar alguns quadros. Um bom exemplo é o do paciente agitado por quadro de hipoxia.

Instituição de terapêutica

Quando se chega a um diagnóstico, é possível lançar mão de terapêutica específica, como estabilizador de humor para bipolares, antipsicóticos para esquizofrênicos e antidepressivos para pacientes com transtorno depressivo maior, e programar um esquema de desintoxicação para quadros de intoxicação por substâncias, como o uso de benzodiazepínicos para alcoolistas.

CONSIDERAÇÕES FINAIS

Neste capítulo foram destacados os principais quadros emergenciais na psiquiatria. É essencial afastar os riscos iniciais e adotar medidas para contê-los. Quando possível, tenta-se chegar a um diagnóstico específico.

Bibliografia consultada

American Psychiatric Association. DSM-5: manual diagnóstico e estatístico de transtornos mentais. 5. ed. Porto Alegre: Artmed, 2014.
Botega NJ. Prática psiquiátrica no hospital geral: interconsulta e emergência. 3. ed. Porto Alegre: Artmed, 2011.
Cordioli AV, Gallois CB, Isolan L. Psicofármacos: consulta rápida. 4. ed. Porto Alegre: Artmed, 2011.
First MB. Manual de diagnóstico diferencial do DSM-5. Porto Alegre: Artmed, 2015.

Neto MRL, Elkis H et al. Psiquiatria básica. 2. ed. Porto Alegre: Artmed, 2007

Portal UpToDate. Assessment and emergency management of the acutely agitated or violent adult.

Quevedo J, Carvalho AF. Emergências psiquiátricas. 3. ed. Porto Alegre: Artmed, 2014.

Stahl SM. Essential psychopharmacology: prescriber's guide. 5. ed. New York: Cambrige University Press, 2014.

Sthal SM. Psicofarmacologia: bases neurocientíficas e aplicações práticas. 3. ed. Rio de Janeiro: Guanabara Koogan, 2013.

Taylor D, Paton C, Kapur S. The Maudsley: prescribing guidelines in psychiatry. 12. ed. London-UK: Wiley Blackwell, 2015.

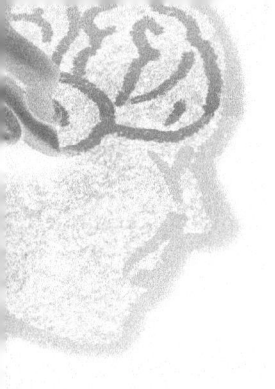

31

Interconsultas Psiquiátricas

José Brasileiro Dourado Junior
Leonardo Machado

INTRODUÇÃO

Interconsulta é uma área de atuação que coloca determinada especialidade em contato direto com as outras. No campo da psiquiatria, a interconsulta se apresenta como uma subespecialidade que se ocupa do diagnóstico, do tratamento e da prevenção de transtornos mentais na interface com as demais áreas da medicina.

Como o psiquismo pode ser afetado por diversos fatores, é comum que afecções originadas em outros sistemas do corpo (ou como consequência de efeitos de substâncias) possam alterar secundariamente as áreas cerebrais relacionadas com o comportamento e as emoções e, assim, apresentar-se com sintomatologia psiquiátrica proeminente. Além disso, o transtorno mental em si pode afetar negativamente doenças tratadas por outras especialidades médicas, alterando aspectos fisiopatológicos, de adesão ao tratamento e da relação médico-paciente. Costumam acontecer, igualmente, interações medicamentosas que merecem atenção mais detalhada.

Dentro da psiquiatria, o conceito de interconsulta é utilizado para descrever dois tipos de abordagens: a consultoria psiquiátrica e a psiquiatria de ligação (em inglês: *Consultation-Liaison Psychiatry*):

- A consultoria psiquiátrica está relacionada com a avaliação de uma situação clínica e a indicação de um tratamento para pacientes que estão sob os cuidados de outras especialidades em um contexto episódico. Nessa abordagem, o psiquiatra supre uma demanda pontual.
- A psiquiatria de ligação é constituída pela presença contínua do especialista em serviços de hospitais gerais, como enfermarias comuns ou unidades especializadas. Aqui, o psiquiatra é membro da equipe de determinado serviço e contribui nas questões que envolvem a saúde mental.

O foco de atuação do interconsultor pode ser centrado em quatro objetos: na pessoa do médico, na relação médico-paciente, no paciente e na inserção institucional do interconsultor. Portanto, dentre as funções do interconsultor estão a participação em equipes multidisciplinares e a coordenação de grupos de funcionários e membros da equipe assistencial. Igualmente, a interconsulta psiquiátrica pode ser aplicada no campo do ensino e da pesquisa.

HISTÓRIA DA INTERCONSULTA E DA MEDICINA PSICOSSOMÁTICA

Para entender como nasce a interconsulta psiquiátrica e sua prática em hospitais gerais é preciso compreender o próprio processo de modelação da ciência médica. Em consequência dos avanços da anatomia patológica, da microbiologia e da bioquímica, no século XIX houve a introdução da medicina organicista. Com isso os aspectos psicossociais do adoecimento ficaram em segundo plano, retornando somente no início do século XX com o olhar psicológico aplicado às pesquisas médicas por intermédio de Pavlov, Freud e Cannon.

O conflito entre o que seria de ordem orgânica e psicológica foi explorado. Debates consideravam a importância emocional na manifestação dos sintomas, culminando no entendimento do homem como um ser holístico. Logo foi criado por Heinroth, em 1918, o termo psicossomático para se referir às influências da mente sobre o corpo. O termo surgiu a partir de um artigo acerca da influência das paixões sobre a tuberculose, a epilepsia e o câncer. Os escritos de outros autores, como Groddeck e Deutsch, também foram de grande importância nos primórdios dessa ciência.

Na realidade, nascida na Alemanha e na Áustria, mas rapidamente florescendo nos EUA, a medicina psicossomática foi um movimento reformista contra a visão reducionista do século XIX que explicava a saúde e a doença sem levar em conta os atributos que tornam o homem humano. Inicialmente, algumas doenças específicas eram tidas como psicossomáticas, dentre elas úlcera duodenal, hipertensão arterial sistêmica, colite ulcerativa, artrite, hipertireoidismo, neurodermatite e asma. Com o tempo o foco da psicossomática mudou da observação clínica para a pesquisa básica, notadamente para os mecanismos neuroendócrinos envolvidos na regulação visceral. Destacam-se, nesse campo, os estudos de Hans Selye sobre a resposta a agentes estressores e a descrição em 1936 da **síndrome geral de adaptação**. Na atualidade, pode-se dizer que a concepção psicossomática partiu de uma posição unidirecional inicial (ou seja, da **psique** em direção ao **soma**) para outra que procura abranger todo o conjunto de fenômenos relacionados com o adoecimento.

De qualquer modo, a partir de 1930, com as evidências trazidas pela medicina psicossomática, unidades psiquiátricas começaram a ser instaladas em hospitais gerais. Essas unidades tiveram crescimento exponencial no pós-guerra com o intuito de prestar assistência aos ex-combatentes que retornavam da Segunda Guerra Mundial. Por outro lado, o conceito de interconsulta surgiu na metade do século XX, quando Billings se apropriou da nomenclatura *Consultation-Liaison* com o intuito de definir a prática psiquiátrica que vinha contribuir com a assistência em outras clínicas.

Em 1974, o National Institute of Mental Health (NIMH) percebeu a necessidade de formar psiquiatras que atuassem em hospitais gerais fazendo a interlocução com as demais clínicas. O objetivo seria elucidar as demandas que estavam surgindo naquele momento e estimular o estágio na área de interconsulta na residência médica de psiquiatria.

No Brasil, influenciado pelas mudanças que ocorriam nos EUA, em 1977 surgiu o primeiro estágio em interconsulta psiquiátrica na Escola Paulista de Medicina (UNIFESP). A partir daí, essa prática passou a ser propagada e se desenvolveu principalmente em hospitais universitários. Atualmente, é aplicada na formação do médico psiquiatra e é encontrada também em hospitais que não têm o perfil universitário.

RELAÇÃO MÉDICO-INTERCONSULTOR E MÉDICO-PACIENTE

O papel do interconsultor é esclarecer questões específicas de seu conhecimento técnico para os demais colegas médicos. Diferentemente da relação médico-paciente, na qual são importantes critérios como o sigilo profissional e a empatia, a relação médico--interconsultor é pautada por princípios como a vocação, a renovação de conhecimentos e a expansão do relacionamento profissional. Portanto, a interconsulta vem sendo utilizada como um instrumento metodológico por profissionais de saúde para aprimorar e compreender a assistência em hospitais gerais, auxiliando a equipe em dilemas éticos e institucionais, diagnósticos e terapêuticos. Na realidade, a interconsulta compreende uma atividade interdisciplinar e interprofissional e como tal não se limita a um processo assistencial, mas também à sistematização de ações e à orientação em situações específicas de cada domínio do conhecimento.

Na relação médico-interconsultor, alguns fatores são essenciais para o bom transcorrer do processo da psiquiatria de ligação. Podem ser citados o estabelecimento de um contato inicial satisfatório entre ambos, o esclarecimento do motivo da solicitação da interconsulta, a compreensão da história clínica e social do paciente e a discussão do planejamento de estratégias para a elucidação do caso em questão. Outros aspectos importantes a serem ressaltados na perspectiva do interconsultor são as motivações, o grau de proximidade afetiva, as preocupações, os sentimentos e reações dos profissionais atuantes no cuidado.

Para conseguir efetuar seu trabalho, o interconsultor deve ter a habilidade de promover uma entrevista ampliada não apenas com o profissional solicitante, mas também com outros membros da equipe assistencial e com familiares do paciente. Isso enriquecerá um processo de comunicação e de diagnóstico que culminará no esclarecimento das dúvidas postas. Após a devida avaliação do paciente, é recomendável informar pessoalmente o profissional solicitante e outros membros da equipe sobre a impressão diagnóstica e o plano terapêutico estabelecido.

No tocante à relação médico-paciente dentro da interconsulta, é importante frisar que há divergências claras entre o ambiente de assistência ambulatorial e o hospitalar. No consultório ou no ambulatório os princípios do sigilo e do respeito à privacidade são mais facilmente mantidos, diferentemente das enfermarias hospitalares. O estabelecimento do *setting* terapêutico nesse local é dificultado pela presença de terceiros, o que coíbe o indivíduo internado. Sugere-se, então, que o interconsultor procure um ambiente mais reservado e adequado para a entrevista. Além disso, o próprio internamento hospitalar levanta questões psicodinâmicas peculiares, como exclusão do ambiente social e submissão a vários procedimentos médicos, muitas vezes invasivos. O ser parece estar mais frágil nessas situações. Assim, a empatia se torna um instrumento indispensável para aliviar esse sofrimento adicional que o internamento acarreta.

Por outro lado, o contato entre o paciente e o interconsultor tende a ser relativamente breve. Portanto, é importante coletar o maior número de informações possíveis por meio do prontuário, de familiares, de acompanhantes, dos médicos assistentes e da equipe de enfermagem. No entanto, uma peculiaridade do contexto hospitalar é que as informações cedidas pelo paciente são registradas em prontuário e repassadas ao médico solicitante e à equipe. Mas é preciso lembrar que isso ocorre com o intuito exclusivo de elaborar uma sistematização para o tratamento.

De uma ou de outra maneira, é preciso considerar que as relações no processo da interconsulta psiquiátrica vão interferir na evolução do internamento e no prognóstico do adoecimento.

A PRÁTICA DA CONSULTORIA PSIQUIÁTRICA

O primeiro passo para uma interconsulta psiquiátrica de consultoria, notadamente em ambiente hospitalar, consiste em estabelecer um contato inicial com o médico assistente. Nesse momento será possível fazer uma apresentação pessoal, bem como conhecer o colega; elucidar alguns termos escritos nos formulários que geralmente são preenchidos para a solicitação do parecer; fazer a primeira averiguação da relação médico-paciente; perceber a relação da equipe entre si e com o paciente; observar o ambiente da enfermaria; e checar se o paciente sabe que será examinado por um médico psiquiatra.

O segundo passo será a realização da entrevista clínica, que deverá ser ampliada. Além do paciente, do médico e da equipe assistencial, são valiosas as informações dos familiares e a observação de possíveis informações fornecidas pelos vizinhos de leito. Nesse momento é importante uma inversão da abordagem, fazendo a seguinte indagação: será que o fato de a equipe ter encarado o paciente como psiquiátrico pode ter influenciado negativamente o raciocínio clínico? Para responder, é fundamental perceber o tipo de contratransferência causada na equipe.

Frisa-se ainda que para além do diagnóstico clínico é importante observar outros pontos relacionados com as questões psicodinâmicas do adoecimento e a solicitação da interconsulta. Isso se chama **diagnóstico situacional**.

Realizado o exame clínico, é importante saber dar a devolutiva ao colega que solicitou o parecer. Para isso, recomenda-se, sempre que possível, informar pessoalmente, utilizando linguagem clara, objetiva, concisa e evitando o tom professoral. É importante, também, atentar para o fato de que a condução clínica do paciente é reponsabilidade do médico assistente. Dessa maneira, as condutas propostas poderão ou não ser acatadas pela equipe assistente. De qualquer modo, além dessa devolutiva pessoal, é necessário, até mesmo por uma questão legal, fazer o registro da interconsulta no prontuário. Recomenda-se escrever detalhadamente os aspectos importantes e sumariamente aquilo que é acessório, evitando escrever detalhes de revelações mais íntimas do indivíduo.

INTERCONSULTA PSIQUIÁTRICA EM PEDIATRIA

A interconsulta psiquiátrica em pediatria se iniciou com Léo Kanner na década de 1930 no John Hopkins Hospital. Com a evolução da psiquiatria da infância e da adolescência e o aumento de hospitais gerais com leitos em psiquiatria, essa área de atuação se ampliou. Em 1990, um censo nacional brasileiro revelou que 86% de uma amostra com 63 hospitais gerais eram beneficiados por esse serviço. Estima-se que dois terços dos pacientes admitidos em serviços de pediatria seriam beneficiados pela interconsulta psiquiátrica.

A interconsulta psiquiátrica dirigida à pediatria abrange a assistência à criança e ao adolescente, assim como a seus pais, familiares e equipes envolvidas no cuidado. Para isso é importante observar a interação entre esses personagens. Do mesmo modo, escutar atentamente a história de cada um auxilia a formulação de hipóteses e a elaboração de estratégias de intervenção.

A reação da criança diante da doença está relacionada com múltiplos fatores, como idade, estresse imediato representado pela dor física desencadeada pela doença, angústia de separação em virtude da hospitalização, traços de personalidade, experiências prévias e qualidade de suas relações parentais. Para abordar a criança é importante considerar o papel esclarecedor e a atitude empática do médico para com os pais. Essa postura auxiliará os pais a desempenhar um papel tranquilizador com relação ao pequeno indivíduo.

Conforme a criança vai crescendo, seu nível de compreensão vai evoluindo e sua concepção de doença vai se tornando mais complexa e ampla. Até os 3 anos de idade o menor apresenta uma dificuldade de separação dos pais, e é nesse momento que ocorrem os efeitos mais prejudiciais de um adoecimento. Ao longo do desenvolvimento, a criança amplia a noção do próprio corpo, e sua angústia é transferida para suas feridas e para as perdas de fluidos em consequência das soluções de continuidade. Entre os 6 e os 11 anos, na idade escolar, a criança apresenta mais condições intelectuais para compreender a doença e o caráter irreversível da morte. A partir disso, vai ampliando o medo associado a essas condições.

Na adolescência, surgem acentuadas mudanças do ponto de vista somático e psíquico com o objetivo de se formar uma identidade peculiar. Nesse momento a doença torna o adolescente desconfiado e resistente a situações de dependência. Assim como se depara na vida com a necessidade de lidar com a autoridade, o adolescente transporta para a relação com seu médico e com a equipe hospitalar uma conduta desafiadora e de busca por independência, tendo dificuldade em aceitar as recomendações da equipe por entendê-las autoritárias. Portanto, é relevante conseguir uma aliança terapêutica, entendendo o momento de transição que o jovem está vivendo e adequando a abordagem médica a essa situação.

INTERCONSULTA PSIQUIÁTRICA NO HOSPITAL DE TRAUMA

De modo geral, a interconsulta em hospitais de trauma obedece aos mesmos princípios daquela realizada em hospitais gerais. Portanto, aqui serão pautadas apenas as particularidades desse tipo de interconsulta.

O trauma é uma condição resultante de uma lesão intencional ou não. Pode se manifestar como uma pequena lesão ou machucado causados por pequenos acidentes domésticos ou como lesões mais graves, geralmente decorrentes de eventos no trânsito, de violência ou de tentativas de suicídio. O trauma vem ganhando importância nas últimas décadas e é, atualmente, a principal causa de morte entre os jovens. Sabe-se que o número de anos potencialmente perdidos por trauma é maior que a soma resultante de doenças cardiovasculares e neoplásicas.

Quadro 31.1 Solicitações de consultoria psiquiátrica em hospital de trauma

Motivo	%
Tentativa de suicídio	45
Depressão	23
Estresse pós-traumático	8
Doença prévia	8
Problemas de conduta	7
Sintomas conversivos	3
Outros	5

Fonte: adaptado de Posel & Moss.

A grande maioria dos traumas é passível de prevenção e parte deles tem alguma relação com um transtorno psiquiátrico prévio, como, por exemplo, acidentes de trânsito decorrentes do uso de substâncias e lesões secundárias a tentativas de suicídio. Cerca de 20% a 55% dos indivíduos traumatizados apresentam o quadro de abuso de drogas e 29%, transtornos psiquiátricos. Entretanto, a avaliação psiquiátrica é solicitada para apenas 10% dos indivíduos hospitalizados por trauma. O principal motivo dessa solicitação é a tentativa de suicídio (45%), e os diagnósticos mais prevalentes são os transtornos de humor (28%) (Quadro 31.1). Vale ressaltar que a tentativa de suicídio por si só já é um fator de risco para recidiva e, entre os que tentam o suicídio por autoimolação, cerca de 70% têm história psiquiátrica prévia e 55% já tentaram o suicídio anteriormente.

As queimaduras são lesões muito comuns no contexto do trauma e, dentre os fatores de risco para a mortalidade, a história psiquiátrica exerce um papel importante (Quadro 31.2). Transtornos de personalidade, tentativa de suicídio, esquizofrenia e uso excessivo de álcool aumentam a mortalidade de pacientes queimados. Além disso, alguns transtornos mentais são mais comuns em cada fase do tratamento da queimadura. Na fase aguda podem ser encontrados *delirium* por abstinência de drogas, *delirium* do queimado (*burn delirium*) e transtorno de estresse agudo. Já na fase reconstrutiva são comuns os sentimentos de tristeza e de luto em razão da alteração da imagem corporal. Nesse período, são frequentes transtornos de estresse pós-traumático, transtorno de ajustamento e transtornos de humor.

O traumatismo cranioencefálico (TCE) é um evento comum, e a lesão cerebral dele resultante resulte, não raramente, se manifesta com sintomas neuropsiquiátricos. Em virtude disso surge a entidade **síndrome neuropsiquiátrica associada ao TCE**, que

Quadro 31.2 Diagnóstico psiquiátrico em pacientes traumatizados

Diagnóstico	%
Transtorno de humor	28
Traumatismo cranioencefálico	25
Abuso de substâncias	13
Transtorno de ajustamento	12
Transtorno de personalidade	12
Transtorno psicótico	12
Transtorno de ansiedade	10
Delirium	10
Outros	05
Nenhum	12

Fonte: adaptado de Posel & Moss.

pode ser caracterizada por déficit cognitivo, distúrbios do humor, ansiedade proeminente, psicose, apatia e alterações do comportamento. Fatores de risco para o surgimento dessa síndrome são a idade avançada, o alcoolismo e a arteriosclerose.

INTERCONSULTA PSIQUIÁTRICA PARA PACIENTES ONCOLÓGICOS E EM CUIDADOS PALIATIVOS

Nas últimas décadas tem aumentado a atenção aos aspectos subjetivos em relação ao câncer, especialmente psicossociais e psicológicos. Os portadores de doenças oncológicas internados em hospitais gerais ou especializados promovem uma demanda importante em psiquiatria tanto no que se refere à doença como às consequências da internação, ao uso de quimioterapêutico, às repercussões do adoecimento na vida do indivíduo e, sobretudo, aos aspectos ligados à morte e ao morrer. Por outro lado, os estudos evidenciam que, quanto mais cedo for fornecido tratamento aos pacientes oncológicos com morbidades psiquiátricas, maiores serão os impactos positivos no prognóstico clínico.

Cerca de 47% dos indivíduos com câncer têm algum transtorno psiquiátrico. Os mais comuns são transtorno depressivo, transtorno de ansiedade, transtorno de ajustamento, *delirium* e transtornos de personalidade. O *delirium*, por exemplo, é uma condição que acomete 25% dos pacientes com câncer e 85% dos que se apresentam em estado terminal. Outro aspecto a ser considerado é que síndromes paraneoplásicas também podem surgir como sintomas neuropsiquiátricos.

O cuidado paliativo teve como pioneiro o trabalho de Cicely Sanders no St. Christopher's Hospice em Londres. Essa especialidade tem por objetivos o controle da dor, a afirmação da vida e a consideração da morte como um processo natural, não acelerar nem adiar a morte, proporcionar qualidade de vida até a morte e dar suporte à família durante a doença e o luto, trabalhando em uma perspectiva multiprofissional. Portanto, não tem como foco único a cura, mas o tratamento no sentido mais amplo do termo. Até porque a terminalidade é um momento que faz emergir grande estresse psicológico e diversas demandas psiquiátricas que vão além de uma perspectiva curativa. Por exemplo, a perda de capacidade e da autonomia é comum nos que recebem cuidados paliativos. Pode-se mesmo postular que quase todos perdem a capacidade e a autonomia em algum momento antes de morrer. Essas perdas causam grande estresse e sofrimento, inclusive para os familiares.

INTERCONSULTA EM CARDIOLOGIA

Pacientes com doenças cardiovasculares apresentam maior prevalência de transtornos de ansiedade e de depressão do que a população em geral. Segundo um estudo de 2003, 25% dos pacientes que sofreram um infarto agudo do miocárdio (IAM) desenvolveram depressão 1 ano após o evento. Igualmente, quando estão internados em unidades cardiológicas, 50% desses pacientes apresentam sintomas de ansiedade. Outras pesquisas registram que aproximadamente 20% dos indivíduos com insuficiência cardíaca congestiva têm depressão.

Além dos sintomas psiquiátricos associados a doenças cardíacas, foram observados, na grande maioria dos pacientes de unidades coronarianas, fatores biológicos de risco para transtornos mentais, como diabetes, dislipidemia e tabagismo.

Eventos cardiológicos frequentemente afetam as funções diárias e promovem mudanças sociais. Isso estimula no indivíduo uma reflexão sobre si, sobre a própria mortalidade e sobre as várias limitações que podem surgir em decorrência da cardiopatia. Os aspectos psicossociais e os problemas psiquiátricos se interligam. Sabe-se, inclusive, que a presença de um transtorno psiquiátrico está associada a maior morbidade cardíaca. Por exemplo, a taxa de mortalidade 6 meses após o IAM é maior entre as pessoas que também têm depressão. Alguns fatores explicam essa associação, como redução da taxa de variabilidade da frequência cardíaca, aumento da agregação plaquetária, aumento de marcadores pró-inflamatórios, redução na prática de mudanças no estilo de vida e redução na adesão aos medicamentos.

Outro ponto importante na interconsulta com cardiopatas é a possibilidade de interação medicamentosa, visto que muitos psicotrópicos interagem com medicações cardiológicas. Outrossim, alguns psicofármacos podem ter efeitos colaterais na condução cardíaca. Por outro lado, algumas medicações muito usadas em cardiologia, como propranolol, podem causar depressão ou sintomas tipo fraqueza e fadiga.

INTERCONSULTA EM CLÍNICA GERIÁTRICA

A geriatria é a especialidade médica relacionada com os cuidados com os idosos. Essa população apresenta algumas peculiaridades, como a fragilidade dos diversos tecidos relacionada com o tempo de vida. Algumas doenças são específicas desse período, como as demências, e outras têm frequência ampliada, como o *delirium*.

Alterações na saúde mental são encontradas na maioria dos idosos internados. Nesse cenário, a demência é altamente prevalente, muitas vezes não diagnosticada e associada a resultados negativos, incluindo hospitalizações mais longas e maiores taxas de institucionalização e mortalidade. Para atender a essa necessidade, os serviços podem envolver unidades conjuntas médicas e/ou psiquiátricas de internamento com a formação de pessoal especializado em cuidados para demência. Esses serviços têm mostrado resultados muito positivos.

Todavia, quanto mais tempo os indivíduos demenciados permanecem internados em leitos de hospital geral, maiores são as taxas de *delirium* e de mortalidade. Quando os cuidados são recebidos na própria residência, essas taxas tendem a ser menores. De qualquer modo, controlando a variável tempo de internamento, o acesso rápido a uma interconsulta psiquiátrica e a uma equipe multidisciplinar costuma diminuir a taxa de mortalidade e melhorar a qualidade de vida dos pacientes idosos.

INTERCONSULTA RELACIONADA COM EFEITOS ADVERSOS DE MEDICAÇÕES

A medicina é uma ciência que está embasada na busca de um diagnóstico nosológico que irá orientar uma conduta terapêutica com o intuito de curar enfermidades ou melhorar a qualidade de vida. No entanto, alguns medicamentos podem causar sintomas neuropsiquiátricos e, com isso, piorar o prognóstico da doença e o bem-estar do indivíduo. Dentre essas medicações, os corticosteroides têm papel de destaque, especialmente quando usados em altas doses. O quadro pode ser desencadeado tanto na introdução como por sua retirada.

Quadro 31.3 Medicações associadas ao desenvolvimento de *delirium*
Anticolinérgicos: anti-histamínicos, atropina, hioscina, difenidramina e tricíclicos
Antimicrobianos: quinolonas, aciclovir e macrolídeos
Analgésicos: opioides e anti-inflamatórios não esteroides
Agonistas dopaminérgicos: levodopa, pramipexol, bromocriptina e amantadina
Antidepressivos: mirtazapina, inibidores da recaptação de serotonina e tricíclicos
Anticonvulsivantes: ácido valproico, fenitoína e carbamazepina
Sedativos: benzodiazepínicos e barbitúricos
Relaxantes musculares: ciclobenzaprina
Cardiovasculares: antiarrítmicos, betabloqueadores, metildopa, clonidina, diuréticos e digitálicos
Gastrointestinais: bloqueadores H2 e metoclopramida
Outros: fitoterapêuticos, lítio, donepezil e fenotiazinas

Fonte: Medicina (Ribeirão Preto) 2010; 43(3):249-57.

A literatura descreve que as reações psiquiátricas mais comuns associadas ao uso de corticoides são ansiedade, insônia, mania, depressão, confusão mental, alucinações, delírios paranoides, catatonia e *delirium*. O tratamento dessas condições é fundamentado em abordagens farmacológicas específicas para cada quadro psicopatológico apresentado. Sempre que possível, também é recomendada a suspensão do corticoide e/ou sua substituição por outras alternativas.

Além disso, muitas medicações podem desencadear quadros confusionais agudos (*delirium*). Muitas vezes, esses quadros motivam as interconsultas. O Quadro 31.3 lista os principais medicamentos relacionados com o *delirium*.

Bibliografia consultada

Andreoli PBA, Mari JJ. Assessment of a consultation-liaison psychiatry and psychology health care program. Revista Saúde Pública 2002; 36(2):222-9.

Botega NJ, Furlanetto L, Fraguas Jr R. Depressão. In: Botega NJ (ed.). Pratica psiquiátrica no Hospital Geral: interconsulta e emergência. 2. ed. Porto Alegre: Artmed, 2006.

Citero VA, Nogueira-Martins A, Lourenço MT, Andreoli SB. Clinical and demographic profile of cancer patients in a consultation-liaison psychiatric service. São Paulo Med J 2003; 121(3):111-6.

De Giorgio G, Quartesan R, Sciar MAT et al. Consultation-Liaison Psychiatry – from theory to clinical practice: an observational study in a general hospital. BMC Res Notes 2015; 8:475.

Shefer G, Cross S, Howard LM, Murray J, Graham T, Henderson C et al. Improving the diagnosis of physical illness in patients with mental illness who present in Emergency Departments: Consensus study. Journal of Psychosomatic Research 2015; 78:346-51.

Jianlin JI, Chenyu YE. Consultation-liaison psychiatry in China. Shanghai Archives of Psychiatry 2012; 24(3):124-30.

Langheim FJ, Heiligenstein E. Evaluation of the timeliness of psychiatric consultations. J Clin Med Res 2014; 6(4):242-4.

Lobo RR, Silva Filho SRB, Lima NKC, Ferrioli E, Moriguti JL. Delirium. Medicina (Ribeirão Preto) 2010; 43(3): 249-57.

Posel C, Moss J. Psychiatry morbidity in a series of patients referred from a trauma service. Gen Hosp Psychiatry 1998; 20:198-201.

Rothermund E, kilian R, Hoelzer M et al. "Psychosomatic consultation in the workplace" – a new model of care at the interface of company-supported mental health care and consultation-liaison psychosomatics: design of a mixed methods implementation study. BMC Public Health 2012; 12:780.

Santos NCA, Slonczewski T, Prebianchi HB, Oliveira AG, Cardoso CS. Interconsulta psicológica: demanda e assistência em hospital geral. Psicologia em Estudo 2011; 16(2):325-34.

Santos Júnior A, Mella LFB, Turato ER, Botega NJ. Alterações psiquiátricas após corticoterapia em paciente com rara manifestação neurológica de Síndrome de Behçet e o papel da interconsulta psiquiátrica. Rev Psiq Clín 2009; 36(5):203- 5.

Schmitt R, Gomes RH. Interconsulta psiquiátrica em hospital de trauma. Rev Psiquiatr RS 2005; 27(1):71-81.

Shafti SS. Prevalence of psychiatric morbidities in acute coronary heart disease. Cardiovascular Psychiatry and Neurology 2014; 2014:1-5.

Sheehan B, Lall R, Gage H, Hollan C, Katz J, Mitchell K. A 12-month follow-up study of people with dementia referred to general hospital liaison psychiatry services. Age and Ageing 2013; 42:786-90.

Shefer G, Cross S, Howard LM, Murray J, Glaham T, Henderson C. Improving the diagnosis of physical illness in patients with mental illness who present in Emergency Departments: Consensus study. Journal of Psychosomatic Research 2015; 78:346-51.

Udo I, Mohammed Z, Gash A. Psychiatric issues in palliative care: assessing mental capacity. Palliative Care: Research and Treatment 2013; 7:37-42.

Valdes-Stauber J, Viet Z, Kilian R. The impact of clinical conditions and social factors on the psychological distress of cancer patients: an explorative study at a consultation and liaison service in a rural general hospital. BMC Psychiatry 2013; 13:226.

Villas-Bôas ME. O direito-dever de sigilo na proteção ao paciente. Revista Bioética 2015; 23(3):513-23.

Zatzick DF, Kang SM, Kim SY et al. Patients with recognized psychiatric disorders in trauma surgery: incidence, inpatient length of stay and cost. J Trauma 2000; 49:487-95.

Zavaschi MLS, Lima D, Palma RB. Interconsulta psiquiátrica na pediatria. Rev Bras Psiquiatr 2000; 22(Supl II): 48-51.

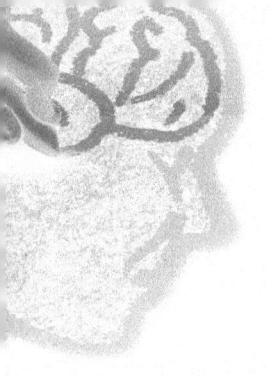

32
Psiquiatria Forense

José Brasileiro Dourado Junior

INTRODUÇÃO

A psiquiatria forense é uma área de atuação da psiquiatria que tem como peculiaridade a associação do conhecimento psiquiátrico aos aspectos legais. Para ser médico psiquiatra forense é necessária a formação médica com especializações em psiquiatria e posteriormente em psiquiatria forense. Esse profissional deve ter a aptidão técnica exigida e acumular conhecimento jurídico para aplicabilidade de seu saber. Dentre as atribuições que lhe cabem são descritas a elaboração de laudos médico-legais nos diversos domínios do Direito, o exercício da assistência na psiquiatria prisional e consultoria ética, onde existam dilemas éticos presentes.

HISTÓRIA DA PSIQUIATRIA FORENSE

Antes da descrição dos aspectos históricos da psiquiatria forense é importante um resgate sobre a evolução da sociedade, o surgimento das leis e da psiquiatria como ciência e posteriormente como base de uma medicina legal.

Nas eras primitivas o homem tinha em seu entendimento uma interpretação mágico-mística da "loucura", visto que no momento em que um indivíduo entrava em surto psicótico ou tinha uma crise epiléptica se justificava tal fenômeno como uma "possessão demoníaca". No Egito antigo e na Grécia clássica alguns médicos faziam referência a alterações orgânicas que ocasionavam manifestações psicopatológicas. Hipócrates narra em seus escritos que haveria uma biotipologia relacionada com os humores, os quais eram bile amarela, bile negra, sangue e fleuma, e que do desequilíbrio desses humores surgiriam alterações no temperamento e comportamento. Contudo, o pensamento de que a "loucura" era de caráter divino se perpetuou até a era moderna.

A era moderna se caracteriza por um período de transição entre as manifestações psiquiátricas como sintomas divinos e o estabelecimento da psiquiatria como ciência. Nesse momento surge em Valência, na Espanha, o primeiro hospital que cuidaria das pessoas acometidas pelas doenças da alma, administrado pelo Frei Juan Gilbert Jofré. Também surgem diversos médicos que iniciaram os estudos do sistema nervoso central, dentre os quais podem ser citados William Harvey, Thomas Sydeham, Hermann Boerhaave, Thomas Willis e William Cullen. A partir dessa visão organicista da doença mental iniciou-se o entendimento de que as doenças da alma estariam relacionadas com alterações orgânicas ou metabólicas e não com entidades divinas.

Paralelamente ao desenvolvimento do conhecimento médico há uma estruturação de um modelo de leis, desde o código legal mais antigo, o UR-NAMMU, passando pelo Código de Hamurabi, que expressava exemplos cíveis e criminais e como deveria ser aplicada a penalidade de acordo com cada situação. No ano de 450 a.C. foi aprovada e fixada no fórum romano "A Lei das XII Tábuas", um conjunto de leis codificadas em 12 tábuas de bronze ou carvalho, com base na cultura e nos valores morais greco-romanos, e que é a base de todo o sistema legal da sociedade ocidental. Ainda no período clássico o Imperador Justiniano sistematizou um conjunto de leis e elaborou um código que chamou de *Corpus Juris Civilis*, o que seria o embrião para o código civil vigente em nosso país.

Em 1789 tem início a Revolução Francesa, modificando todo o sistema de leis e modelos médicos vigentes. Em 1794, Philippe Pinel apresentou sua monografia *Memórias da loucura*, considerado o primeiro texto científico da especialidade psiquiatria. Uma das contribuições de Pinel para a psiquiatria, especificamente para a área forense, foi a de que em uma situação onde houvesse agitação psicomotora dever-se-ia "dominar o louco agitado, respeitando os direitos humanos" (Weiner, 1992). Em 1838, o psiquiatra francês Jean-Étienne Esquirol, discípulo de Pinel, lutou pela assistência aos doentes mentais e conseguiu que fosse aprovada pelo governo francês uma lei de proteção a esses enfermos.

A psiquiatria forense se estabelece a partir de uma interface entre a medicina legal e a psiquiatria. A medicina legal surge como ciência graças ao médico Paulo Zacchia, então médico do papa Inocêncio X, quando se torna um *legumperitu* dos tribunais eclesiásticos e elabora a primeira obra de medicina legal, chamada *Quaestionum medico-legalium*. Nessa obra, Zacchia elabora doutrinas específicas para cada área da medicina. No Brasil, a medicina legal pode ser dividida em três períodos: o estrangeiro, em que se compilavam publicações da medicina legal francesa, o de transição e o terceiro, que é denominado nacionalista. No último período se destaca o médico Raimundo Nina Rodrigues, que sistematizou a medicina legal brasileira.

A psiquiatria, dentre as especialidades médicas, sempre se mostrou a mais próxima da medicina legal, inclusive do ponto de vista acadêmico, visto que ambas as disciplinas faziam parte do mesmo departamento em algumas universidades do Brasil. Essa proximidade se deu por intermédio de Raimundo Nina Rodrigues, Afrânio Peixoto e Franco da Rocha, que publicaram artigos sobre esse tema específico, surgindo assim o tema psiquiatria forense. A partir de 1921 começam a surgir os Hospitais de Custódia e Tratamento, sendo o primeiro no Rio de Janeiro, administrado por Heitor Carrilho, responsável por sistematizar a psicopatologia forense. Em seguida surgiu o Instituto Psiquiátrico Forense Dr. Maurício Cardoso (IPFMC), no Rio Grande do Sul, em 1925.

A psiquiatria forense surge como área de atuação médica somente em 1995 com a criação do Departamento de Ética e Psiquiatria Legal (DEPL) na Associação Brasileira de

Psiquiatria (ABP), em assembleia geral durante o XIV Congresso Brasileiro de Psiquiatria. O DEPL foi responsável pela criação do Título de Especialista em Psiquiatria: Área de Atuação Psiquiatria Forense, concedido pela Associação Médica Brasileira (AMB), pela ABP e pela Associação Brasileira de Medicina Legal (ABML). Em 2006, o Professor Dr. José Geraldo Vernet Taborda foi responsável pela criação da primeira residência médica em psiquiatria forense pela Universidade Federal de Ciências da Saúde de Porto Alegre (UFCSPA/IPFMC).

O EXAME PERICIAL

O exame pericial é semelhante ao clínico psiquiátrico, divergindo apenas em sua finalidade. Quando se realiza um exame psiquiátrico normal, o objetivo que se deseja alcançar é a definição de um diagnóstico para a elaboração de um tratamento e para alcançar a estabilização ou melhora de um transtorno. No exame psiquiátrico pericial, por outro lado, a proposta final é definir um diagnóstico que irá nortear, por meio de comentários médico-legais, conclusões a respeito da relação de uma patologia mental e suas consequências no entendimento jurídico.

Ao se avaliar a estrutura de um exame pericial, deve-se dividi-la em duas linhas de investigação. A primeira será a linha horizontal, na qual se lança mão de uma anamnese completa, coletando dados da história social (dados no nascimento, condições do parto, histórico escolar, histórico ambiental, uso de substâncias, relações afetivas prévias, relações interpessoais, histórico laboral e história da moléstia atual), os antecedentes pessoais e familiares mórbidos (doenças infecciosas, metabólicas e mentais prévias) e criminais. A segunda linha será a vertical, na qual é feita a avaliação do exame físico, seguida da avaliação do exame de estado mental, caracterizado pela observação psicopatológica. Será importante avaliar todas as funções psíquicas detalhadamente (consciência, atenção, orientação, memória, pensamento, juízo crítico, afeto, aparência, atitude, linguagem, personalidade/conduta, sensopercepção, inteligência/cognição).

A entrevista com terceiros (vizinhos, familiares, empregadores, agentes penitenciários) é uma estratégia importante. Por meio desse artifício não se restringem as informações coletadas à visão do periciando, podendo ser ampliadas e comparadas aos dados registrados.

A avaliação de documentos é um método eficaz, no qual se tem acesso aos autos dos processos (cíveis, criminais, previdenciários, trabalhistas e administrativos), aos atestados médicos, à história laboral por meio da carteira de trabalho, aos resumos de altas e aos dados da internação, assim como a exames complementares realizados previamente. Essa investigação tem um caráter peculiar, pois nela não encontramos parcialidade, mas informações objetivas que contribuem muito para a conclusão da perícia. Nos autos do processo temos a denúncia, documento essencial que motivará a abertura de processo judicial.

Os exames complementares só deverão ser solicitados se forem realmente essenciais para a conclusão da perícia. Requisitar exames sem indicação adequada onera os cofres da Justiça e promove um atraso no tempo necessário para finalizar o produto da perícia, que é o laudo. Dentre os exames complementares que podem ser consultados estão os exames laboratoriais, de imagem (tomografia computadorizada, ressonância magnética) e o eletroencefalograma.

Os testes neuropsicológicos são realizados pelos psicólogos e solicitados quando há dúvidas para complementação da hipótese diagnóstica ou para graduação da intensidade do transtorno, sendo sua aplicabilidade fundamentada em evidências que sensibilizam o diagnóstico. Os testes podem ser cognitivos (WAIS, WISC, Wisconsin) ou de personalidade (HTP, H1, Rochasch).

Em relação ao modelo de laudo, deve ficar claro que não há um único modelo, ou um molde universal; contudo, alguns tópicos são essenciais na descrição de um laudo pericial: (1) identificação do perito; (2) individualização da perícia; (3) motivo do exame pericial; (4) identificação do examinando; (5) síntese processual; (6) quesitos; (7) história social; (8) antecedentes psiquiátricos pessoais e familiares; (9) exame físico e psicopatológico; (10) exames complementares; (11) documentos referidos nos autos; (12) história do delito segundo periciando; (13) história do delito segundo os autos; (14) diagnóstico e discussão; (15) comentários médico-legais; (16) conclusão.

ASPECTOS LEGAIS QUE ENVOLVEM AS PERÍCIAS E OS PERITOS

A perícia se define como o conjunto de procedimentos técnicos que tenha por finalidade o esclarecimento de um fato de interesse da Justiça. Já o perito é o profissional incumbido pela autoridade de esclarecer o fato da causa, auxiliando, desse modo, a formação de convencimento do juiz. Portanto, a perícia e o perito têm papeis distintos, com um exercendo um papel de "meio de prova" e o outro de "auxiliar do juízo". Para ser mais didático, o perito tem a função de esclarecer aspectos técnicos que são restritos à expertise que domina, enquanto a perícia é a atividade exercida por esse profissional que por fim produzirá um documento médico-legal, esclarecendo as dúvidas ali encontradas.

De acordo com o CAPUT do artigo 145 do Código do Processo Civil (CPC), "Quando a prova do fato depender do conhecimento técnico ou científico, o juiz será assistido por um perito"; portanto, segundo normativa jurídica, quando há dúvidas técnicas a respeito de uma temática, o juiz nomeia um profissional experiente em determinada área com o intuito de elaborar comentários acerca de seu entendimento sobre o tópico e emitir uma conclusão que será expressa no laudo. O juiz pode ser provocado pelo Ministério Público ou pelo defensor, quando essas partes acharem necessário para elucidação da querela legal.

Ao ser nomeado perito, o psiquiatra tem um prazo legal de 7 dias corridos para aceitar ou recusar a nomeação. Caso o profissional aceite a atividade de perícia, ele tem 45 dias para concluir seu laudo, podendo ter esse prazo estendido por mais 45 dias, se necessitar de mais informações que não puderam ser captadas nesse período. O assistente técnico tem 10 dias a partir da emissão do documento médico-legal para elaborar um parecer, que poderá acompanhar a conclusão do laudo, ou questioná-lo.

Existem condições que inabilitam alguns profissionais de exercerem a atividade de perito, como a ausência de qualificação profissional, os impedimentos, as suspeições, os motivos de foro íntimo e os motivos de foro legítimo.

A qualificação profissional é determinada pela formação e expertise específica (por exemplo, no caso das perícias psiquiátricas é orientado que o perito tenha formação em psiquiatria forense e/ou título de especialista em psiquiatria forense [PF]; entretanto, se não for possível obter em uma determinada realidade essa condição, o profissional que estiver mais próximo do ideal poderá ser nomeado).

Os critérios de impedimento estão relacionados no artigo 134, quando envolve juízes, e no Inciso III do artigo 138, quando se citam os peritos. Nesses casos, o perito estará impedido de realizar perícias: (1) se for parte; (2) se houver prestado depoimento como testemunha; (3) se for cônjuge, parente em linha reta em qualquer grau ou parente em linha colateral em até terceiro grau da parte; (4) se for cônjuge, parente em linha reta em qualquer grau ou parente em linha colateral em até segundo grau do advogado da parte; (5) se for membro de administração de pessoa jurídica que seja parte.

O artigo 135 do CPC prevê os critérios de suspeição e, de acordo com estes, o psiquiatra será suspeito se atuar nas causas em que for: (1) amigo íntimo ou inimigo capital de qualquer uma das partes; (2) credor ou devedor de qualquer das partes ou mesmo ocorrer a seu cônjuge bem como a parentes; (3) herdeiro, donatário ou empregador de qualquer das partes; (4) houver recebido presentes de qualquer uma das partes, aconselhado em relação à causa ou auxiliado financeiramente com as despesas do processo; (5) tiver qualquer interesse no julgamento do feito em favor das partes.

Visto que o artigo 135 é referente aos magistrados e nele não está expressa a suspeição da parcialidade pela condição de empregado de qualquer uma das partes, nessa situação específica poderá ser lançado mão da suspeição por motivo de foro íntimo, quando o perito não puder exercer sua neutralidade.

O motivo legítimo não está expresso em lei, logo só será levado em consideração e acatado após avaliação do juiz e nele está expresso o desejo do perito de escusar-se do cargo. Dentre os principais motivos que o jurista considera estão a ocorrência de uma força maior impeditiva de que aceite o cargo, versar perícia a que possa responder a grave dano a si próprio ou à sua família, versar a perícia sobre fato que deva guardar sigilo profissional e estar ocupado com outras perícias.

Outra condição em que o psiquiatra pode atuar é a assistência técnica. Nesta, especificamente, ele representa uma das partes e está incumbido de fiscalizar a produção da prova pericial. O assistente técnico, ao contrário do perito designado pelo juiz, não tem que seguir o princípio da imparcialidade, contudo deve ter uma conduta ilibada e sempre buscar o princípio da veracidade. Isso significa que, mesmo que o assistente técnico defenda alguém, este não pode se sujeitar a ir contra a verdade e a justiça. O perito deve por obrigação facilitar o trabalho do assistente técnico.

PERÍCIAS DE RESPONSABILIDADE PENAL

Para o estudo de perícias de responsabilidade penal é importante primeiro entender alguns conceitos básicos, como crime, responsabilidade penal, imputabilidade, inimputabilidade e semi-imputabilidade.

O conceito de crime é descrito como uma ação ou omissão que seja tipificada, antijurídica e culpável. Entende-se por tipificada toda ação que tenha um artigo no Código Penal que descreva tal situação. Uma condição antijurídica deve ser considerada quando há ilegalidade jurídica. Um ato culpável é aquele que deve ser incriminado, sendo ele intencional (doloso) ou não intencional (culposo).

Responsabilidade penal é atribuída ao indivíduo sobre um ato criminoso ou uma contravenção, diferentemente da imputabilidade penal, que é uma condição facultada na qual um crime pode ser imputado a um cidadão; no primeiro há uma consequência, já no segundo uma causa, ou seja, a imputabilidade é uma precondição para que ocorra a culpabilidade do agente. Por outro lado, existem os conceitos de inimputabilidade, definida como aquele a quem não pode ser imputada uma ação, e de semi-imputabilidade, uma condição em que não se pode imputar completamente a ação.

De acordo com o Código Penal Brasileiro (CPB) há duas condições descritas nos artigos 27 e 26, respectivamente, sendo a primeira cronológica, quando se refere a menor de 18 anos, e a segunda biopsicológica, ao se referir a uma condição patológica. Especificamente no artigo 26 do CPB temos o CAPUT, que descreve o artigo e vai definir o que é inimputável e, no seu parágrafo único, a semi-imputabilidade. Nesse artigo do CPB não há a exclusão do ato delituoso, contudo o autor é isento de pena.

A doutrina do direito no Brasil prevê que um indivíduo para ser considerado inimputável ou semi-imputável tem de preencher um critério biopsicológico, definido como a presença de uma condição patológica associada a uma psicológica. Isso é expresso no CAPUT da lei da seguinte maneira: "se ao tempo da ação ou omissão e por doença mental, desenvolvimento mental incompleto ou retardado era o indivíduo inteiramente incapaz de entender o caráter ilícito do fato e se determinar de acordo com esse entendimento", ou no parágrafo da mesma: "se ao tempo da ação ou omissão e por desenvolvimento mental incompleto ou retardado ou perturbação de saúde mental não era o indivíduo plenamente capaz de entender o caráter ilícito do fato e se determinar de acordo com esse entendimento." Já na França, por exemplo, o simples fato de ter um transtorno mental (biológico) já é critério suficiente para receber o benefício da inimputabilidade.

O critério biológico (transtorno mental) pode ser elencado em quatro situações: a doença mental é uma condição em que há a completa abolição do juízo crítico ou de realidade, o desenvolvimento mental retardado é representado pelo retardo mental, o desenvolvimento mental incompleto pelos silvícolas aculturados ou surdos-mudos que não tiveram possibilidade de conhecer formas de comunicação, e a perturbação de saúde mental é expressa pelos quadros fronteiriços.

O critério psicológico é entendido como capacidade de entendimento (cognição) e capacidade de determinação (volitude).

O elemento cronológico é inerente em uma perícia de responsabilidade penal, ou seja, o critério biopsicológico tem de ser considerado no momento do delito. É imperioso que haja nexo causal entre o delito e a sintomatologia positiva encontrada.

PERÍCIAS DE RESPONSABILIDADE CIVIL

As perícias de responsabilidade civil são referentes aos atos de vida civil, descritos no Código Civil Brasileiro (CCB). Esse Código regula os direitos e as obrigações de ordem privada concernentes às pessoas e bens, ou seja, é a intervenção do Estado no campo das relações particulares, onde os melhores interesses para o cidadão devem ser preservados. Dentre os atos que são elencados como de vida civil pode-se relacionar o direito a casamento, a testamento, família e sucessão, propriedade e posse, contratos e obrigações.

A função do perito psiquiatra no processo civil é estabelecer uma ligação entre a presença ou não de transtorno mental e sua aptidão para gerir de maneira autônoma seus interesses, de acordo com seus valores e sua história de vida. Considerando o aspecto cronológico, é imperativo avaliar o periciando em duas condições, sendo uma delas o momento atual, o qual visa autorizá-lo ou não ao exercício dos atos de vida civil, e o outro é analisar algum momento no seu passado em que tenha praticado algum ato de vida civil com o objetivo de estabelecer sua validade jurídica.

Com o intuito pedagógico, as perícias cíveis foram categorizadas em dois grupos: as gerais, no caso da interdição, e as específicas, no caso de nulidade de casamento, validade de testamento, entre outros.

As perícias cíveis de interdição estão relacionadas com a incapacidade judicial do exercício de atos de vida civil. Elas indispõem do ponto de vista legal os direitos garantidos pelo primeiro artigo do CCB, o qual cita que "toda pessoa é capaz de direitos e deveres de ordem civil".

Para a doutrina jurídica, o conceito de incapacidade civil é divergente de um tipo específico das três capacidades citadas na norma jurídica, que são a **capacidade civil**, a **capacidade de direito** e a **capacidade de exercício e de fato**. A capacidade civil é aquela na qual o cidadão tenha os requisitos mínimos necessários para agir por si, como indivíduo ativo ou passivo de uma relação jurídica. A capacidade de direito é a aptidão para adquirir direitos e contrair obrigações, sendo uma das atribuições da personalidade jurídica. A capacidade de exercício e de fato é a possibilidade de praticar por si os atos de vida civil. Logo, quando se vai interditar um indivíduo, o que se interdita é a capacidade de exercício e de fato, visto que o exercício de um direito e a capacidade de exercê-lo são, como regra, eventos indissociáveis e, ambos, expressão da autonomia da pessoa.

Historicamente a interdição é tipificada no CCB de 1916, de maneira ampla, quando em sua definição, no artigo 5º, inciso II, se reporta aos cidadãos "loucos de todo gênero" e tem como única alternativa a interdição absoluta. Com a evolução do Código Civil e por fim com a aprovação da Lei 10.406/02, que promulga o CCB de 2002, a interdição muda de perspectiva e adota novos critérios para sua concessão.

De acordo com o CCB, a interdição absoluta é tipificada no artigo 3º, inciso II, que se refere aos que são absolutamente incapazes de exercer os atos de vida civil por enfermidade mental ou deficiência mental e que não tiveram o discernimento para a prática de tais atos. No caso específico do inciso III, pode-se determinar essa interdição de maneira "transitória", quando o cidadão não puder exprimir sua vontade.

Em relação à interdição relativa, o artigo 4º versa que são incapazes relativamente a certos atos, ou à maneira de exercê-los, aqueles que, pelo inciso II, são considerados ébrios habituais, viciados em tóxicos, e os que por deficiência mental tenham o discernimento reduzido, ou os que, pelo inciso III, são excepcionais (surdos, cegos, motores) sem desenvolvimento mental completo ou, de acordo com o inciso IV, os pródigos.*

---

*Quando este capítulo foi escrito, a lei estava para ser atualizada, de modo que o leitor deve manter-se atento a eventuais alterações.

O conceito de prodigalidade não é clínico, e sim jurídico, e vem de *prodigus*, que é aquele que dissipa, desperdiça e malbarata, ou seja, aquele que exerce gastos excessivos de seu patrimônio.

O discernimento é o critério psicológico atrelado à condição patológica que vai definir a capacidade de exercer as atividades de vida civil. Entende-se que o prejuízo pleno ou parcial do juízo crítico decorrente de uma enfermidade mental, ou seja, a inabilidade de compreender qual a melhor decisão para os interesses de si próprio, em detrimento de uma doença, é o que vai definir a interdição.

SIMULAÇÃO

A simulação deve ser sempre considerada no contexto forense por ser muito frequente nessa área da psiquiatria, desde sua primeira referência em literatura científica, em 1843, por Gavin, em seu livro *On feigned a facticious diseases chiefly of soldiers and seamen*. Segundo Rogers e cols., a prevalência de simuladores em ambientes forenses é de 15,7%, em detrimento dos não forenses, que é de 7,4%. A simulação tende a acontecer quando o examinado percebe que há um contexto adverso ao exame ou quando o ganho pessoal é muito alto.

A definição de simulação pode advir do dicionário, onde se expressa como fazer algo parecer real; por outro lado, o DSM institui que simulação é a produção intencional de sintomas físicos ou psicológicos falsos ou amplamente exagerados. É importante ressaltar que simulação não é transtorno mental, mas uma condição que pode interferir no foco clínico ou influenciar o estado de saúde e o contato com seus serviços. É categorizada na CID-10 sob o código Z76.5.

A simulação pode ser classificada de várias maneiras; contudo, a principal classificação é a de Resnick. Segundo Resnick, a simulação pode ser dividida em: pura, na qual o transtorno não existe; parcial, que se dá através do exagero grosseiro e consciente dos sintomas; e falsa imputação, sendo um tipo específico ao qual se atribuem sintomas que não são dessa etiologia. Outra classificação é aquela que decompõe a simulação em quatro subtipos, sendo estes: a supersimulação, quando há exagero ou criação de sinais e sintomas; a metassimulação, que é a persistência de modo intencional após cessação dos sintomas; a pré-simulação, também chamada de simulação antecipada, no caso de premeditação ou ação planejada; e a dissimulação ou simulação negativa, descrita pela ocultação ou minimização dos sinais e sintomas.

Dentre os transtornos mais simulados podem ser citados os transtornos dissociativos de identidade, as psicoses, a suicidabilidade, o transtorno do estresse pós-traumático, os déficits cognitivos e as amnésias. Dentre os sintomas são descritos ideação suicida, choro durante a entrevista, alucinações visuais, sintomas sem coerência clínica, comportamentos exagerados e atitudes dramáticas. Todavia, é importante diferenciar a simulação de outros transtornos que mimetizam condições clínicas, como os transtornos factícios e os transtornos dissociativos. No caso da simulação, a produção de sintomas é consciente e intencional, diferentemente dos transtornos factícios, nos quais a produção de sintomas se dá de maneira inconsciente e intencional. Os transtornos dissociativos têm seus sintomas ligados ao inconsciente e sua produção se dá de modo não intencional. A frequência de simuladores é maior nos portadores de transtornos de personalidade do grupamento B (antissocial, *borderline*, histriônico e narcisista).

Existem estratégias para se evitar passar despercebido pelo contexto da simulação, dentre as quais podem ser citadas o uso de testes psicológicos, entrevistas com terceiros, avaliação de histórico escolar, laboral, infantil, militar, coletar arquivos pessoais e comparar com as informações ditas, repetir questionamentos, certificar-se da informação coletada com o periciando e comparar com o que a família estiver relatando, além de não usar uma postura de enfrentamento.

Bibliografia consultada

Barros DM, Teixeira EH. Manual de perícias psiquiátricas. 1. ed. Porto Alegre: Artmed, 2014.

Crespo de Souza CA, Cardoso RG. Psiquiatria forense – 80 anos de prática institucional. 2. ed. Porto Alegre: Sulina, 2008.

González J, Rapún A, Altisent R, Irigoyen J. Principios éticos y legales en la práctica pericial psiquiátrica. Cuad Med Forense Oct 2005; 11(42):275-85.

Mitjavila MR, Mathes PG. Doença mental e periculosidade criminal na psiquiatria contemporânea: estratégias discursivas e modelos etiológicos. Physis Revista de Saúde Coletiva 2012; 22(4):1377-95.

Palomba GA. Tratado de psiquiatria forense – Civil e penal. 1. ed. São Paulo: Atheneu, 2003.

Sadock BJ, Sadock VA. Compêndio de psiquiatria: ciência do comportamento e psiquiatria clínica. 9. ed. Porto Alegre: Artmed, 2007.

Taborda JGV, Abdalla-Filho E, Chalub M. Psiquiatria forense. 2. ed. Porto Alegre: Artmed, 2012.

Taborda JGV, Abdalla-Filho E. O renascimento da psiquiatria forense. Revista Brasileira de Psiquiatria 2006; 28(Supl II):S54-55.

Taborda JGV, Arboleda-Flórez J. Ética em psiquiatria forense: atividades periciais e clínica e pesquisa com prisioneiros. Revista Brasileira de Psiquiatria 2006; 28(Supl II):86-92.

Telles LEB, Folino JO, Taborda JGV. Incidência de conduta violenta e antissocial em população psiquiátrica forense. Revista de Psiquiatria do Rio Grande do Sul 2011; 33(1):3-7.

33

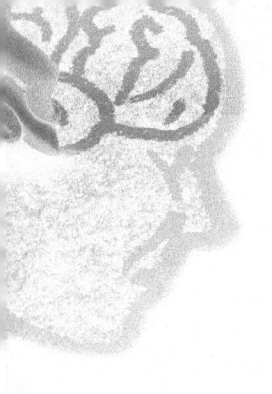

Genética em Psiquiatria

João Ricardo Mendes de Oliveira

INTRODUÇÃO

Há mais de 10 anos vêm sendo desenvolvidos estudos de mapeamento, associação, bioinformática e, mais recentemente, neuroimagem, visando à identificação de biomarcadores para diversas doenças neuropsiquiátricas (DN) presentes na população brasileira, como doença de Alzheimer (DA), doença de Fahr (DF), transtornos do humor (TH), doença de Creutzfeldt-Jakob (DCJ) e esquizofrenia.

As DN se caracterizam frequentemente pela manifestação de sinais e/ou sintomas progressivos, no sistema nervoso central e/ou periférico, com amplo espectro de início, já bem caracterizados em análises clínicas, genéticas, anatomopatológicas e radiológicas.

DOENÇAS NEUROPSIQUIÁTRICAS, GENÉTICA E BIOINFORMÁTICA

As atuais plataformas de biotecnologia e bioinformática vêm possibilitando abordagens integradoras para melhor entendimento da interação de grande número de fatores genéticos, epigenéticos e ambientais que podem modular a predisposição, desencadear os primeiros sintomas e afetar a evolução clínica ou mesmo a resposta ao tratamento.

Pouco se conhece sobre os fatores de risco genéticos para as DN, e frequentemente os estudos prévios sobre esse tema estão sendo revistos e analisados de maneira crítica no sentido de aumentar a confiabilidade dos achados já existentes e de novos dados.

No entanto, os mais recentes estudos de genômica e proteonômica sobre fatores de risco associados às DN demandam a proposição urgente de abordagens complementares para integrar a maciça quantidade de dados gerados nesse tipo de pesquisa (Miller et al., 2008).

Resultados de experimentos em larga escala, como *microarrays* de expressão e de genotipagem relacionados com as DN, podem ser confrontados com estudos de identificação de variações de nucleotídeos mediante o uso combinado de métodos analíticos seriados que já estão sendo otimizados.

A análise de dados de *microarrays* consiste no uso de métodos gráficos, como agrupamento e redução de dimensionalidade, e de técnicas estatísticas, como testes de hipóteses e projeto de classificadores. Algoritmos de seleção de atributos podem encontrar automaticamente genes que melhor discriminam as classes presentes na amostra; classificadores projetados usando esses genes como variáveis podem servir como ferramentas de diagnóstico/prognóstico. Além disso, os genes discriminantes e classificadores assim descobertos podem levar a um entendimento básico dos mecanismos moleculares envolvidos.

Outra fonte de informação para a complementação do estudo de dados de *microarrays* consiste em bancos de dados contendo vias de processos de genes, como o *Kyoto Encyclopedia of Genes* (KEGG). Essas vias podem ser usadas em **análises de enriquecimento de grupos de genes** para a indicação de quais vias têm padrão de expressão modificado na doença em estudo.

Logo, as vias de processo indicadas nessa análise podem ser usadas para restringir a seleção de genes que sejam potenciais fatores de risco.

Desse modo, hipóteses científicas são automaticamente geradas a partir do conjunto maciço de dados de expressão gênica obtidos com as *microarrays*. É importante ressaltar que essas hipóteses devem ser validadas por meio de experimentos bioquímicos tradicionais conduzidos independentemente. Esse tipo de iniciativa é a chave para maximizar a compreensão dos subjacentes painéis moleculares dessas doenças devastadoras.

A disponibilidade de novas ferramentas de bioinformática associadas a análises de genotipagem na população tem possibilitado a análise e a síntese de maneira cada vez mais conclusiva e definitiva do extenso conjunto de dados referentes aos fatores de risco genético para os diversos transtornos neuropsiquiátricos. Há um número crescente de sequências de DNA, RNA e proteicas disponíveis para análise de bioinformática em bancos de dados públicos e privados, como o Goldenpath (UCSC), o NCBI e a CELERA. Essa enorme quantidade de informação tem sido explorada por meio de várias técnicas de análises de dados e *softwares* e apresenta potencial ilimitado de investigação, se combinada e guiada por estudos funcionais e de expressão.

Por exemplo, mais de 300 polimorfismos genéticos já foram relacionados com a DA e identificados em diferentes etnias ao redor do mundo. Essas informações se encontram disponíveis em um banco de dados público denominado ALZGENE, acessível pelo *site* www.alzforum.org. No entanto, somente alguns desses foram confirmados independentemente, demonstrando que essa condição é poligênica e tem um padrão de herança genético complexo. Além disso, estudos de expressão constituem uma rica fonte de *Express Sequence Tags* (EST), e cerca de 50 milhões dessas sequências estão disponíveis em bancos de dados e podem ser utilizadas como matéria-prima para a localização de variações no genoma.

A triagem de novas variações genéticas, sendo as mais comuns as de base únicas (*Single Nucleotide Polymorphisms* – SNP), pode ser realizada por métodos experimentais, como *microarrays* de genotipagem, reação em cadeia da polimerase (PCR), sequenciamento automático, PCR em tempo real, *pyrosequencing* e biossensores para DNA. Já os métodos de *data mining* e bioinformática, envolvendo grande quantidade de dados, podem indicar novos SNP que serão alvo de pesquisas de genotipagem.

Recentemente, estudos de bioinformática ajudaram a identificar possíveis deleções que variaram de 1 a 10pb em um grupo de genes previamente associados à DA, à DCJ e aos TH.

Diante do grande número de genes de risco para as DN já identificados, além dos milhares de candidatos, os estudos agora se concentram em revelar se na verdade outras modalidades de variações genéticas com maior fator preditor podem estar por ser desvendadas.

DESAFIOS DA GENÉTICA EM PSIQUIATRIA

Dentre os desafios atuais da genética no campo da neuropsiquiatria estão:

- Ampliar a identificação de outros grupos de genes e polimorfismos que estejam relacionados com as DN em bancos de dados de estudos de expressão e assim revelar vias moleculares envolvidas no risco para manifestação e progressão dessas doenças.
- Triar e validar as variações previstas nos estudos anteriores de bioinformática relacionados com as DN em amostras de DNA de pacientes previamente estudados com DA, TH, DCJ e DF.
- Comparar a frequência das variações confirmadas entre grupos de pacientes e controles e definir novos fatores de risco para as DN.
- Caracterizar, em estudo de imuno-histoquímica, marcadores especificadores de DA, TH, DCJ e DF.

BENEFÍCIOS PARA DIAGNÓSTICO E TRATAMENTO

Em médio prazo, esse tipo de análise pode revelar o perfil genético de risco de pacientes brasileiros com DN, além de possibilitar o desenvolvimento de métodos de diagnóstico mais precisos com base no perfil genético. Esses resultados também poderão subsidiar a associação de estudos de farmacogenética que avaliem uma possível resposta diferencial ao tratamento disponível, que infelizmente ainda é muito precário, em função do perfil genético do paciente.

A análise de genes em vias inflamatórias é extremamente promissora, particularmente para a nova geração de tratamentos imunoterapêuticos para a DA com base em vacinas.

A possibilidade de desenvolvimento de um método diagnóstico voltado para o perfil genético de pacientes de risco também já é considerada. Todo esse conhecimento básico pode contribuir no entendimento da fisiopatologia das DN, além de promover o planejamento de novas alternativas terapêuticas em função das novas vias metabólicas eventualmente evidenciadas.

PERSPECTIVAS EM FARMACOGENÉTICA

As mais recentes pesquisas científicas mostram que as diferenças genéticas entre os indivíduos são importantes para sua "resposta" a determinado medicamento, e o conhecimento dos genes envolvidos pode ser útil na previsão de um tratamento.

Essa área de estudo, chamada farmacogenética, se preocupa em analisar as diferenças de resposta a vários medicamentos em relação à carga genética de cada indivíduo. Desse estudo surgiram expressões como "bom respondedor" e "mau respondedor". Essa seria a diferença entre as pessoas que se beneficiaram ou não com o uso de determinado medicamento.

A principal vantagem seria evitar reações alérgicas frequentes e muitas vezes fatais. Outra seria evitar a perda de tempo e de vidas com um medicamento que representaria a cura para algumas pessoas, mas que para outras é ineficaz. Essa diferença de reações já era conhecida. A grande questão agora é como entender esses mecanismos e como utilizar esse conhecimento de modo benéfico. Todas as áreas da medicina potencialmente se beneficiarão dessa nova tecnologia.

Atualmente já são conhecidos alguns genes relacionados com uma resposta diferenciada a medicamentos utilizados para tuberculose, infarto agudo do miocárdio e arteriosclerose coronariana. Na área da saúde mental, análises semelhantes são feitas em casos de depressão, esquizofrenia e DA. Mas como isso será feito na prática? Em futuro próximo, antes de ser iniciado um tratamento, será possível ter o material genético do paciente rastreado a partir de uma pequena amostra de sangue em busca de informações que revelem os melhores medicamentos para aquela doença em relação aos genes do indivíduo.

Isso é extremamente valioso porque para uma mesma doença, como a depressão, se encontram disponíveis diversos medicamentos com diferentes mecanismos de ação. No entanto, observa-se no dia a dia que nem todas as pessoas se beneficiam de um mesmo antidepressivo.

Na prática contemporânea, o médico escolhe o antidepressivo que lhe é mais familiar ou o que é mais indicado para determinados subtipos de depressão. Em seguida, aguarda ansiosamente pelos primeiros sinais de melhora, que podem demorar de 3 a 6 semanas, pelo menos. Ao notar que o paciente não melhora, ele pode adicionar outros remédios ou tentar medicações diferentes. Infelizmente, esse é um processo demorado, aumentando o sofrimento do doente e a ansiedade do médico, além dos gastos.

Alguns estudos são necessários para a avaliação dessa tecnologia e para verificar se as despesas justificariam sua incorporação na rotina clínica. De qualquer modo, é evidente que, ao se começar um tratamento já sabendo qual o melhor antidepressivo para o padrão genético do paciente, as chances de melhora rápida estarão aumentadas, além de diminuir a expectativa dos familiares e o risco de desfechos trágicos, como o suicídio.

Bibliografia consultada

Adams MD, Kelley JM, Gocayne JD et al. Complementary DNA sequencing: expressed sequence tags and human genome project. Science 1991; 21:1651-6.

Bertram L, McQueen MB, Mullin K, Blacker D, Tanzi RE. Systematic meta-analyses of Alzheimer disease genetic association studies: the AlzGene database. Nat Genet 2007; 39:17-23.

Coppola G, Karydas A, Rademakers R et al. Gene expression study on peripheral blood identifies progranulin mutations. Ann Neurol 2008; 64:92-6.

Geschwind DH. Mice, microarrays, and the genetic diversity of the brain. PNAS 2000; 97:10676-8.

Gomes da Cunha JE, Oliveira JRM. Compulsory notification of prions diseases in Brazil: what has changed since 2005? Dementia & Neuropsychology 2008; 2:155-6.

Kanehisa M, Goto S, Hattori M et al. From genomics to chemical genomics: new developments in KEGG. Nucleic Acids Res 2006; 34:354-7.

Kerr MK, Churchill GA. Experimental design for gene expression microarrays. Biostatistics 2001; 2:183-201.

Lemos RR, Castelletti CH, Lima Filho JL, Marques ET, Oliveira JRM. In silico identification of new genetic variations as potential risk factors for Alzheimer's disease in a microarray oriented simulation. J Mol Neurosc 2009; 39:242-7.

Nishimura AL, Oliveira JR, Mitne-Neto M et al. Monamine oxidase A polymorphism in brazilian patients: risk factor for late onset Alzheimer's disease? Journal of Molecular Neuroscience 2005; 7:213-7.

Nishimura AL, Guindalini C, Oliveira JR et al. Lack of association between the brain-derived neurotrophin factor (C-270T) polymorphism and late-onset Alzheimer's disease (LOAD) in Brazilian patients. J Mol Neurosci 2004; 22:257-60.

Nishimura AL, Oliveira JR, Otto PA et al. No evidence of association between the D10S1423 locus and Alzheimer disease in Brazilian patients. J Neural Transm 2001; 108:305-10.

Oliveira JRM, Zatz M. The study of genetic polymorphisms related to serotonin in Alzheimer's disease: a new perspective in a heterogenic disorder. Brazilian Journal of Medical and Biological Research 1999; 32:463-7.

Oliveira JRM, Gallindo RM, Maia LGS et al. The short variant of the polymorphism within the promoter region of the serotonin transporter gene is a risk factor for late onset Alzheimer's disease. Molecular Psychiatry 1998; 3:438-41.

Oliveira JRM, Nishimura AL, Lemos RR, Zatz M. The genetics of disease in Brazil: 10 years of analysis in a unique population. J Mol Neurosci 2009; 37:74-9.

Oliveira JRM, Shimokomaki LM, Brito-Marques PR et al. The association of the short polymorphism of the 5-HTTLPR polymorphism and the ApoE 4 allele does not increase the risk for late onset Alzheimer's disease. Molecular Psychiatry 1999; 4:19-20.

Picoult-Newberg L, Ideker TE, Pohl MG et al. Mining SNPs from EST databases. Genome Res 1999; 9:167-74.

Subramanian A, Tamayo P, Mootha UK et al. Gene set enrichment analysis: a knowledge-based approach for interpreting genome-wide expression profiles, Proc Natl Acad Sci USA 2005; 102:15545-50.

Wang K, Li M, Bucan M. Pathway-based approaches for analysis of genomewide association studies. Am J Hum Genet 2007; 26(81):6.

Weeraratna AT, Kalehua A, Deleon I et al. Alterations in immunological and neurological gene expression patterns in Alzheimer's disease tissues. Experimental Cell Research 2007; 313:450-61.

Winklhofer KF, Tatzelt J, Haass C. The two faces of protein misfolding: gain- and loss-of-function in neurodegenerative diseases. EMBO J 2008; 27:336-49.

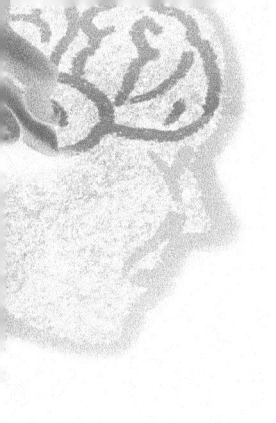

34
A Rede de Assistência em Saúde Mental no Brasil

Vinícius Batista Vieira
Carla Novaes Carvalho

INTRODUÇÃO

Atualmente, a Política de Assistência à Pessoa com Transtorno Mental baseia-se em uma Rede de Atenção Integral, envolvendo, nesse cuidado, desde os equipamentos da Atenção Básica, como a Estratégia de Saúde da Família, até a alta complexidade (hospitais). Desse modo, o conhecimento do médico generalista e dos outros profissionais de saúde sobre a Rede de Atenção Psicossocial (RAPS) é fundamental para a garantia de seu funcionamento.

A Lei 10.216, de 2001, reconhece e garante os direitos do cidadão portador de doença mental no Brasil. Desde sua sanção, vem ocorrendo o fechamento progressivo desses hospitais com uma tendência ao cuidado em comunidade. Assim, a presença de pacientes com doenças mentais tem se tornado cada vez mais frequente nos postos de saúde, nos ambulatórios das mais diversas especialidades e nas enfermarias de hospitais gerais. Portanto, o médico, independentemente de sua especialidade, será parte integrante dos profissionais que compõem a Rede.

A RAPS, instituída em 2011 pela Portaria Ministerial 3.088, é constituída da Atenção Básica em Saúde, da Atenção Psicossocial Especializada, da Atenção de Urgência e Emergência, da Atenção Residencial de Caráter Transitório, da Atenção Hospitalar, da Estratégia de Desinstitucionalização e da Reabilitação Psicossocial (Quadro 34.1). Alguns desses componentes serão discutidos individualmente mais adiante.

Nesse momento é importante entender que não se trata apenas de um conjunto de serviços, no qual cada um desempenha seu papel de maneira isolada. Seus componentes devem funcionar de modo dinâmico, interagindo entre si com o objetivo comum de promover o **reabilitar psicossocial**, ou seja, otimizar a inserção social do usuário da saúde mental.

REABILITAÇÃO PSICOSSOCIAL

Como é o norte de qualquer ação em saúde mental, a reabilitação psicossocial será abordada com ênfase neste capítulo.

Quadro 34.1 Componentes da RAPS segundo a Portaria 3.088 de 2011 (Ministério da Saúde)	
Atenção básica em saúde	Unidade Básica de Saúde Equipe de Atenção Básica para populações específicas (Equipe de Consultório na Rua)
Atenção psicossocial especializada	Centros de Atenção Psicossocial (CAPS) nas suas diferentes modalidades
Atenção de urgência e emergência	SAMU 192 Sala de estabilização UPA 24 horas Portas hospitalares de atenção à urgência Unidades Básicas de Saúde
Atenção residencial de caráter transitório	Unidade de recolhimento Serviços de atenção em regime residencial
Atenção hospitalar	Enfermaria especializada em hospital geral Serviço hospitalar de referência para atenção às pessoas com sofrimento ou transtorno mental e com necessidades decorrentes do uso de *crack*, álcool e outras drogas
Estratégias de desinstitucionalização	Serviços residenciais terapêuticos
Reabilitação psicossocial	Geração de trabalho e renda Empreendimentos solidários Cooperativas sociais

Reabilitar, no conceito da Organização Mundial da Saúde, é criar estratégias para tornar ideal o funcionamento social de um indivíduo em seu ambiente, ou seja, em sua comunidade. Uma assistência de reabilitação contínua desde a internação hospitalar até a comunidade demonstra relação com menores custos, redução das consequências da doença e melhor qualidade de vida.

Deve-se entender reabilitação psicossocial como um conjunto de estratégias que visam à mudança de um paradigma (a maneira de entender e lidar com a pessoa com transtorno mental) e que buscam promover a cidadania e a autonomia. Ser cidadão significa poder participar política, econômica e socialmente de um Estado. As pessoas adoecidas gravemente perdem sua habilidade de exercer a cidadania, principalmente quando sua condição foi por séculos motivo de privações de direitos básicos, como o de ir e vir e o de viver com dignidade. Não se pode negar que muitos dos abusos cometidos no passado contra esses indivíduos já quase não ocorrem, mas levará anos, decênios e séculos para isso se dissipar dos inconscientes coletivos, além de um intenso trabalho educativo, muitas vezes penoso.

A segunda finalidade na reabilitação psicossocial é a autonomia do indivíduo. O conceito de autonomia está relacionado com a liberdade de escolhas e de comportamento de alguém. No entanto, como é da natureza do ser humano a vida em sociedade, ser autônomo não significa ser autossuficiente. Na vida social, todos estão de algum modo dependentes dos outros ou do coletivo. Diz-se que a autonomia é relativa e que está associada à maneira de interagir com essa rede de dependência. Ser autônomo, então, significa poder acessar e ter acesso aos recursos comunitários e partilhar responsabilidades. É como um cego que pede ajuda para identificar o ônibus que deseja ou como um casal com filhos que recorre ao sogro para pegar as crianças na escola.

No passado, pouco importava a potencialidade social da pessoa portadora de transtorno mental. A convivência em família e em comunidade era dificultada pela cultura da internação. Com o advento de terapêuticas eficazes, a atenuação – até mesmo a supressão – de sintomas psicopatológicos pôde facilitar sua reinserção social.

Por outro lado, essa reinserção também encontra impasses nos preconceitos e em um imaginário social (construído historicamente) que põe o "louco" à margem da sociedade. O foco da reabilitação psicossocial é dar à pessoa com transtorno mental um lugar em sua comunidade. É promover a reinserção, fortalecendo os vínculos familiares e comunitários e favorecendo o acesso ao trabalho, ao lazer e ao exercício de seus direitos civis. Para alcançar esse objetivo uma rede de cuidado deve dar conta da recuperação dos doentes e da teia social com a qual interagem.

Ao discorrer sobre os componentes da RAPS, será discutido de que modo cada uma irá contribuir para promover a autonomia e garantir o exercício da cidadania (Quadro 34.2).

O tratamento adequado dos transtornos mentais é fundamental para potencializar os recursos individuais, auxiliando a capacidade de se ter um papel social. O uso de medicações e a aplicação de variadas técnicas de psicoterapia (individuais e em grupo) têm eficácia comprovada na recuperação das mais diversas formas de adoecimento. Entretanto, essas formas não são capazes, por si, de recriar o imaginário social no intuito de diminuir o estigma da loucura. As intervenções sociocomunitárias que a desmitifiquem se tornam tão prioritárias quanto as intervenções terapêuticas propriamente ditas.

Tomando como modelo a esquizofrenia, sintomas como apatia, alterações da linguagem, abulia, comprometimento cognitivo e alterações do pensamento dificultam as atividades da vida diária (AVD), as relações interpessoais e a capacidade laboral. Outros sintomas, como os delírios e as alucinações (e seu conteúdo associal), agitação e comportamentos agressivos, causam uma natural reação de estranhamento e tendem a afastar as pessoas saudáveis, muitas vezes por não saberem lidar com a situação, não entenderem que os sintomas podem ser controlados ou até mesmo por acreditarem na relação do fenômeno com o mundo místico.

Os medicamentos antipsicóticos disponíveis para tratamento dessa condição têm demonstrado eficácia na resolução dos sintomas positivos (alucinações, delírios, alterações do pensamento e da linguagem), porém a diminuição da sintomatologia não é suficiente para o que se propõe a reabilitação das funções psicossociais. É preciso haver um "remédio"

Quadro 34.2 Reabilitação psicossocial	
Etapas para reabilitação psicossocial	Redução da sintomatologia e da iatrogenia
	Redução da discriminação e do estigma do doente mental
	Apoio familiar e social
	Reabilitação profissional e emprego
	Aumento das habilidades sociais do indivíduo
Cenários da reabilitação psicossocial	Hábitat (casa)
	Rede social
	Trabalho com valor social
Finalidade da reabilitação psicossocial	Autonomia
	Cidadania

social capaz de atenuar o estigma e facilitar a relação entre a sociedade/comunidade e a pessoa com transtorno mental.

Uma das soluções propostas consiste em diminuir o estigma por meio de intervenções pedagógico-terapêuticas, e é aqui que entra o estudante, o médico ou o profissional de saúde. Conhecer os transtornos mentais e experimentar a interação com usuários de saúde mental ajuda a melhorar a qualidade do atendimento. É o que tem provado o **matriciamento**, importante tecnologia em saúde mental.

MATRICIAMENTO EM SAÚDE MENTAL

O matriciamento é uma ferramenta da saúde em que uma equipe especializada (equipe matricial) apoia uma equipe não especializada (equipe de referência) em determinadas situações. Nesse caso, vamos tratar da equipe especializada em saúde mental com a missão de matriciar a Equipe de Saúde da Família (ESF). Matriz vem do latim *matrix* (mãe). A ideia do matriciamento é comportar-se como uma mãe que pega na mão da equipe e vai educando-a no exercício do cuidado com o usuário de saúde mental.

Fala-se aqui da educação dos profissionais de saúde, de intervenções pedagógico-terapêuticas, em um trabalho colaborativo entre equipes de atenção básica e de saúde mental. Como qualquer outro, o trabalhador da saúde também tem em si introjetado o estigma contra a pessoa com transtorno mental. Isso promove uma série de dificuldades no cuidado com esses indivíduos, entre as quais negligências graves. Desacostumados e inseguros no lidar com eles, alguns profissionais se afastam, não conversam e não os examinam da maneira adequada.

A missão de uma equipe matriciadora é apoiar e qualificar outra equipe no cuidado em saúde mental a fim de promover a transformação no processo saúde-doença e na forma do cuidado. Em geral, essa equipe é constituída pelos técnicos em saúde mental (psiquiatras, psicólogos, enfermeiros, assistentes sociais, terapeutas ocupacionais, farmacêuticos) dos Centros de Atenção Psicossocial (CAPS) ou do Núcleo de Apoio à Saúde da Família (NASF). A ideia não é formar novos especialistas, mas facilitar o cuidado a esse usuário de diversas maneiras, principalmente ensinando o não especialista a não temer esses indivíduos e que não há mistério em um contato com um indivíduo com doença mental (Quadro 34.3).

São diversas as formas de trabalho do matriciamento, dentre as quais a interconsulta é a mais importante. Trata-se de uma prática interdisciplinar caracterizada por uma ação compartilhada entre profissionais de diversas áreas e que tem como objetivo a construção de um modelo integral de cuidado à pessoa com transtorno mental e pode ocorrer na forma de reunião e discussão de casos ou de temas em saúde mental, na forma de atendimentos conjuntos e até de visitas domiciliares compartilhadas. O mais importante é que as ações ocorram de maneira planejada, sistematizada e continuada, capaz de promover uma educa-

Quadro 34.3 Elementos que formam o estigma	
Ignorância	Falta ou conhecimento inadequado sobre os transtornos mentais
Preconceito	Crenças e atitudes negativas direcionadas às pessoas estigmatizadas, incluindo pensamentos negativos e também emoções negativas, como raiva, hostilidade e repugnância
Discriminação	Comportamentos evitativos e de rejeição direcionados às pessoas estigmatizadas

ção continuada para a equipe de referência e um cuidado com menos cisões entre o corpo, a mente e o social – integralidade.

Ao se trabalhar como médico de família e comunidade ou como médico generalista lotado nas ESF, deve-se procurar saber se a equipe em questão conta com o apoio matricial, não deixando para acioná-lo apenas nas situações mais difíceis. Cabe tentar manter um diálogo com a equipe especializada em saúde mental e avaliar como se pode contribuir para a reabilitação psicossocial dos usuários adscritos ao território.

Obviamente, haverá situações que extrapolam a competência da atenção básica, mesmo sendo matriciada, necessitando do cuidado direto de uma equipe especializada ou da equipe de urgência e emergência.

ATENÇÃO DE URGÊNCIA E EMERGÊNCIA

Uma urgência/emergência psiquiátrica é antes de tudo uma urgência/emergência médica. Há uma premissa na clínica psiquiátrica que enfatiza a prioridade de afastar causas "orgânicas" antes de qualquer diagnóstico de transtorno mental. Com a crise psiquiátrica não é diferente e, ainda mais, ela alerta para a possibilidade de uma condição com risco iminente de morte. Uma agitação psicomotora pode estar relacionada com acidentes vasculares encefálicos, traumatismos cranioencefálicos, hipoglicemia, atividades do lúpus eritematoso sistêmico, entre outras situações graves.

Mesmo em pacientes previamente conhecidos por serem portadores de doença mental, apenas a entrevista, o exame físico e, quando necessários, exames complementares podem ser capazes de descartar algum evento "clínico". Vale lembrar ainda dos casos de intoxicações e síndromes de abstinência provocados pelo uso de drogas, por serem potenciais momentos de grande risco à vida.

Não há como dissociar a avaliação de um estado mental da avaliação física. Alguém que se encontra em um momento de agitação psicomotora deve ser tratado como um paciente possivelmente grave não apenas por causa da possibilidade de violência contra os outros e contra si, mas também pela necessidade do diagnóstico diferencial com condições clínicas críticas para a vida. Enfatiza-se que uma anamnese bem realizada pode ser capaz de diferenciar essas condições sem a necessidade de exames complementares.

Em um situação de crise psiquiátrica, o SAMU (Serviço de Atendimento Móvel de Urgência), as UPA (Unidades de Pronto-Atendimento) e os outros serviços que atendem às urgências e emergências podem e devem ser acionados pela população ou pela equipe de saúde territorial (ESF ou CAPS). Segundo a Portaria 3.088 do Ministério da Saúde, esses serviços são parte integrante da RAPS e devem receber as demandas da saúde mental, principalmente em locais onde é mais difícil o acesso a equipamentos especializados. Aos serviços de emergência psiquiátrica cabem as situações não resolvidas nesses outros serviços – ESF, CAPS e UPA –, sendo o SAMU uma ponte entre eles como referência para as remoções dos usuários.

A qualificação dos profissionais desse nível de atenção para saber lidar com a situação de crise é de extrema importância para um atendimento eficaz e humanizado. A maneira como se aborda uma crise pode ser determinante para a relação do indivíduo com a rede de cuidado. Apesar de ser um momento de risco, abordagens preocupadas com o tempo, com foco na força e na violência, tendem a fazê-lo ver os membros da equipe como "inimigos" e não como parceiros. O apoio matricial pode ajudar a construir novas maneiras de abordagens a essas situações.

Centros de atenção psicossocial

Os CAPS foram os primeiros serviços a surgir como uma proposta de mudança no modelo assistencial à pessoa com transtorno mental no Brasil. Constituem a Atenção Especializada da Rede e costumam nortear o cuidado em saúde mental em seu território.

Os CAPS são especializados na clínica psicossocial, atuando amplamente na saúde mental com ações de promoção da saúde, prevenção de agravos, tratamento e reabilitação. Todas essas ações desenvolvidas têm como foco principal a reabilitação psicossocial e a conquista da cidadania e da autonomia. Entre suas funções principais destacam-se: atendimento dos casos graves e persistentes, regulação da porta de entrada em seu território e articulação estratégica de diversos setores da RAPS (e fora dela) para garantir o cuidado integral e a inserção social.

Como especialistas, esses centros são importantes para o atendimento dos casos mais graves. Esse é o espaço adequado para o atendimento à crise. Seguindo a ideia da reabilitação psicossocial, o cuidado aos casos de transtorno mental grave não deve, prioritariamente, acontecer deslocado do convívio social. Estudos descrevem prejuízo das habilidades sociais durante internamentos psiquiátricos com isolamento. Há de se aceitar que só é possível estimular as capacidades sociais vivenciando-as, e é essa vivência comunitária que parece estar comprometida nos internamentos manicomiais.

O formato em que são montados os CAPS reproduz um espaço de convivência não apenas entre as pessoas adoecidas, mas entre elas e uma equipe multiprofissional. Médicos, psicólogos, terapeutas ocupacionais, enfermeiros, assistentes sociais, copeiras, porteiros e o pessoal administrativo podem adotar ações terapêuticas na perspectiva de utilizar esse contato como forma de reabilitar as dificuldades sociais.

Mais ainda, a possibilidade de tratamento sem sair de casa e da comunidade torna possíveis a continuidade do contato interpessoal habitual, a manutenção de certas atividades cotidianas do lar e a utilização dos recursos comunitários. Sabe-se que a minoria das pessoas com diagnósticos psiquiátricos comete atos violentos, e raros são os casos de violência grave. Assim, o fato de se ter transtorno mental por si só – ou estar na fase aguda de um quadro psicótico – não é justificativa para o isolamento da pessoa, ainda mais quando se sabe que o isolamento pode ocasionar outros problemas clínicos.

A depender da demanda populacional, um município pode ter um CAPS I, II ou III. Cada uma dessas modalidades apresenta níveis de complexidade diferentes. Atendem aos adultos com transtornos mentais severos e persistentes, diferenciando-se principalmente pela população que abrangem (CAPS I – de 20.000 a 70.000 habitantes; CAPS II – de 70.000 a 200.000 habitantes) e pela formação da equipe mínima. O CAPS II exige a presença de um psiquiatra (e não apenas de um médico especialista em saúde mental, como acontece no CAPS I) e é formado por uma equipe multiprofissional maior em número. Os CAPS III funcionam no regime de 24 horas e representam um avanço para a prevenção de internação. Devem atender a uma população estimada em mais de 200.000 habitantes e são constituídos por uma equipe muito maior que os outros centros. Existem ainda os CAPS especializados na infância e adolescência (CAPSi) e no cuidado das pessoas que apresentam abuso e dependência de álcool e outras drogas (CAPS AD).

Mesmo com todo o trabalho especializado desses centros, há casos em que a gravidade do quadro clínico e o risco de violência (contra os outros e contra si) são maiores e podem receber a indicação de hospitalização.

Atenção hospitalar

Diferentemente de um passado muito próximo, no qual o cuidado hospitalar era hegemônico na atenção às pessoas com transtornos mentais, hoje os hospitais se propõem a ser um espaço de retaguarda aos serviços comunitários quando a esses se impõem limites terapêuticos. Há casos de agitação, heteroagressividade e tentativa de suicídio que exigem uma assistência em espaço nosocomial.

Atualmente, três modalidades hospitalares atendem as pessoas em crise psiquiátrica: Unidade Psiquiátrica em Hospital Geral (UPHG), leitos integrais em hospital geral e os remanescentes – e decrescentes – hospitais psiquiátricos.

A primeira unidade psiquiátrica em hospital geral foi organizada em 1728 no Hospital St. Thomas, em Londres. Outras foram surgindo ao longo do tempo, porém até o fim da Segunda Guerra Mundial prevaleceram os grandes hospitais psiquiátricos. Somente após esse período, com a crescente ideia de bem-estar social, as denúncias de segregação do modelo asilar, as propostas de saúde comunitária e a necessidade de individualizar a assistência em saúde mental, as UPHG começaram a ganhar mais espaço.

No Brasil, as primeiras unidades surgiram na década de 1950 no Hospital das Clínicas da Universidade da Bahia, no Hospital dos Comerciários de São Paulo e no Hospital Pedro II da Universidade Federal de Pernambuco (depois transferida para o atual Hospital das Clínicas). Contudo, somente após a Reforma Sanitária, na década de 1980, elas avançaram em número, chegando a aumentar 75% na década de 1990.

Com uma estrutura para atender um número menor de usuários, as UPHG se propõem a individualizar a terapêutica, favorecendo a reabilitação. A proximidade com outras áreas da medicina contribui para uma atenção integral e reforça a ideia do lugar do transtorno mental como "doença" que necessita de cuidado como qualquer outra.

Os leitos integrais em hospitais gerais são UPHG com um perfil mais amplo de usuários. Atendem não apenas às crises psiquiátricas, mas também são referências para o tratamento de agravamentos clínicos. A Portaria 148 do Ministério da Saúde, de 2012, fornece as diretrizes para implantação desses leitos, incentivando as unidades hospitalares, inclusive financeiramente, a incluírem as pessoas com transtorno mental no espaço adequado a seu cuidado físico e mental.

Ainda existentes, os hospitais psiquiátricos constituíram ao longo do tempo um espaço para tratamento de grande número de internos, o que dificultava a individualização do cuidado. O principal argumento para a permanência desses serviços na Rede de Atenção à Pessoa com Transtorno Mental é o custo. Os leitos em hospitais psiquiátricos seriam mais baratos quando comparados com os dos hospitais gerais. No entanto, não há estudos que comprovem a superioridade do ponto de vista clínico.

Meio sociocomunitário

O cuidado em saúde mental vai além da atenção à crise e da remissão de sintomas. Os transtornos mentais costumam apresentar como consequência uma desadaptação nas relações interpessoais e sociais de maneira geral. Como já exposto, somado aos olhares estigmatizados dos demais, pacientes psiquiátricos encontram entraves para se inserirem nos espaços sociais, como em empregos, em atividades de lazer, em espaços de convivência comunitária e até em suas famílias.

Desse modo, ações para fortalecer esses vínculos são fundamentais para a conquista da cidadania e da autonomia. As ações da RAPS extrapolam os muros dos serviços de saúde e interagem com outros espaços, como grupos comunitários, empreendimentos solidários e outras instituições que estimulem o desenvolvimento de habilidades laborais.

As **Políticas de Geração de Renda e Trabalho** são um conjunto de ações com vistas ao desenvolvimento empreendedor de pessoas de baixa renda. Costumam estimular cooperativas pequenas e que não exigem mão de obra qualificada. O principal intuito não é o combate à pobreza, mas servir como uma alternativa necessária a quem não encontra lugar no mercado de trabalho. Aos usuários de saúde mental, geração de trabalho e renda servem ainda no auxílio à inserção social.

Ainda com relação ao meio socioeconômico, são necessárias medidas para atenuação do preconceito contra essas pessoas. O Projeto de Lei do Senado 74, de 2014, prevê sanção penal àqueles que discriminem pessoas com deficiência ou transtorno mental, mas no momento ainda aguarda aprovação da Comissão de Constituição, Justiça e Cidadania. Medidas como essas podem vir a auxiliar a luta contra a estigmatização, porém ainda não são suficientes.

É necessário um trabalho educativo capaz de transformar – mesmo a minúsculos passos – a maneira como esses cidadãos têm sido encarados. Cita-se como experiência exemplar a publicidade informativa sobre HIV/AIDS, que vem contribuindo muito para mudar a visão do portador dessa enfermidade.

CONSIDERAÇÕES FINAIS

Cada vez mais se exigem do médico conhecimentos na área da psiquiatria. Os transtornos mentais são comuns na prática clínica do generalista e de qualquer especialista. Entender seus processos etiopatogênicos e saber diagnosticá-los e tratá-los constituem os primeiros passos para uma boa prática médica. Deve-se entender o tratamento – ou cuidado – como algo além da prescrição medicamentosa, e reabilitar os enfermos deve entrar no planejamento terapêutico.

Ao longo deste capítulo foi apresentada a RAPS, planejada para atender as necessidades complexas das pessoas que adoecem mentalmente. Além do tratamento médico, o desafio de garantir atenção integral à saúde, inserção social e direitos como cidadãos exige estratégias amplas. Diminuir o estigma é tarefa difícil, mas necessária para a consolidação de uma vida digna para essas pessoas.

Como profissionais de saúde, os médicos não podem se excluir dessa tarefa de redimensionar o entendimento sobre os transtornos mentais. Ao longo das últimas décadas movimentos sociais têm lutado pela conquista de direitos igualitários para populações desprivilegiadas como as mulheres, os negros e o grupo LGBT, avançando em relação à mudança de postura da sociedade diante delas. A condição dos portadores de doenças mentais (principalmente psicóticas) é um entrave para que eles – por si – procurem seus direitos, demandando de nós, cuidadores no exercício da reabilitação psicossocial, assistência nessa busca.

Bibliografia consultada

Babinski T, Hirdes A. Reabilitação psicossocial: a perspectiva de profissionais de Centros de Atenção Psicossocial do Rio Grande do Sul. Texto Contexto Enferm 2004; 13(4):568-76.

Basaglia F. Psiquiatria alternativa: contra o pessimismo da razão, o otimismo da prática. São Paulo: Editora Brasil Debate, 1979.

Bonfada D, Guimarães J. serviço de atendimento móvel de urgência e as urgências psiquiátricas. Psicologia em Estudo, Maringá, abr./jun. 2012; 17(2):227-36.

Botega NJ (Org.). Prática psiquiátrica no hospital geral. 3. ed. Porto Alegre: Artmed, 2012:17-32, 219-35.

Brasil. Ministério da Saúde. Portaria 3.088/GM, de 23 de dezembro de 2011.

Brasil. Ministério da Saúde. Portaria 148/GM, de 31 de janeiro de 2012.

Brasil. Ministério da Saúde. Secretaria de Atenção à Saúde. Departamento de Ações Programáticas Estratégicas. Saúde mental no SUS: os centros de atenção psicossocial. Brasília: Ministério da Saúde, 2004. 86 p.: il. color. – (Série F. Comunicação e Educação em Saúde)

Brasil. Presidência da República. Lei 10.216, de 6 de abril de 2001.

Brasil. Projeto de Lei do Senado 74, de 11 de janeiro de 2014. Altera o Decreto-Lei 2.848, de 7 de dezembro de 1940 (Código Penal), para tipificar o crime contra as pessoas com deficiência ou transtorno mental. Pls 74 de 2014. Brasília.

Chiaverini DH (Org.). Guia prático de matriciamento em saúde mental. Brasília: Ministério da Saúde: Centro de Estudo e Pesquisa em Saúde Coletiva, 2011.

Foucault M. História da loucura. 9. ed. São Paulo: Perspectiva, 2012. 551 p.

Fundação Banco do Brasil – Vários colaboradores. Guia de geração de trabalho e renda: nova perspectiva na elaboração de políticas, programas e projetos de geração de trabalho e renda. São Paulo, SP: Instituto de Políticas Públicas Florestan Fernandes, 2008.

Gattaz WF. Violência e doença mental: fato ou ficção? Revista de Psiquiatria Clínica 1998. 25(4). Editorial 1.

Haeser LM, Büchele F, Brzozowski FS. Considerações sobre a autonomia e a promoção da saúde. Physis Revista de Saúde Coletiva, Rio de Janeiro, 2012; 22(2):605-20.

Organização Mundial de Saúde (Org.). Relatório mundial sobre a deficiência. São Paulo: Sedpcd, 2011. Título Original: World Report on Disability.

Pande MNR, Amarante PDC. Desafios para os Centros de Atenção Psicossocial como serviços substitutivos: a nova cronicidade em questão. Ciência & Saúde Coletiva 2011; 16(4):2067-76.

Sadock BJ, Sadock VA. Compêndio de psiquiatria: ciência do comportamento e psiquiatria clínica. 9. ed. Porto Alegre: Artmed, 2007.

Santos JC dos. O estigma da doença mental: compreensão e ações dos trabalhadores dos CAPS.2013. 205 f. Dissertação (Mestrado) – Curso de Enfermagem, Universidade de São Paulo, São Paulo, 2013.

Vidal CEL, Bandeira M, Gontijo ED. Reforma psiquiátrica e serviços residenciais terapêuticos. J Bras Psiquiatr 2008; 57(1):70-9.

Vidal CE, Gontijo EC, Bandeira HB. Avaliação das habilidades de vida independente e comportamento social de pacientes psiquiátricos desospitalizados. Rev Psiquiatr RS 2007; 29(3):294-304.

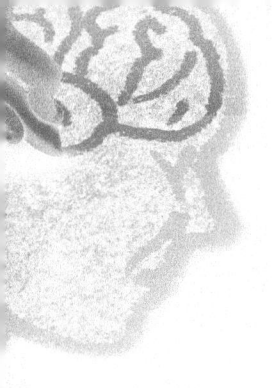

Índice Remissivo

A
Abstinência de substâncias psicoativas, 423
Abulia, 14, 55
Acatisia, 57
Aceleração do pensamento, 12, 44
Ácido valproico
- apresentações disponíveis, 350
- dose terapêutica, 350
- efeitos colaterais, 350
- nomes comerciais, 350
- tempo de meia-vida, 350
Addenbrooke's Cognitive Examination-Revised (ACE-R), 73
Afasia, 39
- condução, 40
- global, 40
- motora, 39
- sensorial, 40
Afetividade, 12, 50
Afeto, 12, 51
- alterações da reatividade, 53
Afrouxamento das associações, 44
Agnosia, 32
- visual, 32
Agomelatina, 315
- doses, 319
- efeitos colaterais, 319
- nomes comerciais, 319
- tempo de meia-vida, 319
Agrafia, 40

Álcool, uso, 112
- efeitos farmacológicos, 115
- intoxicação aguda, 117
- mecanismo de ação, 115
- síndrome da abstinência, 117
- sintomas da abstinência, 115
- sono, alterações, 305
- tratamento da dependência
- - dissulfiram, 117
- - naltrexona, 118
- - topiramato, 118
Alegria patológica, 53
Alentecimento do pensamento, 44
Alexia, 40
Aliança terapêutica, 5
Alodinia, 32
Alprazolam
- apresentações disponíveis, 331
- classificação, 331
- doses, 331
- especificidades práticas, 331
- nomes comerciais, 331
- tempo de meia-vida, 331
Alucinações, 13, 33
- audioverbais, 34
- auditivas, 34
- autoscópica, 27
- cenestéticas, 34
- cênicas, 34
- cinestésicas ou motoras, 35
- diferentes modalidades sensoriais, 34

- extracampina, 35
- funcional, 35
- gustativas, 35
- liliputianas, 34
- mnêmicas, 38
- musicais, 34
- neurológicas, 33
- olfativas, 35
- por deaferentação, 35
- sexuais, 34
- sinestésicas ou combinadas, 35
- táteis, 34
- vestibulares, 35
- viscerais, 34
- visuais, 34
Alucinógenos
- efeitos farmacológicos, 115
- mecanismo de ação, 115
- sintomas da abstinência, 115
Alucinose, 33
- peduncular de Lhermitte, 33
Ambitendência, 56
Ambivalência, 54
Amitriptilina
- doses, 317
- efeitos colaterais, 317
- nomes comerciais, 317
- tempo de meia-vida, 317
Amnésia, 37
- dissociativa, 180
Analgesia, 32
Anedonia, 54
Anestesia, 32, 181

Índice Remissivo

Anfetamina
- efeitos farmacológicos, 115
- mecanismo de ação, 115
- sintomas da abstinência, 115

Angústia, 51

Anorexia nervosa, 188
- definição, 192

Anormal, conceito, 20

Ansiedade, 51
- antidepressivos, 322
- definição, 157
- emergência psiquiátrica, 425
- sono, alterações, 303

Ansiolíticos, 327
- hipnóticos, interações, 373

Anticolinérgicos, 363
- biperideno, 363
- prometazina, 365

Anticonvulsivantes, 352
- associações, 354
- depressão aguda, 353
- efeitos adversos, 353
- eficácia, 352
- indicações, 352
- mania aguda, 352
- mecanismo de ação, 352
- profilaxia, 353

Antidepressivos, 311-324
- agomelatina, 315, 319
- amitriptilina, 317
- atípicos, 315
- bupropiona, 315, 319
- cessação do tabagismo, 322
- citalopram, 317
- clomipramina, 317
- desvenlafaxina, 314, 318
- doses, 323
- doxepina, 317
- duloxetina, 314, 318
- efeitos colaterais, 323, 324
- escitalopram, 317
- fluoxetina, 318
- fluvoxamina, 318
- imipramina, 317
- indicações, 323
- inibidores
- - enzima monoaminoxidase, 316
- - recaptação de serotonina e noradrenalina, 314
- - seletivos da recaptação de serotonina, 313
- interações, 373
- manejo clínico, 320
- mirtazapina, 315, 319
- moduladores de serotonina, 316
- nortriptilina, 317
- paroxetina, 318
- sertralina, 318
- síndromes dolorosas, 322
- tranilcipromina, 319
- transtornos
- - alimentares, 322
- - ansiedade, 322
- - depressivos, 320
- - obsessivo-compulsivo, 322
- trazodona, 319
- tricíclicos, 312
- venlafaxina, 314, 318
- vortioxetina, 315

Antipsicóticos, 339-347
- acatisia, 342
- aripiprazol, 343
- atípicos, 151, 343
- - efeitos colaterais, 345
- - mecanismo de ação, 344
- - transtornos do humor, 346
- clorpromazina, 341
- clozapina, 343
- considerações, 347
- discinesia tardia, 342
- distonia aguda, 342
- flufenazina, 341
- haloperidol, 341
- interações, 373
- levomepromazina, 341
- liberação prolongada, 347
- olanzapina, 343
- paliperidona, 343
- parkinsonismo, 342
- pimozida, 341
- quetiapina, 343
- risperidona, 343
- tioridazina, 341
- típicos, 340
- - mecanismo de ação, 340
- - síndrome neuroléptica maligna, 342
- - sintomas extrapiramidais induzidos, 342
- trifluoperazina, 341
- vias dopaminérgicas na esquizofrenia, 339
- ziprasidona, 343
- zuclopentixol, 341

Apatia, 54

Apneia obstrutiva do sono, ver Síndrome da apneia obstrutiva do sono

Apofania, 48

Apragmatismo, 56

Apraxias, 58
- construcional, 58
- ideativa, 58
- ideomotora, 58
- marcha, 58
- vestimenta, 58

Apresentação geral dos clientes, 11

Aprosexia, 30

Aripiprazol, 151
- apresentações disponíveis, 343
- dose terapêutica, 343
- efeitos colaterais, 343
- nomes comerciais, 343
- tempo de meia-vida, 343
- uso, 354

Asenapina, uso, 354

Astereognosia, 32

Ataraxia, 55

Atenção, 29
- alterações, 30
- avaliação, 12
- características psicológicas, 30
- hospitalar, 463
- rigidez, 30
- urgência e emergência, 461

Atipias com o gênero, 213

Atomoxetina, 360

Atos impulsivos, 55

Autismo, 267-272
- considerações, 271
- definição, 267
- diagnóstico, 269
- epidemiologia, 267
- etiopatogenia, 268
- tratamento, 271

Automutilação, 55

B

Bateria Breve de Rastreio Cognitivo (BBRC), 74

Benzodiazepínicos (BZD), 327
- alprazolam, 331
- bromazepam, 331
- características farmacológicas, 329
- clobazam, 331

Índice Remissivo

- clonazepam, 331
- clorazepato, 331
- clordiazepóxido, 331
- cloxazolam, 331
- definição, 327
- diazepam, 332
- estazolam, 332
- flunitrazepam, 332
- flurazepam, 332
- histórico, 327
- indicações terapêuticas, 330
- lorazepam, 332
- mecanismo de ação, 328
- midazolam, 332
- nitrazepam, 332
- precauções para o uso, 330

Biperideno, 363
Bloqueio do pensamento, 13, 44
Borderline, 60
- características clínicas, 231
- critérios diagnósticos no DSM-5, 232
- diagnóstico diferencial, 232
- epidemiologia, 231
- tratamento, 232

Bradifasia, 41
Bradilalia, 41
Bradipsiquismo, 44
Bromazepam
- apresentações disponíveis, 331
- especificidades práticas, 331
- nomes comerciais, 331
- tempo de meia-vida, 331

Bruxismo, 302
Bulimia nervosa, 188
- definição, 193

Bupropiona, 315
- doses, 319
- efeitos colaterais, 319
- nome comercial, 319
- tempo de meia-vida, 319

Buspirona, 336

C

Cannabis
- efeitos farmacológicos, 115
- mecanismo de ação, 115
- sintomas da abstinência, 115

Capacidade
- evocação, 12
- fixação, 12
- *insight*, 15

Caráter, 59

Carbamazepina, 151
- apresentações disponíveis, 350
- dose terapêutica, 350
- efeitos colaterais, 350
- nomes comerciais, 350
- tempo de meia-vida, 350

Catalepsia, 56
Cataplexia, 56
Catatonia, 56, 424
- definição, 424
- maligna, 57

Centros de atenção psicossocial, 462
Ciclo sono-vigília, 295
Ciclotimia, 152
CID-10, 110
Citalopram
- doses, 317
- efeitos colaterais, 317
- nome comercial, 317
- tempo de meia-vida, 317

Cleptomania, 55, 252
- curso, 254
- definição, 252
- diagnóstico, 253
- epidemiologia, 253
- etiopatogenia, 253
- prognóstico, 254
- tratamento, 254

Clismafilia, 212
Clobazam
- apresentações disponíveis, 331
- classificação, 331
- doses terapêuticas, 331
- especificidades, 331
- nomes comerciais, 331
- tempo de meia-vida, 331

Clomipramina
- doses, 317
- efeitos colaterais, 317
- nome comercial, 317
- tempo de meia-vida, 317

Clonazepam
- apresentações disponíveis, 331
- classificação, 331
- dose terapêutica, 331
- especificidades práticas, 331
- nomes comerciais, 331
- tempo de meia-vida, 331

Clorazepato
- apresentações disponíveis, 331
- classificação, 331
- dose terapêutica, 331

- especificidades práticas, 331
- nomes comerciais, 331
- tempo de meia-vida, 331

Clordiazepóxido
- apresentações disponíveis, 331
- classificação, 331
- dose terapêutica, 331
- especificidades práticas, 331
- nomes comerciais, 331
- tempo de meia-vida, 331

Clorpromazina, 339
- apresentações disponíveis, 341
- dose terapêutica, 341
- efeitos colaterais, 341
- nomes comerciais, 341
- tempo de meia-vida, 341

Cloxazolam
- apresentações disponíveis, 331
- classificação, 331
- dose terapêutica, 331
- especificidades práticas, 331
- nomes comerciais, 331
- tempo de meia-vida, 331

Clozapina, 339
- apresentações disponíveis, 343
- dose terapêutica, 343
- efeitos colaterais, 343
- nomes comerciais, 343
- tempo de meia-vida, 343

Cocaína, uso, 113
- efeitos farmacológicos, 115
- intoxicação aguda, 119
- mecanismo de ação, 115
- sintomas de abstinência, 115
- transtorno por uso, 119

Cognição delirante, 49
Coma, 24
- avaliação clínica, 24
- diagnóstico diferencial, 25

Complacência somática, 176
Complexo de Édipo, 389
Comportamento
- agitado/violento, 421
- suicida, 422

Comprometimento cognitivo leve, 76
Compulsão, 55
Confabulações, 38
Consciência, 22
- alterações
- - fisiológicas, 22
- - qualitativas, 25
- - quantitativas, 23

- avaliação, 11
- campo, 22
- conteúdo, 22
- dissociação, 25
- do Eu, 22, 26
- estreitamento, 25
- mínima, 24
- nível, 22
- rebaixamento do nível, 23
- turva, 23
Convicção extraordinária, 46
Convulsões dissociativas, 181
Coprofilia, 212
Coprolalia, 41
Crack, intoxicação aguda, 119
Criptomnésias, 38
Crise psicogênica não epiléptica, 25
Curva de vida, 10

D

Deficiência intelectual, 14, 62, 239-250
- avaliação clínica, 245
- benefício de prestação continuada, 250
- classificação, 243
- comorbidades, 247
- considerações legais, 250
- constipação, 249
- demência e declínio cognitivo, 249
- diagnóstico, 243
- disfagia, 249
- distúrbios do sono, 248
- doença convulsiva, 248
- educação inclusiva, 250
- epidemiologia, 239
- etiopatogenia, 240
- fatores de risco, 240
- - patologias de herança, 240, 241, 242
- - perinatais, 242
- - pós-natais, 243
- - pré-natais, 242
- higiene oral, 249
- intervenções comportamentais, 247
- obesidade e sobrepeso, 249
- paralisia cerebral, 248
- quadro clínico, 243
- sexualidade, 250

- tratamento, 246
- violência, 250
Degeneração lobar frontotemporal, 85
Déjà-vu, 39
Delimitação do Eu, 28
Delírios, 13, 45
- agudos, 48
- autorreferência, 49
- ciúme, 50
- convicção extraordinária, 46
- crônicos, 48
- culpa ou autoacusação, 50
- dupla contabilidade, 48
- duplo, 27
- fases e evolução, 47
- grandeza, 50
- imortalidade, 50
- impossibilidade do conteúdo, 46
- ininfluenciável pela experiência, 46
- místico/religioso, 50
- negação, 50
- passionais, 50
- persecutório, 49
- produção associal, 47
- reivindicação, 50
- ruína, 50
- secundário, 47
- temática, 49
- verdadeiro (primário), 47
- vivências e sistemas, 48
Delirium, 23, 97-105
- características clínicas, 100
- causas, 99
- demência, 105
- diagnóstico, 100
- epidemiologia, 97
- etiopatogenia, 98
- emergência, 422
- fatores predisponentes, 99
- prevenção, 103
- tratamento, 103
Demência, 67-95
- corpos de Lewy, 88
- doença de Alzheimer, 80
- frontotemporal, 85
- rapidamente progressivas, 90
- tratamento
- - donepezila, 92
- - galantamina, 92
- - memantina, 92

- - rivastigmina, 92
- vascular, 87
Dementia praecox, 121
Dependência química, 107
- álcool, 112
- cocaína, 113
- fatores que interferem no consumo, 111
- maconha, 112
- tabaco, 112
Depressão, 138
- aguda
- - anticonvulsivante, 353
- - lítio, 351
- bipolar, tratamento, 151
- diagnóstico, 141, 320
- eletroconvulsoterapia, 396
- epidemiologia, 138
- estimulação magnética transcraniana, 412
- etiopatogenia, 139
- perinatal, 218
- - tratamento, 219
- pós-esquizofrênica, 125
- quadro clínico, 140
- sono, alterações, 303
- tratamento, 142
Desagregação, 44
Descarrilamento, 44
Desdobramento do Eu, 27
Desejo sexual masculino hipoativo, 208
Desenvolvimento, 21
- psicossexual, 388
Designação de gênero, 213
Desorientação
- abúlica, 29
- amnéstica, 29
- apática, 29
- autopsíquica, 27
- confusional, 29
- déficit intelectual, 29
- delirante, 29
- demencial, 29
- dissociativa, 29
Despersonalização, 26, 182
Despertar do sono REM, 300
Desrealização, 26, 182
Desvenlafaxina, 314
- doses, 318
- efeitos colaterais, 318
- nome comercial, 318
- tempo de meia-vida, 318

Diazepam
- apresentações disponíveis, 332
- classificação, 332
- doses, 332
- especificidades práticas, 332
- nomes comerciais, 332
- tempo de meia-vida, 332
Dipsomania, 55
Disartria, 40
Discinesia tardia, 57
Disestesia, 32
Disfonia, 40
Disforia de gênero, 53, 212
- adolescentes, 214
- adultos, 214
- crianças, 213
- diagnóstico diferencial, 215
- tratamento, 215
Disfunções sexuais, 201
- características clínicas, 202
- definição, 202
- ejaculação prematura, 209
- ejaculação retardada, 203
- induzida por substâncias/
  medicamentos, 210
- transtorno
- - desejo sexual masculino
    hipoativo, 208
- - dor genitopélvica/penetração,
    207
- - erétil, 204
- - interesse/excitação sexual
    feminino, 205
- - orgasmo feminino, 205
Dislalia, 40
Dislexia, 40
Dissociação da consciência, 25
Distimia, 52, 152
- sono, alterações, 303
Distonia, 57
Distração, 30
Distraibilidade, 30
Distúrbio de Jet lag, 299
Doenças
- Alzheimer, 80
Dor genitopélvica/penetração, 207
Doxepina
- doses, 317
- efeitos colaterais, 317
- nomes comerciais, 317
- tempo de meia-vida, 317
Drogas (dependência química), 107
- álcool, 112

- cocaína, 113
- fatores que interferem no
  consumo, 111
- maconha, 112
- tabaco, 112
Drogas Z, 337
DSM-5, 108
- classificação, 109
- esquizofrenia, critérios
  diagnósticos, 124
Duloxetina, 314
- doses, 318
- efeitos colaterais, 318
- nome comercial, 318
- tempo de meia-vida, 318

E
Ecmnésia, 38
Eco do pensamento, 34
Ecolalia, 41, 56
Ecopraxia, 56
Ego, 26, 390
Egodistonia, 28
Ejaculação
- anedônica, 204
- prematura, 209
- retardada, 202
Elação, 53
Eletroconvulsoterapia, 395-402
- aspectos técnicos, 397
- avaliação pré-ECT, 397
- considerações, 402
- contraindicações, 397
- crise convulsiva, 399
- definição, 395
- depressão, 396
- efeitos colaterais, 397
- epilepsia refratária, 396
- esquizofrenia, 396
- indicações, 396
- mania, 396
- mecanismo de ação, 402
- parâmetros físicos, 399
- populações especiais, 396
- posicionamento dos
  eletrodos, 398
- realização do procedimento, 398
- riscos, 397
- síndrome neurológica, 396
Embotamento afetivo, 53
Emergências psiquiátricas,
  421-428
- abordagem inicial, 425

- ansiedade, 425
- catatonia, 424
- comportamento
- - agitado/violento, 421
- - suicida, 422
- *delirium*, 422
- intoxicação/abstinência de
  substâncias psicoativas, 423
- manejo
- - contenção mecânica, 427
- - exames complementares, 428
- - farmacológico, 426
- - instituição de terapêutica, 428
- - tranquilização rápida, 426
- - verbal, 426
- mania, 424
- psicose, 423
Emoções, 51
Entrevista psiquiátrica, 3-16
- considerações, 15
- exame do estado mental, 11
- fases, 5
- história clínica, 8
- - curva de vida, 10
- - doença atual, 8
- - identificação, 8
- - patológica familiar, 10
- - patológica pregressa, 9
- - personalidade
    pré-mórbida, 10
- - queixa principal, 8
- inicial, 4
- técnicas, 6
- - abordagem de temas
    potencialmente
    constrangedores, 7
- - aprimorar a atitude do
    entrevistador, 6
- - pacientes chorosos, 7
- - pacientes psicóticos, 7
- - perguntas, 6
- - transições, 6
- vínculo, 4
Envelhecimento cognitivo
  fisiológico, 68
Epilepsia refratária,
  eletroconvulsoterapia, 396
Erro simples, 45
Escala de Coma de Glasgow, 23
Escatologia telefônica, 212
Escitalopram
- doses, 317
- efeitos colaterais, 317

- nome comercial, 317
- tempo de meia-vida, 317
Escolalia, 13
Esquizofrenia, 121
- antipsicóticos, 339
- aspectos
- - ambientais, 126
- - genéticos, 126
- - neuroanatômicos, 126
- - neuroquímicos, 125
- catatônica, 125
- curso, 126
- definição, 121
- diagnóstico, 123
- eletroconvulsoterapia, 396
- epidemiologia, 122
- estimulação magnética transcraniana, 413
- etiopatogenia, 125
- evolução, 126
- hebifrênica, 124
- indiferenciada, 125
- paranoide, 124
- prognóstico, 126
- simples, 125
- sono, alterações, 304
- tratamento, 127
Estabilizadores do humor, 349
- ácido valproico/valproato de sódio, 350
- anticonvulsivantes, 352
- antipsicóticos atípicos, 354
- carbamazepina, 350
- gabapentina, 350
- interações, 374
- lamotrigina, 350
- lítio, 349
- oxcarbazepina, 350
- topiramato, 350
Estado
- ânimo, 51
- crepuscular, 26
- hipnótico, 25
- lúcido, 22
- mental, 11
- possessão, 25
- transe, 25
- vegetativo, 24
Estazolam
- apresentações disponíveis, 332
- classificação, 332
- doses, 332
- especificações práticas, 332

- nomes comerciais, 332
- tempo de meia-vida, 332
Estereotipias
- motoras, 56
- verbal, 41
Estimulação magnética transcraniana, 405-416
- aplicação, 409
- contraindicações, 414
- definição, 405
- depressão, 412
- efeitos colaterais, 414
- efeitos sobre o cérebro, 409
- esquizofrenia, 413
- funcionamento do aparelho, 408
- história, 405
- indução eletromagnética, 408
- magnetoconvulsoterapia, 416
- parâmetros do aparelho, 409
- perspectivas, 415
- profunda, 415
- pulso pareado, 415
- riscos, 414
- *theta burst stimulation*, 415
Estupor, 14, 56
- dissociativo, 180
EU, consciência, 26
- atividade, 26
- delimitação, 28
- dimensões e alterações, 26
- existência, 26
- identidade, 27
- unidade, 27
Euforia, 53
Eutimia, 52
Exame do estado mental, 11
- afetividade, 12
- apresentação geral, 11
- atenção, 12
- capacidade de *insight*, 15
- consciência, 11
- inteligência, 14
- juízo da realidade, 13
- linguagem, 13
- memória, 12
- orientação, 11
- pensamento, 12
- psicomotricidade, 14
- sensopercepção, 13
- volição, 14
Exercício físico e sono, 306
Exibicionismo, 212
Êxtase, 53

F
Falso desconhecimento, 39
Fenômenos de passividade, 26
Fetichismo, 212
Fissura (*craving*), 108
Flexibilidade cérea, 56
Fluência verbal, 73
Flufenazina
- apresentações disponíveis, 341
- dose terapêutica usual, 341
- efeitos colaterais, 341
- nomes comerciais, 341
- tempo de meia-vida, 341
Flunitrazepam
- apresentações disponíveis, 332
- classificação, 332
- doses, 332
- especificidades práticas, 332
- nomes comerciais, 332
- tempo de meia-vida, 332
Fluoxetina
- doses, 318
- efeitos colaterais, 318
- nomes comerciais, 318
- tempo de meia-vida, 318
Flurazepam
- apresentações disponíveis, 332
- classificação, 332
- doses, 332
- especificidades práticas, 332
- nomes comerciais, 332
- tempo de meia-vida, 332
Fluvoxamina
- doses, 318
- efeitos colaterais, 318
- nomes comerciais, 318
- tempo de meia-vida, 318
Fobia, 52
- definição, 157
Formicação, 34
Fotopsias, 34
Frangofilia, 55
Frieza afetiva, 53
Frotteurismo, 212
Fuga
- de ideias, 44
- dissociativa, 180
Furor, 14, 56
- catatônico, 57

G

Gabapentina
- apresentações disponíveis, 350
- dose terapêutica, 350
- efeitos colaterais, 350
- nomes comerciais, 350
- tempo de meia-vida, 350

Gênero (sexual), 213

Genética em psiquiatria, 451
- benefícios para diagnóstico e tratamento, 453
- desafios, 453
- doenças neuropsiquiátricas, genética e bioinformática, 451
- perspectivas em farmacogenética, 453

Glossolalia, 42

Gravidez, transtornos mentais, 217
- depressão perinatal, 218
- disforia puerperal, 217

H

Haloperidol
- apresentações disponíveis, 341
- doses terapêuticas, 341
- efeitos colaterais, 341
- nomes comerciais, 341
- tempo de meia-vida, 341

Hiperalgesia, 32
Hiperbulia, 14, 55
Hipercinesia, 56
Hiperestesia, 32
Hipermnésia, 37
Hiperpatia, 32
Hiperprosexia, 30
Hipersonia, 298
Hipertenacidade, 12
Hipertimia, 53
Hipervigilância, 12
Hipnose, 25
Hipnóticos, 327
- efeitos farmacológicos, 115
- mecanismo de ação, 115
- sintomas da abstinência, 115
Hipobulia, 14, 55
Hipoestesia, 32
Hipomania, 53
- tratamento, 150
Hipomnésia, 37
Hipomodulação do afeto, 53
Hipopragmatismo, 56
Hipoprosexia, 30
Hipotenacidade, 12

Hipotimia, 52
Hipovigilância, 12
Histeria, 173
História clínica psiquiátrica, 8
- curva de vida, 10
- doença atual (HDA), 8
- identificação, 8
- patológica familiar, 10
- patológica pregressa, 9
- personalidade pré-mórbida, 10
- queixa principal, 8
Histriônico, 233
Hormônio tireoidiano (T3), 367
Humor, 12, 51
- alterações
- - qualitativas, 53
- - quantitativas, 52
- definição, 137
- depressivo, 52

I

Ideia
- deliroide, 47
- prevalente, 45
Identidade
- de gênero, 213
- do Eu, 27
Identificação dos pacientes, 8
Ilusões, 13, 33
- catatímicas, 33
- mnêmicas, 38
Imagem
- consecutiva, 32
- eidética, 32
Imipramina
- doses, 317
- efeitos colaterais, 317
- nomes comerciais, 317
- tempo de meia-vida, 317
Impulsividade, 251-265
- cleptomania, 55, 252
- considerações, 265
- definição, 251
- jogo patológico, 259
- piromania, 263
- processo volitivo, 251
- transtornos
- - explosivo intermitente, 254
- - mental, 252
- tricotilomania, 257
Inadequação do afeto, 54
Inalantes
- efeitos farmacológicos, 115

- mecanismo de ação, 115
- sintomas da abstinência, 115
Inconsciente, 390
Incontinência, afeto, 54
Indiferença, 53
Inibidores
- enzima monoaminoxidase, 316
- recaptação de serotonina e noradrenalina, 314
- seletivos da recaptação de serotonina, 313
- - doses, 317
- - efeitos colaterais, 317
- - nome comercial, 317
- - tempo de meia-vida, 317
Insônia, 297
- atividade física, 306
- episódica, 297
- inicial, 297
- intermediária, 297
- persistente, 297
- recorrente, 297
- terminal, 297
Instrumentos de avaliação
- cognitiva, 69
- - *Addenbrooke's Cognitive Examination-Revised*, 73
- - aprendizagem e memória, 69
- - atenção complexa, 69
- - bateria breve de rastreio cognitivo, 74
- - cognição social, 69
- - fluência verbal, 73
- - função
- - - executiva, 69
- - - perceptomotora, 69
- - linguagem, 69
- - lista de palavras, 74
- - *mini-cog test*, 73
- - miniexame do estado mental, 70
- - Montreal Cognitive Assessment, 70
- - teste do desempenho do relógio, 71
- funcionalidade, 75
Inteligência, 14, 60
- alterações, 61
- conceito, 61
- cristalizada, 61
- fluida, 61
- quociente, 61

Índice Remissivo

Interconsultas psiquiátricas, 431-439
- cardiologia, 437
- clínica geriátrica, 438
- consultoria psiquiátrica, 434
- efeitos adversos de medicações, 438
- história, 432
- hospital de trauma, 435
- pacientes oncológicos, 437
- pediatria, 434
- relação médico-interconsultor e médico-paciente, 433

Intoxicação/abstinência de substâncias psicoativas, 423
Irritabilidade patológica, 53

J

Jamais vu, fenômeno, 39
Jargonofasia, 13
Jogo patológico, 55
- curso clínico, 262
- definição, 259
- diagnóstico, 261
- epidemiologia, 260
- etiopatogenia, 260
- prognóstico, 262
- tratamento, 262

Juízo da realidade, 13, 44
- alterações, 45

L

Labilidade
- afeto, 54
- atenção, 30

Lamotrigina
- apresentações disponíveis, 350
- dose terapêutica, 350
- efeitos colaterais, 350
- nomes comerciais, 350
- tempo de meia-vida, 350

Lei de Ribot, 37, 38
Lentificação psicomotora, 56

Levomepromazina
- apresentações disponíveis, 341
- dose terapêutica, 341
- efeitos colaterais, 341
- nomes comerciais, 341
- tempo de meia-vida, 341

Linguagem, 13, 38
- alterações
- - lesão neurológica, 39
- - transtornos psiquiátricos, 41

Lisdexanfetamina, 359
Lista de Palavras (CERAD), 74
Lítio, 151, 349
- apresentações disponíveis, 350
- depressão aguda, 351
- dose terapêutica, 350
- efeitos
- - adversos, 351
- - colaterais, 350
- - eficácia, 350
- - indicações, 350
- - mania aguda, 350
- - mecanismo de ação, 350
- - nomes comerciais, 350
- - profilaxia, 351
- - tempo de meia-vida, 350

Logoclonia, 41
Logorreia, 13, 41
Lorazepam
- apresentações disponíveis, 332
- classificação, 332
- doses, 332
- especificidades práticas, 332
- nomes comerciais, 332
- tempo de meia-vida, 332

Loucura maníaco-depressiva, 121
Luto, 52

M

Maconha, uso, 112
- dependência, 119

Maneirismos, 56
Mania, 53
- aguda
- - anticonvulsivantes, 352
- - lítio, 350
- definição, 424
- eletroconvulsoterapia, 396
- tratamento, 150

Masoquismo sexual, 212
Maternity blues (disforia puerperal), 217
Matriciamento em saúde mental, 460
Medicamentos para transtornos neurocognitivos, 91
- inibidores da acetilcolinesterase, 92
- memantina, 93

Medo, 51
Memória, 35
- alterações
- - qualitativas, 38

- - quantitativas, 37
- - reconhecimento, 38
- avaliação, 12
- características psicológicas, 35
- de trabalho, 37
- longo prazo, 36
- múltiplos sistemas, 36
- recente, 36

Metilfenidato, 357
Midazolam
- apresentações disponíveis, 332
- classificação, 332
- doses, 332
- especificidades práticas, 332
- nomes comerciais, 332
- tempo de meia-vida, 332

Mini-cog test, 73
Miniexame do estado mental (MEEM), 70
- instruções para aplicação, 71

Mirtazapina, 315
- doses, 319
- efeitos colaterais, 319
- nome comercial, 319
- tempo de meia-vida, 319

Modafinil, 362
Moduladores de serotonina, 316
Montreal Cognitive Assessment (MoCA), 70
Moria, 53
Morte encefálica, 24
Mussitação, 13, 42
Mutismo, 13, 41
- seletivo, 163

N

Narcisismo, 233
- características clínicas, 233
- critérios diagnósticos no DSM-5, 234
- diagnóstico diferencial, 234
- epidemiologia, 233
- tratamento, 234

Narcolepsia, 298
Necrofilia, 212
Negativismo, 55
Neologismos, 13
Neotimia, 54
Nitrazepam
- apresentações disponíveis, 332
- classificação, 332
- doses, 332
- especificidades práticas, 332

- nomes comerciais, 332
- tempo de meia-vida, 332
Nível de consciência, 22
Normal, conceito, 20
Normalidade
- como ausência de doença, 20
- como bem-estar, 20
- estatística, 20
- funcional, 20
Nortriptilina
- doses, 317
- efeitos colaterais, 317
- nomes comerciais, 317
- tempo de meia-vida, 317

O

Obediência automática, 55
Obnubilação, 23
- oniroide, 23
Obsessões, 13
Olanzapina, 151
- apresentações disponíveis, 343
- dose terapêutica, 343
- efeitos colaterais, 343
- nomes comerciais, 343
- tempo de meia-vida, 343
- uso, 354
Opioides
- efeitos farmacológicos, 115
- mecanismo de ação, 115
- sintomas da abstinência, 115
Orientação
- alopsíquica, 12, 28
- alterações, 29
- autopsíquica, 11, 28
- no espaço, 28
- no tempo, 28
- situacional, 29
Oxcarbazepina
- apresentações disponíveis, 350
- dose terapêutica, 350
- efeitos colaterais, 350
- nomes comerciais, 350
- tempo de meia-vida, 350

P

Paixões, 51
Palilalia, 13, 41
Paliperidona
- apresentações disponíveis, 343
- dose terapêutica, 343
- efeitos colaterais, 343

- nomes comerciais, 343
- tempo de meia-vida, 343
- uso, 354
Pânico, 52
- definição, 160
Parafasias, 40
Parafilia, 211
Paralisia supranuclear progressiva, 90
Pararrespostas, 42
Parasitose alucinatória, 34
Parassonias, 299
- sono REM, 300, 301
Paratimia, 54
Parcialismo, 212
Pareidolia, 32
Parestesia, 32
Parkinsonismo, 57
Paroxetina
- doses, 318
- efeitos colaterais, 318
- nome comercial, 318
- tempo de meia-vida, 318
Patológico, conceito, 20
Pedofilia, 212
Pensamento, 42
- aceleração, 12, 44
- alentecimento, 44
- alterações, 43
- - curso, 44
- - forma, 44
- bloqueio, 13, 44
- concreto, 13, 43
- dereístico, 43
- lentificado, 12
- mágico, 43
- obsessivo, 13, 43
- roubo, 13
- vago, 43
Percepção, 31
- delirante, 48
- divisão, 33
- falsas, 33
Perda sensorial dissociativa, 181
Perseveração motora, 56
Personalidade, 58
- alterações, 60
- antissocial, 60
- - características clínicas, 230
- - critérios diagnósticos no DSM-5, 231
- - diagnóstico diferencial, 231
- - epidemiologia, 230

- - tratamento, 231
- conceito, 225
- dependente
- - características clínicas, 235
- - critérios diagnósticos no DSM-5, 235
- - diagnóstico diferencial, 236
- - epidemiologia, 235
- - tratamento, 236
- esquiva, 234
- - características clínicas, 234
- - critérios diagnósticos no DSM-5, 234
- - diagnóstico diferencial, 235
- - epidemiologia, 234
- - tratamento, 235
- esquizoide, 60
- - características clínicas, 228
- - critérios diagnósticos no DSM-5, 229
- - diagnóstico diferencial, 229
- - epidemiologia, 228
- - tratamento, 229
- esquizotípico, 60
- - características clínicas, 229
- - critérios diagnósticos no DSM-5, 229
- - diagnóstico diferencial, 230
- - epidemiologia, 229
- - tratamento, 230
- extrovertida, 59
- histriônica, 233
- - características clínicas, 233
- - critérios diagnósticos no DSM-5, 233
- - diagnóstico diferencial, 233
- - epidemiologia, 233
- - tratamento, 233
- introvertida, 59
- obsessivo-compulsiva
- - características clínicas, 236
- - critérios diagnósticos no DSM-5, 236
- - diagnóstico diferencial, 237
- - epidemiologia, 236
- - tratamento, 237
- paranoide, 60, 227
- - características clínicas, 227
- - critérios diagnósticos no DSM-5, 228
- - diagnóstico diferencial, 228
- - epidemiologia, 227
- - tratamento, 228

- pré-mórbida, 10
- tipos, 59
- transtornos, 225-238
Pesadelos, 22, 301
Pimozida
- apresentações disponíveis, 341
- dose terapêutica, 341
- efeitos colaterais, 341
- nomes comerciais, 341
- tempo de meia-vida, 341
Piromania, 263
- curso, 264
- diagnóstico, 263, 264
- epidemiologia, 263
- etiopatogenia, 263
- prognóstico, 264
- tratamento, 264
Poriomania, 55
Possessão, 180
Potomania, 55
Pressão para falar, 41
Processo, 21
Prolixidade, 43
Prometazina, 365
Propranolol, 366
Prosopoagnosia, 32
Pseudoalucinação, 33
Pseudocrise epiléptica, 25
Psicanálise, 387
- desenvolvimento psicossexual, 388
- formação de sintomas e transferência, 390
- fundamentos, 388
- inconsciente e a teoria estrutural, 390
- instrumentos técnicos, 392
- princípio
- - prazer, 388
- - realidade, 389
- psicoterapia
- - apoio, 394
- - orientação analítica, 393
- técnica, 391
Psicoestimulantes
- atomoxetina, 360
- lisdexanfetamina, 359
- metilfenidato, 357
Psicofármacos
- ciclo sono-vigília, 305
- interações medicamentosas, 371
Psicomotricidade, 14
- alterações, 56

Psicopatologia, 17
- definição, 17
- delimitação do assunto, 17
- descritiva e fenomenologia, 18
- objetivos principais, 20
- vertentes principais, 18
Psicose, 423
- puerperal, 221
Psicoterapia de orientação analítica, 393
Psiquiatria forense, 441
- aspectos legais que envolvem os peritos e as perícias, 444
- exame pericial, 443
- história, 441
- perícias de responsabilidade penal e civil, 445-446
- simulação, 448
Puerilidade, 53

Q
Queixa principal dos pacientes, 8
Quetiapina, 151
- apresentações disponíveis, 343
- dose terapêutica, 343
- efeitos colaterais, 343
- nomes comerciais, 343
- tempo de meia-vida, 343
- uso, 354
Quociente de inteligência (QI), 61

R
Reabilitação psicossocial, 457
Reação, conceito, 21
Reatividade afetiva, 51
Rebaixamento do nível de consciência (RNC), 23
Rede de assistência em saúde mental no Brasil, 457
Redesignação de gênero, 213
Reflexão, 54
Representação, 31
- delirante, 49
Repressão, 389
Resolução, 54
Respiração obstrutiva e o sono, 299
Resposta sexual, ciclo, 201
Retardo mental, 62, 239
Rigidez da atenção, 30
Risperidona, 151
- apresentações disponíveis, 343
- dose terapêutica, 343
- efeitos colaterais, 343

- nomes comerciais, 343
- tempo de meia-vida, 343
- uso, 354
Roubo do pensamento, 44
Ruminações, 43

S
Sadismo sexual, 212
Sedativos
- efeitos farmacológicos, 115
- mecanismo de ação, 115
- sintomas da abstinência, 115
Self, 22, 26
Semiologia psiquiátrica, 3
Sensação, 31
- intensidade, 32
- qualidade, 32
Sensopercepção, 13, 30
- alterações, 32
Sentimentos, 51
- falta de sentimento, 54
Sertralina
- doses, 318
- efeitos colaterais, 318
- nome comercial, 318
- tempo de meia-vida, 318
Sexo, 213
Simultaneognosia, 32
Síndromes
- abstinência, 108, 117
- apneia obstrutiva do sono, 299
- - atividade física, 306
- Asperger, 270
- Capgras, 39
- Charles Bonnet, 35
- Cotard, 50
- demências, 67-95
- - corpos de Lewy, 88
- - definição, 78
- - doença de Alzheimer, 80
- - frontotemporal, 85
- - rapidamente progressivas, 90
- - vascular, 87
- dolorosas, antidepressivos, 322
- Ekbom, 34
- Frégoli, 39
- Ganser, 182
- Heller, 270
- heminegligência, 30
- Korsakoff, 37
- neuroléptica maligna, 58
- - eletroconvulsoterapia, 396
- - induzida por antipsicóticos, 342

- pernas inquietas, 302
- - atividade física, 306
- psiquiátricas, 24
- - diagnóstico diferencial, 25
Sinestesia, 31
Sintomas
- conteúdo, 21
- evolução, 8
- forma, 21
- impacto na vida do indivíduo, 9
- início, 8
Sitiofobia, 35, 49
Solilóquios, 13
Solventes
- efeitos farmacológicos, 115
- mecanismo de ação, 115
- sintomas da abstinência, 115
Somatização, 175
- diagnóstico diferencial, 183
Sonambulismo, 300
Sonho, 22
- lúcido, 22
Sono, 22
- não REM, 22, 295
- REM, 22, 295
Sonolência, 22
Sonorização do pensamento, 34
Substâncias, transtornos relacionados com o uso, 107-120
Superego, 390

T

Tabaco, uso, 112
- cessação, antidepressivos, 322
- efeitos farmacológicos, 115
- mecanismo de ação, 115
- sintomas da abstinência, 115
- tratamento da dependência
- - adesivos de nicotina, 118
- - bupropiona, 118
- - nortriptilina, 119
- - vareniclina, 118
Taquifasia, 41
Taquipsiquismo, 44
Técnicas de entrevista psiquiátrica, 6
- abordagem de temas potencialmente constrangedoras, 7
- aprimorar a atitude do entrevistador, 6

- pacientes
- - chorosos, 7
- - psicóticos, 7
- perguntas, 6
- transições, 6
Temor de castração, 389
Temperamento, 51, 59
Tenacidade, 29
Terapia
- cognitivo-comportamental, 377
- - aplicação prática, 384
- - conceitos, 380
- - considerações, 385
- - crenças disfuncionais, 381
- - definição, 379
- - estruturação prática, 379
- - fundamentação teórica, 379
- - questionamento socrático, 382
- - técnica de exposição, 383
- psicanalítica, 387
Terror noturno, 301
Teste do desenho do relógio (TDR), 71
Tioridazina
- apresentações disponíveis, 341
- dose terapêutica, 341
- efeitos colaterais, 341
- nomes comerciais, 341
- tempo de meia-vida, 341
Tiques, 56
- verbais, 41
Topiramato
- apresentações disponíveis, 350
- dose terapêutica, 350
- efeitos colaterais, 350
- nomes comerciais, 350
- tempo de meia-vida, 350
Tranilcipromina
- doses, 319
- efeitos colaterais, 319
- nome comercial, 319
- tempo de meia-vida, 319
Transe, 180
- histérico ou dissociativo, 25
- religioso, 25
Transexual, 213
Transgênero, 213
Transtornos
- acumulação, 167
- alimentares, 187-198
- - adolescência, 194
- - anorexia nervosa, 192

- - antidepressivos, 322
- - bulimia nervosa, 193
- - características clínicas, 191
- - classificação, 187
- - complicações, 187
- - epidemiologia, 190
- - etiopatogenia, 188
- - infância, 194
- - insatisfação com a imagem corporal, 190
- - prognóstico, 196
- - sintomas, 187
- - sono, alterações, 304
- - tratamento, 196
- ansiedade, 157
- - de doença, 178
- - generalizada, 157
- - - psicoterapia, 159
- - - sintomas, 159
- - - tratamento, 158-160
- - mudanças na classificação no DSM-5, 157
- - separação, 163
- - social, 162
- - - sintomas, 159
- - - tratamento, 162
- arrancar cabelos, 167
- bipolar, 145
- - diagnóstico, 147
- - epidemiologia, 145
- - etiopatogenia, 146
- - quadro clínico, 147
- - sono, alterações, 303
- - tratamento, 150
- conduta, 277, 285
- - considerações, 292
- - definição, 288
- - tratamento, 290
- conversivos/dissociativos, 56, 173
- - definição, 179
- - epidemiologia, 175
- - etiopatogenia, 175
- déficit de atenção e hiperatividade (TDAH), 273-282
- - adolescentes, 276
- - adultos, 277
- - comorbidades, 277
- - crianças, 276
- - definição, 273
- - diagnóstico, 276
- - - diferencial, 278

- - epidemiologia, 273
- - etiopatogenia, 274
- - fatores de risco
- - - biológicos, 274
- - - maternos durante a gravidez, 274
- - quadro clínico, 276
- - sono, alterações, 305
- - substrato neuropsicológico, 275
- - transtornos associados
- - - ansiedade, 278
- - - conduta, 277
- - - desafiador de oposição, 277
- - - humor, 278
- - - uso de substâncias, 278
- - tratamento, 279
- delirante, 127
- - diagnóstico, 127
- - epidemiologia, 128
- - tratamento, 128
- depressivo, 138
- - diagnóstico, 141, 320
- - epidemiologia, 138
- - etiopatogenia, 139
- - quadro clínico, 140
- - tratamento, 142, 320
- desintegrativo da infância, 270
- despersonalização/desrealização, 182
- dismórfico corporal, 167
- dissociativos
- - identidade, 182
- - movimento, 181
- erétil, 204
- escoriação, 168
- esquizoafetivo, 131
- - diagnóstico, 131
- - epidemiologia, 132
- - tratamento, 133
- esquizofreniforme, 130
- - diagnóstico, 130
- - epidemiologia, 131
- - tratamento, 131
- estresse agudo, 170
- estresse pós-traumático, 168
- - tratamento, 169
- explosivo intermitente, 254
- - curso, 257
- - diagnóstico, 255
- - epidemiologia, 255

- - etiopatogenia, 255
- - prognóstico, 257
- - tratamento, 255
- hipocondríaco, 178
- humor, 137-154
- - antipsicóticos, 346
- - sono, 303
- mental, 3
- - distímico, 52
- - gravidez e puerpério, 217
- - impulsividade, 252
- - neurocognitivos, 67-95
- - - leve, 76
- - - maior, 78
- - - tratamento farmacológico, 91
- - pânico, 52
- obsessivo-compulsivo, 163
- - antidepressivos, 322
- - sono, alterações, 304
- - tratamento, 164
- oposição desafiante, 277, 285
- - considerações, 292
- - definição, 286
- - tratamento, 290
- orgasmo feminino, 205
- pânico, 160
- - psicoterapia, 161
- - sintomas, 159
- - tratamento, 161
- personalidade, 225-238
- - antissocial, 230
- - *borderline*, 231
- - classificação, 227
- - dependente, 235
- - diagnóstico, 226
- - doença clínica ou dano cerebral, 237
- - esquiva, 234
- - esquizoide, 228
- - esquizotípica, 229
- - histriônica, 233
- - múltipla, 182
- - narcisista, 233
- - obsessivo-compulsiva, 236
- - paranoide, 227
- - perspectivas, 237
- psicótico breve, 129
- - diagnóstico, 129
- - epidemiologia, 130
- - tratamento, 130
- psicótico decorrente de outra condição médica, 133

- - diagnóstico, 133
- - epidemiologia, 133
- - tratamento, 133
- psicótico induzido por substâncias/medicamentos, 134
- - diagnóstico, 134
- - epidemiologia, 135
- - tratamento, 135
- relacionados com o uso de substâncias, 107-120
- sexualidade, 201-215
- - disforia de gênero, 212
- - disfunções sexuais, 201
- - parafílicos, 211
- somatização, 178
- somatoformes, 173
- - diagnóstico, 176
- - epidemiologia, 175
- - etiopatogenia, 175
- - quadro clínico, 176
- sono/vigília, 295-307
- - álcool, uso, 305
- - bruxismo, 302
- - classificação, 296
- - considerações, 307
- - diagnósticos, 296
- - exercício físico, 306
- - hipersonia, 298
- - insônia, 297
- - narcolepsia, 298
- - parassonias, 299
- - psicofármacos, 305
- - respiração, 299
- - ritmo circadiano, 299
- - síndromes das pernas inquietas, 302
- - transtornos associados
- - - alimentares, 304
- - - ansiedade, 303
- - - déficit de atenção e hiperatividade, 305
- - - esquizofrenia, 304
- - - humor, 303
- - - obsessivo-compulsivo, 304
Trazodona
- doses, 319
- efeitos colaterais, 319
- nome comercial, 319
- tempo de meia-vida, 319
Trema, 47
Tricotilomania, 167
- curso, 259

- definição, 257
- diagnóstico, 258
- epidemiologia, 257
- etiopatogenia, 258
- prognóstico, 259
- tratamento, 259
Trifluoperazina
- apresentações
  disponíveis, 341
- dose terapêutica, 341
- efeitos colaterais, 341
- nomes comerciais, 341
- tempo de meia-vida, 341
Tristeza, 52
Turvação da consciência, 23

U
Unidade do Eu, 27
Urofilia, 212

V
Venlafaxina, 314
- doses, 318
- efeitos colaterais, 318
- nomes comerciais, 318
- tempo de meia-vida, 318
Verbigeração, 41
Verborreia, 41
Vigilância, 22, 29
Vínculo, formação, 4
- aliança terapêutica, 5
- autenticidade, 4
- conhecimento, 5
- empatia, 5
Vitalidade do Eu, 26
Volição, 14, 54
- alterações, 55
Vortioxetina, 315
Voyeurismo, 212

Z
Ziprasidona, 151
- apresentações
  disponíveis, 343
- dose terapêutica, 343
- efeitos colaterais, 343
- nomes comerciais, 343
- tempo de meia-vida, 343
- uso, 354
Zolpidem, 337
Zoofilia, 212
Zoopsias, 34
Zopiclone, 337
Zuclopentixol
- apresentações disponíveis, 341
- dose terapêutica, 341
- efeitos colaterais, 341
- nomes comerciais, 341
- tempo de meia-vida, 341